研修医・総合診療医のための

がん化学療法
ファーストタッチ

The First Touch in Cancer Chemotherapy

監●宮城悦子 堀田信之　編●堀田信之 太田一郎 畑千秋

じほう

監修にあたって

　長らくがんの診療や教育に携わってきたなかで，ファースト
タッチシリーズから，がん化学療法の成書が出版されたことは，
大変に感慨深いものであります。

　私が横浜市立大学附属病院化学療法センター長に就任した2008〜
2014年度の間は，わが国で多くの分子標的薬が承認・社会実装さ
れ，外来化学療法加算の診療報酬改定や，院内では電子カルテへ
のレジメンシステムの導入など，大きな動きがありました。化学
療法センター長に着任後，教科書の情報は古すぎるため，診療科
を超えた最新の化学療法に関する情報を集めたことを思い出して
おります。また実際に外来化学療法を運営するなかで，特に在任
中にがん化学療法の安全管理の問題点の多さに気づき，さまざま
な対策を行ってまいりました。その間に痛感したことが，レジメ
ンシステムの未熟性もあり，患者さんに安心かつ快適な化学療法
を提供するには，多職種連携によるリスク管理が最重要であると
いうことでした。医師・看護師・薬剤師の連携だけではなく，安
全管理部門，事務部門，さらに電子カルテのベンダーとのコミュ
ニケーションも極めて重要な連携でありました。試行錯誤の日々
のなか，横浜市立大学附属病院と横浜市立大学附属市民総合医療
センターの化学療法における安全管理のノウハウを全国に発信し
たいという意図で編集したのが，今回のファーストタッチのコン
セプトにも取り込んでいただいた，2013年9月発刊の「がん化学
療法クリティカルポイント対応マニュアル」（株式会社じほう）
でした。この書籍は，がん化学療法におけるチーム医療の重要性
とともに，万が一，抗がん薬の副作用や有害事象により患者さん

ii

が重症となった際にすぐに活用できる"クリティカルポイント"をわれわれの経験から抽出し，コンパクトにまとめたもので，当時の化学療法の安全管理に役立つものであったとの自負があります。

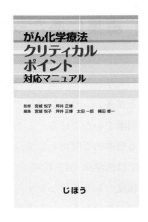

時代が10年進み，本書では細心のエビデンスに基づいた，がん化学療法とその副作用の予防，発生時の対応などが網羅され，がん診療に携わるすべての年代の医師に読んでいただきたい内容となっています。特に，がん化学療法に携わるベテランの関係者の皆さまにとっては，分子標的薬や免疫療法の発展の歴史にも思いを馳せることができる，読み応えのある出来栄えであると思います。

本書の出版にあたり，監修と編集長の労をとられ，熱いパッションとともに，がんの診療・教育に取り組んでいる堀田医師，長年のがん診療のパートナーである太田薬剤師と畑副看護部長，分担執筆者の皆さま，株式会社じほうの皆さまに改めて深謝いたします。

2024年10月吉日

横浜市立大学副学長

同　産婦人科学教室主任教授

宮城 悦子

編集にあたって

　大学病院に所属していると医学生や若手医師の教育に携わることが多い。教育を通じてこちらが教わることも多く，若者からの刺激をいただける。しかし，医学生・若手医師の臨床教育における根本的な問題として，効率の悪さがあった。例えば，臨床実習では医学生が4人程度のグループで週替わりに回ってきて，1時間程度のレクチャーをする。これは横浜市立大学だけでなく日本中のどこでもみられる光景だろう。1時間をかけても，たったの4人にしか知識や経験を伝えることができない。

　2023年初夏，横浜市立大学附属病院化学療法センターの大先輩である宮城先生から，若手医師向けのがん化学療法のマニュアル本作成の打診があり，即座に快諾した。書籍を書いて何千人，何万人の若手医師に読んでもらえれば，きっとわが国のがん診療の底上げにつながるだろう。株式会社じほうを交えた打ち合わせは，初回から盛り上がった。こだわりのキーワードは「類書との差別化」である。分担執筆形式の医学書は多数出版されているが，読み比べてみると似たような書籍が多い。分担執筆者は，医学書に間違いを記載してはいけないというプレッシャーと同時に，あまり時間をかけられないという現実的な問題もある。結果として，分担執筆者の最適解は，各種ガイドラインや先行類似文献のコピー＆ペーストとなる。似たような書籍が多いのは当然だろう。本書の分担執筆者への依頼状では「専門医から後輩へのアドバイスの感覚で，現場ならではのtips，間違えやすい点，エビデンスが不足している場合の専門医の対応，直近10年で変更のある点，複数のガイドラインの記載が異なる場合の考え方，ガイド

ラインや成書の批判的吟味などを記載してください」とお願いした。このような書籍はあまりないだろう。そもそもファーストタッチシリーズは，「全編なるべく箇条書き」という斬新なシステムを採用しており，先行文献のコピー＆ペーストができず，分担執筆者は自分の言葉で執筆せざるを得ない。さらに，類書にとりあげられていない最近のトピックや，現場での悩みを項目別に具体的にとりあげて執筆者にお願いした。現状のエビデンスからは正解がなく，執筆者が悩んでいる姿がにじみ出ている項目も多数ある。それこそが医療の現実である。

　本書は生と死を扱った優れた文学作品のようなものであり，読者の臨床経験に応じて心に響く箇所が異なるだろう。下線を引いてじっくり読み解き，5年後，10年後に読み返していただきたい。

　本書の作成にあたり，監修の宮城先生，編集の太田先生ならびに畑副看護部長，分担執筆者の皆さま，株式会社じほうの吉岡さまと齊藤さまに大変お世話になった。多くの仲間に支えられつつ本書を発刊でき，これ以上の幸せはない。

2024年10月吉日

横浜市立大学附属病院
化学療法センター長
堀田 信之

執筆者一覧

■監修

宮城　悦子　　横浜市立大学副学長／
　　　　　　　横浜市立大学医学部産婦人科教室 主任教授
堀田　信之　　横浜市立大学附属病院化学療法センター長

■編集

堀田　信之　　横浜市立大学附属病院化学療法センター長
太田　一郎　　横浜市立大学附属病院薬剤部 がん指導薬剤師
畑　千秋　　　横浜市立大学附属病院看護部 がん領域総括副看護部長
　　　　　　　がん看護専門看護師

■著者（執筆順）

堀田　信之　　横浜市立大学附属病院化学療法センター
市川　靖史　　横浜市立大学大学院医学研究科がん総合医科学／
　　　　　　　横浜市立大学附属病院臨床腫瘍科

竹田　雄馬　　横浜市立大学附属病院緩和医療科
太田　一郎　　横浜市立大学附属病院薬剤部 がん指導薬剤師
峯岸　慎太郎　横浜市立大学附属病院循環器内科
高柳　りえ　　横浜市立大学附属病院内分泌・糖尿病内科
新井　正法　　横浜市立大学附属病院内分泌・糖尿病内科
石合　真徳　　湘南鎌倉総合病院放射線腫瘍科
高野　祥子　　横浜市立大学大学院医学研究科放射線治療学／
　　　　　　　横浜市立大学附属病院核医学診療科

立石　雄大　　日本赤十字社 和歌山医療センター放射線治療科
根來　慶春　　日本赤十字社 和歌山医療センター放射線治療科
中山　知　　　横浜市立大学附属病院看護部／化学療法センター／
　　　　　　　がん化学療法看護認定看護師

畑　千秋　　　横浜市立大学附属病院看護部／がん相談支援センター
鈴木　直　　　聖マリアンナ医科大学産婦人科学
西岡　美喜子　聖マリアンナ医科大学産婦人科学／
　　　　　　　三重大学医学部附属病院産科婦人科

吉富　誠弘　　横浜市立大学附属病院小児科
加藤　英明　　横浜市立大学附属病院感染制御部
井澤　亜美　　横浜市立大学附属病院呼吸器内科

松本　憲二	横浜市立大学附属病院血液・リウマチ・感染症内科
藤原　裕	ロズウェルパーク総合がんセンター内科 血液・腫瘍内科部門
柴　徳生	横浜市立大学附属病院小児科
小川　真里子	福島県立医科大学 ふくしま子ども・女性医療支援センター
清水　絢子	横浜市立大学附属病院薬剤部
坂本　靖宜	横浜市立大学附属病院薬剤部
三澤　昇	横浜市立大学附属病院肝胆膵消化器病学
光永　幸代	横浜市立大学附属病院歯科・口腔外科・矯正歯科
小林　貴	横浜市立大学附属病院肝胆膵消化器病学
染川　弘平	横浜市立大学大学院医学研究科呼吸器病学教室
金口　翔	横浜市立大学附属市民総合医療センター腎臓・高血圧内科
福本　毅	神戸大学医学部附属病院皮膚科
齋藤　幸枝	横浜市立大学附属病院看護部
三木　和美	横浜市立大学附属病院緩和医療科／精神科
高田　一哉	ゆう在宅クリニック
田中　克志	横浜市立大学附属病院呼吸器内科
野上　麻子	横浜市立大学附属病院肝胆膵消化器病学
小山　新吾	横浜市立大学附属病院放射線診断科
成川　雅俊	横浜市立大学附属病院循環器内科
木村　尚子	済生会横浜市南部病院緩和医療科
平田　萌々	横浜市立大学附属病院呼吸器内科
阿部　晃子	横浜市立大学附属病院緩和医療科
佐藤　充	横浜市立大学附属病院脳神経外科
田上　陽一	神奈川県立循環器呼吸器病センター呼吸器内科
日下部　明彦	横浜市立大学医学部医学科総合診療医学
勝俣　範之	日本医科大学武蔵小杉病院腫瘍内科
雁部　弘美	横浜市立大学附属病院栄養部
横山　良仁	弘前大学大学院医学研究科産科婦人科学講座
加藤　真吾	横浜市立大学附属病院がんゲノム診断科
伊藤　健太郎	松阪市民病院呼吸器センター呼吸器内科
溝口　信貴	神奈川県立がんセンター放射線治療科
西村　剛志	横浜市立大学附属病院耳鼻いんこう科
萩原　真紀	横浜市立大学附属病院輸血・細胞治療部
市川　真由子	横浜市立大学附属病院医事課

目　次

第0章　押さえておきたい用語

1	RECIST（固形腫瘍の治療効果判定）	堀田 信之	2
2	PS（performance status）	堀田 信之	5
3	CTCAE（副作用評価）	堀田 信之	8

第1章　総論

1	告知	市川 靖史	12
2	疼痛薬物療法	竹田 雄馬	21
3	主要臓器障害時の抗がん薬治療	太田 一郎	33
4	腫瘍循環器学	峯岸 慎太郎	40
5	腫瘍糖尿病学	高柳 りえ，新井 正法	48
6	化学放射線療法	石合 真徳，高野 祥子	60
7	緩和的放射線治療	立石 雄大，根來 慶春	70
8	がん治療に使うデバイス	中山 知	79

第2章　各年代のがん治療

1	AYA世代への対応	鈴木 直，西岡 美喜子	92
2	小児がんサバイバーと移行期医療	吉富 誠弘	102
3	高齢者への対応	堀田 信之	110

第3章　副作用・有害事象

全身性

1	発熱性好中球減少症と敗血症	加藤 英明	120
2	重症アナフィラキシー	堀田 信之	132
3	電解質異常	井澤 亜美	140

4	腫瘍崩壊症候群	松本 憲二	148
5	免疫関連有害事象（irAE）	藤原 裕	157
6	骨髄抑制と輸血	柴 德生	169
7	ホットフラッシュ	小川 真里子	179
8	アルコール不耐症とタキサン系薬剤	清水 絢子	184

消化器系

9	悪心・嘔吐	坂本 靖宜	188
10	下痢	三澤 昇	199
11	便秘	三澤 昇	206
12	口腔粘膜炎	光永 幸代	212
13	B型肝炎ウイルス再活性化	小林 貴	221

循環器系

14	血栓塞栓症	峯岸 慎太郎	225
15	心不全	峯岸 慎太郎	235
16	高血圧	峯岸 慎太郎	247

呼吸器系

| 17 | 薬剤性肺障害 | 染川 弘平 | 255 |

腎

18	腎障害	金口 翔	263
19	尿所見異常	金口 翔	272

皮膚障害

20	血管外漏出	福本 毅	279
21	脱毛，爪障害（アピアランスケア）	清水 絢子，齋藤 幸枝	287
22	薬剤性皮膚障害	福本 毅	297

精神系

| 23 | せん妄 | 三木 和美 | 307 |

神経系

| 24 | 末梢神経障害 | 高田 一哉 | 314 |

第4章　がん進行への対応

全身性

1 発熱　　　　　　　　　　　　　　　　田中 克志　　322

2 骨折予防薬の使い方　　　　　　　　　坂本 靖宜　　333

消化器系

3 腹水　　　　　　　　　　　　　　　　野上 麻子　　341

循環器系

4 上大静脈症候群　　　　　　　　　　　小山 新吾　　348

5 がん性心嚢水/心膜炎/心タンポナーデ　峯岸 慎太郎, 成川 雅俊　357

呼吸器系

6 がん性リンパ管症　　　　　　　　　　木村 尚子　　367

7 がん性胸水　　　　　　　　　　　　　平田 萌々　　377

精神系

8 抑うつ　　　　　　　　　　　　　　　阿部 晃子　　383

神経系

9 転移性脳腫瘍　　　　　　　　　　　　佐藤 充　　　391

10 がん性髄膜炎　　　　　　　　　　　　立石 雄大, 根來 慶春　398

11 脊髄圧迫　　　　　　　　　　　　　　佐藤 充　　　403

第5章　がん終末期

1 がん進行期の在宅医療　　　　　　　　田上 陽一　　414

2 がん患者とDNAR　　　　　　　　　　臼下部 明彦　421

3 抗がん薬のやめどき　　　　　　　　　勝俣 範之　　428

4 終末期の対応　　　　　　　　　　　　木村 尚子　　435

第6章　チームアプローチ

1 化学療法前の口腔管理　　　　　　　　光永 幸代　　448

2 栄養指導/栄養管理　　　　　　　　　　雁部 弘美　　454

3 薬剤師からみたがん治療　　　　　　　太田 一郎　　461

4 看護師からみたがん治療　　　　　　　　　畑　千秋　　468

第7章　知っておきたい検査/制度/研究

1 遺伝子検査　　　　　　　　　　　　　　加藤 真吾　　480

2 標準医療と臨床研究　　　　　　　　　　伊藤 健太郎　　489

3 陽子線治療/重粒子線治療　　　　　　　溝口 信貴　　495

4 光免疫療法　　　　　　　　　　　　　　西村 剛志　　502

5 CAR-T細胞療法　　　　　　　　　　　萩原 真紀　　513

6 がん相談支援センター　　　　　　　　　畑　千秋　　519

7 医療費に関わる制度/仕組み　　　　　　市川 真由子　　525

コラム

• 重複がん治療のピットフォール　　　　　　根來 慶春　　87

• 医師が目を向けるべき抗がん薬の曝露対策と　畑　千秋　　89
　リスクマネジメント

• ガイドラインの限界　　　　　　　　　　　堀田 信之　　198

• 外来化学療法の増加　　　　　　　　　　　堀田 信之　　446

• がん治療中に有用な漢方薬──パクリタキセル　横山 良仁　　476
　の末梢神経障害に対する牛車腎気丸

• COVID-19パンデミック後の継続可能な社会・　加藤 英明　　533
　医療

索引　　　　　　　　　　　　　　　　　　　　　　　535

本書のご利用にあたって

　本書の記載内容が最新かつ正確であるよう最善の努力を
しておりますが，診断・治療法，医薬品添付文書・インタ
ビューフォーム等は最新の知見に基づき変更されることが
あります。そのため，本書を利用される際は十分な注意を
払われるようお願い申し上げます。

株式会社じほう

第 0 章

押さえておきたい
用語

第0章 押さえておきたい用語

RECIST（固形腫瘍の治療効果判定）

ファーストタッチ

- RECIST（response evaluation criteria in solid tumours）とは、臓器を問わずに用いることができる抗がん薬治療効果判定ツールである。
- 日常臨床では、**完全奏効**（complete response：CR）、**部分奏効**（partial response：PR）、**安定**（stable disease：SD）、**進行**（progressive disease：PD）に分類する。判定時期は治療開始後6～8週が多い。
- RECISTは治療効果の判定基準であり、治療の継続の是非に用いることは意図していないが、日常臨床ではPDを理由に抗がん薬の投与中止・変更の意思決定が頻繁になされている。

定義

- ベースライン（治療前）評価において、2～5個の**測定可能病変**を標的病変として定める。一般的には原発巣や大きな転移巣が選ばれる。
- 標的病変以外は非標的病変とする。

  Note 測定不可能な病変とは、長径10mm以下の小腫瘍病変、胸水・腹水・リンパ管症のように長さが測れない真の**測定不能病変**などである。

- 標的病変・非標的病変・新規病変（ベースライン評価後にできた病変）の評価をあわせて総合効果を評価する。標的病変の評価と総合効果を混同しないように注意する。
- RECISTの厳密な評価はかなり煩雑であるため、必ずしも覚える必要はない[1]。
- 総合効果の評価の概略は**表**のとおりであり、この程度は理解して欲しい。
- もともとは、「効果の評価不能（inevaluable for response）」を

第0章　押さえておきたい用語

表　総合効果の評価

CR（完全奏効）	すべての標的病変・非標的病変が消失し，新規病変がなく，リンパ節短径が10mm以下で，腫瘍マーカーが基準値以内。
PR（部分奏効）	標的病変の径の和が30%以上減少し，非標的病変の増大がなく，新規病変なし。
SD（安定）	標的病変の径の和が30%減少〜20%増大の範囲内。CR/PR/PDでない場合。
PD（進行）	標的病変の径の和が20%以上増大，非標的病変の増大，新規病変出現のいずれか。

含めた5段階の評価指標である。「効果の評価不能」とは，抗がん薬の投与開始直後に死亡や転居のため評価ができない場合で，臨床試験において集計される。日常診療で意識されることは少ない。

- 治療開始後6〜8週間で評価することが多い。
- 画像モダリティに制限はない。
- ベースラインの評価が必須であり，抗がん薬の導入時，レジメン変更時には必ず画像評価をする。

RECISTの解釈

- 現在，一般的に用いられているのは，2009年に発表されたRECIST（version 1.1）である。
- 免疫チェックポイント阻害薬では，一時的に腫瘍が増大するようにみえても，実際には治療が有効であることがある。これを**偽進行**（pseudo-progression）という。

  Note　偽進行でのPD判定を防ぐためにiRECIST（免疫関連RECIST）という**免疫療法に特化した基準**も提案されているが，2024年時点ではRECIST（version 1.1）の使用率のほうが高い。

- 血液腫瘍でもCR/PR/SD/PDなどの評価を行うが，これらはRECISTではない。
- RECISTは治療効果の判定基準であり，治療の継続の是非に用いることは意図していないが，日常臨床ではPDを理由に抗が

ん薬の投与中止・変更の意思決定が頻繁になされている。

Note 例えば，極めて緩徐に増大してPDになった患者の場合，抗がん薬による治療に一定の効果があったと判断して治療を継続するという判断は十分にあり得る。一方，臨床研究のプロトコルでは，PDで一律治療中止とすることもある。

- 臨床研究では，CR/PRをあわせた割合を**客観的奏効率**（objective response rate：**ORR**），CR/PR/SDをあわせた割合を**病勢制御率**（disease control rate：**DCR**），PDにならずに生存している期間を**無増悪生存期間**（progression-free survival：**PFS**）として重要視する。

【引用文献】
1) 日本臨床腫瘍研究グループ：固形がんの治療効果判定のための新ガイドライン（RECISTガイドライン）改訂版 version 1.1 日本語訳JCOG版 ver.1.0. 2010（https://jcog.jp/assets/RECISTv11J_20100810.pdf）

第0章　押さえておきたい用語

2 PS（performance status）

ファーストタッチ

- Eastern Cooperative Oncology Group（ECOG）のperformance status（PS）とは，患者の身体機能や日常生活の活動度を評価するための指標である。
- わが国のがん分野でPSという場合はECOG-PSを指す。
- PSは0〜4の5段階である。
- PSは予後予測や治療方針の決定のために重要な役割を果たす。

定義

- わが国で一般的に使われる指標はECOGが作成したPSであり，0〜4の5段階で評価する（表）[1]。

  Note　PS＝5で死亡を表現して，6段階とすることもある。

表　ECOG のperformance status（PS）の日本語訳

Score	定 義
0	全く問題なく活動できる。 発病前と同じ日常生活が制限なく行える。
1	肉体的に激しい活動は制限されるが，歩行可能で，軽作業や座っての作業は行うことができる。 例：軽い家事，事務作業
2	歩行可能で自分の身の回りのことはすべて可能だが作業はできない。 日中の50%以上はベッド外で過ごす。
3	限られた自分の身の回りのことしかできない。 日中の50%以上をベッドか椅子で過ごす。
4	全く動けない。 自分の身の回りのことは全くできない。 完全にベッドか椅子で過ごす。

〔日本臨床腫瘍研究グループ：ECOG のPerformance Status（PS）の日本語訳．1999（https://jcog.jp/doctor/tool/ps/）より〕

- 世界保健機関（WHO）のPSはECOGのPSと実質的に同じだが，わが国ではECOG-PSを用いる。
- PSの他に，0～100％までを10点刻みで11段階に分類したKarnofsky performance status（KPS）もあるが，わが国ではほとんど使わない。論文でまれにみかける程度である。

PSの解釈

- PSは問診や観察を通じて主治医の判断で決める。評価者により結果が1ランク程度ずれることがあり，非一貫性がPSの欠点である。
- PSは字面どおり解釈せず，行間を読むこと。

  Note 筆者は1日のうち，8時間をベッドで眠り，12時間を椅子に座ってパソコン作業を行い，1時間を座位で食事し，1時間を会議室で座ったまま眠り，1時間を電車の座席で読書し，1時間を歩行する。すなわち日中の大半（50％以上）を椅子で過ごしているが，PS＝3ではなくPS＝0である。

- PSの判断は，がん患者のその後の診療に決定的な影響を与える。
- 多くの化学療法はPS＝0～2の患者にしか適応がない。多剤併用療法で毒性の強い抗がん薬はPS＝0～1の患者でしかエビデンスがないこともある。PS＝3以上になると治療選択肢が限定されてベストサポーティブケア（best supportive care：BSC）になることが多い。
- 治療介入によりPSの改善が見込まれる場合，PSが悪くても化学療法を行いたくなる。例えば，大腿骨転移による疼痛でまったく歩けない（PS＝4）場合，速やかにオピオイドの導入や放射線を照射してPSを改善しつつ，化学療法を行うことがある。
- 基礎疾患でPSが低下している場合，がんに対する治療でPSが改善する見込みはほとんどない。
- 分子標的薬や免疫チェックポイント阻害薬により，少ない副作用で大きな治療効果が望める場合，PSが悪くても化学療法に踏み切りたくなる。

第0章　押さえておきたい用語

Note　このような場合，「PS＝3だけどPS＝2寄りのPS＝3である」などとプレゼンテーションしたくなる。多くのランダム化比較試験（RCT）のPS別サブ解析では，PSが悪いと新治療の治療効果が下がる。「患者が強く希望しているからPSは悪いが治療する」という判断は慎重になされるべきである。

【引用文献】
1) 日本臨床腫瘍研究グループ：ECOG のPerformance Status（PS）の日本語訳. 1999（https://jcog.jp/doctor/tool/ps/）

第0章 押さえておきたい用語

CTCAE（副作用評価）

ファーストタッチ

- 抗がん薬の副作用は有害事象共通用語規準（common terminology criteria for adverse events：CTCAE）を用いて5段階で評価する。
- Grade 1は軽度の副作用，Grade 5は死亡である。
- CTCAEは表1のように評価する[1]。

CTCAEの解釈

- CTCAEは「命にどのくらい別状があるか」という指標であり，患者の心身の苦痛とは切り離して考える。

  Note 脱毛は患者に心的苦痛をもたらすが，命に別状がないためGrade 2までしかない。一方，発熱性好中球減少症は患者に苦痛がないことも多いが，死亡リスクが非常に高いため必ずGrade 3以上になる（表2）。

- CTCAEの一覧表は小冊子が作成されるほどに詳細な副作用リストである[1]。

表1 CTCAEの評価

Grade	定　義
1	軽症；症状がない，または軽度の症状がある；臨床所見または検査所見のみ；治療を要さない
2	中等症；最小限/局所的/非侵襲的治療を要する；年齢相応の身の回り以外の日常生活動作の制限
3	重症または医学的に重大であるが，ただちに生命を脅かすものではない；入院または入院期間の延長を要する；身の回りの日常生活動作の制限
4	生命を脅かす；緊急処置を要する
5	有害事象による死亡

〔日本臨床腫瘍研究グループ：有害事象共通用語規準 v5.0日本語訳JCOG版．2022 (https://jcog.jp/assets/CTCAEv5J_20220901_v25_1.pdf）より〕

第0章　押さえておきたい用語

表2　頻出CTCAE早見表

		Grade 1	Grade 2	Grade 3	Grade 4	Grade 5
血液毒性	貧血 (d/dL)	10〜LLN	8〜10	<8	生命を脅かす	死亡
	白血球減少 (/μL)	3,000〜LLN	2,000〜3,000	1,000〜2,000	<1,000	死亡
	好中球減少 (/μL)	1,500〜LLN	1,000〜1,500	500〜1,000	<500	死亡
	発熱性好中球減少症	—	—	好中球<1,000かつ38.3℃以上の発熱	生命を脅かす	死亡
	血小板減少 (/μL)	7.5万〜LLN	5〜7.5万	2.5〜5万	<2.5万	死亡
非血液毒性	悪　心	摂食に影響せず	体重減少・脱水	入院	—	—
	嘔　吐	治療不要	外来点滴	入院治療	生命を脅かす	死亡
	ビリルビン上昇	ULN〜ULN×1.5	ULN×1.5〜ULN×3	ULN×3〜ULN×10	ULN×10〜	—
	ALT/AST上昇	ULN〜ULN×3	ULN×3〜ULN×5	ULN×5〜ULN×20	ULN×20〜	—
	Cr上昇	ULN〜ULN×1.5	ULN×1.5〜ULN×3	ULN×3〜ULN×6	ULN×6〜	—
	脱　毛	50%未満	50%以上	—	—	—

LLN：lower limit of normal（正常下限），ULN：upper limit of normal（正常上限），
—：定義なし

〔日本臨床腫瘍研究グループ：有害事象共通用語規準 v5.0日本語訳JCOG版．2022
（https://jcog.jp/assets/CTCAEv5J_20220901_v25_1.pdf）を参考に作成〕

- CTCAEはがん領域で作成されたが，その汎用性から幅広い医療分野で使われている。

【引用文献】
1）日本臨床腫瘍研究グループ：有害事象共通用語規準 v5.0日本語訳JCOG版．
2022（https://jcog.jp/assets/CTCAEv5J_20220901_v25_1.pdf）

第 1 章

総論

第1章　総論

1 告知

ファーストタッチ

- がん告知は，「病名を告知する」ことから「患者自身の意思決定を支援する」ことに至る広範な概念といえる。
- 研修医が患者にがんを告知することはほとんどないと思うが，意思決定支援の担い手としては，重要な役割を果たすであろう。
- 看護師，薬剤師，ケアマネジャー，介護士なども同様に重要な役割を果たすかもしれない。
- 本稿では，主として「治らない」がんの告知を念頭に置いている。

歴史

- 欧米では1970年代後半，わが国では1980年代後半から，医師ががん告知を行うようになってきたといわれている。死生学という学問の始まりやホスピス運動の始まりと一致して，告知の重要さが指摘されるようになった。

  Note　医師が「死にゆく患者」の診療にも関わることが必要とされる時代が始まったといえるのではないであろうか。

基本的概念

- がん告知には多かれ少なかれ「BAD NEWSを伝えること」が含まれる。そのため，伝えるためのスキルを磨く必要がある。
- がん告知の目的の一つは「がんのさまざまなことについて，患者が自ら意思決定できるようにする」ことである。しかし，これは告知して「自分だけで決めてください」というものではない。
- がん告知のプロセスが目指すものは，**共同意思決定**（shared decision making：**SDM**）である。医療者と患者の目指すべき

12

第 1 章　総論

1

告知

関係は，一方的に伝えるという「説明的関係」ではなく，患者がより多くを語り，医療者がそれを理解する「協議的関係」である。

Note　がん告知は，**人生会議**（advance care planning：**ACP**）につながる。

コミュニケーションスキル──SHARE

- SHAREは，欧米で開発されたSPIKES（Setting, Perception, Invitation, Knowledge, Empathy, Strategy & Summary）をもとにして，わが国のがん患者にBAD NEWSを伝える際，医師が配慮すべき効果的な態度や行動を示したものである。

SHAREのS（Supportive environment）

- Sは，**BAD NEWSを伝えるのに適切な環境を作る**ことである。
- 面談にあたっては十分な時間を確保し，プライバシーが保たれた静かな場所で行う。可能であれば，患者の家族や意思決定に関わる人の同席を勧める。

【症例】

前日に，あなたの指導医がAさんに対してがんの面談を行った。その翌朝の回診で，あなたがAさんのベッドサイドに行くと，「先生から治らないって言われて，何も考えられない」と話しかけられた。

【ポイント】

・どのようなSを設定する？
・立ち話？　それともその場で座って話を聞く？
・「今は回診の途中なので，もう一度戻ってゆっくりとお話を聞かせてください」と話す？
・別に部屋を用意して，看護師の同席を依頼してもよいかを患者に確認する？

13

■ SHAREのH（How to deliver the bad news）

- Hは，**病状やBAD NEWSをどのように伝えるかということ**が目的となる。
- 伝える内容は，初めての病状告知，治療が開始され好転した際の病状説明，悪化した場合の病状説明，最期の治療が終了した際の病状説明など，多岐にわたる。

  Note 研修医が関わるのは，患者に病状が知らされた後かもしれないが，病状がどのように伝わっているのかを知ることは大切であり，指導医の病状説明には同席させてもらうほうがよいであろう。

(1) 正直に話す

- 研修医が正直にすべてを話すという場面は，実際にはないかもしれない。正直に話すとはいうものの，患者の理解を超えた説明は不安と萎縮をもたらすだけになるかもしれない。
- 前述のAさんの場合も，指導医が正直に伝えた「治らない」という言葉だけが頭に残り，それ以外のことが考えられなくなってしまったのかもしれない。
- 「治らない」という説明は，治らないがんの説明にあたり，最初の最も難しくて大切な説明といえる。説明にあたり，「治らない」という言葉をいつ，どのように伝えるのかを考えておくことが大切である。
- どんな場面で患者は「治らないのですか？」と質問してくるであろうかと準備しておくことが大切である。準備しておかないと，患者の「治らないのですか？」という質問に適切に答えられないかもしれない。

(2) わかりやすく，丁寧に話す

- 専門用語を多用しないことは，わかりやすい説明につながる。
- ナイシキョウ，ガゾウショケン，ビョウヘン，ハイケッセツ，カンテンイ，ソシキ，ビョウリなどの言葉は，実際に文字に起こして説明を加えないと，理解が追い付かないかもしれない。他にも患者からするとわかりにくい用語があるかもしれない。
- **丁寧に話すということは，医師が知っているすべてを説明することではない。**多くの情報を伝えようとすると，むしろ過剰となり，患者の理解を妨げる可能性がある。

第 1 章　総論

- 最も伝えるべきことを患者に理解してもらうために，丁寧に話す。**話しにくい大切なことを丁寧に話すために，話しやすい不要なことを切り捨てよう。**

> 例えば，「S状結腸がん」であり，「肝転移」があるということを伝えるとする。
>
> 【ポイント】
> ・がんではなく，高分化型腺がんと言う必要があるのか。その場合，高分化という言葉を説明する必要があるのか。
> ・「大腸に腫瘍がある」ではなく，「大腸がん」と言ったほうがよいのか。「S状結腸がん」という正確な病名を告げなくてよいのか。
> ・PET-CT検査を説明するにあたり，がんは糖分を多量に取り込むという説明は必要か。
> ・転移という言葉はどのように説明するのか。

- 「がん」という言葉を繰り返さないことは，大切な気遣いである。

   Note　「先ほどお伝えした病気」「あなたの病気」などの表現に変更する。

(3) 言葉を注意深く選択する

- 患者自身が予測しているであろうBADな内容以上のことを連想させるような言葉を無神経に使うことは避けるべきであろう。
- また，死を連想させるような言い回しも避けるべきであろう。しかし，死の話をせざるを得ないときもいずれやってくる。
- 「治療法はあります」という言葉は，医師側からすると「治療できる」という意味であろうが，患者側からすると「かなり悪い状態」というように聞こえているかもしれない。
- もしも，痛み，吃逆，肩こり，頭痛，食欲がない，体重が減っている，皮膚のトラブルなどの訴えが聞けたのならば，どのように応えるべきか，誰と共闘することを提案するかを考える。
- 「先生はがんの話しかしてくれない」という訴えはよく聞かれる。医療者にしてみれば当たり前かもしれないが，「治らない」がんの話だけでなく，患者にとってつらい症状を取り除く話こ

そが重要である。

Note 患者にとっては，がんだけが病気ではない。

(4) 質問を促し，それに答える。患者が話したいことを傾聴して，その真意を考える

- 患者が教えてくれなければ，医師は自分の説明のうち，「何が伝わって，何が理解できなかったのか」，また「患者自身が何を最も大切にしながら診療に対する意思決定をしようとしているのか」を知ることはできない。

- 患者にしてみると，質問をすることで自分が理解できていないこと，また，この診療を受けるにあたり大切に思っていることを認識していくのであって，自分のこととはいえ患者自身も初めからすべてを認識しているわけではない。**患者が自ら質問することで，自分のことがわかる**というプロセスは重要である。

- 質問はオープンクエスチョンである必要はないかもしれない。混乱している患者に「何か聞きたいことはありませんか」と尋ねても答えられないであろう。

Note 「今お話しした病気についてご存じのことはありますか？」「知り合いの方で同じ病気にかかられた方はいませんか？」などと伝えるとよい。

- また，「質問に答える」とはいうものの，ただ答えればよいというわけではない。患者から発せられる質問は，答えを求めている場合もあれば，ただ不安な気持ちが表出されているだけのこともある。

Note 例えば，「死んでしまうのですか？」という質問には，「そうなる可能性が高い」という答えが欲しいのではなくて，「驚かれたのですよね」「不安な気持ちにさせてしまいましたね」と寄り添いが求められているのかもしれない。

- 予後を含めたBAD NEWSを聞きたくないという患者はほとんどいないと思うが，ごくまれにいる（治療により起こり得ることについても聞きたくないという場合を含め）。本人の同意がない以上，「そのような患者は当院では治療できない」という病院もあると思われる。

- 一方で，患者に代わってBAD NEWSを聞いてくれる患者の知

第1章　総論

人（多くの場合は配偶者，子ども，親など）に手伝ってもらうことで診療を継続する病院もある。

Note　なぜBAD NEWSを聞きたくないのかは，患者本人から聞く必要があり，医師はそれを理解する必要がある。

■ SHAREのA（Additional information）

（1）治療方針を伝える

- Aは，**付加的な，実は最も重要な情報を伝えること**を目的とする。治療の情報を伝えることはとても難しいが，研修医が単独で行うことはないであろう。
- 治療の情報には，治療の選択肢と方法，選択がもたらす良い影響と悪い影響，医師が推奨する選択肢などが含まれる。
- 一方，「治療を選択しない場合」についても必ず説明が必要である。
- ほとんどの場合，治療法の決定は「完全に医師中心の決定」と「（場合によっては押し付けられた）完全に患者中心の決定」の間にある。患者の考え方のみならず医師の説明の仕方によって意思決定の中心・結果が大きく変わることは，肝に銘じるべきである。
- 医師の説明が患者の気持ちを圧倒してしまうことがないようにすることが重要である。

Note　圧倒とは，例えば「治療をしないこと＝死」あるいは「治療をすること＝副作用によるつらさ」の関係をあまりに強く説明してしまうことで，患者の自由な選択を制限してしまうことである。

- BAD NEWSでは，医師の説明が患者の思考を圧倒してしまうことは図らずも起こってしまうものである。前述のAさんにとっての「治らない」という一言が，これにあたるかもしれない。このような場合は「治らないという一言があなたを傷つけてしまったようで申し訳ありません。その言葉を聞いて，あなたはどんなことを考えたのですか？」と患者の気持ちを聞く必要がある。
- 仮に「治らない」という説明が治療に関する方法の説明より先んじた場合，その後に続く治療の話がすべて無意味であるかの

17

ように患者は感じるかもしれない。どのような順序で話せば,患者の治療への希望をなくすことなく,この治療の目的が残念ながら「治すこと」にはないことが伝わるのか,よく考える必要がある。

- 治療方針はEBM（evidence-based medicine）に基づき決定されるべきであるが,「EBM＝医学的根拠」ではない。**治療方針は,①臨床研究に基づく医学的根拠,②患者の価値観,③現行で使用可能な医療資源——により決定される。**

   Note つまり,治療法の意思決定においては,患者の価値観が医学的根拠と同じくらい重要であるということである。

- 治療法の説明の後には,「この治療方法についてあなたはどう感じましたか」「この治療方法で何か自分にはあわないと感じるところはありませんか」という確認が必要である。さらに,**患者が「自分は何を決定するべきなのか」をしっかり把握できるような説明が必要である。**

- 治療法の選択には,薬物の効果と副作用,薬物の投与方法（経口剤か静注投与か,入院が必要か外来通院できるか）など,さまざまな要素が絡むが,患者がまず何から決めるべきかを把握できるような説明が必要である。

(2) 患者の日常生活,気がかりなことを話し合う

- これはSHAREのHの項目で最後に論じた**「患者からの質問を促す」**の延長線上にあるものである。患者の事情,希望あるいは医師の説明に対して抱いた感情は,今後の治療法を決定するうえで最も重要である。さまざまな誤解もここから生じることがあるといえる。

- 医学的には「誤解」と思われる患者の考えも,実は患者の「理解」といえる。「その考えは間違っている」という説明よりも,なぜそのような理解に至ったのかを患者から聞き取ることが大切である。

- 「病気以前の生活はどのようなものでしたか」「どのようなお仕事ですか」「この病気のことは,どなたかと相談されますか」「治療について,これだけは譲れないものがありますか」など,これらの質問に対する患者の答えは,その日のうちには出てこ

18

第1章　総論

ないかもしれない。次回までに考えてきてもらい，必ずお伺いするようにする。

> **Note** これらのやり取りは，いずれ行う必要が生じてくるかもしれないACPにつながる内容になる可能性が高く，重要なものである。これらのやり取りを経て，医師と患者は説明的な関係から協議的な関係になっていく。

（3）患者の希望があればセカンドオピニオン，代替療法について伝える

- **代替療法**とは，リンパ浮腫に対するマッサージ，がん疼痛などに対する漢方の治療，場合によってはアロマ治療など，**現行の治療を補完するものを指す**と考える。
- 一方，標準的治療としてのエビデンスがない免疫治療，ビタミン治療などに関しては，受けるべきではないことを伝える必要がある。

（4）患者の希望があれば「余命」についても話題に取り上げる

- 余命を尋ねてくる患者の気持ちには複雑なものがある。必要があって尋ねてくる方もいれば，単純に不安な気持ちの表出なのかもしれない方もいる。

> **Note** 「死んでしまうのですか」という質問と同様，答えるべきか，寄り添うべきかを考える必要がある。

- もしも治らない病気であるならば，治療法について協議するなかで，「治らない」ということは必ず伝えるべき重要な情報になる。
- 「治らない」という言葉は，時として死を連想させる。

> **Note** 「余命についてはわからず，これから伝える数字は平均的なことであり，これより長い人も短い人もいます」と説明を尽くして「6カ月」という余命を伝えたとしても，患者は「○○先生から『あと6カ月しかもたない』と言われた」と他の人に話すことが多い。

- 余命を伝えることがとても大切な患者もいる。

SHAREのRE（Reassurance and Emotional support）

- REは，**患者の不安を和らげるさまざまな方法**であり，**優しさと思いやりを示す**。

- 患者に感情表出を促し，患者が感情を表出したら受け止める。家族に対しても患者と同様に配慮する。患者の希望を維持し，「一緒に取り組みましょうね」と言葉をかける。

- 共感を示すことは医師にとって最も難しく，わざとらしく感じてしまうこともあるかもしれない。しかし前述のように，患者から受ける質問のなかには，答えを求める以上に「この不安を何とかしてほしい」という気持ちから発せられていることがある。

  Note 共感の言葉や動作には確かに練習が必要なものがあり，沈黙もその一つである。沈黙は医師が患者の気持ちを推し量り，患者が頭を整理し，次の言葉を発するための重要な時間である。一方で沈黙は，患者あるいは医療者を不安にさせることがある。何のための沈黙であるかを考え，次に医療者として発する言葉，あるいは予測される患者からの質問を十分に考える時間でもあることを承知するべきである。

おわりに

- 患者の聞きたいことや疑問に立ち戻り，そこから始めることが肝心である。

- ちょっとした一言に注意を払うことが，お互いを理解するきっかけとなることはよくあることである。

【参考文献】
・佐藤美紀子，他：横浜市立大学附属病院がん告知マニュアル．横浜医学，68：549-561，2017
・大坂　厳：がん診療における対話力をみがく．中外医学社，2022
・アンソニー・バック，他：米国緩和ケア医に学ぶ医療コミュニケーションの極意（植村健司・訳）．中外医学社，2018
・尾藤誠司：患者の意思決定にどう関わるか？ ロジックの統合と実践のための技法．医学書院，2023
・内富庸介，他・編：がん医療におけるコミュニケーション・スキル 悪い知らせをどう伝えるか．医学書院，2007

第1章　総論

2 疼痛薬物療法

ファーストタッチ

- 疼痛の原因を特定し，「がんによる痛み」と「がん以外の痛み」を区別する。
- 患者ごとの痛みの程度・特徴を評価し，適切な鎮痛薬を設定する。
- 2020年に『がん疼痛の薬物療法に関するガイドライン』が改訂され，軽度の痛みには非オピオイド，中等度〜高度の痛みには強オピオイドが推奨となり，弱オピオイドの推奨はなくなった。
- オピオイドによる副作用を理解し，本人・家族に適切に説明できるようにする。
- 疼痛コントロールは定期的に見直し，投与経路・鎮痛薬の変更を適宜検討する。

痛みの定義・分類

- 痛みは，国際疼痛学会により「実際に何らかの組織損傷が起こったとき，あるいは組織損傷が起こりそうなとき，あるいはそのような損傷の際に表現されるような，不快な感覚体験および情動体験」と定義されている。
- がん患者全体の30〜94％，進行がん患者の66％に疼痛がみられ[1)-3)]，進行がん患者の75〜90％に強オピオイドが使用されている[4),5)]。
- がんの痛みは，病因・性質・持続時間によって分類される。それぞれを理解したうえで疼痛コントロールの目標を立てることが重要である。
- がんの痛みは病因によって，「がんに伴う痛み」「がん治療による痛み」「消耗や衰弱による痛み」「がんと関係ない痛み」に分類される。
- 痛みの性質によって**侵害受容性疼痛**と**神経障害性疼痛**に分類さ

れ，侵害受容性疼痛はさらに**内臓痛**と**体性痛**に分類される。

Note 侵害受容性疼痛と神経障害性疼痛はしばしば合併し，**混合性疼痛**をきたす[6]。

- さらに，がんの痛みは持続時間によって**持続痛（安静時痛）**と**突出痛**に分けられる（下記）。

痛みのパターンと評価

- 持続痛は24時間のうち12時間以上経験する痛みであり，突出痛は一過性の痛みを指す。持続痛と突出痛の強さや頻度は患者ごとに異なる。

- 痛みのパターンは大きく，①ほとんど痛みがない，②普段はほとんど痛みがないが，1日に何回か強い痛みがある，③普段から強い痛みがあり，1日の間に強くなったり弱くなったりする，④強い痛みが1日中続く——の4つに分けられる。

- 痛みの評価は，患者自らが疼痛を11段階で評価する**numerical rating scale（NRS）**が用いられることが多いが，認知症やせん妄を合併している患者も多いため，すべての患者に使用できるわけではない。

Note 顔の表情で判断する**Faces Pain Scale（FPS）**や，疼痛部位をさする，疼痛を誘発する体動を避けるなど，身体所見から痛みを判断することも可能である。

- 同時に痛みの増悪因子と寛解因子，生活への影響も評価し，患者ごとの痛みの特徴を評価することが大事である[6]。

検査

- 画像検査ではCT検査が用いられることが多いが，骨病変や頭蓋内病変の場合はMRIが有効なこともある。

- 画像所見と疼痛部位が一致しているかを確認し，一致しているようであれば「がんに伴う痛み」として治療を検討する。

- がん患者は，脊柱管狭窄症による下肢の疼痛，頸髄症による手指の疼痛，変形性膝関節症による膝の痛みといった慢性疾患を

第1章　総論

合併していることも多い。画像所見と照らしあわせて，「がんと関係ない痛み」である場合は，原因への対応や慢性疼痛として治療を検討する。

- 画像検査や血液検査では，全身の合併症も同時に評価を行うことが大事である。

薬物療法開始時のポイント

- 「安眠→安静時痛の改善→体動時痛の改善」というように，患者の生活を意識しながらステップを踏んで目標を立てるとよい。
- 軽度の疼痛（NRS1〜3程度）にはアセトアミノフェン・NSAIDsといった非オピオイド，中等度〜高度の疼痛（NRS4以上程度）に対しては強オピオイドを使用する。
- よく知られているWHO方式3段階除痛ラダーは2018年度の改訂で本文から削除され，疼痛マネジメントの目安となった[7]。

  Note　それに伴い，『がん疼痛の薬物療法に関するガイドライン2020年版』では，弱オピオイドは「強オピオイドが投与できない時の条件付き推奨」となっている[8]。

- 持続痛には定時薬，突出痛にはレスキュー薬（頓用薬）を設定する。定時薬・レスキュー薬とも患者の状態にあわせて，内服薬・貼付剤・注射剤・坐剤を選択する。
- 定時のオピオイドは経口モルヒネ換算量20〜30mg/日で開始し，毎日同じ時間に飲むように指導する（**表1**）。
- レスキュー薬は定時薬の1/6が目安で，患者の疼痛の状況にあわせて1/4〜1/8の投与量で設定する。持続静注・持続皮下注のレスキューは，1時間量とする。
- 強オピオイドで効果が乏しい場合や神経障害性疼痛に対しては，鎮痛補助薬の投与を検討する。

非オピオイドの特徴

- アセトアミノフェンとNSAIDsがある。『がん疼痛の薬物療法に関するガイドライン 2020年版』では，**軽度のがん疼痛**また

2

疼痛薬物療法

23

表1　オピオイド定時薬の換算表

	製剤名	規格（mg）	換算比（mg）			
経口剤	オキシコドン徐放カプセル	5, 10, 20, 40	20	40	60	80
	MSコンチン®錠	10, 30, 60	30	60	90	120
	モルヒネ硫酸塩徐放細粒分包	10, 30				
	タペンタ®錠	25, 50, 100	100	200	300	400
	ナルサス®錠（1日1回）	2, 6, 12, 24	6	12	18	24
	トラマール®OD錠（1日4回）	25, 50	150	300	—	—
坐　剤	アンペック®坐剤	10, 20, 30	20	40	60	80
注射剤	オキシコドン注	10, 50	15	30	45	60
	モルヒネ塩酸塩注	10, 50, 200	15	30	45	60
	フェンタニル注	0.1, 0.25, 0.5	0.3	0.6	0.9	1.2
	ナルベイン®注	2, 20	経口剤・貼付剤との換算比			
			1.2	2.4	3.6	4.8
			他の注射剤との換算比			
			2	4	6	8
貼付剤	フェンタニルクエン酸塩1日用テープ	0.5, 1, 2, 4, 6, 8	1	2	3	4

※オピオイド定時薬の換算表は，各薬剤・各投与経路の生体内利用率から決定される。これらの換算比に関しては，これまでに多くの報告があるが，数値にはばらつきがある。換算表はあくまで目安であり，患者個人にあわせた投与量調整が必要である。

はオピオイドを使用しても適切な鎮痛効果が得られない患者に対して使用される。

- アセトアミノフェンは副作用が少なく，比較的簡便に使用することが可能である。がん疼痛では，2,400〜4,000mg/日が妥当な鎮痛量とされている。薬物性肝障害を起こすリスクがあるため定期的な肝機能の評価が必要である。

第 1 章　総論

- NSAIDsは鎮痛作用に加えて**抗炎症作用**を示す。しかし消化性潰瘍，上部消化管出血のリスクになるため，プロトンポンプ阻害薬や高用量H_2受容体拮抗薬を併用する。また，腎血流量を下げる作用をもつため，腎機能障害患者とそのリスクが高い患者への使用は避ける。使用中は**腎機能障害**や**浮腫**に注意して，腎機能悪化時には中止する。

強オピオイドの特徴

- わが国ではモルヒネ，オキシコドン，フェンタニル，ヒドロモルフォン，タペンタドール，メサドンが承認されている。
- モルヒネ：錠剤・細粒・坐剤・注射剤と剤形が豊富で，呼吸困難感に対してもエビデンスがある。

  Note　ただし，**腎機能障害があると代謝産物が蓄積して神経症状をきたすので使いにくい。**

- オキシコドン：わが国で最も使用されている強オピオイドで，内服薬・注射剤があり，比較的簡便に使用することができる。軽度の腎機能障害でも使用可能である。

  Note　ガイドラインでは，呼吸困難に対しても推奨されている。

- フェンタニル：注射剤と貼付剤があり，貼付剤は内服困難な場合にも使用できる。高度腎機能障害でも使用可能で，透析患者にも用いられる。非がんの急性疼痛にも保険適用があるため，がん疼痛か判断がつかない場合や，合併症に伴う高度の疼痛にも使用が可能である。

  Note　貼付剤は効果が安定するまで時間が必要である。また，速放製剤の舌下錠・バッカル錠があるが使用方法が複雑であるため，別の速放製剤をレスキュー薬として設定することも多い。

- ヒドロモルフォン：内服薬と注射剤があり，内服薬は1日1回内服で高用量の規格もあるため，薬剤管理が簡便である。構造的にはモルヒネに類似していて，呼吸困難に対して用いられることもある。
- タペンタドール：内服薬はあるが注射剤がないため，非経口投与する場合は**オピオイドスイッチ**（後述）が必要で，また速放

製剤がないためレスキュー薬は別の薬剤での設定が必要である。ノルアドレナリン再取り込み阻害作用を有し，神経障害性疼痛に対しても有効である。便秘や悪心といった消化器有害事象が少ない。

- **メサドン**：オピオイド受容体に加えてNMDA受容体に作用することで，難治性疼痛や神経障害性疼痛に効果を発揮する。**QT延長**のリスクがあるので，定期的な心電図・電解質のチェックが必要である。

  Note 処方医師と処方薬局は登録が必要で，処方期間にも制限がある。注射剤と速放製剤がないので注意が必要である。

強オピオイドの投与経路の選択

- **経口投与**：最も生理的で一番用いられる投与経路である。薬剤の種類も豊富で，病態にあわせた薬剤の選択が可能である。しかし，腸閉塞などの合併症や終末期で内服が困難な場合は，別の投与経路に変更が必要となる。

- **経皮投与**：内服が困難でも使用可能である。皮膚トラブルには注意が必要で，また開始・増量から効果が安定するまで時間がかかるため，他のオピオイドで痛みが落ち着いている患者に対して用いる。

  Note 吸収に個人差があるため，スイッチの際には注意が必要である。

- **持続皮下注**：内服困難・消化管閉塞でも投与可能である。皮下にオピオイドを持続投与することで鎮痛効果を発揮する。頻回のレスキューにも対応が可能で，**自己調節鎮痛（patient controlled analgesia：PCA）ポンプ**を用いると患者・家族がレスキュー薬を使うこともできる。

  Note 投与速度が一定以上になると吸収効率が下がったり，皮下の疼痛を生じたりすることがある。

- **持続静注**：持続皮下注ができない場合，凝固能障害がある場合，すでに静脈ラインがある場合に用いられる。確実・迅速な効果が得られる。

第1章　総論

- **経直腸投与**：比較的簡便で吸収が早い。しかし，投与に不快感があり長期投与には適さない。腸炎・直腸に創部がある場合は投与を避ける。
- **経管投与**：胃管や胃瘻から薬剤を投与する方法である。一般的にモルヒネ硫酸塩水和物徐放細粒を用いる。

強オピオイドの副作用対策

- オピオイドの副作用は多いが，**少量のオピオイド**から導入し副作用対策の薬剤を使うことで対策できる。副作用が強い場合はオピオイドスイッチやオピオイドの減量も検討する。
- **便秘**：**ほぼ必発で耐性が形成されない**。オピオイド開始前後の便秘は必ずチェックし，必要であればオピオイド導入時に下剤も開始する。
- **開始時の悪心**：必要に応じて制吐薬を使用する。数日～1週間程度で耐性が形成される。

  Note　悪心の出やすい患者として，「車酔い・船酔いしやすい」「アルコールで吐き気が出やすい」「妊娠のときの吐き気が強かった」「抗がん薬で吐き気が出やすい」「不安が強い」が挙げられる。

- **眠気**：数日～1週間程度で耐性が形成される。不快でなければ経過観察する。
- **せん妄**：特に高齢者で注意が必要だが，オピオイドだけでなく電解質異常や感染症の合併など他の身体的問題が原因となっている可能性も考える。
- **呼吸抑制**：頻度は低いが致死的な副作用なので注意する。一般的に過量なオピオイドが使われたときに出現する。**呼吸回数<10回**の場合に注意が必要で，呼吸抑制を疑う場合は**ナロキソン**を投与する。

投与開始後の評価

- 鎮痛薬の選択においては，血液検査で腎機能障害や肝機能障害も定期的に評価する。

27

- 投与開始後は，持続痛と突出痛の評価，薬剤・投与経路の評価，疼痛コントロールのゴールの設定を毎回患者と確認する。
- 持続痛が残存する場合は定時薬を増量し，突出痛がレスキュー薬で取り切れていない場合はレスキュー薬を増量する[9]。

オピオイドスイッチや投与経路変更の基準

- すでに使っているオピオイドの効果が乏しい場合や有害事象で増量できない場合にはオピオイドスイッチを検討する。
- また，内服できなくなった場合や点滴のルート確保ができなくなった場合などには投与経路の変更を検討する。
- 投与経路を変更する場合は，変更前後の投与経路によって半減期が異なるため，中止・開始のタイミングに注意する（**表2**）。

表2 オピオイド定時薬の切り替え方法

A（変更前）	B（変更後）	切り替え方法
1日2回 経口徐放剤	他の経口・坐剤	次のAの投与予定時間にBを開始，Aは中止
	持続静注・皮下注	Aの最終投与から6時間後を目安にBを開始
	フェンタニル貼付剤	Aの最終投与と同時にBを貼る
1日1回 経口徐放剤	他の経口・坐剤	次のAの投与予定時間にBを開始，Aは中止
	持続静注・皮下注	Aの最終投与から24時間後を目安にBを開始
	フェンタニル貼付剤	Aの最終投与から12時間後にBを貼る
持続静注・皮下注	すべての経口・坐剤	Aの中止と同時にBを開始
	他の持続静注・皮下注	Aの中止と同時にBを開始
	フェンタニル貼付剤	Bを貼ってから6時間後にAを中止
フェンタニル貼付剤	すべての経口・坐剤	Aをはがした後，12時間後からBを開始（状況により早めに開始する）
	持続静注・皮下注	Aをはがした後，12時間後からBを開始（状況により早めに開始する）

第 1 章　総論

- オピオイドスイッチの場合は，オピオイド換算表（表1）を参考にする。もともと使用しているオピオイドの投与量から新しいオピオイドの投与量を決定する。

  Note　もともとのオピオイドが高用量な場合や，点滴に変更する場合は減量気味にスイッチすることも多い。

非薬物療法

- 神経ブロック，放射線照射，画像下治療（interventional radiology：IVR），リハビリテーション，日常のケアがある。
- **神経ブロック**：薬物治療抵抗性の痛みに対して用いられる。神経ブロックの利点として，①中枢神経系への影響が少ない，②単回の神経ブロックでも持続的な鎮痛が得られる，③オピオイド投与量が減らすことができる——が挙げられる。

  Note　神経ブロックは施行できる施設が限られているので，自施設での状況を確認する。
- **放射線照射**：さまざまな症状緩和に用いられる。疼痛緩和の場合は分割照射が用いられることが多いが，骨転移には単回照射も行われる。効果発現まで数週間かかるため，注意が必要である。
- **IVR**：X線透視やCTなどの画像で体の中を見ながら，カテーテルや針を使って行う治療である。

専門医へのコンサルトのタイミング

- 増量しても疼痛が改善しない場合や副作用でオピオイドが増やせない場合はコンサルトを検討する。

  Note　使い慣れない鎮痛補助薬を使用するときや，放射線治療を考慮するときにもコンサルトを検討する。
- 疼痛の原因がわからない場合や，がんの増悪がないのに疼痛が増悪している場合もコンサルトを検討する。

患者説明のポイント

- 患者にオピオイドの説明をする際は，現在の疼痛の状況，オピオイドの薬効と使用方法，副作用と対策についてわかりやすく説明する。
- わが国の外来通院中のがん患者を対象とした調査では，約70%が「がんの痛みはオピオイドで和らげることができる」と認識していたが，30%は「オピオイドは中毒性がある」「寿命を縮める」という心配をしていた。

  Note 患者のオピオイドに関する認識として，オピオイドを使用すると「麻薬中毒になる」「寿命が縮まる」といった誤解を生じていることがあるので注意する[8]。

- 投与中は自動車の運転などは避けるように指導する。

患者への説明例

●●● オピオイド導入時

- 「がんの痛みに対して医療用麻薬を使用します。医療用麻薬と聞くと驚かれるかもしれませんが，医療用に開発された麻薬で，がんの痛みに対してはしっかり使っていくことが勧められています。痛みに対して使えば依存や耐性が問題になることはありません。少ない量から使って副作用対策をすれば，副作用も心配をする必要はありません」
- 「持続する痛みを抑えるために時間を決めて飲む定時薬と，痛いときに飲むレスキュー薬を組み合わせて使います」
- 「レスキュー薬は1時間あけて飲めば問題ありません。定時薬のタイミングとかぶってしまっても使っていただいて構いませんよ」

●●● オピオイド増量時

- 「痛み止めを開始して，前回と比べると痛みはいくらか良

第 1 章　総論

2

疼痛薬物療法

くなったと思います。しかし，日中も痛みが続いていてレスキュー薬の使用回数が多いので増量を検討してもよいと考えます」

● 「現時点では，副作用も出ておらず，前回に比べると痛みが良くなっていることを考えると，もう少し痛み止めを増やしてみようと思います」

● 「痛み止めの効果が安定するまで数日かかりますので，その間はレスキュー薬を引き続き使用してください」

● 「増量後に吐き気や眠気などが出た場合は相談してください」

家族への説明

▪ 十分な疼痛コントロールを行えないことは，患者の死後の家族のグリーフ（悲嘆）につながることが多い。グリーフの原因として，「自分は何もやってあげられなかった」「みているだけだった」という負担感が挙げられている[10]。

▪ 家族のグリーフケアの観点からも，家族にも病状を理解してもらい薬剤の使い方を積極的に知ってもらうことや，一緒に疼痛コントロールのゴールを考えていくことが重要である。

▪ 家族のなかには，オピオイドを使うことを「残された時間が短い」と感じる場合も多いので，オピオイドへの誤解が生じないように説明する。

【引用文献】

1) Moens K, et al ; EURO IMPACT : Are there differences in the prevalence of palliative care-related problems in people living with advanced cancer and eight non-cancer conditions？ A systematic review. J Pain Symptom Manage, 48 : 660-677, 2014［PMID : 24801658］

2) van den Beuken-van Everdingen MH, et al : Prevalence of pain in patients with cancer: a systematic review of the past 40 years. Ann Oncol, 18 : 1437-1449, 2007［PMID : 17355955］

3) van den Beuken-van Everdingen MH, et al : Update on Prevalence of Pain in Patients With Cancer: Systematic Review and Meta-Analysis. J Pain Symptom Manage, 51 : 1070-1090, 2016 [PMID : 27112310]

4) van den Beuken-van Everdingen MHJ, et al : High prevalence of pain in patients with cancer in a large population-based study in The Netherlands. Pain, 132 : 312-320, 2007 [PMID : 17916403]

5) Teunissen SC, et al : Symptom prevalence in patients with incurable cancer: a systematic review. J Pain Symptom Manage, 34 : 94-104, 2007 [PMID : 17509812]

6) 森田達也, 他・監：緩和ケアレジデントマニュアル 第2版. 医学書院, 2022

7) WHO Guidelines for the Pharmacological and Radiotherapeutic Management of Cancer Pain in Adults and Adolescents. 2018 [PMID : 30776210]

8) 日本緩和医療学会・編：がん疼痛の薬物療法に関するガイドライン 2020年版. 金原出版, 2020

9) 細矢美紀, 他・編：がん疼痛治療薬まるわかりBOOK 第2版. 照林社, 2023

10) 日本サイコオンコロジー学会, 他・編：遺族ケアガイドライン 2022年版. 金原出版, 2022

第 1 章　総論

3 主要臓器障害時の抗がん薬治療

ファーストタッチ

- 抗がん薬治療を開始するにあたって，**臓器機能の評価は必須**である。
- **肝・腎機能**は特に抗がん薬の投与量を決める際に重要であるため，必ず確認する。
- 初めて処方する抗がん薬は，処方前に必ず添付文書で，①警告欄・禁忌項目に臓器障害を有する患者への投与について記載があるか，②肝・腎機能に基づく減量規定が記載されているかを確認する。

腎機能に問題がある場合の考え方

- 腎機能障害を認めるがん患者の割合は50％以上に達するとの報告がある[1]。
- 投与後に代謝（分解）を受けずに尿中に排泄される薬の割合（尿中未変化体排泄率）が**70％以上**の薬は**腎排泄型薬剤**に分類され，腎機能障害時は投与量の調節が必要である。
- 投与後に肝臓などで生成される代謝物が腎臓から排泄される抗がん薬についても，腎機能障害時は禁忌または減量投与が必要となるため，注意が必要である。
- 腎機能はGFRにより評価する。臨床では実測GFRの代替として**クレアチニンクリアランス（CCr），推算糸球体濾過量**（estimated glomerular filtration rate：**eGFR**）が利用される。
- 臨床検査値として報告されるeGFRは体表面積1.73m^{2}で補正された値であるため，患者の腎機能を評価する際には以下の式により補正を解除して用いる。

体表面積を補正しないeGFR（mL/分）＝
eGFR（mL/分/1.73m^2）÷1.73×患者の体表面積（m^2）

- るい痩などで標準的な体格から著しく逸脱している患者では，蓄尿を行って実測CCrを確認することも検討する。

腎機能障害時の腎排泄型抗がん薬の投与量調節

- 腎排泄型ではない同効薬に変更可能か検討する。
  例）肺腺がん，かつCCr<45mL/分の場合，カルボプラチン＋ペメトレキセド療法からカルボプラチン＋パクリタキセル療法に変更を検討する。
- また，CCrにより腎機能を評価し，腎機能障害の程度に見合った用量に減量する。投与量の調節にはGiusti-Hayton法が用いられるが[2]，実際には各抗がん薬の添付文書，適正使用ガイドを参照する方法が簡便である。

Giusti-Hayton法

腎障害時の投与量＝通常量×投与量補正係数（G）
G＝1−R×（1−腎障害患者のGFR/正常GFR）
R：尿中未変化体排泄率，正常GFR：125mL/分

- 国内の添付文書や適正使用ガイドに腎機能障害時の投与量について記載がない場合は，『がん薬物療法時の腎障害診療ガイドライン2022』[3]，欧米の添付文書，UpToDate®やCancer Drug Manual[4] が参考になる。

  Note 透析患者に対する推奨投与量・投与方法は症例報告から導かれたものであり，エビデンスが低いことに注意する。

- 透析患者に対してがん薬物療法を行う場合は，開始前に腎臓内科専門医に相談する。

腎機能障害時の腎排泄型抗がん薬の投与例 ——プラチナ製剤

- シスプラチンは腎排泄型抗がん薬ではないが腎障害をきたすため，腎機能障害時にはカルボプラチン，オキサリプラチンへの変更または減量での投与を検討する。
- 腎機能障害時のシスプラチン減量規定はいまだ確立されていな

第1章 総論

いが，CCr 60mL/分未満の場合に減量することが一般的である。

- カルボプラチンはCCrに基づき，Calvert式「投与量＝目標AUC×（GFR＋25）」により腎機能に応じた投与量を算出できるため，腎障害時にも使いやすい。
- Calvert式に用いるCCrは，以下が用いられる。

> **Calvert式に用いるCCr**
> ①「血清クレアチニン値＋0.2」を用いてCockcroft-Gault式により算出したCCr
> ②体表面積を補正しないeGFR

- オキサリプラチンはCCr＜20〜30mL/分の場合に減量する。

腎排泄型ではないが，腎機能障害時に注意が必要な抗がん薬——フルオロウラシル系薬剤

- 現在，最も頻用されるフルオロウラシル系薬剤であるS-1，カペシタビンはそれぞれ配合剤，代謝物が腎排泄されるため，腎機能障害時は減量が必要である（図1）。
- S-1，カペシタビンともにCCrに基づき減量投与することで重篤な副作用を回避できる。
- CCr 30mL/分未満ではS-1，カペシタビンは禁忌であるため，UFTまたはフルオロウラシル点滴静注による治療を選択する。

  Note CCr 30mL/分未満の患者にフルオロウラシル点滴静注による治療を行う場合，代謝物による5-FU脳症の報告があるため慎重に経過を観察する。

肝機能に問題がある場合の考え方

- 尿中未変化体排泄率が**30%未満**の薬は**肝代謝型薬剤**に分類され，肝機能障害時は投与量の調節を検討する。

  Note 腎機能障害時はCCrが薬の消失能力低下の指標となるが，AST/ALT，ALP，Bilなどの肝機能検査値の異常は，薬の代謝能力低下の指標とならないことに注意する。

A S-1

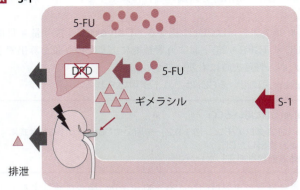

腎機能障害時はS-1に配合されたギメラシルの腎排泄が低下するため，ギメラシルによる5-FUの代謝酵素（DPD）阻害が増強し，5-FUの血中濃度が上昇する。

B カペシタビン

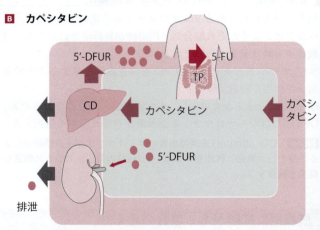

5-FUのプロドラッグであるカペシタビンでは，代謝された5'-DFURの腎排泄が低下するため，組織中5-FU濃度が上昇する。

DPD：ジヒドロピリミジンデヒドロゲナーゼ，CD：シチジンデアミナーゼ，TP：チミジンホスホリラーゼ

図1 腎機能低下時にS-1，カペシタビンの減量が必要になる理由

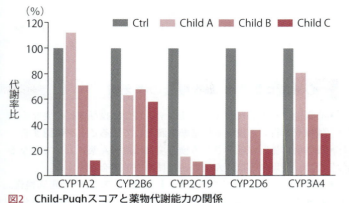

図2 Child-Pughスコアと薬物代謝能力の関係
〔Duthaler U, et al：Clin Pharmacokinet, 61：1039-1055, 2022を参考に作成〕

- 肝機能障害時の投与量調節の指標として，**Child-Pugh分類**が用いられる場合がある．Child-Pughスコアは一部，薬物代謝能力と相関すると考えられている（図2）[5]．
- 肝機能障害が遷延する場合は，消化器専門医に原因の精査を依頼する．

肝機能障害時の肝代謝型抗がん薬の投与量調節

- 各抗がん薬の添付文書，適正使用ガイドを参照する．
- 添付文書，適正使用ガイドに肝機能障害時の投与量について明確な記載がない場合は，欧米の添付文書，UpToDate® やCancer Drug Manualを参照する．

Note 肝機能障害時の薬物代謝能力に関する明確な指標は確立されていないため，減量規定の多くは経験的なものである．

胸水・腹水がある場合の考え方

- 胸水・腹水といったサードスペースを有する場合，投与後にサードスペースに抗がん薬が移行・蓄積されることで血中から

の消失が遷延し，副作用が増強する可能性がある。
- サードスペースに移行しやすい抗がん薬である**イリノテカン**，**メトトレキサート**は胸水・腹水がある場合には禁忌である。

心機能に問題がある場合の考え方

- 心毒性を有する抗がん薬を使用する場合は投与前に必要な心機能検査を行い，**投与適格基準を満たしていることを確認する。**
- 投与前に施行が推奨される検査項目は抗がん薬によって異なるため，使用する抗がん薬の適正使用ガイドを参照する。
- 『Onco-cardiologyガイドライン』では，**心エコー・心電図検査，バイオマーカー測定**（トロポニンTまたはI：心筋障害の発生と程度の指標，BNPまたはNT-proBNP：心不全の程度の指標）を開始時に行うことを推奨している[6]。
- 心拍出量が50％未満または心疾患の既往がある場合は，循環器専門医へ投与の可否を照会する。腫瘍循環器専門医がいる施設では，治療中・治療終了後のフォローアップも含めて相談する。
- 同等の効果を有する代替薬がある場合には，心毒性のリスクがある抗がん薬の投与回避を検討する。

    例）乳がん術後補助療法の場合：アントラサイクリン系＋シクロホスファミドの代わりにドセタキセル＋シクロホスファミドを選択する。

- 心機能の低下は消化管，肝臓，腎臓の血流量低下をもたらし，抗がん薬の体内からの消失を遅延させる可能性がある。心不全を合併する患者への抗がん薬投与時は，副作用が増強・遷延する可能性があることを念頭に置くとよい[7]。

呼吸機能に問題がある場合の考え方

- 呼吸機能の低下は**薬剤性肺障害**のリスク因子の一つである。
- 薬剤性間質性肺炎など薬剤性肺障害により重篤（致死的）な副作用が発現する薬剤では，添付文書の警告欄に注意喚起が記載されている。禁忌項目には記載されないため，**警告欄を必ず確**

第 1 章　総論

認する。

- すべての薬は薬剤性肺障害を起こす可能性があるが，抗がん薬は他の薬剤と比較して薬剤性肺障害を起こすリスクが高い。
- 投与開始前には問診を行うとともに間質性肺疾患の有無（既往を含む）を確認し，**胸部CT検査，胸部X線検査，動脈血酸素飽和度検査**を行う。

　Note　また，投与開始前の血液検査でKL-6，SP-Dを測定することを検討する[8]。

- 投与の判断に迷う場合は呼吸器専門医に照会する。

【引用文献】
1) Launay-Vacher V, et al；Renal Insufficiency and Cancer Medications（IRMA）Study Group：Prevalence of Renal Insufficiency in cancer patients and implications for anticancer drug management：the renal insufficiency and anticancer medications（IRMA）study. Cancer, 110：1376-1384, 2007［PMID：17634949］
2) 平田純生，他：患者腎機能の正確な評価の理論と実践．日本腎臓病薬物療法学会誌，5：3-18, 2016
3) 日本腎臓学会，他・編：がん薬物療法時の腎障害診療ガイドライン2022．ライフサイエンス出版，2022
4) BC Cancer：Cancer Drug Manual（http://www.bccancer.bc.ca/health-professionals/clinical-resources/cancer-drug-manual）
5) Duthaler U, et al：Liver Cirrhosis Affects the Pharmacokinetics of the Six Substrates of the Basel Phenotyping Cocktail Differently. Clin Pharmacokinet, 61：1039-1055, 2022［PMID：35570253］
6) 日本臨床腫瘍学会，他・編：Onco-cardiologyガイドライン．南江堂，2023
7) 渡邉裕司：心不全時の薬物投与計画．臨床薬理学 第4版（日本臨床薬理学会・編），医学書院，pp209-214, 2017
8) 日本呼吸器学会薬剤性肺障害の診断・治療の手引き第2版作成委員会・編：薬剤性肺障害の診断・治療の手引き 第2版 2018．メディカルレビュー社，2018

第1章 総論

4 腫瘍循環器学

ファーストタッチ

- 2014年の世界保健機関（WHO）の報告[1]によれば，終末期に緩和ケアが必要とされる疾患のなかで，心血管疾患は全体の38.5％を占め，悪性新生物の34％を超えて第一位である。
- また，がん治療の発展により，がん罹患者数およびがんサバイバーが増えている。
- 循環器疾患とがんを併発する患者が増加し，がん治療医と循環器医の連携が必要である。このため，**腫瘍循環器学**（onco-cardiology）という新たな学術領域が注目を集めている。
- 腫瘍循環器外来は，がん治療医と循環器医が協働するための窓口である。循環器医は，がん治療前→治療中→治療後→がんサバイバーという経過のなかで，安全にがん治療を完遂するための循環器的サポートを行い，がん治療医と循環器医，メディカルスタッフが良好な対話を通してリスクとベネフィットを考慮したがん治療戦略をともに考えていく[2]。

がん患者の心機能障害の管理

- 古くからあるアントラサイクリン系薬剤は，いまだ多くのがん種の標準治療のキードラッグであるが，累積投与量に比例して**蓄積性の心毒性・心筋障害**をもたらす（**図1**）。
- 1990～2000年代にかけて分子標的薬（HER2阻害薬，VEGF阻害薬，プロテアソーム阻害薬など）が世界的に承認され，これらの薬剤によって進行がんであっても生存期間が著明に延長したが，心不全，血栓塞栓症，高血圧症など心血管系の合併症を伴いやすい。
- 免疫チェックポイント阻害薬（immune checkpoint inhibitor：ICI），遺伝子改変キメラ抗原受容体T細胞療法（CAR-T療法）など新規治療法の登場に伴い，がん治療成績は向上している

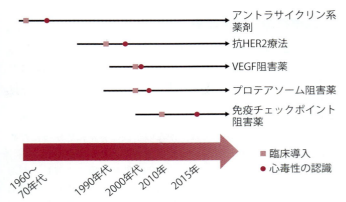

図1 心毒性をもたらすがん治療薬の歴史
〔Kenigsberg B, et al：JACC Heart Fail, 6：87-95, 2018を参考に作成〕

が，ICIによる重症の心筋炎など，**がん治療関連心血管毒性**（cancer therapy-related cardiovascular toxicity：CTR-CVT），**がん治療関連心機能障害**（cancer therapeutics-related cardiac dysfunction：CTRCD），**がん関連血栓症**（cancer-associated thrombosis：CAT）などの新たな病態が顕在化している[2]。

- 腫瘍循環器外来では，①心筋障害および心不全，②冠動脈疾患，③弁膜症，④不整脈，⑤高血圧症，⑥血栓塞栓症，⑦末梢動脈疾患および脳梗塞，⑧肺高血圧症，⑨心膜疾患——が特に重要である。CTR-CVTやCTRCDの早期発見と早期治療を心がけ，心血管毒性でがん治療が中断されることなく，患者とがん治療医が安心してがん治療に臨めるようサポートしていく。

Note 各施設で腫瘍循環器外来が続々と開設されているが，がん治療の進歩のスピードに実臨床でもエビデンスの創出が追い付いていない状況にある。**腫瘍高血圧学**（onco-hypertension）や**腫瘍腎臓病学**（onco-nephrology）という新学術領域も提唱されており，多職種連携と多方面からのエビデンスの構築が必要である。

腫瘍循環器学の歴史

- 抗がん薬を投与する際，患者は必ずしも全身状態が良好ではなく，また担がん状態は心不全や血栓塞栓症のリスクが高いことから，がん患者の循環器疾患はがん薬物療法の黎明期からしばしば診療上の問題であった。

- 腫瘍循環器学が注目されるようになった理由は，がん治療の急速な進歩である。かつては，がんの予後は非常に悪かったために，がん以外の疾患について配慮されることはなかった。

- 分子標的薬やICIが開発され，生存期間が大幅に改善し，がん治療が発展したため，がん患者の予後と生存率は著しく向上し，がんサバイバーは年々増加している。その結果として，がん治療中や治療後に循環器疾患を発症する患者も増加している。

- 腫瘍循環器学は，がんと循環器の双方の専門医が連携して診療・研究しようということで生まれた新しい学際領域である。がん患者のQOL/生命予後の向上を共通目的に，予防・診断・治療に関する教育・診療・研究の向上を目指す学術領域の多職種連携である[3]。

- 2000年に米国MDアンダーソンがんセンターで腫瘍循環器ユニットが誕生して以降，2016年に欧州心臓病学会（ESC）よりポジションペーパーが発表され，2022年にESC，欧州血液腫瘍学会（EHA），欧州放射線腫瘍学会（ESTRO），国際腫瘍循環器学会（IC-OS）より初の腫瘍循環器学ガイドライン『Cardio-Oncology Guideline』が発表された。

Note わが国では2011年に現・大阪国際がんセンターで国内初の腫瘍循環器外来が誕生し，2017年に日本腫瘍循環器学会が設立され，診療目安となる手引きとして2020年12月に『腫瘍循環器診療ハンドブック』[3] が作成されている。さらに2023年3月には，日本臨床腫瘍学会と日本腫瘍循環器学会の共同で『Onco-cardiologyガイドライン』[4] が発表された。2024年時点で，腫瘍循環器外来は全国の大学病院の一部で設置されている。日本腫瘍循環器学会では，今後の全国のがんセンターでの循環器医師の増加を図っている。

第1章　総論

腫瘍循環器学の目的と目標

- 腫瘍循環器学は，がんと心血管疾患の相互関係に焦点を当てた学際領域であり，その主な役割は，①がん治療における心血管リスクの評価，②治療計画の最適化，③がん患者のCTR-CVTの早期発見，④CTRCDの管理，⑤患者教育と予防策の提供，⑥研究と知見の発展——である（図2）。

- わが国は高齢化社会を迎えており，循環器疾患の予備群といえる高齢患者にもがん治療を行うことが多くなった。多くの抗がん薬や放射線治療が心臓や血管を傷害するため，がん治療は高齢者の循環器疾患を発症させる。

- がん患者には血栓塞栓症のリスクがあることや，がん治療に伴いさまざまな循環器疾患に罹患することが多いことを周知し，早期からの循環器医の介入を促す。

  Note 適切なタイミングでの検査と早期治療が重要である。

- また，小児がんサバイバーは成人後に心疾患発症リスク（心不全や心筋梗塞）が一般人の10倍以上になることから，長期フォ

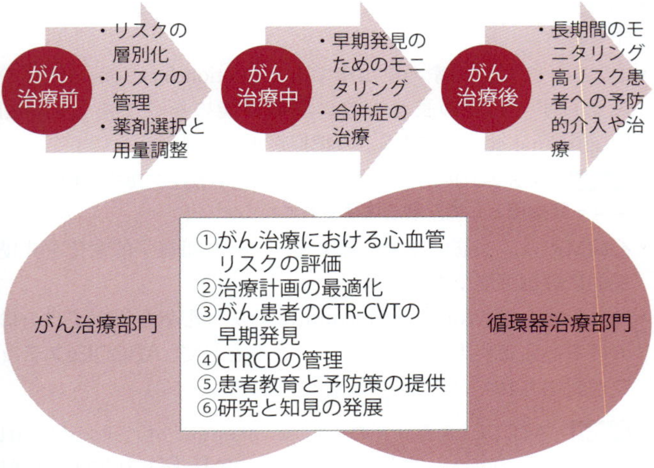

図2　腫瘍循環器学の役割

ローの必要があることを周知する。

- がん薬物療法の種類や量, 疾患名などを確認し, どのようながん治療がどのような循環器疾患（CTR-CVT）を惹起し, どのような治療で救命できたのかを明らかにし, 予防・治療につなげていく必要がある。
- 腫瘍循環器領域の診療体制を整備していく。イベントに即応したコンサルトができる体制や, がん薬物療法を開始するときの検査項目などを, がん治療部門と循環器治療部門との間に作っておく。
- がん治療による心血管傷害を防ぐためには, 基礎研究の展開も重要である。
- 循環器医は心血管疾患の評価, 血栓溶解や心筋保護などの治療を行い, がん治療医と協働してがん治療の完遂を目指す。

腫瘍循環器学における検査

- 心電図, 胸部X線写真が基本となるが, **採血と心臓超音波検査（心エコー）**が重要である。
- 採血では**BNP**（NT-pro BNP）と**トロポニンI**（またはT）の測定を行う。
- 心エコーでは, 心室の駆出率であるejection fraction（EF）のみならず, 心筋の長軸方向の収縮機能の指標であるglobal longitudinal strain（**GLS**）の把握が重要である。

  Note GLSはCTRCDが顕在化する前の潜在性心筋障害を捉える心エコー図指標として, 最近注目されている。

- 心臓MRIは, 心筋の浮腫や線維化といった組織学的変化を非侵襲的に評価可能である。
- Brigham and Women's Hospitalにより, 乳がんサバイバーにおける心血管疾患予防のマネジメントとして, **ABCDEsステップ**が提唱されている[4]。

  Note ABCDEsステップのAは「awareness of risks of heart disease」「aspirin」, Bは「blood pressure」, Cは「cholesterol」「cigarette/tobacco cessation」, Dは「diet and weight

第1章　総論

management」「dose of chemotherapy or radiation」「diabetes mellitus prevention/treatment」，Eは「exercise」「echocardiogram」。

- 腫瘍循環器外来においてモニタリングは必要であるが，どの方法が最適なのかについて，米国臨床腫瘍学会（ASCO），欧州心臓病学会（ESC），欧州臨床腫瘍学会（ESMO）など多くの学会で推奨事項が示されているものの，強固なエビデンスに基づく適切なモニタリング方法は確立していない。

専門医へのコンサルトのタイミング

- **リスクの高い患者**として，①高齢者（65歳以上，特に80歳以上），②高血圧や糖尿病，腎機能障害などの併存疾患，③喫煙，④肥満（BMI＞30），⑤抗がん薬の使用歴，⑥虚血性心疾患，⑦弁膜症や心不全など心血管疾患の合併例——が挙げられる。
- スクリーニング検査で異常所見を認めた場合やリスクの高い患者の場合は，がん治療開始前に循環器医へのコンサルトが望ましい。その際は心電図，胸部X線写真，心エコー，心筋バイオマーカー（BNP，トロポニン）が必須である。

  Note 特に心エコーは検査枠に制限があるため，枠の確保が必要になる。

- がん治療中や治療後にCTRCDを発症した場合は，心筋保護治療薬（アンジオテンシン変換酵素阻害薬，アンジオテンシンⅡ受容体拮抗薬，β遮断薬）や心不全治療の開始とともに，抗がん薬の継続可否，心血管毒性の低い代替治療への変更などの相談が必要である。

患者説明の注意点

- 医師などから適切な情報の提供と説明がなされ，それに基づいて医療・ケアを受ける患者本人が，多専門職種から構成される医療・ケアチームと十分な話し合いを行い，本人による意思決定を基本としたうえで，人生の最終段階における医療・ケアを

進めることが最も重要な原則である[5]。

- 患者の意思決定は医師の話し方で大きく変わることが多い。患者の意思の尊重は大切であるが，患者に丸投げせず，全体で患者のメリットとなるように熟考し，医師側で導くように心がける。

Note そのためには，最新情報をガイドラインや学会でキャッチアップしなくてはならず，患者の社会的背景（介護状況，余命など）の理解も必要である。

- 多くの患者は，がんのことで頭が占められており，CTRCDリスクの説明をすると驚かれることもある。心不全症状や血栓塞栓症の症状など，患者自身が気づき，医療者に情報提供してもらうことも早期発見や早期治療につながる。

患者への説明例

💬 がん治療中における心血管毒性に関する説明

● 「○○さん，こんにちは。今日は，がん治療中における心血管毒性に関するご説明をさせていただきます。これからも○○さんと一緒にがん治療に取り組んでいくうえで，心血管の健康状態を守りながら安心して治療を進めていくために，どのようにサポートしていくかについてお話しします。

がん治療には心血管毒性が伴うことがあります。CTRCDはその一例で，心臓の機能が影響を受けることがあります。しかし，われわれは早期にこれを発見し，早期に治療することで，治療を継続するうえでのリスクを最小限に抑えることができます。

がん治療中には，定期的に心機能をモニタリングすることが必要です。これによって心血管毒性が早期に検出され，適切な治療が開始されることで，治療を続けながらも心臓の健康状態を守ることが可能です。治療チーム全体で

第1章　総論

○○さんの健康を見守り，連携をとりながら最善のアプローチを追求していきます。心血管毒性が進行すると，治療の中断が必要になることがありますが，私たちはそのリスクを最小限に抑え，治療を中断することなく進めるためのサポートをいたします。新しい治療法や心臓保護のアプローチがあり，それを活かしながら○○さんが治療を安心して受けられるよう努めていきます。

　　○○さんとの連携も非常に重要です。適切な情報共有や定期的なコミュニケーションを通じて，治療方針についてもともに考え，納得いく形で治療を進めていけるよう努力してまいります。ご質問や不安なことがあれば，どうぞ遠慮なくお知らせください。これからも○○さんとともに，最善の治療を進めていけることを願っております」

4
腫瘍循環器学

【引用文献】
1) WHO : Global atlas of palliative care at end of life. 2014
2) 小室一成・監：実践 Onco-Cardiology がん臨床医と循環器医のための新しいテキスト．中外医学社，2018
3) 小室一成・監：腫瘍循環器診療ハンドブック．メジカルビュー社，2020
4) 日本臨床腫瘍学会，他・編：Onco-cardiology ガイドライン．南江堂，2023
5) 厚生労働省：人生の最終段階における医療・ケアの決定プロセスに関するガイドライン（改訂 平成30年3月）．2018（https://www.mhlw.go.jp/file/04-Houdouhappyou-10802000-Iseikyoku-Shidouka/0000197701.pdf）

【参考文献】
・堀　正二，他・監：腫瘍循環器ガイド Onco-Cardiology，メディカルレビュー社，2018
・Heart View2022年10月号（Vol.26 No.10）：特集 Onco-Cardiology Update
・峯岸慎太郎，他：高血圧とがんの関連性について 新しい学術領域 " Onco-Hypertension " の概念と今後の展望について．循環器内科，93：161-168，2023
・野中顕子・監：抗がん剤治療関連心筋障害の診療における心エコー図検査の手引．2020（http://www.jse.gr.jp/contents/guideline/data/guideline_onco2020-10_ver2.pdf）
・Kenigsberg B, et al : Left Ventricular Dysfunction in Cancer Treatment: Is it Relevant ? JACC Heart Fail, 6 : 87-95, 2018［PMID : 29413379］

第1章 総論

5 腫瘍糖尿病学

ファーストタッチ

- 糖尿病を合併するがん患者は多様であり，血糖管理目標および治療方針はつどそれぞれの患者の状況を詳細に検討し，柔軟に設定する。
- 緊急の造影CT検査では撮像後のビグアナイド薬の中止が必要となる。PET-CT検査においては検出能の低下につながる検査前の高血糖への注意と，FDG-PET投与前の超速効型インスリン注射の中止指示が必要となる。
- 全身麻酔下の手術前や，継続的なステロイド投与の開始前，シックデイになるリスクが高い場合，血糖値の急激な変化がみられた場合などは，糖尿病内科へコンサルトする。
- DPP-4阻害薬は終末期でも続けやすい。それ以外の経口血糖降下薬は副作用リスクの増大などから，病期の進展に伴い中止の必要性について検討されることが多い。

がん患者における糖尿病治療の必要性

- 多くのがん種で，糖尿病の既往が全死亡率上昇のリスク因子であると報告されている[1)-3)]。その機序の解明が進められているが，いまだにはっきりせず[4)]，血糖コントロールの厳密な管理が予後改善に寄与するかの明確なエビデンスはない。
- がん患者の置かれた状況は非常に多様であり，個々の状況に沿った糖尿病の治療方針が求められる。予後に応じて非がん患者と同様の厳格な管理目標が望ましい場合から，**糖尿病性ケトアシドーシス**（diabetic ketoacidosis：**DKA**）や**高血糖高浸透圧症候群**（hyperglycemic hyperosmolar syndrome：**HHS**）などの高血糖緊急症および低血糖により生命予後が規定されないことを目標とする場合まで，さまざまである。
- 高血糖による**易感染性**や，浸透圧利尿に伴う**脱水・口渇・電解**

第1章　総論

質異常などは，がんの終末期でも極力避けるべきである。

Note　しかし，ステロイド投与や特殊な栄養形態，ストレス，脱水などから容易に高血糖となり，DKAやHHSに至ることがある。

- 低血糖もまた，QOLの低下や予後の短縮につながることがある。

Note　食欲不振や肝・腎機能低下などは，それ自体が低血糖リスクとなる他，糖尿病治療薬による低血糖を含めた副作用リスクを上昇させる。

がん患者における治療目標

- 長期予後が望める場合は，通常の糖尿病患者と同等の治療目標となるが，予後が限られた症例に関しては，日本糖尿病学会が定めている血糖コントロール目標値の「治療強化が困難な際の血糖目標」である**HbA1c 8.0%未満**，あるいは「高齢者糖尿病の血糖コントロール目標（HbA1c値）」のカテゴリーⅢ相当と考えて**HbA1c 8.5%未満**を目標にすることが許容される。

- 終末期の血糖目標に関しては，参照すべき明確なエビデンスはない。しかし，血糖上昇に伴い免疫能が低下することなどを鑑みても，空腹時血糖140mg/dL未満，食後血糖200mg/dL未満が一つの目安になる[5]。

血糖管理状況の評価

- 貧血がある場合など，**HbA1cは偽低値を示す可能性**があることに注意する。一方で，グリコアルブミン，尿糖なども本来の血糖管理状況を反映しない場合があることを踏まえ，これらの指標を総合的に評価する。

Note　劇症1型糖尿病の発症など急激な血糖値の増悪時には，HbA1cは相対的低値を示すことにも留意する[6]。

がん患者における栄養管理

- 投与エネルギー量は，積極的治療期間では**必要量の完全投与**が目標となるため，糖尿病があってもエネルギー制限が指導されないように留意する。

- 一方で，終末期ではエネルギーの無理な充足は必要以上に代謝を高め，患者の負担となる。

- 化学療法中の患者では，悪心・嘔吐，口内炎，味覚障害などから栄養介入が必要になることが多い。

  Note 喉ごしのよいアイスクリーム，果物，そうめん，分食など，摂取可能な食べ物や方法を探る。

- 食後の血糖上昇は不溶性食物繊維を多く含む食品から食べ始めることで，多少抑えることができる。また，糖質量の影響を大きく受けるため，糖質比率を下げたり，可能な範囲で糖質量を一定にしたりすることも有用である。

- 終末期では，血糖管理と食べる楽しみとを天秤にかけて後者を優先することもある。特に，超速効型インスリン投与中などで高血糖に対処できる場合などは，より食事の選択肢を広げることも検討する。

検査時における留意点

- **メトホルミン**内服中の患者における検査前休薬なしの緊急造影CT検査は，実施可能とされる。

- 検査後のメトホルミン休薬に関しては各種ガイドラインなどで見解が異なる。①添付文書上は腎機能にかかわらず検査後48時間の休薬，②日本糖尿病学会および米国FDAはeGFR 30～60mL/分/1.73m^{2}の場合のみ48時間休薬，③欧州のガイドラインではeGFR 30mL/分/1.73m^{2}以上の際は休薬規定なし――とされている[7)-9)]。

  Note ただし，安全をとれば一律**48時間休薬が望ましい**と考えられ，基本的には検査後は48時間休薬を指示する[7)-9)]。

- FDG-PET検査での注意点として，**検査直前の高血糖とインス**

第1章　総論

リン注射に注意が必要である。

- 検査直前の血糖値が高いとFDGが血液中のブドウ糖と競合し，FDGの腫瘍への集積が低下するため，検査能が低下する。

- また，インスリンはFDGを含めた糖の筋肉への取り込みを促進し検査能を低下させるため，**検査直前の超速効型インスリン投与は望ましくない。**

- わが国の『FDG PET，PET/CT 診療ガイドライン』では，検査前の4時間以上の絶食は明記されているものの，高血糖による検査中止の明確な基準はない[10]。

  Note 米国・欧州のガイドラインでは，検査前に血糖200mg/dL以上であれば検査延期とされる[11], [12]。

がん患者における糖尿病治療

食事がとれるときの対応

- 悪性腫瘍での耐糖能異常の悪化やステロイド加療，栄養剤の摂取などによる血糖悪化のケースは多く，一方，食欲不振，体重減少，肝・腎機能の低下により経口血糖降下薬の副作用リスクが増大することも懸念される。

  Note どの薬剤もそれぞれのリスクがあり，一人ひとりの状態を考慮しながら目標と治療を相談する必要がある。

- インスリンは肝・腎機能低下時やシックデイ時，終末期の治療の基本になる。自己注射手技の導入が必要となるが，同時に自己血糖測定が保険適用となり，院外での血糖モニタリングは容易になる。

- インスリン以外でがん患者に使いやすい薬剤として**DPP-4阻害薬**が挙げられる。低血糖を起こしにくく，終末期も含めて使用しやすい。

  Note 特に**リナグリプチン**は肝・腎機能が低下した場合でも用量調整が不要で使いやすい。

- **速効型インスリン分泌促進薬（グリニド薬）**は低血糖リスクがあるものの，スルホニル尿素（SU）薬に比べて作用時間が短いため，効果が遷延するリスクが小さく，食直前内服のアドヒ

アランスが保てる場合には有効な選択肢の一つと考えられる。

- その他の経口血糖降下薬は，がん患者においては肝・腎機能低下でのクリアランス低下，シックデイ時の影響が懸念事項である。

- 遷延性低血糖を起こし得るSU薬，消化管運動抑制効果や腹部膨満感を起こし得るGLP-1受容体作動薬やα-グルコシダーゼ阻害薬，乳酸アシドーシスのリスクがあるビグアナイド薬，脱水・ケトアシドーシスのリスクがあるSGLT2阻害薬は慎重に使用する必要がある。イメグリミンに関してはエビデンスがまだ不足している。

  Note　一方で，これらの薬剤の休薬によって急激な血糖上昇をきたす場合もあるため，治療変更の際は患者と相談のうえ，インスリン治療へのシフトも含めて慎重に検討する。

シックデイや終末期など 食事が少なくなってきたときの対応

- ビグアナイド薬やSGLT2阻害薬，SU薬は中止が基本となる。中止による血糖上昇が懸念される場合は糖尿病内科に相談する。

- グリニド薬は，食事がとれないときには中止を指示する。

- 超速効型インスリンは，血糖を確認しながら減量したり，食事実績に応じた調整が可能な食直後打ちに変更したりすることを提案する[13]。

- 終末期では，DPP-4阻害薬は少量でも食事摂取がある間は継続し，持効型インスリンは最終末期に意識レベル低下を認めるまでは継続する。

がん患者への精神面への配慮

- 早急な糖尿病治療の変更が必要な場合もあるが，がん告知の直後などには患者が混乱していることも多い。患者に治療内容の大幅な変更を受け入れられる患者の精神的余裕がないと感じたときには，インスリン導入を検査入院期間中などに持ち越す，あるいは1日1回少量投与などから少しずつインスリンに慣れてもらうなどして，受け入れる時間を設けることも大事である。

第 1 章　総論

- 終末期の治療で，治療目標の緩和による，一見して患者の負担が少ない治療を提案することは，予後不良の告知的な側面もあわせもつことを念頭に置く。

  Note　血糖管理が良好なことにやりがいや達成感を感じている患者では無力感につながる場合もあり，治療の変更が負担軽減になるのか，慎重に患者から汲み取る必要がある。

- 血糖高値を指摘されると食事を過剰に控えてしまう場合があるが，ステロイド投与や原疾患進行により血糖管理が悪化するパターンなどもあり，血糖上昇はやむを得ないことも多い。自責や食事摂取不良につながらないように気を付ける。

免疫チェックポイント阻害薬による有害事象

- 免疫チェックポイント阻害薬は，適応が多くの診療科の疾患に広がってきているが，**免疫関連有害事象**（immune-related adverse events：irAE）として肺，大腸，皮膚，肝臓，内分泌臓器など全身の臓器で副作用が認められ得る。
- 内分泌疾患としては，下垂体機能低下，副腎不全や甲状腺機能異常の他，1型糖尿病の発症などが報告されている[14]。

1型糖尿病

- 膵 β 細胞の破壊により急速に絶対的なインスリン欠乏に至ることが多い。頻度は高くないが，発症数日の間にインスリン依存状態になる例もある。そのため，受診時の血糖モニタリングのみでは不十分であり，**高血糖症状（口渇，多飲・多尿）を認めた際にすぐに受診するよう事前に患者教育を行っておくことが望ましい。**

  Note　irAEによる1型糖尿病を発症した日本人21人を検討した報告では，初回の抗PD-1抗体投与から155±123日（範囲13〜504日）で発症しており，発症時期には大きな幅がある[15]。

- 1型糖尿病を発症後の β 細胞機能低下は不可逆的で，インスリン投与での加療継続が必須となる。

5

腫瘍糖尿病学

53

2型糖尿病とirAEによる1型糖尿病の合併

- もともと2型糖尿病をもつ患者でも，新規の1型糖尿病を発症する可能性がある。
- 普段から血糖値やHbA1cが高値である場合は，HbA1cと血糖値の乖離やベースラインからの顕著な血糖上昇など，1型糖尿病の発症に特徴的な所見を認識しづらくなるので注意が必要である。

糖尿病以外の内分泌疾患の発症

- 1型糖尿病以外にも，**下垂体機能低下症**，**副腎皮質機能低下症**，**甲状腺機能異常症**，**副甲状腺機能低下症**などが報告されている。
  Note 特に副腎不全を疑う場合は可及的速やかな対処が必要となる場合もあるため，専門科への早急なコンサルトを推奨する。

専門医へのコンサルトのタイミング

- がん患者においては，①中等度以上の手術の周術期管理，②化学療法などでステロイド投与による血糖値の悪化が見込まれる場合，③シックデイによる食欲不振や腎機能低下などが見込まれ，糖尿病治療薬の見直しが必要な場合，④1型糖尿病の新規発症を疑うとき——などには糖尿病内科へコンサルトを推奨する。

手術を行う場合

- 手術前の血糖値としては，空腹時100〜140mg/dL，食後血糖160〜200mg/dL，尿糖1＋以下，尿ケトン陰性を目標とする[16]。
- 術前に血糖管理が目標に明らかに達していない患者はもちろんのこと，事前にはなんとか血糖管理目標に達していても，経口血糖降下薬（特に術前に休薬が検討されるべきSGLT2阻害薬およびビグアナイド薬）の休薬，運動量低下などで目標外への管理増悪が想定されれば，**手術に先立ってインスリンを中心とした治療による管理強化が望まれる**。
- 術後には，経口血糖降下薬を多剤内服中の患者は絶食・休薬による血糖変動が大きくなることが見込まれるため，糖尿病内科へのコンサルトを検討する。

第 1 章　総論

ステロイド使用時

- ステロイド投与がある場合，新規の糖尿病発症なども起こりやすい。
- 特に外来化学療法では，スライディングスケールの対応もできず，血糖値が悪化しやすいため，少なくとも外来のルーチン検査では血糖値も必ず評価し，上昇傾向があればコンサルトする。

  Note　ステロイド以外でも**mTOR阻害薬**や**ホルモン療法**などは血糖上昇の報告があり，これらの薬剤投与時も注意が必要となる[17), 18)]。

シックデイが見込まれ糖尿病治療薬の見直しが必要な場合

- 経口血糖降下薬中止による血糖上昇の幅は事前に予測しがたいが，一般に血糖降下作用やインスリン分泌作用が強いと思われる薬剤，例えば通常の維持用量を超える**ビグアナイド薬**，**SU薬**，**グリニド薬**，**GLP-1受容体作動薬**を中止する場合，あるいは多剤の中止が必要な場合には，血糖の大幅な上昇やケトーシスのリスクの上昇が見込まれるので，シックデイが見込まれる時点でシックデイ時の対応について一度コンサルトを推奨する。

免疫チェックポイント阻害薬使用時

- 前述のとおり1型糖尿病発症の可能性もあり，急激な血糖上昇や尿ケトン体などを認めれば，可及的速やかなコンサルトを推奨する。

初回高血糖時のコンサルトの目安

- がん患者は，ただでさえ検査や治療で頻回の通院負担があるため，初めて予想外の血糖高値を認めたとき，糖尿病内科にも併診すべきか，するとしたらどの程度のスピード感で併診すべきか悩むことも多いと思われる。決まったものはないが，早めに紹介してほしい患者について，筆者の考えを大まかな目安として下記に示す。
- 平均血糖とHbA1cには以下の関係がある[19)]。
  平均血糖値（mg/dL）＝28.7×HbA1c（％）－46.7

5

腫瘍糖尿病学

Note ここから，HbA1c 10％，15％がそれぞれ平均血糖値240mg/dL，383mg/dLに対応することを考えると緊急度が理解しやすい。

- 空腹時血糖200mg/dL台を例にとると，HbA1c 10％以上相当の可能性があることから，数週間以内に糖尿病内科へのコンサルトが望ましい。

Note 空腹時血糖300mg/dLを超えるとHbA1c 15％相当以上も考えられ即日コンサルトを推奨する。

- 食後血糖の場合は摂取したものの内容にもよるが，空腹時血糖よりは随分高めに出得ることも勘案すると，300mg/dL台は数週間以内に糖尿病内科にコンサルト，400mg/dL以上は即日コンサルトを目安としてほしい。ただし，DKAを疑う症候を伴う場合などはこの限りでない。

■ 糖尿病内科に紹介する前にすべきこと

- 著明な高血糖を認める場合は，早急な治療開始が望まれるため，**ケトアシドーシスの有無**（血液ガス，尿ケトン体）や**インスリン分泌評価**（血中インスリン，血中Cペプチド）が重要になる。そのため，先に検査が行われているとスムーズである。
- 待機的な糖尿病内科へのコンサルトの場合，ある程度進んだ**網膜症**があれば急激な血糖降下を避けた緩やかな改善を目指すこととなるため，糖尿病内科への紹介と並行して眼科での**眼底検査**を勧めてほしい。

■ 薬剤を追加・継続する場合

- **DPP-4阻害薬**は単独で低血糖を起こしにくく，シックデイによる副作用も起こしにくいことから，使いやすい。
- 他の薬剤は前述のように，がん患者においては食欲不振や腎機能低下などの懸念から，どの薬剤も慎重に適応を検討する必要があるため，コントロールに悩む場合にはコンサルトされたい。

第 1 章　総論

患者への説明例

●●●　ステロイド投与予定患者への糖尿病発症の注意喚起

● 「抗がん薬とともに投与されるステロイドは血糖を強く上昇させる作用があります。ひどい場合には意識を失ってしまうほどになることもあり，注意が必要です。喉の渇き，頻尿，倦怠感が明らかに強く感じられる場合は病院を受診してください」

●●●　1型糖尿病の発症の注意喚起

● 「免疫チェックポイント阻害薬を使用中に，まれに1型糖尿病を発症することがあります。急激な発症経過をたどることもあるので，倦怠感，口渇，多飲・多尿など高血糖を示唆する症状があれば病院へ連絡をしてください」

●●●　インスリン治療の必要性の説明

● 「血糖が高いと免疫力低下，脱水傾向などを認めやすくなります。しかし，糖尿病の治療薬のうち，飲み薬は摂取した栄養を尿から排泄するものや，検査との相性が悪いもの，体が不安定なときに副作用が出やすいものなどが多く，使える飲み薬が限られています。もともと体の中で作られる成分のインスリンであれば，他の臓器の状態によらず使用することができます」

●●●　血糖を気にして食事摂取を減らしてしまう患者への声かけ例

● 「今回の血糖悪化は不摂生のせいではなく，しっかり食事をとることは治療上重要です。食事をして血糖が上がった分は，お薬の力を借りて栄養を血液から細胞に取り込んでいきましょう」

5

腫瘍糖尿病学

【引用文献】

1) Barone BB, et al : Long-term all-cause mortality in cancer patients with preexisting diabetes mellitus: a systematic review and meta-analysis. JAMA, 300 : 2754-2764, 2008 [PMID : 19088353]

2) Barone BB, et al : Postoperative mortality in cancer patients with preexisting diabetes: systematic review and meta-analysis. Diabetes Care, 33 : 931-939, 2010 [PMID : 20351229]

3) Ling S, et al : Glycosylated haemoglobin and prognosis in 10,536 people with cancer and pre-existing diabetes: a meta-analysis with dose-response analysis. BMC Cancer, 22 : 1048, 2022 [PMID : 36203139]

4) Gerards MC, et al : Impact of hyperglycemia on the efficacy of chemotherapy-A systematic review of preclinical studies. Crit Rev Oncol Hematol, 113 : 235-241, 2017 [PMID : 28427512]

5) Derr RL, et al : Antecedent hyperglycemia is associated with an increased risk of neutropenic infections during bone marrow transplantation. Diabetes Care, 31 : 1972-1977, 2008 [PMID : 18650374]

6) Kohzuma T, et al : Glycated albumin as biomarker: Evidence and its outcomes. J Diabetes Complications, 35 : 108040, 2021 [PMID : 34507877]

7) Lipska KJ, et al : Citizen Petition to the US Food and Drug Administration to Change Prescribing Guidelines: The Metformin Experience. Circulation, 134 : 1405-1408, 2016 [PMID : 27799258]

8) van der Molen AJ, et al : Post-contrast acute kidney injury. Part 2: risk stratification, role of hydration and other prophylactic measures, patients taking metformin and chronic dialysis patients : Recommendations for updated ESUR Contrast Medium Safety Committee guidelines. Eur Radiol, 28 : 2856-2869, 2018 [PMID : 29417249]

9) 日本腎臓学会, 他・編：腎障害患者におけるヨード造影剤使用に関するガイドライン2018. 東京医学社, 2018

10) 日本核医学会：FDG PET, PET/CT 診療ガイドライン 2020. 2020 (http://jsnm.sakura.ne.jp/wp_jsnm/wp-content/uploads/2018/09/fdg_pet_petct_gl_2018_180918.pdf)

11) American College of Radiology : ACR–ACNM–SNMMI–SPR PRACTICE PARAMETER FOR PERFORMING FDG-PET/CT IN ONCOLOGY. (https://www.acr.org/-/media/ACR/Files/Practice-Parameters/FDG-PET-CT.pdf)

12) Boellaard R, et al ; European Association of Nuclear Medicine (EANM) : FDG PET/CT: EANM procedure guidelines for tumour imaging: version 2.0. Eur J Nucl Med Mol Imaging, 42 : 328-354, 2015 [PMID : 25452219]

13) 安藤恭代, 他：食後にも打てる超速効性インスリン製剤 フィアスプ®, ルムジェブ®. カレントテラピー, 39 : 427-432, 2021

14) 日本内分泌学会：免疫チェックポイント阻害薬による内分泌障害について (http://www.j-endo.jp/modules/news/index.php？content_id＝22)

15) 馬殿 恵, 他：抗PD-1抗体投与後に発症する1型糖尿病の特徴および臨床経過に関する調査報告. 糖尿病, 62 : 37-46, 2019

16) 日本糖尿病学会・編著：糖尿病専門医研修ガイドブック 日本糖尿病学会専門医取得のための研修必携ガイド. 診断と治療社, 2023

17) Konishi H, et al : Drug-induced hyperglycemia in the Japanese Adverse Drug Event Report database: association of evelolimus use with diabetes. Endocr J, 66 : 571-574, 2019 [PMID : 30944270]
18) Shahani S, et al : Androgen deprivation therapy in prostate cancer and metabolic risk for atherosclerosis. J Clin Endocrinol Metab, 93 : 2042-9, 2008 [PMID : 18349064]
19) Nathan DM, et al : A1c-Derived Average Glucose Study Group : Translating the A1C assay into estimated average glucose values. Diabetes Care, 31 : 1473-1478. 2008 [PMID : 18540046]

第1章　総論

6 化学放射線療法

ファーストタッチ

- 化学放射線療法は，化学療法と放射線治療を併用した治療法である。

- 化学放射線療法は，局所進行頭頸部がん，肺がん，食道がん，子宮頸がん，直腸がん，悪性神経膠腫など多くの固形腫瘍で標準治療として確立している。

- 化学放射線療法における放射線治療は，原則的に決められた回数（線量）を平日毎日連続して行う（通常分割照射）。有害事象により化学療法と放射線治療のどちらかのみを休止する場合には，放射線治療の継続が優先される。

- 化学療法と放射線治療を併用することで早期有害事象が生じるリスクも増強するため，計画的な支持療法が重要である。予想される有害事象リスクは症例などによって大きく異なるため，放射線治療医と密に連携する。

化学放射線療法の考え方

- 化学療法と放射線治療を併用する目的は，①化学療法による腫瘍の放射線感受性の増強および，②照射範囲外を含む遠隔微小転移の抑制である。

- 併用時期によって，同時併用を行う**同時化学放射線療法**の他に**導入化学療法**（放射線治療前に化学療法を施行），**補助化学療法**（放射線治療後に化学療法を施行）などの逐次併用法もある。特に①に関しては同時化学放射線療法のほうがその効果が高いことが知られ，多くの疾患で逐次併用法よりも高い上乗せ効果が認められている。

  Note　一方で，有害事象の出現や増悪のリスクも増加し，治療コンプライアンスの低下が問題になることもある。

- 併用する化学療法のレジメンや放射線の照射範囲，線量など

60

第1章　総論

は，疾患・病期ごとにエビデンスに沿ってある程度確立されていることが多い。しかし一方で，予想される有害事象は，同一の疾患でも照射法や患者個々の腫瘍の広がり，体格などの解剖学的位置，基礎疾患などによりばらつきが大きい。また，放射線治療医によるアレンジの幅もある。

- 原則的には，**照射範囲と解剖学的に近く，放射線感受性の高い臓器ほど障害を受ける。**

  Note　そのため，放射線治療医と密に連携のうえで計画的な支持療法が望まれる。

放射線と照射法の種類

- 照射法には放射線を体の内部から当てる**内照射**と，体の外から当てる**外照射**があり，外照射に利用される放射線の種類として，X線，電子線，陽子線，重粒子線などがある。化学放射線療法で用いられる照射法は，ほとんどが外照射である。

内照射

- 内照射は密封された放射性物質を体内に留置して治療する**小線源治療**と，内服や注射などで非密封の放射性物質を腫瘍に集中させる**核医学治療**（内用療法）に分けられる。

  Note　なお，2024年時点で子宮頸がんの**高線量率密封小線源治療**（遠隔操作密封小線源治療：通称，RALS治療）以外に，化学放射線療法で標準的に用いられるものはない。

外照射

- 外照射に用いられる各放射線の特徴は**表1**のとおりで，最も一般的に用いられるX線照射法の種類は**表2**のとおりである。
- **強度変調放射線治療**（intensity modulated radiation therapy：**IMRT**）には，さらに複数の照射方向を組み合わせる照射法（固定多門IMRT）と，回転しながら照射する方法（回転式IMRT）〔例：volumetric modulated arc therapy（VMAT）やHelical Tomotherapy〕があり，一般的には後者のほうがより

表1 外照射に用いられる放射線の特徴

	特　徴	生物学的効果比[*1]	保険適用疾患[*2]
X　線	・最も一般的に使用される。 ・直線加速器（リニアック）でビームを発生させる。 ・3D-CRTとIMRTの両方に対応した汎用機や，IMRT専用機，小さな照射野に特化した専用機などがある。	1	悪性腫瘍全般
電子線	・体内で比較的急峻に放射線が止まるため，体表面などの照射に適している。 ・一般的なX線治療機は，電子線も照射できる（一部のIMRT専用機を除く）。	1	悪性腫瘍全般
陽子線	・一定の深さで放射線が止まる性質があるため，X線に比較し，その後方にある正常臓器を守りやすい。 ・水素イオンを円形加速器（サイクロトロンやシンクロトロン）で加速する。 ・近年，機械の小型化が進むが，それでもテニスコート3面分くらいの延床が必要になる。	1.1程度[1)]	頭頸部がん[*3]，早期肺がん，肝細胞がん，肝内胆管がん，局所進行膵がん，大腸がん術後再発，前立腺がん，骨軟部腫瘍，小児固形腫瘍
重粒子線	・一定の深さで放射線が止まる性質があるため，X線と比較し，その後方にある正常臓器を守りやすい。また，生物学的効果比[*1]が高いため，放射線抵抗性の高い腫瘍にも効果が期待できる。 ・炭素イオンを円形加速器（サイクロトロンやシンクロトロン）で加速する。 ・近年，機械の小型化が進むが，それでも大きめの体育館くらいの立体的な広さが必要になる。	1.5〜3程度[2)]	頭頸部がん[*3]，早期肺がん，肝細胞がん，肝内胆管がん，局所進行膵がん，大腸がん術後再発，前立腺がん，骨軟部腫瘍，局所進行子宮頸がん，婦人科領域の悪性黒色腫

*1：X線を基準として，同じ吸収線量が生体に与える影響の比率。
*2：2024年6月現在。他に先進医療として実施できる疾患が統一方針として定められている。
*3：頭頸部がんのうち，口腔や咽喉頭の扁平上皮がんは除く。他疾患も病期などに詳細な規定あり。

文献1）Paganetti H, et al：Report of the AAPM TG-256 on the relative biological effectiveness of proton beams in radiation therapy. Med Phys, 46：e53-e78, 2019
文献2）Mein S, et al：Assessment of RBE-Weighted Dose Models for Carbon Ion Therapy Toward Modernization of Clinical Practice at HIT: In Vitro, in Vivo, and in Patients. Int J Radiat Oncol Biol Phys, 108：779-791, 2020

第 1 章　総論

表2　X線外照射法の種類

	特　徴	メリット	デメリット
3次元原体照射（3D-CRT）	リニアックの照射口の形状を原則一定の状態で照射する，現在最も一般的な照射方法。	・一般的なリニアックで実施可能。 ・比較的，照射の位置ずれに強い。 ・比較的，治療計画などの準備期間が短い。	・標的体積の線量分布が不均一になりやすい。 ・近傍にあるリスク臓器を避けにくい。
強度変調放射線治療（IMRT）	リニアックの照射口の形状を変化させながらビームを出すことで，放射線の強度を変調しながら照射する方法。	・近接する臓器などの線量を抑えて腫瘍などに線量を集中させることができる。	・腫瘍や正常臓器について，より正確な描出と線量処方が必要となる。 ・計画や検証作業が複雑で，準備や照射にも時間がかかる。
定位照射	点またはごく小さな照射口からの放射線を組み合わせて，病巣にピンポイントに高線量を照射する方法。	・線量集中性が高く，1回に大線量で治療できるので，治療効果も高く，短期間に照射が終了する。	・通常3cm以内程度の小さな腫瘍にしか対応できない。 ・定位照射の専用機またはごく小さな照射口に対応できるリニアックでないと実施できない。

複雑な放射線の分布を作ることができる。

- IMRTや定位照射は**高精度放射線治療**ともよばれる。治療成績やQOLの改善につながるエビデンスが多く出され，近年の適応範囲は拡大傾向である。

  Note　高精度放射線治療を実施するには，対応する放射線治療装置（基本的にとても高額），人的要件（複数の放射線治療医や専従技師，医学物理士など）を揃える必要がある。そのうえ機器によって得意不得意な照射もあるため，通常自施設ですべての照射法を行うというよりは，地域診療ネットワークの活用が重要である。

- 定位照射は通常3cm以内程度（大きくても5cm以内）の病変に対してピンポイントで1回に大線量を集中させて短期間に行う照射法だが，化学放射線療法では，通常ピンポイントというよりは予防的な照射範囲を含んだある程度広い範囲を照射する必要

があるため，一般的に**3次元原体照射**（three dimensional conformal radiation therapy：**3D-CRT**）またはIMRTが用いられる。

放射線治療（一般的な3D-CRTやIMRT）の方法

1 治療計画CTの撮影

- 必要に応じて固定具を作成したのち，治療計画CTを撮影する。
- 治療計画CTは，診断用CTと異なり，あらかじめ体や固定具などとCTの座標軸をリンクさせ，治療時にも再現可能な状態で撮影する必要がある。このため，直近で診断用CTを実施していたとしても，改めて撮影が必要になる。また，X線の透過率が変化してしまうため，原則として造影CTで治療計画はできない。
- 固定具の作成からCTの撮影までは10～30分ほどかかるため，この間に**静止保持ができることが治療の条件**となる（図1）。

2 輪郭描出

- 治療計画CTを専用ソフトウェアに取り込み，腫瘍や予防的に照射すべき領域，リスク臓器などの3次元的な輪郭抽出を行う。
- 治療計画CTを1枚ずつ見ながら，手作業で輪郭を描いていく（図2）。正確な腫瘍の描出が必要になるため，必要に応じて治療計画CT前の内視鏡クリップや金属マーカーなどによるマー

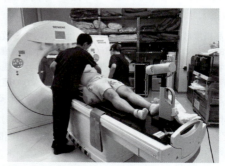

図1 治療計画CT

第 1 章　総論

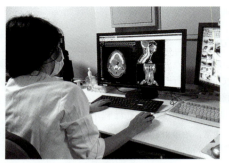

図2　専用端末で輪郭作成を行う様子

キングの実施や，治療計画CTとMRIやFDG-PET，造影CTなどとの融合画像作成を行う。

Note　近年は人工知能（AI）により正常臓器などの自動輪郭抽出も行われるようになってきたが，最終的には放射線治療医の目で確認・修正作業が必要となる。

- 描出した腫瘍やリスク臓器などの輪郭に，さらに必要なマージンを付けた輪郭を作成する（詳細は次項目参照）。

3　治療計画の作成

- 照射のエネルギーやビームの方向，照射野（放射線が出てくる窓の形），線量分割などをシミュレーションし，線量分布を最適化する。
- IMRTではシミュレーション作業に膨大な時間がかかり，かつ機械への習熟も必要になるため，これらに精通した医学物理士が活躍し業務を分担している施設も多い。

Note　「輪郭描出」と「治療計画の作成」は文章にすると二言だが，通常ここが一番大変であり，症例にあわせた治療計画を作成するのが放射線治療医の腕のみせどころである。

4　治療計画の検証作業

- 放射線治療装置が治療計画どおりにビームを出したときに，治療計画で想定したとおりの吸収線量になるかどうかを，計算や

実測で検証する。

5 毎日の照射

- 1回5〜20分くらい，治療計画CTとまったく同じ体勢に位置をあわせて照射を行う。近年はこの位置精度を高度に保つために，**画像誘導放射線治療**（image guided radiation therapy：IGRT）という技術もしばしば利用されている。

Note 通常，治療計画の検証作業や毎日の照射は，医学物理士や放射線診療技師が実務を担当している。

放射線治療計画を作る際の考え方

- 放射線治療計画は放射線治療医にとって"外科医のメス"のようなものである。
- 照射範囲と線量の決定に際し，放射線を当てたい部分と当てたくない部分を以下のように区別し，それぞれの体積に対して照射される線量を評価し，リスク・ベネフィットを最適化している（**図3**）。

- ●GTV（gross tumor volume：肉眼的腫瘍体積）：画像検査などで明らかな腫瘍
- ●CTV（clinical target volume：臨床的標的体積）：画像上などで腫瘍は明らかではないが，微視的な腫瘍の浸潤が疑われる領域（GTV近傍や予防的リンパ節領域など）
- ●PTV（planning target volume：計画的標的体積）：CTVの体内での動き（呼吸や腸蠕動など）や毎日のセットアップ誤差などを考慮してCTVにマージンを付けた体積
- ●OAR（organ at risk：リスク臓器）：照射野内に入る正常臓器
- ●PRV（planning organ at risk volume：計画リスク臓器体積）：OARの体内での動きや毎日のセットアップ誤差などを考慮してOARにマージンを付けた体積

正常臓器の耐容線量と有害事象の考え方

- 急性期有害事象は**治療中〜3カ月以内までに発症**し，一般的には一過性の反応であるものが多い。

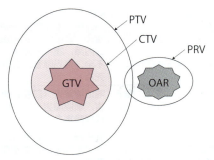

GTV：肉眼的腫瘍体積，CTV：臨床的標的体積，PTV：計画的標的体積，
OAR：リスク臓器，PRV：計画リスク臓器体積

図3 放射線治療計画体積の概念図

〔日本放射線腫瘍学会：放射線治療計画ガイドライン2020年版．
金原出版，2020を参考に簡易化して筆者ら作成〕

表3 腫瘍と正常臓器の放射線感受性

放射線感受性	正常臓器	腫 瘍
高 ↑ ↓ 低	・骨髄，リンパ組織，生殖腺など ・粘膜や皮膚，毛根，水晶体など ・肺，唾液腺，汗腺など ・甲状腺，下垂体，副腎，肝，腎など ・骨，軟骨組織など ・神経，筋肉など	・骨髄・リンパ系腫瘍 ・胚細胞腫瘍 ・小細胞がん ・扁平上皮がん ・腺がん ・悪性黒色腫，肉腫など

- 晩期有害事象は**3カ月以上経過してから発症するもの**と定義され，多くが不可逆となる（**表3**）。
- **Bergonie-Tribondeauの法則**とは，放射線感受性は，①細胞分裂頻度が高いほど，②将来行う細胞分裂の数が多いほど，③形態および機能が未分化なほど──強いという一般則である。例外も多いが，概念的にはよく浸透している。
- 腫瘍の**放射線感受性**（radiosensitivity）は，照射後の反応速度や細胞死確率などで測定されるが，これと**放射線治療による治**

表4 照射部位ごとの代表的な有害事象

	急性期	晩期
頭 部	脱毛，脳浮腫症状など	白内障，視神経障害，下垂体機能不全，海馬障害，白質脳症，脳壊死など
頸 部	皮膚炎・粘膜炎，唾液量減少，中耳炎，流涙など	唾液腺障害（口腔乾燥），聴力障害，網膜障害，嚥下障害，甲状腺機能障害など
胸 部	皮膚炎，食道炎，放射線性肺炎（亜急性期2カ月〜1年程後）など	肺線維症，肋骨骨折，心不全，腕神経叢障害，大血管穿孔，食道狭窄など
腹 部	胃炎，腸炎（下痢）など	消化管潰瘍，穿孔，腸閉塞，肝障害，腎障害など
骨 盤	尿道炎，膀胱炎など	直腸出血，穿孔，膀胱出血，尿道狭窄，性機能障害，骨盤骨不全骨折など
四 肢	皮膚炎など	骨折，壊死，筋力障害，浮腫など
部位にかかわらず	放射線性宿酔（悪心，倦怠感，眠気など）	（照射部位の）二次発がん，（小児の照射部位の）成長障害など

癒率（radiocurability）は別物であることに注意する必要がある。放射線感受性は他に，細胞の酸素飽和度や細胞周期，一部の遺伝子発現などに左右されることが知られている。

- 照射部位ごとの代表的な有害事象は，**表4**のとおりである。

専門医へのコンサルトのタイミング

- 可能であれば，治療方針として化学放射線療法が検討される段階で，全例が放射線治療医や外科医を含めた集学的カンファレンスなどで症例検討されることが望ましい。

- 少なくとも，閉所恐怖症や認知症，疼痛などで**安静仰臥位の保持が難しい場合**や，**ペースメーカーや間質性肺炎がある患者の胸部照射**では，長期の事前準備が必要な場合や照射が難しい場合もあるため，早めのコンサルトがよい。

- 基礎疾患がある場合や，高齢などで放射線治療への忍容性が心

第1章 総論

配な場合にも，それを考慮した照射や計画的な支持療法で対応できることが多いため，まずは専門医へのコンサルトが望まれる。

患者への説明例

集学的治療カンファレンスで化学放射線療法の方針になったケースの説明——切除不能非小細胞肺がんⅢ期の場合

- 「先日外科や放射線治療の医師も含む専門チームで○○さんの治療について相談をしました。やはり手術では術後短期間での再発リスクも高く，また手術そのものに伴う体の負担も大きいので，抗がん薬と放射線を組み合わせた治療のほうが○○さんにはあっているだろうとの結論になりました。抗がん薬の詳細と治療の概要についてはこれから説明します。放射線治療の詳細な方法や副作用，スケジュールなどについては，この後で放射線治療の先生と面談の予定を組んだので，そこで詳しくお話を聞いてください。連携して治療していきますので，何かわからないことやご心配なことがあれば，いつでもおっしゃってくださいね」

【参考文献】
- Paganetti H, et al : Report of the AAPM TG-256 on the relative biological effectiveness of proton beams in radiation therapy. Med Phys, 46 : e53-e78, 2019 [PMID : 30661238]
- Mein S, et al : Assessment of RBE-Weighted Dose Models for Carbon Ion Therapy Toward Modernization of Clinical Practice at HIT: In Vitro, in Vivo, and in Patients. Int J Radiat Oncol Biol Phys, 108 : 779-791, 2020 [PMID : 32504659]
- Carmichael J, et al : Radiation sensitivity of human lung cancer cell lines. Eur J Cancer Clin Oncol, 25 : 527-534, 1989 [PMID : 2539297]
- 日本放射線腫瘍学会・編：放射線治療計画ガイドライン 2020年版. 金原出版, 2020
- Halperin EC, et al : Perez & Brady's Principles and Practice of Radiation Oncology seventh edhition. LWW, 2018

第1章 総論

7 緩和的放射線治療

ファーストタッチ

- 緩和的放射線治療は腫瘍による症状を伴う，あるいは症状の出現が予想されるあらゆるがん種の，あらゆるStageにおいて適応となり得る。
- 短期間・負担の少ない治療で諸症状の緩和につながり，QOLの改善を得ることができる。
- 腫瘍による症状がある場合には，適応の有無を含めて早めに放射線治療医へコンサルトを行うことが望ましい。

緩和的放射線治療とは

- 緩和的放射線治療（以下，「緩和照射」と略記）は，がん特有の痛みを和らげたり，がんが引き起こすさまざまな症状を軽減したりするなど，患者のQOLを維持・改善することを目的とした放射線治療のことを指す[1]。

緩和照射の対象疾患・緩和される症状

- 緩和照射は，あらゆるがん種の，あらゆるStageにおいて適応となり得る（図1）。

  Note 苦痛を伴う症状がある場合が適応として一般的であるが，四肢骨折の原因となるなどQOLの著しい低下につながる病変や，後述の緊急照射の対象疾患となり得る病変などについては，無症状でも適応となることがある。

- **症状緩和効果が得られるまで，一般的に1カ月程度の期間を要する。** この間は鎮痛薬などによる症状緩和が必要であり，薬物治療を併用した緩和治療を検討することが望ましい。また，効果が得られるまでに時間がかかることから，週単位の予後の患者については緩和照射の意義が乏しい場合がある。

70

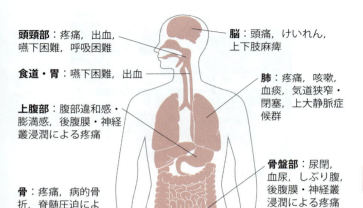

図1 がんにより生じる諸症状

- 転移性骨腫瘍への放射線治療から数日以降で一過性に疼痛が増悪する現象が10〜20%で認められ，**フレア現象**とよばれる。
  Note フレア現象に対して，鎮痛薬の増量やデキサメタゾンの予防投与が有効である[2]。
- 緩和照射は**転移性骨腫瘍による骨折予防や脊髄圧迫予防目的**にも用いられる[3]。照射後に骨硬化が得られるまでは時間がかかるため，同時に整形外科へ相談し適切な免荷を行うことも重要である。
  Note 特に四肢については病変が撮像範囲の辺縁で見落とされることもしばしばあり，かつ骨折するとQOLが著しく損なわれるため注意が必要である。
- 適応外となる場合としては，**意識障害**や**高度な認知症**などにより安静保持困難である患者が挙げられる。治療中は最低でも10分程度，治療台で付き添いなしで安静を保つ必要がある。
- 小児患者への放射線治療時には小児科医により鎮静しながら照射を行う場合はあるが，鎮静を行うリスクを許容してまで緩和照射を行う必要があるかは十分な検討が必要である。
- 放射線治療の体位は**仰臥位**が基本ではあるが，疼痛のため仰臥

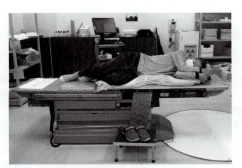

図2 側臥位でのセッティング例

位をとれない場面もしばしば認められる。そのような患者でも、診療放射線技師や看護師の工夫により側臥位や半座位のような姿勢で放射線治療が可能な場合がある（図2）。

- 緩和照射の線量のみでは、再照射は一概に不可能とはされず、照射部位への累計線量や前回の照射からの期間、目標とする緩和効果などによる総合的な判断が必要である。
- 緩和照射後の症状再燃に対しては、再照射が可能であることが多く、初回で緩和効果が得られなくても2回目で効果が得られる場合がある。

Note また、保険適用を満たせば、症例によっては高精度放射線治療技術を用いることで再照射が可能となる。

緊急照射

- 腫瘍に伴う症状のなかには、緊急的に放射線治療を検討することが必要なものがある。具体的には以下のようなものである。

- 脊椎転移による脊髄圧迫（下肢の麻痺や膀胱直腸障害など）
- 縦隔や鎖骨上リンパ節転移などによる上大静脈症候群（顔面浮腫、喉頭浮腫など）
- 肺病変や縦隔リンパ節転移などによる気道狭窄（呼吸困難）
- 視神経圧迫、脈絡膜転移などによる視力低下

第 1 章　総論

- これらの症状には**手術**や**ステント留置**などが適応となることもあり，放射線治療より即効性の効果が見込める場合がある。一方で，放射線治療は侵襲性が低いため，状態不良の患者でも行えるメリットがある。

Note　放射線治療医へのコンサルトと並行して，整形外科や血管外科，呼吸器科など該当科へのコンサルトや両者をあわせたディスカッションを行うことが望ましい。

- 脊髄圧迫による麻痺が出現した場合には，**麻痺発症後48時間以内での放射線治療開始とステロイド投与の検討が必要となる**。ステロイドの用量としてはデキサメタゾン10mgの静脈注射後に，16mg/日の投与が典型的である[4]。

Note　完全麻痺後は治療効果が著しく低下するため，麻痺出現・完成前の段階で診断し，治療を開始することが重要である。外科的除圧術の適応となった場合も術後放射線治療の検討を行う。

- 前述したいずれの症状も，出現した場合は著明なQOL低下をきたすため，日頃の画像フォローアップで原因となり得る病変を意識して確認し，早期の放射線治療医へのコンサルトが望ましい。

緩和照射の方法・工程

- 放射線治療適応の判断のために，放射線治療医による診察が行われる。診察では生じている症状と原因病変の確認，照射歴や薬剤使用歴などの問診，仰臥位安静が可能かの確認などが行われる。そのようにして得られた情報から治療の適応，線量分割を決定していく。
- 放射線治療前には治療時の体位をシミュレーションし，CTを撮影する。シミュレーション時には位置あわせ用の体表マーキングを行う。また，固定精度担保のために，必要に応じて背部固定具や頭部固定用のシェルを作成する。
- 体外からX線を照射する**外照射**が一般的である。治療時には患者は治療台の上で仰臥位となり，X線写真やコーンビームCTなどによる位置照合の後に照射が行われる。

7

緩和的放射線治療

Note 治療時間については施設間で異なるが，おおよそ治療室入室から退室まで15分，実際の照射時間は数分である。

- 照射法としては，一般的に短時間で終了するシンプルなものが選ばれる。ただし**脳腫瘍，頭頸部腫瘍，脊椎腫瘍**については，限局した腫瘍に対して高精度・寡分割で照射を行う**定位放射線治療**を用いることが可能である。これにより正常組織への線量を低減しながら短期間で良好な抗腫瘍効果が得られる。

- 照射する線量，回数については，照射部位や求められる治療効果（疼痛の緩和か，あるいは腫瘍縮小・局所制御を必要とするか），予後予測などによって変化してくる。

Note 通院負担（自宅から病院までの通院時間，通院方法，通院のサポート）や入院期間，患者の希望も加味する必要があり，患者，紹介医，放射線治療医が密接に関わりながら検討する必要がある。

- 転移性骨腫瘍の疼痛緩和については**8Gy/1fr**の単回照射と分割照射で，治療効果や持続期間などに有意差は認められない。そのため，施設によっては2～3回の通院で治療することができる[5]。

Note 放射線治療機器がない病院の入院患者や訪問診療を受診している患者でも，転院・入院の必要なく緩和照射を受けることができる可能性がある。

緩和照射の有害事象

- 放射線治療の有害事象は**照射される部位に一致して生じる**。照射野外に有害事象が出現することは極めてまれである。

- 放射線治療中に生じた症状について，関連が低いものを放射線治療による有害事象と安易に診断することは，他の疾患の見落としなどにもつながるため，照射部位の把握と出現した症状との関連の考察は慎重に行うべきである。

- 緩和照射で認められる有害事象とその対応の例を示す（**表**）。放射線治療による有害事象は**急性期有害事象**（照射中～照射終了後1カ月程度に出現）と**晩期有害事象**（照射後数カ月以降に出現）に分類される。

- 緩和照射で用いる線量は根治照射と比較して低線量であり，重

第 1 章　総論

表　照射部位による有害事象とその対応

照射部位	有害事象	症　状	対　応
全　身	放射線皮膚炎	乾燥，発赤，掻痒感	保湿剤の塗布。有症状時にはステロイド外用
	宿酔	照射後の眠気，倦怠感	重度の場合はグラニセトロン内服
頭　部	脱毛	照射野に一致した脱毛	多くは数カ月で再度生えてくる
	涙腺，唾液腺炎	ドライアイ・口腔乾燥	人工涙液の点眼，うがいなど
	認知機能障害		全脳照射の場合。晩期で必発
頭頸部・胸部	咽頭・食道炎	嚥下時痛，通過障害	鎮痛薬，アルギン酸ナトリウム，プロトンポンプ阻害薬，半夏瀉心湯の内服
	放射線肺炎	発熱，咳嗽，息切れ	有症状の場合はステロイド投与を考慮
腹　部	肝障害・腎障害		臨床上問題になることはまれ
	放射線腸炎	下痢	整腸薬や止瀉薬の投与
骨盤部	放射線膀胱炎	頻尿，切迫感	排尿改善薬，エビプロスタットなど
	放射線直腸炎	しぶり腹，肛門部痛	鎮痛薬，坐剤（患者は「下痢」と訴えることが多いため注意）
骨	フレア現象	一過性の疼痛増悪	鎮痛薬やデキサメタゾンの投与
	骨折		－

7

緩和的放射線治療

篤な晩期有害事象が生じることはまれで，ほとんどは一過性の
急性期有害事象である。
- 化学療法中に緩和照射が必要となる場合があるが，放射線治療
  と同時併用することにより重篤な有害事象が生じる可能性のあ
  る薬剤もあり注意が必要である。例を挙げると，**ゲムシタビン**
  と**胸部放射線治療**の同時併用では，重篤な食道炎や肺臓炎によ
  る死亡例が報告されている[6]。

75

Note 近年多数の新規薬剤が開発されている分子標的薬について も注意が必要である。ソラフェニブやベバシズマブについては，寡 分割照射との併用で腸管穿孔による死亡例が生じた報告がある[7]。病 勢を考慮すると休薬が難しい場合もあるが，化学療法歴やスケジュー ルについて放射線治療医と共有し，相談のうえで化学療法の継続を 検討する必要がある。

放射線治療医へのコンサルトのタイミング

- 紹介文には最低限，がん種，Stage，緩和が必要な症状と責任 病変と疑う部位，今後の治療方針についての記載があることが 望ましい。
- さらに現在までの治療内容（手術，化学療法，放射線治療など） や，現在行っている化学療法の最終投与日・次回投与予定，予 期される予後，移動区分（独歩か車椅子か，あるいはストレッ チャーかなど），入院している場合は退院日の見通しなどが記 載されているとより良い。以下に例文を示す。

悪い例

　前立腺がんの患者で，腰痛の訴えがあります。化学療法中です。 放射線治療をお願いします。

良い例①

　乳がんStage IVの患者です。右大腿部痛を認めており，L3転 移による疼痛を疑っております。
　初発であり，今後全身化学療法を予定しておりますが，ホルモ ン受容体陽性であり，化学療法が奏効した場合は年単位の予後が 期待されます。緩和照射の適応について御高診よろしくお願いし ます。

良い例②

　肺がん，多発骨転移，多発肺内転移の患者です。2週間前から 背部痛を認めており，数日前から両下肢脱力，昨日より膀胱直腸 障害を認めました。画像検査を行ったところ，MRIにてTh12骨 転移の脊柱管内進展を認め，責任病変と推測しています。今後の 化学療法については有効なレジメンが乏しく，緩和照射と並行し

第 1 章　総論

> て在宅緩和ケアのセッティングを行い，自宅退院を目指す方針です。緩和照射の適応について御高診よろしくお願いします。

- 放射線治療については手術に準じたリスクを伴うと位置づけている施設が多く，治療のために患者の同意が必要となる。

  Note　患者本人の同意能力がない場合は，事前に家族などキーパーソンの同席をセッティングしておくことが望ましい。

- まれではあるが，紹介された患者より「何も話を聞いていない」「どこに病気があるのかわからない。初めて言われた」などと言われることがある。患者にはあらかじめ，放射線治療医を受診することや，どの部位への照射を依頼することになるかを説明のうえで紹介することが望ましい。

- 疼痛が強く安静保持困難である場合には照射困難となるため，先行して安静保持可能な程度まで疼痛コントロールを行う必要がある。対処困難な疼痛がある場合には緩和ケア医や麻酔科医へのコンサルトを考慮する。

緩和照射の注意ポイント

- 緩和照射は，前稿の化学放射線治療をはじめとした根治照射とは異なる治療であるという点については留意が必要である。根治照射ではある程度の有害事象を許容しながら局所制御を目指した最大限の線量を照射するが，**緩和照射では有害事象をできるだけ避けながら症状緩和を得られる最低限の線量を照射する**。照射により期待される効果について十分に検討して紹介することが望ましい。

- 患者に症状の訴えがある場合，画像所見と照らしあわせて，その症状が腫瘍によるものとして説明可能かを考えて診察を行うことが大切である。骨転移ではデルマトームや運動神経の理解，脳転移では脳機能と解剖の理解が役に立つ。

  Note　もともとの頸椎症や脊柱管狭窄など，腫瘍以外の原因による症状をみることもしばしばあり，注意が必要である。

- 前述とは逆に，画像所見から推測して症状の有無について診察することも非常に重要である。特に運動器の麻痺や膀胱直腸障害については，早期では患者の認識が乏しく，進行してから気づくことも多い。症状の出現が危惧される病変を認めた際には，患者に生じ得る症状について十分に教育することで，発症早期の受診・治療介入へとスムーズにつなげることができる。

【引用文献】

1) 日本放射線腫瘍学会：がん診療における「緩和的放射線治療」の積極的な活用に向けて．2022（https://www.jastro.or.jp/medicalpersonnel/news/kanwa_teigen202201.pdf）

2) Chow E, et al : Dexamethasone in the prophylaxis of radiation-induced pain flare after palliative radiotherapy for bone metastases: a double-blind, randomised placebo-controlled, phase 3 trial. Lancet Oncol, 16 : 1463-1472, 2015 [PMID : 26489389]

3) Gillespie EF, et al : Prophylactic Radiation Therapy Versus Standard of Care for Patients With High-Risk Asymptomatic Bone Metastases: A Multicenter, Randomized Phase II Clinical Trial. J Clin Oncol, 42 : 38-46, 2024 [PMID : 37748124]

4) Kumar A, et al :Metastatic Spinal Cord Compression and Steroid Treatment: A Systematic Review. Clin Spine Surg, 30 : 156-163, 2017 [PMID : 28437329]

5) Rich SE, et al : Update of the systematic review of palliative radiation therapy fractionation for bone metastases. Radiother Oncol, 126 : 547-557, 2018 [PMID : 29397209]

6) Goor C, et al : A Phase II Study Combining Gemcitabine with Radiotherapy in Stage III NSCLC. Annals of Oncology, 7 : 101, 1996 [ONC : 04830]

7) Pollom EL, et al :Gastrointestinal Toxicities With Combined Antiangiogenic and Stereotactic Body Radiation Therapy. Int J Radiat Oncol Biol Phys, 92 : 568-576, 2015 [PMID : 26068491]

第1章　総論

8 がん治療に使うデバイス

ファーストタッチ

- がん治療で使用するデバイスについて，医療者がデバイスの適応や使用方法を十分に理解することが重要である。
- がん治療で使用するデバイスを患者に使用する場合は，患者と家族にリスクとベネフィットを説明し，同意を得ることが必要である。
- がん治療のデバイスを在宅で使用する場合は，患者と家族が安全に管理できるよう指導することが大切である。

中心静脈ポート（皮下埋め込み型ポート）

- 中心静脈ポート（central venous port）は，静脈に直接アクセスするための医療デバイスであり，がん治療や長期的な輸液など，静脈への頻繁なアクセスが必要な場合に使用される。
  Note　一般に**CVポート**という名称が広く使われている。
- 中心静脈ポートは，ポート本体とそれに接続されたチューブ（カテーテル）から構成される（**図1**）。ポート本体は通常，皮膚の下に埋め込まれ，外部からは直接見えないが，皮下脂肪が極端に多い患者を除いてポート部の隆起が視認できる。チューブの先端は上大静脈に達する。
- 留置場所は**前胸部**が一般的だが，**上腕**が選択されることもある。
- 中心静脈ポートの中心には，**セプタム**というシリコンゴムがある（**図2**）。セプタムに経皮的に専用の針で穿刺をして，カテーテルを通って薬剤が中心静脈に投与される。

中心静脈ポートの適応

- 末梢静脈留置が困難（血管が細い，脆い，在宅）な患者。
- 末梢血管への刺激の強い点滴（高カロリー輸液，一部の抗がん薬）の投与。

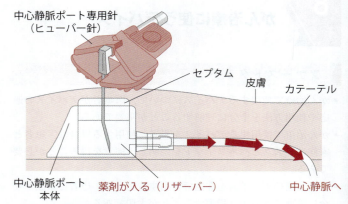

図1　**中心静脈ポートの構造**

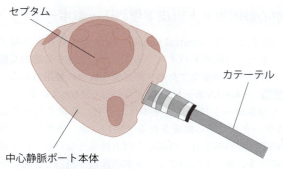

図2　**中心静脈ポートの名称**（パワーポート®MRI isp）

中心静脈ポートの利点と欠点

(1) メリット
- 薬剤の投与ルートが容易に確保できる。
- 薬剤による静脈炎のリスクが低い。
- 適切な管理により長期間使用できる場合が多い。
- 外来，在宅治療で使用しやすい。

(2) デメリット
- 外科的処置（局所麻酔で通常30分～1時間）が必要である。

第 1 章 総論

- 中心静脈ポートに関連した合併症やトラブルのリスクがある。
- 異物を体内に入れることに対する患者の不安や運動の制限がある。

中心静脈ポートの留置

- 以前は外科的に手術で挿入することが主流だった。近年は，造影剤透視下のIVR（interventional radiology）手技として留置されることも多い。

  Note IVR手技としての留置が可能かどうかは，施設の経験，手技が可能な医師の有無による。

- 手術による留置は，主たる手術後に同一麻酔を使って挿入することが多い。

穿刺針の使用

- 末梢静脈留置と同様，使用のたびに穿刺し，投与後抜去をする。長期留置により感染リスクが上昇するが，短期間で穿刺・抜去を繰り返すと穿刺部皮膚への侵襲もある。

  Note 穿刺部に明らかな異常を認めない場合，1週間程度の留置を許容する施設が多い。

- 中心静脈ポート専用針は**ヒューバー針**とよばれる特殊な針を用いる（図1）。針の先端が側面にくるように少し折れ曲がった構造をしているのは，セプタムが針先で削りとられないための工夫である。
- 穿刺時にはポートの位置を確認しつつ，セプタムの真ん中に垂直に穿刺し，ポートの底に当たるまで針を進める。的を外した場合と穿刺が浅い場合は皮下漏出につながる。
- 抜針時には，セプタムに対し垂直にまっすぐ引き上げる。
- 中心静脈ポート専用針の抜去における理解が良好ならば，本人・家族による抜針が可能である。

中心静脈ポートに関連した合併症やトラブル

- 逆血が不十分な場合と薬剤注入に抵抗がある場合は，何らかのトラブルを疑う。

- **カテーテルピンチオフ**：カテーテルが鎖骨と第一肋間の間に挟み込まれたことによるカテーテルの閉塞や破裂。中心静脈ポート側の腕の挙上や，体位変換で滴下が良好になる場合はピンチオフの可能性がある。
- **カテーテルのキンク（折れ曲がり）**：中心静脈ポート側の腕の伸展や，体位変換を行うと薬剤の注入が可能となる場合には，キンクが考えられる。適切なカテーテルの留置には，患者の体動を考慮したカテーテルの走行であることが必要である。
- **フィブリンシース**：カテーテルの周囲にフィブリンが析出し，カテーテルを包み込んでしまう現象。血液の吸引はできないが，薬剤の注入は可能で，チューブの周囲を伝い薬液が血管外に漏出してしまう場合がある。

  Note ピンチオフ，キンク，フィブリンシースは，体位変換による投与速度の変動や薬剤投与時の抵抗の程度などから推測できる場合もあるが，胸部X線写真や造影CTを用いて判断すべきである。この判断は，ポート抜去，再挿入という侵襲の高い処置に直結する。

- **感染**：穿刺時の汚染，輸液ルート接続部位からの感染，血流感染などが原因になり得る。生体内異物は感染リスクであり，感染が生じると中心静脈ポートの抜去・再挿入となるため，感染予防には注意が必要である（**図3**）。
- **皮膚の異常**：中心静脈ポートへの繰り返しの穿刺により，セプタム周囲の皮膚の硬化や色素沈着を起こすことがある（図3）。
- 中心静脈ポートは，ポートの種類や穿刺をする針の太さにもよるが，500～2,000回程度穿刺が可能とされている。そのため，

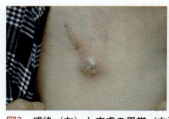 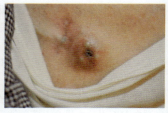

図3 感染（左）と皮膚の異常（右）
〔横浜市立大学附属病院化学療法センターにて撮影　資料使用同意済み〕

第 1 章　総論

前述したトラブルがなければ，同一ポートを使用し続けること
が可能である。

■　中心静脈ポートの生活指導

- 中心静脈ポート周囲に**発赤**，**疼痛**，**腫脹**，**熱感**がある場合は病
院に連絡してもらう。
- 中心静脈ポートを使用していないときは，絆創膏などは貼ら
ず，入浴時に泡立てた石けんで優しく洗い，常に清潔に保つ。
- 中心静脈ポートの留置中は，留置部位に大きなダメージを与え
るスポーツは避ける。
  Note　カテーテル先端の位置異常や断裂につながる可能性がある。

▶　携帯型持続注入ポンプ

■　携帯型持続注入ポンプを使用したがん化学療法

- 大腸がんに対するmFOLFOX6療法，FOLFIRI療法，膵がんに
対するFOLFIRINOX療法，オニバイド® ＋レボホリナート
（*l*-LV）/フルオロウラシル（5-FU）などのレジメンは，病院
で抗がん薬を投与した後，在宅で中心静脈ポートから5-FUを
46時間持続注入するがん化学療法である。
- 投与終了後は，在宅で中心静脈ポートの針を自己抜針するた
め，患者と家族への投与管理と抜針の指導が必要になる。

■　携帯型持続注入ポンプを使用中の生活指導

- 在宅で携帯型持続注入ポンプを投与中（**図4**）は，数時間おき
に薬剤が減っているかどうかを確認する。
- 薬剤が投与されていない場合は，クレンメが閉じていないか，
チューブが折れ曲がっていないかを確認する。
- 在宅において携帯型持続注入ポンプを使用した抗がん薬の投与
中のシャワー浴は抜針後に行うことが望ましいが，その対応が
難しい場合は針の部分が濡れないように防水テープなどで保護
すれば可能である。

8

がん治療に使うデバイス

83

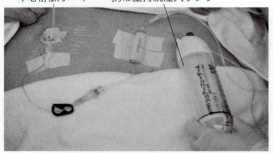

図4 携帯型持続注入ポンプを使用し,在宅で抗がん薬を投与している様子

持続型G-CSF製剤

発熱性好中球減少症を抑制する持続型G-CSF製剤の使用

- ペグフィルグラスチム(ジーラスタ®, G-CSF製剤)を皮下注射することで,がん化学療法に伴う**発熱性好中球減少症**(好中球減少時に発熱した状態)の発生を抑制することができる。
- 従来は,発熱性好中球減少症の発生を抑えるために,抗がん薬の投与終了後24時間以降に病院を受診しジーラスタ®の皮下注射を行っていたが,ジーラスタ®皮下注3.6mgボディーポッドはがん化学療法の薬剤投与終了後に腹部に装着することで**約27時間後に自動的に薬剤が投与される**[1](図5)。

  Note そのため,がん化学療法を実施した翌日以降に病院を受診する手間が省け,通院困難な高齢者,就労・育児・介護で多忙な患者にとって有用なデバイスである。

- 自動投与終了後には,穿刺部位とデバイスを患者または家族がとり外す必要があり,患者と家族への指導が必要になる。

ジーラスタ®皮下注ボディーポッドに関する生活指導

- 腹部に装着するため,服は上下に分かれた洋服を着用する。
- 装着中は動作不良を避けるため,飛行機や登山など気圧が変動する環境に行くことを控え,**5〜40℃の環境下**で過ごす(冷蔵

第 1 章 総論

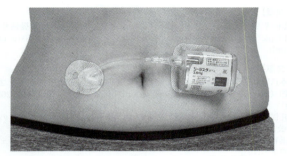

図5 ジーラスタ®皮下注ボディーポッドの装着方法
〔協和キリン：ジーラスタ®皮下注3.6mgボディーポッド情報提供サイト（https://www.kyowakirin.co.jp/patients/product_user/g-lasta/index.html）より〕

庫の中での仕事がある場合は注意が必要）。
- 装着から約27時間後に薬剤の投与が開始される。その際，アレルギー反応が出現する可能性があるため，**装着後26〜29時間の間は激しい運動や自動車の運転を避ける。**
  Note　そのため，装着当日以前に十分な説明が必要である。

患者への説明例

💬 デバイスを使用する場合の患者・家族への説明

- 「〇〇（デバイスの名前）を自宅で使用する場合，患者さんご本人が管理するか，それともご家族が管理されるか皆さまでご相談ください。どちらも難しい場合は，訪問医療や訪問看護師のサポートを受けることも可能です」
- 「〇〇（デバイスの名前）を自宅で使用する場合，医師または看護師より使用方法や日常生活での注意点を説明させていただきます。ご不明やご不安な点がありましたら，いつでもご連絡ください」

【引用文献】
1) 協和キリン：ジーラスタ®皮下注3.6mgボディーポッド情報提供サイト（https://www.kyowakirin.co.jp/patients/product_user/g-lasta/index.html）

【参考文献】
・日本IVR学会：中心静脈ポート留置術と管理に関するガイドライン 2019. 2019（https://www.jsir.or.jp/wp-content/uploads/2020/01/CVP20200107.pdf）
・荒井保明, 他・編：中心静脈ポートの使い方 安全挿入・留置・管理のために 改訂第2版. 南江堂, 2014
・横浜市立大学附属病院：CVポート（皮下植え込み型ポート）マニュアル 2023年2月改定
・医薬品医療機器総合機構：医療安全情報No.57, 2019年2月（https://www.pmda.go.jp/files/000228198.pdf）

第1章　総論

Column

重複がん治療のピットフォール

　がん罹患数が増加した現在，重複がん患者（ここでは，同時に複数臓器の原発がんが存在する状況をいう）は特に珍しいものではない。重複がんでは複数の診療科が連携して治療方針を検討する。ところが，これは意外に難しい。

　がん治療において「根治」の意義は非常に高いため，身体的負担の大きな治療であっても，医師は根治治療を追求してしまう。しかし，それぞれが単独で根治可能であっても，重複がん全体への根治治療が成立するとは限らない。

　例えば，一つ目のがんに多少無理を承知で根治治療を実施し，有害事象やPS（performance status）の低下は想定範囲内だが，二つ目のがんへの根治治療追加には無理があり，断念したとする。これは患者にとっては「非根治治療」である。そうとわかっていれば，最初から侵襲を抑えた非根治治療を選択したほうが生命予後は同等でQOLが優れる，という判断もあったかもしれない。先に治療した医師は「PSがここまで落ちると次の治療ができないならば，最初から言ってくれよ」と感じるだろう。他方の医師は「有害事象がここまで出ると予想していたなら，言ってくれれば協議できたのに」と思うだろう。

　以下のような事例を経験したこともある。

　食道がんcT1bN0M0と下咽頭表在がんを併発した症例。食道がんは下咽頭からは十分離れていた。食道は化学放射線療法（以下，CRT）の方針。下咽頭は食道と一括してのCRTか粘膜切除術が選択肢で，後者が選択された。この際，頭頸部外科医は，万一再発した場合はCRTでの救済も考慮していたそうである。

　しかし，この治療方針は一部が成立しない。T1b食道がんは縦郭リンパ節転移の可能性があり，食道全摘＋縦郭郭清か，食道・縦郭全体へのCRTが標準治療である。CRTでは輪状軟骨下縁から噴門にかけて照射する。一方，下咽頭がんの根治的CRTでは，一般的に頸部から上縦郭まで照射する。これでは照射範囲が重なってしまうので，下咽頭表在がんが再発しても，CRTで救済できない。もし粘膜

8

がん治療に使うデバイス

切除術の再発率が高いと考えているのであれば，最初から下咽頭と食道を一括したCRTとするか，咽頭・喉頭・食道全摘術でなければ根治の機会を逃すことになってしまう。

実際には，照射範囲が重なってしまうことは治療開始前に指摘できていたし，そもそも粘膜切除術の根治度は十分高かったので問題は生じなかった。

しかし，頭頸部外科医はcN0食道がんへのCRTは原発巣付近に狭く照射するのであろうと考えており，下咽頭への救済CRTに影響するとは想定していなかった。一歩間違えば残念な結果になっていたかもしれない。

では，このようなピットフォールは避けられるのだろうか？　妙案はないが，「すべてが終わった後の患者の状態」を全員でイメージするのが有用ではないかと考えている。何カ月後に治療が終わり，患者はどこにダメージが残っていて，どんなPSになっているのか。元気に自宅退院できるのか，転院・リハビリでもよいのか，支えてくれる家族はいるのか，そもそも治療の目標はどこなのか，といった具合である。

また，我田引水になるが，放射線治療医を使ってもらうのもよい。われわれは，各臓器のがんに対する標準治療・院内各科の普段の治療を把握している「総合腫瘍医」でもあり，治療方針協議の場に参加していると，すれ違いの起きそうなポイントにピンとくることがある。腫瘍内科医もおそらく同様に「鼻が利く」であろうと想像する。

2つ以上の臓器にまたがる重複　がん治療では，全体をシームレスに捉えて治療目標を設定すべきである。少なくとも，そこにピットフォールが潜んでいることを意識しておきたい。

第 1 章　総論

Column

医師が目を向けるべき抗がん薬の曝露対策とリスクマネジメント

　がん薬物療法に用いられる抗がん薬は，健康被害を引き起こす可能性があるHD（hazardous drugs）として，特別なとり扱いが必要である。HDとは，発がん性，催奇形性，生殖毒性，低用量での臓器障害，危険薬剤に類似した構造または毒性，遺伝毒性のいずれか一つ以上を満たす薬剤のことを指す。抗がん薬の曝露による健康被害について理解し，正しい知識に基づく安全なとり扱いによって，これらのリスクを低減させることができる。

　抗がん薬が人体に入る経路には，①皮膚からの吸収，②吸入，③経口摂取，④針刺しによる損傷——などがある。抗がん薬の曝露は，調製，運搬，保管，投与，患者のケアや排泄物のとり扱い，汚染された廃棄物の処理など，さまざまな場面で発生する。また，曝露のリスクは，患者，同室者，抗がん薬投与に関わる医療従事者，清掃業者，廃棄物処理業者，洗濯業者，家族や友人，ペットにまで及ぶ。

　2015年にわが国の曝露対策の基準となる『がん薬物療法における曝露対策合同ガイドライン』が日本がん看護学会，日本臨床腫瘍学会，日本臨床腫瘍薬学会の3学会合同で発刊され，2019年に改訂された[1]。このガイドラインに基づき，各施設に応じた曝露対策を実施する。

　横浜市立大学附属病院の『抗がん薬等の曝露対策マニュアル』には，抗がん薬のリスクや健康被害，閉鎖式薬物移送システム（closed system drug-transfer devices：CSTD）の使用，各場面における曝露対策，簡易懸濁法による経口抗がん薬の投与，職員が曝露した際の対応など，がん薬物療法を安全に行うための手順が掲載されている。がん薬物療法においては，所属施設で作成されたマニュアルを遵守することが求められる。

標準的な曝露対策

1. 適切なPPE（個人防護具）の装着

　単回使用し，汚染時は交換する。

- **手袋**：パウダーフリーのニトリルまたはラテックス製を使用。HDに直接触れる際は二重にし，内側の手袋はガウンの袖の内側に入れ，外側の手袋はガウンの袖を覆う。HD投与や体液が付着したリネンに触れる際は一重でも可。
- **マスク**：吸入リスクがある場合はN95マスク，投与の場合はサージカルマスクを使用する。
- **ガウン**：長袖で，低浸透性のものを使用する。
- **眼・顔面防護具**：フェイスシールドやゴーグルを使用する。
- **キャップ，シューズカバー**：飛散の可能性がある場合やスピル（こぼれ）が発生した際に使用する。

2. CSTDの使用

調製・投与時に，外部の汚染物質の混入や液状または気化・エアロゾル化した抗がん薬の漏れを防止する。

3. 抗がん薬投与後の患者の体液のとり扱いに関する注意

抗がん薬投与後48時間以内の患者の尿，便，吐物などを扱う際はPPEを着用する。排尿時の注意（飛び散りを防ぐため男性も座って排尿する。蓋付き洋式トイレを使用し，2回流す）に加え，蓄尿は避け，尿量測定や体重測定を代用する。リネンを洗濯する際は手袋を着用し，他の洗濯物と分別する。

4. 患者・家族への指導

- **保管場所**：抗がん薬を子どもの手の届かないところに保管するよう指導する。
- **内服抗がん薬の曝露対策**：手袋，ゴミの処理方法，残薬の処理方法などを指導する。
- **汚染発生時の対応**：皮膚に付着した場合や眼に入った場合は流水で十分に洗い流すよう指導する。

なお，スキンシップを制限する必要はない。

【引用文献】
1）日本がん看護学会，他・編：がん薬物療法における職業性曝露対策ガイドライン 2019年版 第2版. 金原出版，2019

【参考文献】
・日本がん看護学会・監：見てわかる がん薬物療法における曝露対策 第2版. 医学書院，2020

第 2 章

各年代のがん治療

第2章 各年代のがん治療

AYA世代への対応

ファーストタッチ

- がん治療の進歩により、がんを克服し、通常の社会生活を送る患者が増えている。
- 一方で、がん治療により妊孕性（にんようせい）および性機能の障害、心血管疾患や脂質代謝異常、骨粗鬆症を発症するリスクが高くなり、二次がんを含めた晩期合併症のリスクがある。
- がん治療による性腺、性機能への影響を知る。
- 患者への適切な情報提供と意思決定支援を行う。

AYA世代がん患者の課題

- 一般に、がんは高齢者に発生するが、40歳未満にも相当数みられる。わが国の2009〜2011年がん罹患率は、人口10万人あたり小児期（0〜14歳）で12.3、15〜19歳で14.2、20代で31.1、30代で91.1となっている[1]。

  Note わが国では15〜39歳の年間約21,000人が、がんと診断される推計である。

- 15〜39歳の思春期・若年成人（adolescents and young adults：AYA）世代は、成長・発達、就学、就労、結婚、妊娠・出産、育児と、変化の大きいライフステージにある。がん治療後に生じる妊孕性および性機能の障害、心血管疾患や脂質代謝異常、骨粗鬆症、二次がんを含めた晩期合併症は大きな課題である。

がん治療による妊孕性と性機能の障害

- 男女ともに頭蓋照射は視床下部—下垂体—性腺系の障害を引き起こし、排卵障害・精子形成障害による不妊症、ホルモン分泌障害につながる。さらに思春期の発達に影響を与えることがある。
- 性腺への影響が強い化学療法または放射線治療により、がん経

第2章　各年代のがん治療

験者の不妊症や性機能障害，長期的な健康障害へつながる場合がある。

女性の場合

- がん経験者のなかには，原疾患やがん治療により妊孕性が障害され，子どもを授かることができない方がみられる。
- 女性の卵子数は出生時が最も多く，その後減少するのみで再生されない。そのため，卵子の減少・喪失を引き起こす化学療法や放射線治療は**早発卵巣不全**と**無月経**，**不妊症**を引き起こす可能性がある。
- 早発卵巣不全は不妊症だけでなく，骨粗鬆症，心血管疾患，性機能障害などの長期的な女性の健康障害につながる。
- また，骨盤内への放射線照射は不妊症，流産，早産，胎児発育不全のリスクを高める。

男性の場合

- 男性の精巣には，精子形成のもとになる**精原細胞**と，精子形成を支持し男性ホルモンを分泌する**ライディッヒ細胞**がある。精原細胞は細胞分裂が活発なため，抗がん薬や放射線による影響を受けやすい。
- 精子形成は治療終了後，1〜3年もかけて回復することがあるが，精巣への影響が強い化学療法や放射線治療を受けると，精子形成障害が持続し，**無精子症**が遷延することがある（**図1**）。
- また，精巣や泌尿生殖器，骨盤神経叢への外科的治療が精子の輸送と勃起・射精機能を障害することがある。

  Note　精子数の減少や無精子症，勃起・射精障害は不妊症を引き起こす可能性がある。

妊孕性に影響を与えやすいがん治療

抗がん薬

- 抗がん薬には，卵巣や精巣にほとんど影響を与えない薬剤がある一方で，卵子や精子の減少を引き起こす薬剤がある。

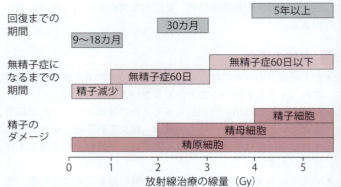

図1 男性の生殖細胞に及ぼす放射線線量と精子減少から回復する期間
〔Howell SJ, et al : J Natl Cancer Inst Monogr, 34 : 12-17, 2005より〕

- 卵巣毒性および精巣毒性が強い抗がん薬は，**シクロホスファミド**，**ブスルファン**などのアルキル化薬や，**シスプラチン**などのプラチナ製剤である。薬剤の種類により作用する細胞は異なる。
- **卵巣**：さまざまな段階の卵胞や卵子，顆粒膜細胞が傷害される（図2）。卵巣毒性が強い薬剤の使用や，投与量が多い場合，患者の年齢が高い場合には，卵子の減少・喪失により，**無月経**や**不妊症**を引き起こすリスクが上昇する。
- **精巣**：精巣毒性が強い薬剤の使用や投与量が多い場合に，精原細胞の減少・喪失により，**乏精子症・無精子症**や**不妊症**を引き起こすリスクが上昇する。抗がん薬により精液量は減少しないため，精液量が保たれていても無精子症である場合がある。

放射線治療

- 放射線治療は臓器によって耐容線量が異なり，精巣や卵巣は放射線に強く影響を受ける臓器である。
- 特に，精巣は少ない線量でも無精子症に至ることになる。また，卵巣への線量が多い，または患者年齢が高い場合に，不妊症を引き起こすリスクが上昇する。

第 2 章　各年代のがん治療

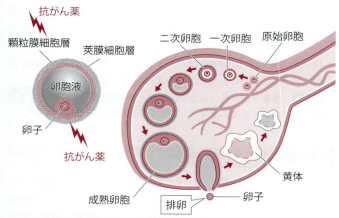

図2　卵胞の成熟過程と抗がん薬による傷害

分子標的薬

- 分子標的薬は特定のタンパク質や遺伝子をねらって作用し，がん細胞の増殖を抑制することを目的とする薬剤である。
- 分子標的薬は長期間投与することがあるが，その性腺毒性（卵子・精子の数や質への影響）を示すデータは乏しい。患者が挙児を希望した際に，薬剤の影響が不明であること，さらに薬剤を休薬して挙児をチャレンジした場合の原疾患への影響が不明であることが分子標的薬の妊孕性への影響を判断しにくくしている。

Note　分子標的薬のヒトに対する長期データが報告されるまでは，がん治療医と生殖医療医（産婦人科や泌尿器科）の密な連携のもと，個別対応が必要である。

造血幹細胞移植

- 造血幹細胞移植は，通常の化学療法や免疫抑制療法では治癒あるいは制御が難しい血液悪性腫瘍や固形腫瘍，免疫異常症などに対する根治的治療である。あらかじめ大量化学療法や全身への放射線治療照射（total body irradiation：TBI）による前処

置で，がん細胞の排除と免疫抑制を行ったうえで，自己または
ドナーから採取した造血幹細胞を点滴投与し，移植片の生着お
よび原疾患の治癒を目指す。

- 移植前処置の大量化学療法やTBIにより，卵子や精子の数が減少・喪失し，不妊症を引き起こすリスクが高い。

  Note 患者年齢が低い場合や，抗がん薬の種類・投与量，TBIを併用しないレジメンによっては，性腺機能が回復する場合がある[2]。

性腺毒性のリスク分類

- 日本癌治療学会が編集した『小児，思春期・若年がん患者の妊孕性温存に関する診療ガイドライン 2017年版』では，治療内容，患者および薬剤投与量などの因子，使用対象疾患別に性腺毒性をリスク分類しており[3]，参考にされたい（**表1**，**表2**）。

  Note また，所属施設の薬剤師へ性腺毒性についてコンサルトするのもよい。

妊孕性温存に関するガイドライン・研究

- 米国臨床腫瘍学会（ASCO）のガイドライン（2013年度版）では，すべての医療者ががん治療の妊孕性への影響を情報提供できるよう準備すべきであること，医療者と患者が妊孕性について話し合うことが患者に有益であると推奨項目に記されている。

- わが国においても，『小児，思春期・若年がん患者の妊孕性温存に関する診療ガイドライン 2017年版』[3] により医学的適用が明確となった。

  Note また，事前に生殖機能などへの影響に関する正確な情報提供を行い，必要に応じて適切な生殖医療施設へ紹介する体制を構築することが，2018年の第3期がん対策推進基本計画に含まれた。

- 2021年度には「小児・AYA世代のがん患者等の妊孕性温存療法研究促進事業」による，国と自治体からの妊孕性温存療法に対する経済的支援が開始し，2022年度には温存した検体（精子，卵子，受精卵，卵巣組織）を用いた生殖補助医療に対する

第 2 章　各年代のがん治療

表1　化学療法および放射線治療の性腺毒性によるリスク分類（女性）

	治療プロトコル	投与量	対象疾患
高リスク ＞70％の女性が治療後に無月経となる	アルキル化剤＊＋全身放射線照射		白血病への造血幹細胞移植の前処置，リンパ腫，骨髄腫，ユーイング肉腫，神経芽細胞腫，絨毛がん
	アルキル化剤＊＋骨盤放射線照射		肉腫，卵巣がん
	シクロホスファミド総量	5g/m²（＞40歳） 7.5g/m²（＜20歳）	多発がん，乳がん，非ホジキンリンパ腫，造血幹細胞移植の前処置
	プロカルバジンを含むレジメン	MOPP＞3サイクル，BEACOPP＞6サイクル	ホジキンリンパ腫
	テモゾロミドまたはカルムスチンを含むレジメン＋頭蓋放射線照射		脳腫瘍
	全腹部または骨盤放射線照射	＞6Gy（成人女性） ＞10Gy（初経前女性） ＞15Gy（初経後女性）	ウィルムス腫瘍，神経芽細胞腫，肉腫，ホジキンリンパ腫，卵巣がん
	全身放射線照射		造血幹細胞移植の前処置
	頭蓋放射線照射	＞40Gy	脳腫瘍
中間リスク 30～70％の女性が治療後に無月経となる	シクロホスファミド総量	5g/m²（30～40歳）	多発がん，乳がんなど
	乳がんに対するAC療法	4コース＋パクリタキセル/ドセタキセル（＜40歳）	乳がん
	モノクローナル抗体（ベバシズマブなど）		大腸がん，非小細胞肺がん，頭頸部がん，乳がん
	FOLFOX4		大腸がん
	シスプラチンを含むレジメン		子宮頸がん
	腹部または骨盤放射線照射	10～15Gy（初経前女性） 5～10Gy（初経後女性）	ウィルムス腫瘍，神経芽細胞腫，脊髄腫瘍，脳腫瘍，急性リンパ性白血病または非ホジキンリンパ腫再発
低リスク ＜30％の女性が治療後に無月経となる	アルキル化剤＊以外や低レベルのアルキル化剤を含むレジメン	ABVD，CHOP，COP，白血病に対する多剤療法	ホジキンリンパ腫，非ホジキンリンパ腫，白血病
	シクロホスファミドを含む乳がんに対するレジメン	CMF，CEF，CAF など（＜30歳）	乳がん
	アントラサイクリン系＋シタラビン		急性骨髄性白血病
超低リスク	ビンクリスチンを用いた多剤療法		白血病，リンパ腫，乳がん，肺がん
リスクなし	放射性ヨウ素		甲状腺がん
不　明	モノクローナル抗体（セツキシマブ，トラスツズマブ）		大腸がん，非小細胞肺がん，頭頸部がん，乳がん
	チロシンキナーゼ阻害薬（エルロチニブ，イマチニブ）		非小細胞肺がん，膵臓がん，慢性骨髄性白血病，消化管間質腫瘍

＊：ブスルファン，カルムスチン，シクロホスファミド，イホスファミド，lomustine，メルファラン，プロカルバジン

〔ASCO Publications：ASCO Clinical Practice Guidelines（https://ascopubs.org/jco/special/guidelines）より〕

表2 化学療法および放射線治療の性腺毒性によるリスク分類（男性）

	治療プロトコル	投与量	対象疾患
高リスク 治療後，無精子症が遷延持続する	アルキル化剤*＋全身放射線照射		白血病への造血幹細胞移植の前処置，リンパ腫，骨髄腫，ユーイング肉腫，神経芽細胞腫
	アルキル化剤*＋骨盤放射線照射		肉腫，精巣腫瘍
	シクロホスファミド総量	>7.5g/m^2	多発がん，造血幹細胞移植の前処置など
	プロカルバジンを含むレジメン	MOPP>3サイクル BEACOPP>6サイクル	ホジキンリンパ腫
	テモゾロミドまたはカルムスチンを含むレジメン＋頭蓋放射線照射		脳腫瘍
	全腹部または骨盤放射線照射	>2.5Gy（成人男性） >15Gy（小児）	精巣腫瘍，急性リンパ性白血病，非ホジキンリンパ腫，肉腫，胚細胞性腫瘍
	全身放射線照射		造血幹細胞移植の前処置
	頭蓋放射線照射	>40Gy	脳腫瘍
中間リスク 治療後，無精子症が遷延することがある	シスプラチンを含むレジメン		精巣腫瘍
	BEP	2〜4コース	
	シスプラチン総量	>400mg/m^2	
	カルボプラチン総量	>2g/m^2	
	散乱による精巣への放射線照射	1〜6Gy	ウィルムス腫瘍，神経芽細胞腫
低リスク 一時的な造精機能低下	アルキル化剤*以外の薬剤を含むレジメン	ABVD，CHOP，COP，白血病に対する多剤療法	ホジキンリンパ腫，非ホジキンリンパ腫，白血病
	精巣に対する放射線照射	<0.2〜0.7Gy	精巣腫瘍
	アントラサイクリン系＋シタラビン		急性骨髄性白血病
超低リスク 影響なし	ビンクリスチンを用いた多剤療法		白血病，リンパ腫，肺がん
	放射性ヨウ素		甲状腺がん
	散乱による精巣への放射線照射	<0.2Gy	多発がん
リスクなし	放射性ヨウ素		甲状腺がん
不　明	モノクローナル抗体（ベバシズマブ，セツキシマブ）		大腸がん，非小細胞肺がん，頭頸部がん
	チロシンキナーゼ阻害薬（エルロチニブ，イマチニブ）		非小細胞肺がん，膵臓がん，慢性骨髄性白血病，消化管間質腫瘍

＊：ブスルファン，カルムスチン，シクロホスファミド，イホスファミド，lomustine，メルファラン，プロカルバジン

〔ASCO Publications：ASCO Clinical Practice Guidelines（https://ascopubs.org/jco/special/guidelines）より〕

助成金交付が加わった。

Note　なお，本研究促進事業における妊孕性温存療法の適応は，『小児，思春期・若年がん患者の妊孕性温存に関する診療ガイドライン2017年版』[3] を参考としている。

- なお，2023年の第4期がん対策推進基本計画には，「がん医療」分野（1）がん医療提供体制等に「⑧妊孕性温存療法について」が加えられ，がん・生殖医療は小児・AYA世代がん患者における「がんとの共生」の大切な柱の一つとなった。

患者に対する適切な情報提供と意思決定支援

- がん治療による妊孕性低下は患者にとってバッドニュースであるが，一方で情報提供したほうが治療後のQOLが改善した報告もある[4]。
- 普段，生殖医療にかかわらない医師が妊孕性への影響や妊孕性温存療法について正確に詳細に述べ，一度の説明で患者が十分に理解することは難しい。そこで情報提供の際は，日本がん・生殖医療学会や「小児・若年がん長期生存者に対する妊孕性のエビデンスと生殖医療ネットワーク構築に関する研究」などのホームページにある患者用冊子や解説動画を紹介するとよい。
- がん診療にかかわる看護師や臨床心理士が患者と面談することで，患者は自己の心をみつめ，大切にしたい事項や疑問点を整理することができ，意思決定支援となる。
- 妊孕性温存療法のフローチャートは図3に示すとおりである。

専門医へのコンサルトのタイミング

- 患者が妊孕性への影響について詳細な情報提供を希望した場合は，連携する生殖医療医または施設へ紹介する。妊孕性の低下リスクがある治療を行う患者すべてに妊孕性温存療法を実施すべきというわけではないため，適切な情報提供と意思決定支援のもと，患者の状況や希望にあわせた生殖医療医への紹介でよい。
- 紹介のタイミングは，**がんの診断時，またはがん治療の内容・**

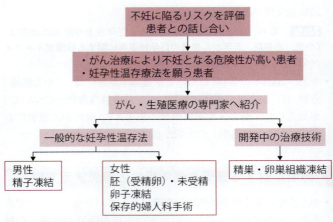

図3 妊孕性温存療法のフローチャート

〔Loren AW, et al；American Society of Clinical Oncology：
J Clin Oncol, 31：2500-2510, 2013を参考に作成〕

時期がおおむね決定したときでよい。がん治療開始までに猶予がない時期の紹介は、妊孕性温存療法が実施できない、または不十分な状況となるため、妊孕性低下リスクのある治療を想定する場合には、患者へ早期に情報提供することが望ましい。
- どの施設で妊孕性温存療法を実施しているかは、日本産科婦人科学会や日本がん・生殖医療学会のホームページ、各自治体の「小児・AYA世代のがん患者等の妊孕性温存療法研究促進事業」資料を参考にされたい。

患者への説明例

> 治療後の閉経リスクが中等度である治療を予定する場合（女性）

- 「Aさんの乳がん手術後には、○○療法という抗がん薬の治療を推奨します。○○療法は治療後に閉経してしまう危

第2章　各年代のがん治療

険性が30～70％の中等度と想定されます。将来の妊娠・出産の選択肢を残すため，卵子（パートナーがいれば受精卵）の凍結保存を抗がん薬治療の前に行う選択肢があります。妊孕性への影響や卵子（または受精卵）凍結保存について，詳しく知りたい場合は早急に生殖医療を行っている施設へ紹介します。正しい情報を得て，十分考えてもらったうえで，抗がん治療に臨んでいただきたいです。いかがでしょうか？」

●●● 骨盤に放射線療法を予定する場合（男性）

● 「Bさんの手術後には，放射線療法を追加することを推奨します。しかし，放射線治療によって精子が作れなくなり，無精子症の状態が続いて，お子さんが得られない危険性が高いです。将来お子さんを得る選択肢を残しておくため，精子の凍結保存を放射線治療の前に行う選択肢があります。精子凍結保存のご希望があれば，できるだけ早く行ったほうがよいです。1回の射出精液中に十分な精子がない場合には，複数回にわたり精子凍結をチャレンジする場合があります。いかがでしょうか？」

【引用文献】
1) がん情報サービス：小児・AYA世代のがん罹患（https://ganjoho.jp/reg_stat/statistics/stat/child_aya.html）
2) Sarafoglou K, et al：Gonadal function after bone marrow transplantation for acute leukemia during childhood. J Pediatr, 130：210-216, 1997［PMID：9042122］
3) 日本癌治療学会・編：小児，思春期・若年がん患者の妊孕性温存に関する診療ガイドライン 2017年版．金原出版，2017
4) Letourneau JM, et al：Pretreatment fertility counseling and fertility preservation improve quality of life in reproductive age women with cancer. Cancer, 118：1710-1717, 2012［PMID：21887678］

第2章　各年代のがん治療

2 小児がんサバイバーと移行期医療

ファーストタッチ

- 小児がん治療の成績向上に伴い，若年成人における小児がん経験者が増加している。
- 小児がん経験者における身体的合併症は，年齢が上がるにつれ増加する。
- 特にAYA（adolescent and young adult）世代は就学，就労，結婚，出産など，大きなライフイベントが控えており，身体的以外の支援も必要である。
- 小児科医に限らず，成人診療科医師，看護師含め，多職種によるチームで対応する。

小児，AYA世代がんの特徴

- 小児がんは**15歳未満**に発症するがん，AYA世代がんは**15〜39歳**に発症するがんを指す。
- わが国において，小児がんは年間2,000〜2,500人，AYA世代がんは年間20,000〜40,000人が発症する[1]。
- 小児がんに対する治療成績は向上しており，80％は治癒が見込まれ（**図1**）[2]，小児がん経験者は増加傾向にある。

  Note 若年成人のうち，700〜1,000人に1人が小児がん経験者といわれ，わが国全体で10万人以上と考えられる。

晩期合併症

- 晩期合併症とは，治療を終了した小児がん経験者に認められる疾患自体の侵襲，および種々の治療によると考えられる直接的・間接的な障害（合併症）を指す[3]。
- 小児がん経験者の生存率は，同年代の一般の人より低い（**図2**）[4]。
- 経年的に晩期合併症の発症率は増加し（**図3**）[5]，合併症死亡

102

第2章 各年代のがん治療

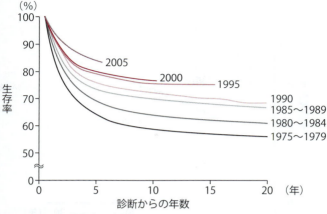

図1 小児がん生存率の変遷

〔Robison LL, et al : Nat Rev Cancer, 14 : 61-70, 2014より〕

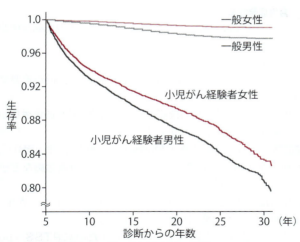

図2 小児がん経験者と一般の人の生存率の比較

〔Mertens AC, et al : J Natl Cancer Inst, 100 : 1368-1379, 2008より〕

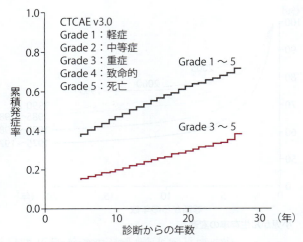

CTCAE：有害事象共通用語規準（common terminology criteria for adverse events）

図3 合併症発症率

〔Oeffinger KC, et al：N Engl J Med, 355：1572-1582, 2006より〕

も増加する[6]。
- 治療法特有の晩期合併症もあり，治療内容の把握が重要である。
- 身体的合併症の他，**認知機能低下や心理的・社会的合併症**があり，家族にも心理的な影響を及ぼす。
  Note 特に幼少期の治療は認知機能低下を引き起こす（図4）[7]。
- 心理的な問題として**抑うつ**や**不安神経症**，**自殺念慮**などがあり，毎年評価を行うことが推奨されている[8]。
- 長期入院に伴い，学習の遅れ，友人関係の希薄化などが生じ，身体的問題により通学困難が生じ得る[7]。
- 小児がん経験者の両親およびきょうだいに**PTSS**（post traumatic stress symptoms）などの心理的問題が生じ得るため，家族の情報は積極的に収集する[9]。

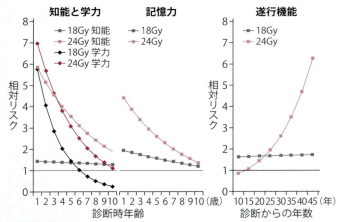

図4 頭部照射と認知機能の関連

〔Krull KR, et al：J Clin Oncol, 31：4407-4415, 2013より〕

移行期支援

- 小児期発症疾患を有する患者について，個々の患者に相応しい成人医療へ移り変わることを**移行**（transition）という。
- 移行には，小児を専門とする医療者から成人を専門とする医療者へ担当が変更される**転科**（transfer）と，従来の医療者に継続して受診する場合がある（**図5**）[10]。
- 移行の目的は，成人になる際に自分の疾患を理解し自立すること，また継続的に医療サービスの提供を受けることであり，その時期や方法は一律ではない。

移行の問題点

- 小児がん経験者の保護者には，患児に対する過剰な保護，小児医療への精神的な依存が生じやすい。
- 小児がん経験者は自己管理能力が欠如しやすい。
- 小児がん診療医には，小児がん経験者の自己管理能力を育成す

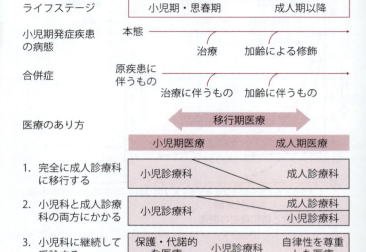

図5 移行期医療の概念図

〔横谷 進,他:日本小児科学会雑誌,118:98-106,2014より〕

る視点が欠如しがちである。
- 成人診療科医師は小児がん経験者の長期的な問題に関する関心や知識が少なく,また高度に専門分化しており,総合的に患児をみる視点が乏しい[11]。

移行に向けての準備

- 移行に向けて,小児期には病気の理解を促し,本人,家族の心理的自立を支援する。
- 成人期において,原疾患,晩期合併症における症状,障害の受容を促す。
- 社会福祉支援体制を用いて自立を支援する。

第 2 章　各年代のがん治療

長期フォローアップの実際と，専門医への コンサルトのタイミング

- 晩期合併症の対応や移行期支援を行うことを**長期フォローアップ**とよぶ。

  Note 治療中，治療終了直後からの介入が望ましい。

- 長期フォローアップの目的は，①個々の経験者のリスクに応じた晩期合併症のスクリーニングと早期介入，②健康管理と生活指導に関する情報提供，③社会復帰（復学を含む）と自立支援——である。

- 長期フォローアップの開始前には，患者の各情報を集め，各種ガイドラインを用いてフォローアップ計画を立てる[12), 13)]。

  Note 特に，晩期合併症の概念が浸透していなかった数十年前に治療を受けた小児がん経験者は告知も受けていない場合があるため，伝え方には注意が必要である。繊細な対応が必要な場合は，上級医や専門医とともに対応することも必要である。

- 専門的な評価，治療が必要な合併症がみつかった際には，併診や紹介が必要となる。

患者への説明例

治療終了直後（同意を得たうえで，本人と家族に対する説明）

- 「○○くんは，△△という病気に対し，抗がん薬や放射線で治療を行いました。今後，さまざまな合併症が起こる可能性がありますので，定期的に通院しましょう。
  はじめは学校に通うのも大変だと思うので，少しずつ慣らしていきましょう。学校のことや家のことなど，困ったことがあれば遠慮なく教えてください」

●●● 治療終了の10～20年後

● 「○○さんは，小さいときに△△という病気に罹患し，さまざまな治療を行ったことを覚えていますか？　昔行った治療により，時間が経ってから合併症が認められることがあります。定期的に検査を行い，合併症を評価していくことが大切です。

お仕事はどうですか？　お忙しいときは食生活が乱れますが，きちんと食事はとるようにしてください。会社で定期健診があれば，きちんと受けるようにしてください」

【引用文献】

1) Katanoda K, et al : Childhood, adolescent and young adult cancer incidence in Japan in 2009-2011. Jpn J Clin Oncol, 47 : 762-771, 2017 [PMID : 28541571]

2) Robison LL, et al : Survivors of childhood and adolescent cancer: life-long risks and responsibilities. Nat Rev Cancer, 14 : 61-70, 2014 [PMID : 24304873]

3) 山本正生，他：小児の急性白血病患児の晩期障害．日本小児血液学会雑誌，10：145-55，1996

4) Mertens AC, et al : Cause-specific late mortality among 5-year survivors of childhood cancer: the Childhood Cancer Survivor Study. J Natl Cancer Inst, 100 : 1368-1379, 2008 [PMID : 18812549]

5) Oeffinger KC, et al ; Childhood Cancer Survivor Study : Chronic health conditions in adult survivors of childhood cancer. N Engl J Med, 355 : 1572-1582, 2006 [PMID : 17035650]

6) Armstrong GT, et al : Late mortality among 5-year survivors of childhood cancer: a summary from the Childhood Cancer Survivor Study. J Clin Oncol, 27 : 2328-2338, 2009 [PMID : 19332714]

7) Krull KR, et al : Neurocognitive outcomes decades after treatment for childhood acute lymphoblastic leukemia: a report from the St Jude lifetime cohort study. J Clin Oncol, 31 : 4407-4415, 2013 [PMID : 24190124]

8) Bitsko MJ, et al : Psychosocial Late Effects in Pediatric Cancer Survivors: A Report From the Children's Oncology Group. Pediatr Blood Cancer, 63 : 337-343, 2016 [PMID : 26488337]

9) Ljungman L, et al : Impressions That Last: Particularly Negative and Positive Experiences Reported by Parents Five Years after the End of a Child's Successful Cancer Treatment or Death. PLoS One, 11 : e0157076, 2016 [PMID : 27272318]

10) 横谷　進, 他：小児期発症疾患を有する患者の移行期医療に関する提言. 日本小児科学会雑誌, 118：98-106, 2014
11) 石田也寸志：血液・腫瘍性疾患の成人期移行医療について. 外来小児科, 18：323-329, 2015
12) 前田美穂・責任編集：小児がん治療後の長期フォローアップガイドライン. 医薬ジャーナル社, 2013
13) Children's Oncology Group：Long-Term Follow-Up Guidelines for Survivors of Childhood, Adolescent, and Young Adult Cancers；Version 6.0（October 2023）. 2023（http://www.survivorshipguidelines.org）

第2章　各年代のがん治療

3 高齢者への対応

ファーストタッチ

- 後期高齢者にも当然のように抗がん薬治療が行われる時代となった。
- 暦年齢，performance status（PS），臓器機能だけでなく，認知機能，精神状態，日常生活動作（activities of daily living：ADL），栄養，社会状況の評価を行う。
- 高齢者には毒性の低いレジメンが選択されることも多い。
- 積極的にリハビリテーションをがん診療にとり込む。

高齢者における抗がん薬治療の可否

- 毒性の強い殺細胞性抗がん薬の臨床研究に高齢者（目安として65歳以上）を組み込むことが困難だったため，歴史的にはいわゆるfit case（非高齢者で主要臓器機能が保たれ，PS良好の患者）を中心に抗がん薬治療のエビデンスが構築されてきた。
- しかし，臨床現場には高齢がん患者が多数おり，エビデンスを欠いたまま高齢者に抗がん薬の投与を行わざるをえない時代が長く続いた。
- 現在も標準治療として用いられている伝統的なレジメンのなかには2000年以前に確立した治療もあり，いまだに高齢者に対する厳密なエビデンスがないこともある。
- 令和の中高年と比べると昭和の中高年は身体的老化が早く，1970年の男性平均寿命は69.3歳だった。
- **Note**　古いエビデンスをみるときは，時代背景も考慮すべきである。
- 毒性の低い分子標的薬，免疫チェックポイント阻害薬の普及により，高齢者を除外しない臨床研究が増加しており，高齢がん患者のエビデンスが増えている。
- PubMedで「NEJM advanced cancer randomized」と2022年の論文を検索すると，小児論文以外で7本の論文が検出された。7

つの研究の研究内最高齢患者は77，80，85，86，90，91，94歳であり，近年は後期高齢者にも十分適応できるエビデンスが次々と作られていることがわかる。

Note 当院では，抗がん薬治療患者の年齢最頻値は70歳台であり，高齢者（65歳以上）はボリュームゾーンとして2/3を占めている（図）。

- もっとも，80歳を超えると抗がん薬治療への意欲が落ちる患者も多い。よくある理由として，「もう十分長生きした」「家族も友人もみんな旅立った」「いままで大病して何度も入院して苦労した」「歳も歳だし」などがある。
- 「高齢者のがんは進行が遅いから治療しなくても大丈夫」という通説を時折耳にするが，確実性の高いエビデンスをみつけることはできない。
- わが国は長命な国で，諸外国より5～10歳平均寿命が長い。米国で70歳までを対象としたエビデンスがあれば，わが国の75歳まで適応できるかもしれない。
- 単に「高齢者（65歳以上）だから」「後期高齢者（75歳以上）だから」という理由で医療者ががん治療を忌避するのは時代遅れである。

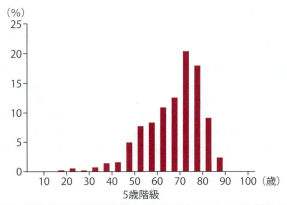

図 横浜市立大学附属病院外来化学療法センターの年齢分布（2023年，投与回数ベース）

- 当院では，2023年度の患者の最高齢は88歳だった（図）。前述したThe New England Journal of Medicineの検討でも，90歳以上の患者はほとんど組み込まれていない。

    Note 年齢のみを理由に抗がん薬治療のカットオフを設けるなら90歳だろうか。

- 抗がん薬治療は，「治療内容や害を理解して治療の意思決定ができる患者に限って行われるべきである」と厳密に考えると，認知症患者への抗がん薬治療の適応はないことになる。しかし臨床現場では，認知力が軽度低下し会計窓口での支払いが困難であったり通院を忘れたりしがちな「要見守り」患者でも，家族のサポートがあれば抗がん薬治療を選択することが多い。

患者評価

- 高齢者のがん治療においては，年齢だけでなく，PS，ADL，併存疾患，認知機能，本人の死生観を評価すべきである。

- また，患者個人だけでなく，同居の家族の有無，近隣に住む家族のサポートの有無も重要となる。

- 複数のガイドラインでは，**高齢者機能評価**（geriatric assessment：GA）や**高齢者総合的機能評価**（comprehensive geriatric assessment：CGA）の使用を推奨している[1), 2)]。しかし，似たような評価スケールが多数あり，どれを使えばよいのかわかりにくい。

    Note 筆者の周りで，これらの評価システムを用いている医師はあまりみかけない。ある程度の臨床経験を積んだ医師は，「毎日ウォーキングと外食をしていて，自営業を現役で切り盛りしている。年齢・インテリジェンスとも年相応以上で，栄養状態，家族関係も良好。抑うつ傾向はまったくない。本人も治療意欲あり」のような叙述的評価に基づいて抗がん薬の適応を判断することが一般的である。

- 高齢者は，同じ暦年齢でも体力・認知力の格差が大きい。暦年齢，PS，臓器機能だけでなく，認知機能，精神状態，ADL，栄養，社会状況の評価を忘れずに行うことがポイントであり，

第2章　各年代のがん治療

評価法は好みでもよいのかもしれない。
- GA/CGAで患者を評価し，適切な介入をすることによりQOLが上がるというエビデンスがある[1]。介入の内容は多岐にわたり，老年医学の専門家，看護師による生活の助言などを含む。評価も介入も人手が必要であり，「診療報酬で評価されるならとり入れたい」という医療機関もあるだろう。

抗がん薬治療

- 高齢者は細胞内水分の減少，脂肪量の増加，血清アルブミン低下による遊離型薬物濃度の上昇，肝代謝の低下，腎排泄の低下があり，**抗がん薬の有効血中濃度が高くなりやすい**[3]。
- 高齢者（特に女性）では筋力が低下するため，**クレアチニン濃度およびそれに基づいた推算糸球体濾過量（eGFR）では腎機能を過大評価する可能性があるため注意する**[3]。
- 多くのがん種の治療では，①併用薬剤の一部を省略する，②殺細胞性以外の薬剤を選ぶ，③シスプラチンの代わりにカルボプラチンやオキサリプラチンを用いる，④薬剤を減量する──など，**毒性のマイルドな治療を選択する傾向にある**[2]。
- 昔に比べると高齢者におけるがん治療のエビデンスは増加しているが，非高齢者と比べると治療リスクが大きく，個体差が大きいため，エビデンスの蓄積には引き続き困難が予想される。
- 高齢者を対象とした臨床研究のエビデンスをみつけることが困難な場合は，各臓器のがん専門家のさじ加減で治療内容が調整されることも多い。エビデンスを超越した職人技の領域である。

Note 製薬企業主催の講演会や説明会から情報を得る機会も多い。ただし，プレゼンターが医師であっても高額な新薬（免疫チェックポイント阻害薬や分子標的薬）に過度に誘導されることがあるため，主治医が主体的にエビデンスを確認すること。

113

補助療法

- 老年医学ではサルコペニア，フレイル対策の重要性が強調されている。**サルコペニアは筋力低下，フレイルは心理社会的側面を強調している**が，類似した概念である。
- サルコペニア，フレイル対策の柱は**運動**と**栄養**である。
- がん薬物療法中の高齢患者に対する**筋力トレーニング，ストレッチ，有酸素運動**が評価されており，筋力維持，可動範囲・運動耐容能・QOL・疲労の改善がみられるとしている[1, 4]。

  Note　なお，周術期患者に対するリハビリテーションは，抗がん薬治療患者に対するそれよりも効果が高い。
- リハビリテーションへのアクセシビリティは地域や施設によりさまざまだが，患者本人が前向きであれば積極的に検討したい。
- 悪性疾患でも非悪性高齢疾患でも，リハビリテーションに関する良好なエビデンスが集積されつつあるが，多くの医師はリハビリテーションの施行に十分積極的ではない。「ADLが低下してからリハビリを依頼する」「退院できないADLだと平均在院日数が長くなってしまうからリハビリする」という思考パターンが医師のなかに構築されているのかもしれない。
- 抗がん薬治療中の栄養療法については，十分なエビデンスがないとの見解もある[1]。しかし，2010年度より**栄養サポートチーム加算**の算定が可能となったこともあり，わが国では栄養療法が広く行われている。今後のエビデンスの蓄積に期待しながら積極的に活用したい。

社会資源の活用

- 非高齢者（40〜64歳）の場合，末期がん患者のみが介護保険を利用できるが，高齢者は末期でなくても受給できる。その他にも訪問介護，訪問診療などの社会資源が有用なケースもあるため，適宜医療ソーシャルワーカーと相談するとよい。
- 免疫チェックポイント阻害薬のように，適応が広く対象患者の

第2章　各年代のがん治療

多い疾患に対して非常に高額な薬剤を高齢者に用いることの是非は，しばしば議論となる。

Note　「医療経済の問題は政治家や社会の考えることであり，現場の医師の使命は目の前の患者の治療に専念することであるのだから余計なことを考えなくてもよい」という意見もある。

- 高額な免疫チェックポイント阻害薬も多少薬価が切り下げられ，副作用も相対的に少ないことから，現在では高齢者にも遠慮なく処方している医師が多い印象である[2]。

患者説明のポイント

- 患者の意思の尊重は大切であるが，患者の意思決定は医師の話し方次第で大きく変わり得るため，**トータルで患者のメリットとなるように医師側で誘導する**。患者尊重の美名のもとに意思決定を患者に丸投げしない。

- 耳が遠く，こちらの話がまったく耳に入らない高齢者がいる。医師に聞き返すことが失礼，あるいは高齢に伴う難聴が恥ずかしいという意識があり，理解せずに頷き続けるケースもある。無言のほほえみは場をとり繕うための作り笑顔である。**意識的に速度を落とし，大きな声で話すようにする**。

- 多少の認知機能の低下があったとしても，意思決定の主役は家族でなく本人である。認知症が強く，本人との議論が成立しない場合は，「家族の意向」ではなく，**家族への聴取に基づく「本人の推定意思」を尊重する**[5]。

- 子が同席している場合は，「仕事を休んでお母様に付き添ってくださるなんて，親孝行な息子様ですね」などと声に出して伝える。

Note　子孫を残せたこと，家族の愛があることの2つは，担がんと高齢により終末に近づきつつある患者の人生の意義を強く肯定し，（緩和の概念である）霊的な苦痛（スピリチュアルペイン）を和らげる効果がある。

患者への説明例

●●● 抗がん薬治療を提案する際の説明

● 「20年前は『高齢者には抗がん薬治療を行うべきではない』と考えられていました。しかし，以前に比べて高齢者の皆さまはとても元気な方が多く，抗がん薬も副作用がマイルドになってきました。全身状態が許せば，70歳台の方の多くは抗がん薬治療を希望されます。80歳を超えると『もう十分長生きした』とおっしゃって，抗がん薬治療を希望されない方も増えてきますし，そのお気持ちもよくわかります。○○さんは82歳ですが，がん以外の病気がなく内臓も元気ですので，せっかくの治療のチャンスを逃すのはもったいないと思います。最終的には○○さんのお気持ちを尊重したいと思いますが，一度抗がん薬治療を試してみてはいかがでしょうか。一度治療して副作用がきついようでしたら，いつでもやめることはできます。また，体力を維持するために当院のリハビリテーションをご紹介させてくださいね」

●●● 緩和ケアを提案する際の説明

● 「確かに○○さんのお歳でも抗がん薬治療をすることはありえます。しかし，がんの治療を行うかどうかは，年齢だけでなく個人個人の体力，理解力，がんの種類，がんの進行度によってまったく異なります。○○さんのがんは，抗がん薬への反応が一般に悪く，副作用が強いとされています。また，ご家庭のなかでも物忘れが出ているとのことで，抗がん薬の治療を十分に理解して闘っていくのは少し難しいようにも思われました。これから先は少しずつ体力が落ちたり，体に痛みなどの症状が出たりする可能性があります。最近は積極的に麻薬を使って痛みをとり除く治療を行うことが主流です。ほとんどの症状はとり除くことができ

第2章　各年代のがん治療

るので，安心してください。一緒に頑張っていきましょう。体調が悪くなったときにご家族にどの程度サポートしていただけるのか，皆さまで話し合ってください。訪問介護，訪問診療などを利用することもできますので，当院のソーシャルワーカーをご紹介しますね」

【引用文献】
1) 高齢者がん診療ガイドライン作成委員会，他：高齢者がん診療ガイドライン 2022年版．2022（http://www.chotsg.com/saekigroup/goggles_cpg_2022.pdf）
2) 日本臨床腫瘍学会，他・編：高齢者のがん薬物療法ガイドライン．南江堂，2019
3) 日本老年医学会，他・編：高齢者の安全な薬物療法ガイドライン2015．メジカルビュー社，2015
4) 日本リハビリテーション医学会・編：がんのリハビリテーション診療ガイドライン 第2版．金原出版，2019
5) 厚生労働省：人生の最終段階における医療・ケアの決定プロセスに関するガイドライン（改訂 平成30年3月）．2018（https://www.mhlw.go.jp/file/04-Houdouhappyou-10802000-Iseikyoku-Shidouka/0000197701.pdf）

第 3 章

副作用・有害事象

第3章 副作用・有害事象

頻 度 ★★

緊急度 ★★★

1

発熱性好中球減少症と敗血症

ファーストタッチ

- 発熱性好中球減少症（febrile neutropenia：FN）は，好中球減少時の発熱によって定義される全身発熱疾患である。急速に病態が進行する内科的エマージェンシーという認識をもつ。

- がん化学療法前に，個々の患者のFN発症リスク，FNの「深さと長さ」を予測し，モニタリングする。

- 発症時は経験的治療として抗緑膿菌作用のある β-ラクタム系薬1剤を開始し，好中球数が回復するまで継続する。

- FNの発症は次回に予定する化学療法の妨げになる。FNリスクの高い化学療法では抗菌薬，顆粒球コロニー形成刺激因子（granulocyte colony-stimulating factor：G-CSF）製剤の予防投与が検討されることがある。

発熱性好中球減少症（FN）

- 好中球絶対数（absolute neutrophil count：ANC）（以下，好中球数とする）**500/μL未満**，あるいは**1,000/μL未満で48時間以内に500/μL未満に減少が予測される状態**で，**腋窩温で37.5℃以上（口腔温38℃以上）の発熱**が認められた場合をFNと定義する。

   Note もともとは急性白血病など骨髄抑制者における不明熱（neutropenic FUO）として扱われていたが，1990年代にFNという概念にまとめられ，マネジメントが標準化されてきた[1]。

- 内科的エマージェンシーの一つであり，無治療では*Escherichia coli*による菌血症で死亡率30％，緑膿菌で70％であった[2]。特に緑膿菌によるFNは好中球数が少なく（＜100/μL），抗緑膿菌薬の開始が遅いと病態が急速に悪化することがある。

120

感染臓器と原因微生物

- 好中球数の絶対的な減少に伴う，消化管常在菌である腸内細菌目細菌（*E.coli*, *Klebsiella pneumoniae* など），緑膿菌（*Pseudomonas aeruginosa*），皮膚常在菌の黄色ブドウ球菌，粘膜常在のレンサ球菌，カンジダ属真菌などが侵入する全身感染症である。

- 好中球数が少ないと肺炎像や膿尿などの局所炎症反応が乏しく，特定の感染フォーカスが診断されるのは20〜30%に過ぎない[3]。原因菌も判明しないことが多く，血液培養の陽性率は10〜30%，他の臓器培養で原因菌が判明するのは40〜50%程度である。

- キノロン系薬が効きにくいMRSAや腸球菌，真菌によるFNの頻度が相対的に上昇している。

  Note キノロン系薬の予防投与が行われているのを反映しているかもしれない[4]。

FN発症のリスク因子とFN重症度の予測

- 患者のFN発症リスクを化学療法開始前に想定する。米国臨床腫瘍学会（ASCO）[5]，米国NCCN[6]，欧州癌研究機関（EORTC）[7] は，それぞれFN発症のリスク因子を**表1**のように記載している。レジメンによるFN発症リスクの違い（**表2**）や患者の個人差も大きい。

- **好中球減少の程度と期間（深さと長さ）を予測することは大切**で，好中球数<100/μLが**7日間以上予測される場合**（severe neutropenia）では，より慎重な経過観察が必要である。

化学療法後の経過観察

- バイタルサイン，熱型とともに週に2〜3回，通常の血算・生化学を中心にフォローアップする。抗がん薬治療後10〜14日で**好中球数のnadir**（最低値になった状態）になることを予測する。

- 熱型は重要である。化学療法後，nadirの期間に**スパイク状の発**

全身性

表1　FN発症のリスク因子

	ASCO	NCCN	EORTC
年　齢	65歳以上	65歳以上でfull doseの治療を受ける場合	65歳以上
全身状態	PS低下，低栄養，HIV感染症	PS低下，HIV感染症	―
臓器障害	腎機能障害，肝機能障害，心血管疾患，好中球減少，複数の合併症，感染症	腎機能障害（CCr＜50mL/分），肝機能障害（T-Bil＞2.0mg/dL），好中球減少	―
原疾患の状態	進行がん，骨髄浸潤	骨髄浸潤	進行がん
治療歴	がん薬物療法歴，放射線治療歴，最近の手術・開放創		FNの既往

〔National Comprehensive Cancer Network：NCCN Guidelines Version：Management of Neutropenia version 1.2022（https://www.nccn.org/professionals/physician_gls/pdf/growthfactors.pdf）（閲覧には登録が必要）／Aapro MS, et al：Eur J Cancer, 47：8-32, 2011／Ohe Y, et al：Ann Oncol, 18：317-323, 2007を参考に作成〕

表2　レジメンごとのFN合併率

病　名	治療レジメン	FN合併率	文　献
肺がん	CDDP＋CPT-11	14%	＊1
胃がん	S-1＋CDDP	3%	＊2
直腸がん	FOLFIRI	3%	＊3
胆道がん	CDDP/GEM	10%	＊4
卵巣がん	Weekly CBDCA/PTX	9%	＊5
膀胱がん	CDDP/GEM	2%	＊6
悪性リンパ腫	R-CHOP	23%	＊7
急性骨髄性白血病	AML201寛解導入	80%	＊8
	AML201地固め	82%	

＊1：Ohe Y, et al：Ann Oncol, 18：317-323, 2007
＊2：Koizumi W, et al：Lancet Oncol, 9：215-221, 2008
＊3：Peeters M, et al：J Clin Oncol, 28：4706-4713, 2010
＊4：Valle J, et al：N Engl J Med, 362：1273-1281, 2010
＊5：Katsumata N, et al：Lancet, 374：1331-1338, 2009
＊6：von der Maase H, et al：J Clin Oncol, 41：3881-3890, 2023
＊7：Watanabe T, et al：J Clin Oncol, 29：3990-3998, 2011
＊8：Kato H, et al：Support Care Cancer, 26：4187-4198, 2018

第3章　副作用・有害事象

熱を認めたら，全身感染症の徴候と考えて迅速（15分以内）に対応すべきである。「**好中球減少＋発熱**」でFNの診断が成立する。
- 高齢者では敗血症が**低体温**，**意識障害**などで現れることがある。**頻呼吸**など発熱以外の所見にも気をつける。

FN発症時の初期対応

入院・外来の判断

- FNは原則として全例入院適応であったが，昨今の潮流としてFNも外来治療が積極的に行われている。
- 外来治療可否の判断として，重症予測スコアの**MASCCスコア**[8]，固形腫瘍のみを対象とした**CISNEスコア**が知られている[9]（**表3**）。

  Note 「低リスク」であれば外来経過観察の候補だが，スコアで一律に判断するのは困難である。全身状態，社会的事情を考慮して判断する。

- 社会的事情としては，①服薬アドヒアランスが良好である，②意思疎通が良好である，③患者の病態への理解があり，介護者がいる，④状態悪化時，60分以内に病院に到着できる，⑤夜間や土日の電話や交通手段が確保されている――ことなどが挙げられる。
- また，**急激な血圧変動**，**Hb＜7g/dLや血小板数＜1万/μL**，**激しい下痢**や**意識変容**などは当然ながら入院で治療すべきである[10]。

  Note MASCCやCISNEスコアを日常的に使用しているがん診療医は50％程度と回答されている[11]。ほぼ全例がFNを経験するような血液悪性腫瘍の領域や，ほぼFNを経験しないような固形がん種の診療においては使用の必要性が低いだろう。

- β-ラクタム系薬やキノロン系薬にアレルギーがある場合には初期対応が困難なことがあり，入院治療がよいかもしれない。

検査

- FNと診断したら，異なる部位から2セット以上の血液培養，疑われる臓器の培養（喀痰，尿など）を提出する。カテーテル関

全身性

表3 FNの重症度予測スコア

MASCCスコア

項　目		点　数
臨床症状	無症状・軽症	+5
	中等症	+3
	重症	0
血圧低下なし		+4
慢性閉塞性肺疾患（COPD）なし		+4
固形腫瘍，または造血器腫瘍で真菌症の既往なし		+4
脱水なし		+3
外来管理中		+3
60歳未満		+2

21点以上で低リスク

CISNEスコア

項　目	点　数
ECOG performance status	2
COPD	1
慢性心血管障害	1
粘膜炎；Grade≧2	1
単球数；＜200/μL	1
ストレス性高血糖；≧121mg/dL	2

3点以上：高リスク，1点以上：中リスク，0点：低リスク

〔Klastersky J, et al：J Clin Oncol, 18：3038-3051, 2000／
Carmona-Bayonas A, et al：Br J Cancer, 105：612-617, 2011を参考に作成〕

連続流感染症のリスクがある場合には，カテーテル血と末梢血
から1セットずつ採取する。

- 採血マーカーはCRPが最も広く使用される。CRPは腫瘍熱や
血栓症でも上昇するなど特異度が低く，上昇するまでに時間が
かかるが，汎用性と即時性の点からCRPに優るマーカーがない
のが現状である。

- プロカルシトニン（PCT）は細菌感染症で特異的に上昇し，
即時性も高い。しかし，グラム陽性菌では上昇しにくく，検査

第3章 副作用・有害事象

コストも高額である。

Note 発熱時など，スポット的に使うのがよいだろう。

- 真菌症マーカーの（1→3）-β-D-グルカンもルーチンでは必要ない。カンジダの高度定着例や口腔内・腹腔内の粘膜損傷が強い場合には採取してもよい。
- 胸部X線はルーチンで撮影する。好中球数が低いと肺炎診断の精度は低い。深部臓器の感染巣検索として，胸部CT，腹部CT，腹部超音波などを追加する。

FNに対する経験的治療

- FNと診断したら，**60分以内**に経験的治療（後述）として抗緑膿菌作用のある**β-ラクタム系薬**1剤〔タゾバクタム・ピペラシリン（TAZ/PIPC），セフェピム，メロペネムのいずれか1剤〕を開始する（図）。
- 第四世代セフェム系薬，カルバペネム系薬は緑膿菌に対する抗菌活性を有するが，保険診療上，FNに適応があるのは第四世代セフェム系薬では**セフェピム**，カルバペネム系薬では**メロペネム**である。
- TAZ/PIPCとメロペネムは，バクテロイデス属など偏性嫌気性菌に対する活性があり，腹腔内感染症や口腔・頭頸部，婦人科領域の感染巣が疑われる場合に選択する。

Note セフェピムは偏性嫌気性菌に対する抗菌活性は低い。

- 低リスク例では内服抗菌薬での治療も可能である。**アモキシシリン・クラブラン酸＋シプロフロキサシンの併用**，もしくは**レボフロキサシンの単独投与**が選択される。
- 2剤以上の抗緑膿菌薬は併用しない。敗血症性ショックや肺炎などの重症例，カルバペネム耐性菌の検出が多い施設などでは，上記のβ-ラクタム系1剤にアミノグリコシド系薬（アミカシン）やキノロン系薬が併用されることもある。
- 抗MRSA薬もルーチンで併用しない。ただし，MRSAの定着例（口腔内からMRSAが検出されている頭頸部がんのFNなど）や，カテーテル関連血流感染症，皮膚軟部組織感染症，血液培

125

全身性

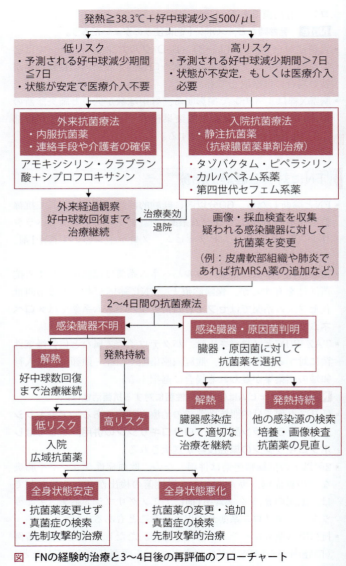

図　FNの経験的治療と3〜4日後の再評価のフローチャート

〔Freifeld AG, et al : Clin Infect Dis, 52 : e56-e93, 2011を参考に作成〕

養でグラム陽性球菌を検出している症例では，抗MRSA薬の併用を検討してもよい。抗MRSA薬は**バンコマイシン**が第一選択である。

- 治療的なG-CSF製剤投与は，通常は不要である。ただし，10日間以上の好中球減少，原疾患コントロール不良，感染症合併，くり返しのFN例では症例ごとに検討する。

経験的治療開始後の経過観察

- 経験的治療の開始後3〜4日で，全身状態を再評価する（図の後半部分）。

- 経験的治療で開始した抗緑膿菌薬（TAZ/PIPC，セフェピム，メロペネム）は，解熱し，かつG-CSF製剤を使用しなくても好中球数が500/μL以上に安定するまで継続する。

  Note 好中球数が回復していなくても，解熱し，全身状態が安定していれば，抗緑膿菌薬を早期終了することも可能とされている[12]。

- 抗MRSA薬を併用していた場合，対象菌が検出されなければ好中球数の回復前でも投与を中止する。

- 好中球数が回復していれば，原因菌を標的に抗菌薬を**de-escalation**して治療継続する。

  Note 腎盂腎炎では7日間，肺炎では3〜7日間，蜂窩織炎では局所の炎症が消失するまでが抗菌薬投与期間の目安である。血液培養陽性例では，7〜14日間は抗菌薬を継続する。黄色ブドウ球菌，カンジダ属真菌では，治療開始後48〜72時間で血液培養を再検し，陰性化を確認する。

- 経験的治療開始後3〜4日で解熱が得られない場合，再度全身のスクリーニングを行う。血液培養，尿培養，胸部X線写真を再検し，深部臓器，特に腹部臓器の画像検査を追加する。

  Note 好中球数の回復に伴い，新規病変（脳膿瘍や細菌性肺炎など）が顕在化することもある。

全身性

好中球減少が予測される患者におけるFNの予防

- FNを発症すると，次の薬物療法の遅延や薬剤の減量など，治療強度の低下につながるため，FN発症予防のプラクティスが模索されている。
- 高度の好中球減少（好中球数<100/μL）が予測される症例にはキノロン系薬（レボフロキサシン）の予防投与により，発熱，documented infection，菌血症の発症が有意に低下する[13]。 **Note** 好中球数が回復するまで継続する。
- FN発症リスクが20％を超える場合に，G-CSF製剤の予防投与が推奨される。G-CSF製剤投与により二次性の急性骨髄性白血病，骨髄異形成症候群が増加するという報告もあり，FNの発症頻度が低い場合には投与は推奨されない。『G-CSF適正使用ガイドライン』も参照すること。

FNにおける抗菌薬適正使用と薬剤耐性（AMR）

- 薬剤耐性（AMR）対策は世界的に喫緊の事項であり，わが国でもAMRアクションプラン2023–2027が採択された。世界的にはカルバペネム耐性腸内細菌目細菌（CRE）や，治療困難緑膿菌（difficult-to-treat resistance *P.aeruginosa*），薬剤耐性アシネトバクターの増加が脅威になっている。 **Note** FNにおいても抗菌薬の適正使用は重要な課題である。
- ESBL（基質特異性拡張型 β-ラクタマーゼ）産生菌は，*E.coli* の15％程度，*K.pneumoniae*の5％程度ある。治療にはカルバペネム系薬が有効であり，ESBL産生菌定着例のFNでは最初からメロペネムを選択してもよいかもしれない。
- わが国では，腸内細菌目のカルバペネム系薬（メロペネム）耐性率は1％未満，緑膿菌では10％程度であり，カルバペネム耐性菌を標的とした経験的治療を行う必要性は低いだろう。
- わが国で問題になるのは，*E.coli*のレボフロキサシン耐性である（35％が耐性）。キノロン系薬は内服で唯一緑膿菌に対する活性がある薬剤であり，耐性株が増えるとFNの診療に支障が

第3章　副作用・有害事象

出る。

- FN発症リスクを評価せず，レボフロキサシンがルーチンで処方されているケースがある。キノロン系薬は*Clostridioides difficile*感染症の発症リスクが高く，予防投与には一定の慎重さが求められる。

> **Note**　本稿では，breakthrough infectionとしての真菌感染症，ウイルス感染症には言及しなかった。造血器腫瘍など長期の好中球減少が予測される疾患では，breakthrough infectionへの対策はとても重要である。

- 初期治療開始後，発熱などの臨床症状に基づいて抗真菌薬，抗ウイルス薬を開始することを**経験的治療**（empiric therapy）とよび，追加して血清マーカーや胸部CTでの肺炎像を確認して投与開始する戦略を**先制攻撃的治療**（pre-emptive therapy）とよぶ。一般的に，先制攻撃的治療のほうが抗微生物薬の使用量を削減できる。

専門医へのコンサルトのタイミング

- 高度に耐性化した細菌を検出した例。特に，**カルバペネム耐性菌**や**バンコマイシン耐性腸球菌（VRE）**の検出例では感染症医にコンサルトすべきである。

> **Note**　また，*Stenotrophomonas maltophilia*は弱毒菌だがカルバペネム系薬に自然耐性で，がん患者では重症化することもある。

- 真菌のbreakthrough infectionの対応時。深在性真菌症（血液培養でのカンジダ検出，侵襲性肺アスペルギルス症など）は対応が難しく，感染症医にコンサルトすべきである。

> **Note**　サイトメガロウイルス，水痘・帯状疱疹ウイルスなどの感染合併時もコンサルトしたほうがよい。

患者説明のポイント

- がん化学療法後1～2週間で好中球が減少すること，気道症状，悪寒・戦慄があれば迅速に連絡するように伝える。くり返しの

全身性

化学療法では，患者自身がその徴候に気づいてくれる。

- 好中球減少時は，**インフルエンザ**，**COVID-19**，**RSウイルス感染症**のいずれも重症化リスクがある。人混みを避ける，マスクの着用，手洗いなど，一般的な感染対策を指導する。
- 移植や急性白血病の強度の治療でなければ，魚の刺身など非加熱食品の摂取まで制限する必要はない。また，無菌室（陽圧空調個室）に隔離する必要もない。

【引用文献】

1) Kuderer NM, et al : Mortality, morbidity, and cost associated with febrile neutropenia in adult cancer patients. Cancer, 106 : 2258-2266, 2006 [PMID : 16575919]

2) Bodey GP, et al : Escherichia coli bacteremia in cancer patients. Am J Med, 81 : 85-95, 1986 [PMID : 3526883]

3) Yoshida M, et al : Analysis of bacteremia/fungemia and pneumonia accompanying acute myelogenous leukemia from 1987 to 2001 in the Japan Adult Leukemia Study Group. Int J Hematol, 93 : 66-73, 2011 [PMID : 21213127]

4) Kato H, et al ; Japan Adult Leukemia Study Group : Infectious complications in adults undergoing intensive chemotherapy for acute myeloid leukemia in 2001-2005 using the Japan Adult Leukemia Study Group AML201 protocols. Support Care Cancer, 26 : 4187-4198, 2018 [PMID : 29860713]

5) Smith TJ, et al ; American Society of Clinical Oncology : Recommendations for the Use of WBC Growth Factors: American Society of Clinical Oncology Clinical Practice Guideline Update. J Clin Oncol, 33 : 3199-3212, 2015 [PMID : 26169616]

6) National Comprehensive Cancer Network : NCCN Guidelines Version ; Management of Neutropenia version 1.2022 (https://www.nccn.org/professionals/physician_gls/pdf/growthfactors.pdf) (閲覧には登録が必要)

7) Aapro MS, et al ; European Organisation for Research and Treatment of Cancer : 2010 update of EORTC guidelines for the use of granulocyte-colony stimulating factor to reduce the incidence of chemotherapy-induced febrile neutropenia in adult patients with lymphoproliferative disorders and solid tumours. Eur J Cancer, 47 : 8-32, 2011 [PMID : 21095116]

8) Klastersky J, et al : The Multinational Association for Supportive Care in Cancer risk index: A multinational scoring system for identifying low-risk febrile neutropenic cancer patients. J Clin Oncol, 18 : 3038-3051, 2000 [PMID : 10944139]

9) Carmona-Bayonas A, et al : Prognostic evaluation of febrile neutropenia in apparently stable adult cancer patients. Br J Cancer, 105 : 612-617, 2011 [PMID : 21811253]

第3章 副作用・有害事象

10) 日本臨床腫瘍学会：発熱性好中球減少症（FN）診療ガイドライン（改訂第3版）．南江堂，2024
11) Akiyama N, et al：Difference of compliance rates for the recommendations in Japanese Guideline on Febrile Neutropenia according to respondents' attributes: the second report on a questionnaire survey among hematology-oncology physicians and surgeons. Support Care Cancer, 30：4327-4336, 2022［PMID：35094140］
12) Aguilar-Guisado M, et al：Optimisation of empirical antimicrobial therapy in patients with haematological malignancies and febrile neutropenia（How Long study）：an open-label, randomised, controlled phase 4 trial. Lancet Haematol, 4：e573-e583, 2017［PMID：29153975］
13) Bucaneve G, et al：Gruppo Italiano Malattie Ematologiche dell'Adulto（GIMEMA）Infection Program：Levofloxacin to prevent bacterial infection in patients with cancer and neutropenia. N Engl J Med, 353：977-987, 2005［PMID：16148283］

【参考文献】
・日本臨床腫瘍学会：発熱性好中球減少症（FN）診療ガイドライン（改訂第3版）．南江堂，2024
・Taplitz RA, et al：Outpatient Management of Fever and Neutropenia in Adults Treated for Malignancy: American Society of Clinical Oncology and Infectious Diseases Society of America Clinical Practice Guideline Update. J Clin Oncol, 36：1443-1453, 2018［PMID：29461916］

第3章　副作用・有害事象

2

頻　度 ★
緊急度 ★★★

重症アナフィラキシー

ファーストタッチ

- 抗がん薬による重症アナフィラキシーのハイリスク薬，ハイリスクタイミングを知る。
- 医師と看護師が協力した早期発見の体制づくりが重要である。
- アドレナリン注射液0.5mL（＝0.5mg）の筋注がキードラッグ。
- アドレナリンの筋注と静注を間違えない。

重症アナフィラキシーの定義

- アナフィラキシーは重篤な全身性の過敏反応であり，急速に発現し，死に至ることもある。重症のアナフィラキシーは致死的になりうる気道・呼吸・循環器症状により特徴づけられるが，典型的な症状を伴わない場合もある[1]。
- 酸素飽和度≦92％，喘鳴，ショック（収縮期血圧が＜90mmHgまたはベースラインから30mmHg以上の低下），意識障害，失禁，自制外の腹痛のいずれかを認めた場合，重症アナフィラキシーと判断する。酸素化不良とショックが多い。

重症アナフィラキシーの予測

- 抗がん薬による重症アナフィラキシーにはハイリスク薬，ハイリスクタイミングがあるため，リスクに応じ，メリハリをつけて対応する。
- 重症アナフィラキシーを惹起する抗がん薬はプラチナ系（シスプラチン，カルボプラチン，オキサリプラチン），タキサン系（ドセタキセル，パクリタキセル），静注用チロシンキナーゼ阻害薬の一部にほぼ限定されている。
- 特にカルボプラチンとパクリタキセルが原因となることが多い（表1）[2]。

第3章 副作用・有害事象

Note 今後，分子標的薬の普及により新たなハイリスク薬が増える可能性もある。

- 薬剤によるほとんどのアナフィラキシーは，**初回投与時が最もリスクが高く，遅くとも3回目までの投与で生じる**（**図1右**）[2]。
- 逆に，プラチナ製剤は累積投与回数が増加すると重症アナフィラキシーのリスクが高くなり（**図1左**），10回目以降の投与では投与1回あたりの重症アナフィラキシーの可能性が1.5％を超える。

Note 成書では抗がん薬初回投与のみをハイリスクとしている場合が多いため，注意が必要である。

表1 横浜市立大学附属病院における88,200件の抗がん薬投与の解析

抗がん薬	累積投与回数	患者数	重症アナフィラキシー
カルボプラチン	5,581	1,037	10
パクリタキセル（水溶性）	8,894	1,034	9
セツキシマブ	5,239	326	1
トラスツズマブ（非結合型）	2,903	166	1
ドセタキセル	2,079	520	1
その他	93,119	9,803	0

〔Horita N, et al：Cancer Med, 10：7174-7183, 2021より〕

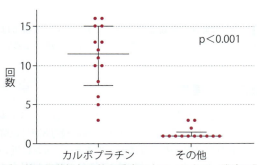

図1 抗がん薬の累積投与回数と重症アナフィラキシー発症の関係
〔Horita N, et al：Cancer Med, 10：7174-7183, 2021より〕

全身性

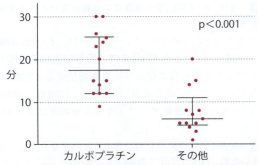

図2 抗がん薬の投与開始から重症アナフィラキシー発症までの時間
〔Horita N, et al：Cancer Med, 10：7174-7183, 2021より〕

- 婦人科のカルボプラチン＋パクリタキセル療法は回数制限がなく，有効で副作用が許容範囲である限り継続される。このレジメンは婦人科がんのキーレジメンだが，**パクリタキセルの初回投与，カルボプラチンの10回目以降の投与，いずれもがハイリスク**であり，頻繁に重症アナフィラキシーを惹起する。

  Note 婦人科医師は重症アナフィラキシー対応に精通する必要がある（実際，婦人科医師は重症アナフィラキシー対応に慣れている）。

- 重症アナフィラキシーは一般に**投与開始から10分以内に発現する**が，プラチナ製剤では10分以降に発現したケースが多い（図2）[2]。

  Note 投与開始から発現までの時間に関しても，成書では10分以内のみをハイリスクとしている場合が多いため注意が必要である。

看護師との連携

- 現実的に許容される看護負担内で早期発見できるシステムづくりが大切である。例えば，①プラチナ製剤の投与8回目以降，タキサン系薬剤の初回投与の患者はナースステーションに近い病室に配置する，②タキサン系薬剤の初回投与は投与開始後10分間，患者を観察する，③プラチナ製剤の投与8回目以降は投与開始

第 3 章　副作用・有害事象

表2　抗がん薬による重症アナフィラキシーリスク分類

分　類	薬剤/累積投与回数	ソファ/ベッドの選択	患者への事前説明
A.　高リスク群 0.5％以上	プラチナ系8回目以降 タキサン系初回 セツキシマブ初回	必ずベッド	必要
B.　中リスク群 0.05％以上 0.5％未満	プラチナ系7回目まで タキサン系2〜3回目 静注チロシンキナーゼ 阻害薬の一部1〜3回目	可能なら ベッド	必要
C.　低リスク群 0.05％未満	上記以外	ベッド不要	不要

・%は投与1回あたりの重症アナフィラキシー発症率
・プラチナ系：シスプラチン，カルボプラチン，オキサリプラチン
・タキサン系：ドセタキセル，パクリタキセル
・静注チロシンキナーゼ阻害薬の一部：トラスツズマブ（ハーセプチン®），
トラスツズマブ・エムタンシン（カドサイラ®），セツキシマブ（アービタックス®）

20分後に血圧と酸素飽和度を測定する——などが挙げられる。

Note　当院では，表2のリスク分類を作成している。ハイリスク患者は（ソファではなく）救急対応が行いやすく，ナースステーションに近いベッドに配置している。

- 患者は症状を自覚しても，多忙な看護師に遠慮してナースコールを押さないことがあるため，ハイリスク患者にはアナフィラキシーの症状を説明しておく。なお，当院ではラミネートした説明書きを使っている。

重症アナフィラキシー発生時の対応

- 前述したハイリスク薬投与後のハイリスク時間帯にショック・呼吸不全になった場合，検査前確率9割以上が重症アナフィラキシーであるため，鑑別のための検査はオーダせず，問診と身体所見のみで直ちに治療開始する。

全身性

■ アドレナリン

- キードラッグは**アドレナリン注射液0.5mL**〔＝0.5mg，体重 50kg未満は減量（40kgは0.4mL）〕の**筋注**である。

  Note 2014年の『アナフィラキシーガイドライン』における記載 は0.3mLであったが，0.5mLへと増量された。

- 日本麻酔科学会では**「麻酔中に発生する」**アナフィラキシーに 対して，静脈路が確保されている場合には，**アドレナリン静脈 投与**を第一選択として推奨している[3]。しかし，モニタリング 状況やカテコラミンの習熟度が異なるため，がん治療医は**筋肉 内注射**を選択すること。

- アドレナリンの筋注を含む適切な対応が行われれば，転帰は良 好である。

  Note アドレナリンは使い慣れないと不安に感じやすい薬剤だが， 頻脈以外の目立った副作用の実感はない。

- 予防接種などの筋注一般は上腕上部を使うが，**アナフィラキ シーへの対応では大腿外側の筋注**が好まれる。

  Note 上腕上部より的が広く緊急時に打ちやすいこと，状況的に 大腿の露出が難しくないことなどが理由だろう。

（1）アドレナリンの2回目以降の投与

- アドレナリンを投与して10〜15分程度経過しても血圧・呼吸状 態が不安定である場合は，2回目の投与を行う。

- 3回以上のアドレナリン筋注で改善せず，4回目が必要になるこ とはまれである。この場合は，集中治療室での**アドレナリン持 続投与**（0.05〜0.2μg/kg/分）を検討する。

（2）アドレナリン使用時における注意点

- アドレナリンにはシリンジタイプの製剤もあり，この場合， キャップを外して三方活栓に差し込みたくなる。くれぐれも**急 速静注しないこと**（図3）。

  Note 心肺蘇生時における3分ごとのアドレナリン急速静注の使 用頻度が高いため，アドレナリンを見ると急速静注したくなる医師 が多い。アナフィラキシーに対してアドレナリンを急速静注すると， 致死性不整脈の大事故となるため注意が必要である。

- アナフィラキシーの腹部症状として強い**便意**がある。典型的に

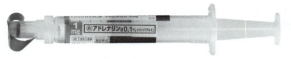

図3　シリンジタイプのアドレナリン
〔テルモ株式会社：医療関係の皆様向け情報より〕

は，血圧が低下してアドレナリンを投与している最中に「大きいほうがしたいので，トイレに行かせてください」と患者が訴える。しかし，ショック時の立位・座位は症状を重篤にするため，患者は嫌がるが，おむつかベッドパンで我慢してもらう。血圧がある程度回復していれば，看護師立ち合いのもと個室内のトイレを許可できる。

全身ステロイド，抗ヒスタミン薬

- 治療薬剤として，『アナフィラキシーガイドライン2022』には「第一選択：アドレナリン，第二選択：全身ステロイド，H_1およびH_2受容体拮抗薬」との記載があるが[1]，はじめの数時間は第二選択薬による救命効果はない。
- 第二選択薬は，制吐作用・抗アレルギー作用を期待してレジメンの前投薬に使われていることも多く，重複投与が何となく気になる。アドレナリン筋注，補液，酸素，体位確保を優先し，第二選択薬は手が空いてから落ち着いて考えればよい（図4）。もっとも，第二選択薬は倍量投与して大問題になる薬剤ではない。

専門医へのコンサルトのタイミング

- アドレナリンを3回打ってもバイタルサイン，呼吸状態，血圧，意識状態のいずれかの改善が不十分な場合，**アドレナリンの持続静脈注射が必要になる。**
- 一般診療科の医師にとってアドレナリンの持続静脈注射は慣れない治療であるため，救急医か麻酔科医にコンサルトする。
- コンサルトに時間がかかる場合，**アドレナリンの筋注を15分ごとに繰り返すことは可能である。**

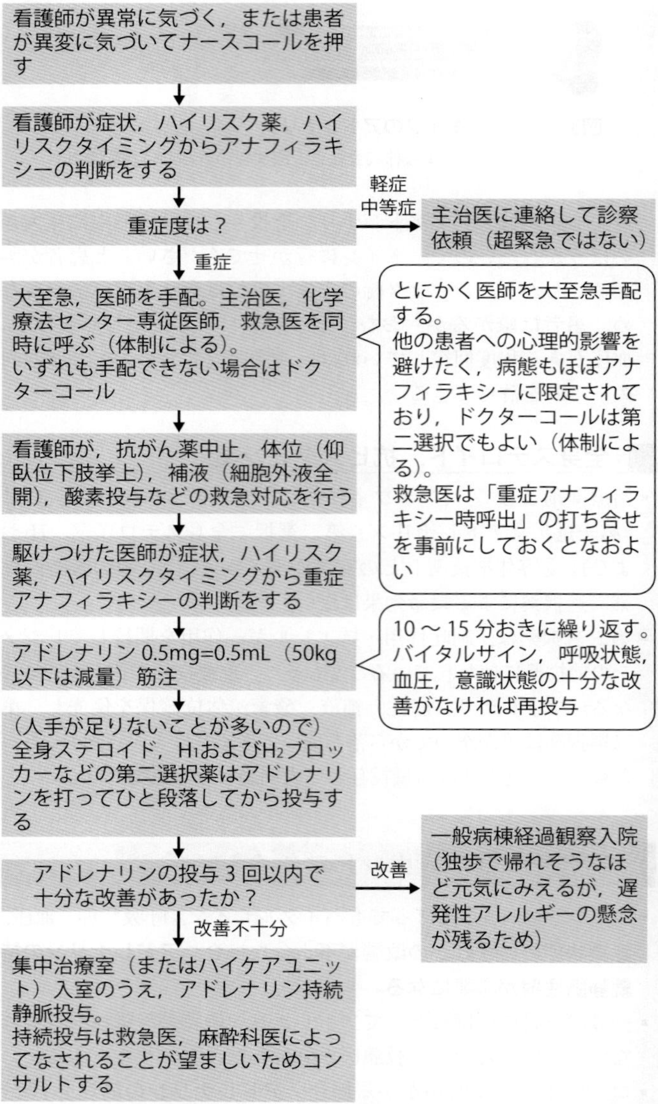

全身性

看護師が異常に気づく，または患者が異変に気づいてナースコールを押す

↓

看護師が症状，ハイリスク薬，ハイリスクタイミングからアナフィラキシーの判断をする

↓

重症度は？ →（軽症 中等症）→ 主治医に連絡して診察依頼（超緊急ではない）

↓重症

大至急，医師を手配。主治医，化学療法センター専従医師，救急医を同時に呼ぶ（体制による）。
いずれも手配できない場合はドクターコール

> とにかく医師を大至急手配する。
> 他の患者への心理的影響を避けたく，病態もほぼアナフィラキシーに限定されており，ドクターコールは第二選択でもよい（体制による）。
> 救急医は「重症アナフィラキシー時呼出」の打ち合せを事前にしておくとなおよい

↓

看護師が，抗がん薬中止，体位（仰臥位下肢挙上），補液（細胞外液全開），酸素投与などの救急対応を行う

↓

駆けつけた医師が症状，ハイリスク薬，ハイリスクタイミングから重症アナフィラキシーの判断をする

↓

アドレナリン 0.5mg=0.5mL（50kg以下は減量）筋注

> 10～15分おきに繰り返す。バイタルサイン，呼吸状態，血圧，意識状態の十分な改善がなければ再投与

↓

（人手が足りないことが多いので）全身ステロイド，H_1およびH_2ブロッカーなどの第二選択薬はアドレナリンを打ってひと段落してから投与する

↓

アドレナリンの投与3回以内で十分な改善があったか？ →（改善）→ 一般病棟経過観察入院（独歩で帰れそうなほど元気にみえるが，遅発性アレルギーの懸念が残るため）

↓改善不十分

集中治療室（またはハイケアユニット）入室のうえ，アドレナリン持続静脈投与。
持続投与は救急医，麻酔科医によってなされることが望ましいためコンサルトする

図4　当院化学療法センターにおける重症アナフィラキシー発生時のフローチャート

第3章 副作用・有害事象

患者への説明例

💬 **初期対応中**

● 「抗がん薬によるアレルギー反応が出てしまったようです
ね。血圧（呼吸状態）が悪くなって命にかかわる緊急の事
態なので、このまま横になっていてください。急にご気分
が悪くなってびっくりされたと思いますが、しっかり処置
すればすぐに元に戻るのでこのまま横になっていてくださ
い。便意が出ることがありますが、その場合はおむつで対
応しますので遠慮なくおっしゃってください。（血圧不安
定でトイレを希望した場合）立ち上がったり座ったりする
と血圧が下がって非常に危険ですので、いまの状況ではト
イレには行けません」

💬 **治療により改善がみられたとき**

● 「○○さんが協力してくださったおかげで、無事処置が終
わり、症状がとれました。いまは歩いて帰れるほど元気に
感じると思いますが、再度アレルギー症状が出ることがあ
ります。念のため今日は1泊入院して、明日帰宅しましょ
う。なお、今回アレルギーを起こした○○という薬は再度
アレルギーが出る可能性があるため、今後の投与は基本的
にできません。治療レジメンの変更については改めて主治
医から説明があると思いますので、今日は病棟のベッドで
ゆっくり休んでください」

【引用文献】
1) 日本アレルギー学会：アナフィラキシーガイドライン 2022. 2022（https://
www.jsaweb.jp/uploads/files/Web_AnaGL_2023_0301.pdf）
2) Horita N, et al : Severe anaphylaxis caused by intravenous anti-cancer
drugs. Cancer Med, 10 : 7174-7183, 2021 [PMID : 34505396]
3) 日本麻酔科学会：アナフィラキシーに対する対応プラクティカルガイ
ド. 2021（https://anesth.or.jp/files/pdf/response_practical_guide_to_
anaphylaxis.pdf）

第3章 副作用・有害事象

頻度 ★★
緊急度 ★★

3 電解質異常

ファーストタッチ

- がん患者の入院中や予約外受診などで頻度の高い異常は低ナトリウム血症，高カルシウム血症である。
- がん患者では，化学療法の影響などで食事摂取量に変動があることや，腫瘍に由来する病態などにより電解質異常を合併しやすい。
- 症状の有無を確認し，緊急性を判断しつつ鑑別を進める。
- 特にがん患者の場合には，病状や今後のがん治療方針の見通し，ADL・QOLなどへの影響も考慮しつつ適切な対応を検討できるとよい。

低ナトリウム血症

- 低ナトリウム血症は最も頻度の高い電解質異常で，細胞外液中の自由水がナトリウムに対して過剰となっている状態である。

定義・重症度

- 血清ナトリウム濃度が135mEq/L（135mmol/L）未満への低下と定義されている。
- 発症からの時間経過として，48時間未満では急性，48時間以上（または経過不明）では慢性と定義されている。
- 重症度は，血清ナトリウム濃度が**125mEq/L未満を重度，125mEq/L以上130mEq/L未満を中等度，130mEq/L以上135mEq/L未満を軽度**と定義されている。

症状

- 中等度では，悪心，錯乱，頭痛などが出現する。
- 重度では，嘔吐，傾眠，けいれん，昏睡（GCS≦8），反射亢進などが出現する。

第3章　副作用・有害事象

■ 鑑別の手順

- 鑑別については，非がん患者と同様に行う。

  Note　ただし，特に高齢者では複数の要因があることも少なくなく，明確な鑑別が難しい場合もある。

(1) 血漿浸透圧の測定

- 高張性と等張性の除外を行う。**血漿浸透圧＞295mOsm/kg H₂Oの場合は高張性，＜280mOsm/kg H₂Oの場合は低張性，その間が等張性**である。

- **高張性低ナトリウム**：浸透圧に関与する物質（高血糖，マンニトール，造影剤など）が血漿内にある場合。

- **等張性低ナトリウム**：浸透圧に関与する物質（高血糖，マンニトール，造影剤など）が血漿内にある場合と，高脂血症・高タンパク血症などの固形成分増加による**偽性低ナトリウム血症**である場合。

  Note　偽性低ナトリウム血症は，血清中のタンパク質・脂質の増加による血漿中の水分減少により生じたものであり，低ナトリウム血症ではない。

- 高血糖の場合，正常の血糖（blood sugar：BS）100mg/dL＋100mg/dLごとにナトリウムが1.6mmol/Lずつ低下する。さらに，BS 400mg/dLを超えると，ナトリウムは2.4mmol/Lずつ低下する。

(2) 尿浸透圧（Uosm）の測定

- Uosm≦100mOsm/L：多尿やナトリウム摂取不足を疑う。
- Uosm＞100mOsm/L：抗利尿ホルモン（antidiuretic hormone：ADH）分泌亢進による自由水排泄障害を疑い，尿ナトリウム濃度を測定し，細胞外液量の評価を行う。

(3) 尿ナトリウム濃度の測定

- 尿ナトリウム＜30mmol/L：有効循環血液量の減少を疑う。
- 尿ナトリウム≧30mmol/L：利尿薬の使用や腎不全の合併の有無を確認する。

(4) 細胞外液量の臨床的な評価

- 明らかに増加：心不全，肝硬変，ネフローゼ症候群などを疑う。
- 明らかに減少：嘔吐・下痢，利尿薬の使用，塩類喪失性腎症，

全身性

原発性副腎不全などを疑う。

- **正常**：抗利尿ホルモン不適合分泌症候群（SIADH）（表），続発性副腎不全，甲状腺機能低下症などを疑う。
- 細胞外液量が正常の低ナトリウム血症では，副腎機能，甲状腺機能は忘れずに確認する。
- SIADHを引き起こす疾患は多数あり，**中枢神経系疾患**（脳炎，脳梗塞・脳出血，脳腫瘍，頭部外傷），**肺炎を含む肺疾患**，**薬剤**，**異所性バソプレシン（AVP）産生腫瘍**などがある。

  Note 頻度の高い異所性AVP産生腫瘍としては，肺がん，膵がん，胸腺腫，前立腺がんなどがあり，肺がんのなかでも小細胞肺がんは最も頻度が高い。

- 異所性AVP産生腫瘍では，治療介入により腫瘍の縮小効果が認められればSIADHの改善も期待できる。
- 参考所見として，血清尿酸値は5mg/dL以下であることが多い[1]。
- 尿中尿酸排泄率（FEUA）>10～12%は，SIADHを支持する所見であるという報告もある[2]。

表　SIADHの診断基準

Ⅰ．主症候
脱水の所見を認めない

Ⅱ．検査所見
1　血清ナトリウム濃度は135mEq/Lを下回る
2　血漿浸透圧は280mOsm/kgを下回る
3　低ナトリウム血症，低浸透圧血症にもかかわらず，血漿バソプレシンが抑制されていない
4　尿浸透圧は100mOsm/kgを上回る
5　尿中ナトリウム濃度は20mEq/L以上である
6　腎機能正常
7　副腎皮質機能正常
8　甲状腺機能正常

≪診断基準≫　確実例：ⅠおよびⅡのすべてを満たすもの

〔間脳下垂体機能障害と先天性腎性尿崩症および関連疾患の診療ガイドライン作成委員会，他：日本内分泌学会雑誌，99：1-171，2023より〕

第3章　副作用・有害事象

治療・対応

（1）症候性の場合

- 生理食塩液もしくは3％高張食塩水の投与により補正を行う。3％高張食塩水では過剰補正となるリスクがあるため（その場合は5％グルコース投与による逆補正を要する），中等度以下の場合には生理食塩液の投与から開始して調整することもある。

- 急激な補正は浸透圧性脱髄症候群のリスクとなるため十分な注意が必要である。補正速度は血清ナトリウム濃度上昇を24時間で10mEq/L以下，48時間では18mEq/L以下とする。1日で6mEq/Lまでの速度が安全である。

- 補液にて補正を開始する際には2時間ごとの採血で頻回なモニタリングを行う。

（2）無症候性の場合

- 飲水制限，ナトリウム補充（NaCl内服または生理食塩液の補液），補液を行っている場合にはまずはその見直しなどを検討する。

- SIADHに伴う低ナトリウム血症に対しては，水分制限・ナトリウムの補充などで改善が得られない場合に，V_2受容体拮抗薬であるトルバプタン（サムスカ®）の使用も検討される（2020年6月に承認）。

高カルシウム血症

- 症状の出現は，血液検査のカルシウムの数値よりもカルシウム上昇速度による。

- 至急の補正が必要な場合は，意識障害，腎不全，血清カルシウム濃度＞14mg/dLもしくは＞12mg/dLで脱水がある場合などである。症候性であれば，低ナトリウム血症と同様に速やかに治療を開始する。

- がん患者の高カルシウム血症の原因の頻度として，腫瘍の副甲状腺ホルモン関連タンパク（PTHrP）産生によるものが80％，骨転移によるものが20％とされる[3]。進行がんではしばしばみられる合併症である。

全身性

- PTHrPによる高カルシウム血症は，特に扁平上皮組織型の腫瘍で頻度が高い[4]。
- 高カルシウム血症では，原因にかかわらず高度の脱水状態にあるため，まずは生理食塩液を基本とした十分な補液を行う。

症状

- 口渇感，多飲・多尿，疲労感，脱力感，食欲不振，便秘など非特異的である。
- 重症では悪心・嘔吐，意識障害（傾眠，昏睡，せん妄など），腸閉塞などをきたすこともある。

診断と評価

- 血液検査をみる際は，補正カルシウム値を計算して評価を行う。

補正Ca濃度（mg/dL）=
血清Ca値（mg/dL）+〔4−血清アルブミン値（g/dL）〕

＊Ca正常値は8.8〜10.4mg/dL

- STEP1：問診とお薬手帳の確認により，薬剤性高カルシウム血症の可能性の有無を検討する。

  Note　高齢者では，骨粗鬆症に対する活性型ビタミンD製剤（アルファカルシドールなど）やカルシウム製剤を服用している頻度が高い。高カルシウム血症の原因となり得る薬剤は他に，チアジド系利尿薬，テオフィリン，大量のビタミンA，炭酸リチウムなどがある。もしこれらの内服があれば，直ちに休薬する。

- STEP2：血清intact PTHを測定し，原発性副甲状腺機能亢進症を除外する。
- STEP3：血清PTHrP，血清1,25水酸化ビタミンDも確認し鑑別を進める。

（1）血清intact PTHが低値で，かつ血清PTHrPが測定感度以上

- 悪性腫瘍（扁平上皮がんに多い）からのPTHrP過剰産生を考える。

第3章　副作用・有害事象

(2) 血清PTHrPの上昇なし，血清1,25水酸化ビタミンD低値の場合
- 悪性腫瘍の骨転移や多発性骨髄腫による全身性の骨吸収亢進に伴う高カルシウム血症の可能性を考える。

■ 治療（使用頻度の高いもの）

(1) 生理食塩液の十分な補液
- 2～4L/日を目安に行う。尿量は200mL/時を確保する。3日間程度で経過をみて適宜減量していく。

  Note 利尿薬を併用する際は，脱水の悪化に十分注意する。

(2) エルカトニン（エルシトニン®などの合成カルシトニン誘導体製剤）
- 40単位を1日2回，筋注もしくは静注で3日間投与する。静注の場合は1～2時間かけて投与する。
- エルカトニンは即効性があり，4～6時間以内に効果がみられるが，受容体のダウンレギュレーションにより効果が減弱するため，効果の持続は24～48時間とされる。

  Note 傍腫瘍症候群による高カルシウム血症は通常，一時的なものではないため，効果が出るまで48時間程度かかるビスホスホネート製剤の併用を行うことが多い。

(3) ビスホスホネート製剤（ゾメタ®など）
- 4mg＋生理食塩液100mLを静注で15分以上かけて単回投与する。急速に投与すると**急性尿細管壊死**を起こすリスクがあるため，もともと腎機能が悪い場合にはできるだけゆっくり滴下する。
- 効果発現までは24～72時間かかり，効果は1週間程度持続するとされており[5]，遷延性の低カルシウム血症には十分注意が必要である。再投与を行う場合には少なくとも1週間あける。
- ビスホスホネート製剤の初回投与時に，発熱，筋痛，骨痛，関節痛，全身倦怠感などの**急性期反応**を起こすことがある。これらの症状は一過性で通常治療を必要とせず，必要に応じ解熱鎮痛薬を使用する。
- 長期的には，骨転移病変がある場合，未使用であれば**デノスマブ**（ランマーク®などの抗RANKLモノクローナル抗体製剤）

145

全身性

の開始も検討する。
- ビスホスホネート製剤や抗RANKLモノクローナル抗体製剤の（特に繰り返し）投与に伴い，有害事象として**顎骨壊死**のリスクがある。歯科受診にて口腔内衛生環境の評価を行い，歯科処置・治療を要する場合にはできる限り投与前に済ませるようにする。

(4) 透析
- 体液過剰時や無尿の場合に考慮する。

専門医へのコンサルトのタイミング

- 電解質補正を試みてもうまくいかない場合や，補正に慣れていない場合には内分泌代謝内科医や腎臓内科医に相談する。

患者への説明例

> 化学療法中に体調不良もしくは何らかの症状が出現し，電解質異常が原因と推定された場合

- 「今回，身体のなかの電解質（○○）という物質のバランスが崩れていることが，体調不良や●●の症状を起こした一因と考えられますので，入院して治療を行います。症状の一部は，点滴や飲み薬などの治療で電解質のバランスを整えることで良くなる可能性がありますので，治療を続けながら改善がみられるか，様子をみていきます」

【引用文献】
1) 間脳下垂体機能障害と先天性腎性尿崩症および関連疾患の診療ガイドライン作成委員会，他：間脳下垂体機能障害と先天性腎性尿崩症および関連疾患の診療ガイドライン2023年版. 日本内分泌学会雑誌, 99：1-171, 2023
2) Bassi V, et al：The Role of Fractional Excretion of Uric Acid in the Differential Diagnosis of Hypotonic Hyponatraemia in Patients with Diuretic Therapy. Cureus, 12：e7762, 2020 [PMID：32455079]

3) Mirrakhimov AE : Hypercalcemia of Malignancy: An Update on Pathogenesis and Management. N Am J Med Sci, 7 : 483-493, 2015 [PMID : 26713296]

4) Burtis WJ, et al : Immunochemical characterization of circulating parathyroid hormone-related protein in patients with humoral hypercalcemia of cancer. N Engl J Med, 322 : 1106-1112, 1990 [PMID : 2320080]

5) Body JJ, et al : A dose-finding study of zoledronate in hypercalcemic cancer patients. J Bone Miner Res, 14 : 1557-1561, 1999 [PMID : 10469284]

第3章　副作用・有害事象

4 腫瘍崩壊症候群

頻　度 ★
緊急度 ★★★

ファーストタッチ

- 薬剤感受性の高い腫瘍は一般的に増殖スピードが速く，腫瘍量が多いため，抗がん薬が投与されると一挙にアポトーシスに陥ることで内容物が大量に血中に流入し，高尿酸血症，電解質異常，腎障害から多臓器不全をきたし，時として致死的になる。
- この一連の病態を**腫瘍崩壊症候群**（tumor lysis syndrome：TLS）とよび，その診断法や予防法，治療法について述べる。

TLSとは

- TLSは腫瘍細胞の急速な崩壊により，細胞内の代謝産物である**核酸，タンパク，リン，カリウム**などが血中へ大量に放出されることによって引き起こされる代謝異常の総称である。
- TLSは，臨床検査値異常に基づく**Laboratory TLS**と，Laboratory TLSに加えて生命を脅かす腎不全，不整脈，けいれんが出現しており，直ちに積極的な治療介入が必要なTLS，すなわち**Clinical TLS**の2つに分けて定義される。
- Laboratory TLSは，**高尿酸血症，高カリウム血症，高リン血症のうちいずれか2つ以上の代謝異常が，抗がん薬治療開始の3日前から7日後までに起こった場合**と定義される。

病態

- TLSは悪性リンパ腫や急性白血病などの造血器腫瘍において認められることが多いが，腫瘍量が多い，あるいは化学療法や放射線治療に対する感受性が高い場合には，固形腫瘍でも腫瘍細胞が急速に崩壊してTLSが出現することがある。

  Note　分子標的薬によるTLSの報告例もある。

- 腫瘍細胞が崩壊する際，細胞内に存在する核酸，リン，カリウ

148

第3章　副作用・有害事象

ム，サイトカインが血中へ放出され，それらの代謝産物は通常，尿中に排泄される。しかし，腫瘍細胞が急速に崩壊した場合，尿中排泄能を超えた大量の代謝産物が急激に血中へ放出されることになり，高尿酸血症，高カリウム血症，高リン血症，低カルシウム血症となって，TLSの種々の病態が生じる。

高尿酸血症

- 高尿酸血症で尿のpHが下がると，腎臓の集合管で尿中からの尿酸結晶が析出しやすくなり，尿酸結晶が尿細管に沈着すると尿細管閉塞から急性腎不全に至る。
- また，尿酸上昇による腎血管収縮，腎血中濃度の低下，腎血流量の自己調節機能の障害，酸化促進，炎症誘発も急性腎障害の発症に関与する。

高カリウム血症

- 高カリウム血症は化学療法開始から6時間以内に起こり，心室性頻拍，心室細動，心停止など致死的不整脈を誘発し，筋けいれん，感覚異常などの神経・筋症状（テタニー，感覚異常，筋攣縮など）が出現する。

高リン血症・低カルシウム血症

- 血中リン濃度が上昇すると尿細管でリン酸カルシウムの析出が起こり，急性腎不全を生じ，悪心・嘔吐，下痢，傾眠，けいれんなどが出現する。
- また，リン酸カルシウムの過度な析出から，二次的な低カルシウム血症が生じ，神経・筋症状，不整脈，低血圧，心不全，けいれんが出現し，重篤な場合は突然死することもある。

TLS評価の手順

- TLSのリスク評価は，①Laboratory TLSの有無，②疾患によるTLSリスク分類，③腎機能によるTLSリスク調節――の3ステップで実施される。

149

全身性

- Laboratory TLSが認められたら，Clinical TLSの有無を判定する。
- Clinical TLSの場合，臓器障害の治療を開始するとともにTLSの治療を開始する。
- Laboratory TLSのみの場合，TLSの治療を開始する。
- 定期的に診断基準の項目を再検し，Laboratory TLSに至っていないか繰り返し判定する。

固形腫瘍におけるTLS

- 固形腫瘍全体ではTLSは低リスクで，発症率は1％未満とされているが，神経芽腫，小細胞肺がん，胚細胞腫瘍などの化学療法高感受性腫瘍かつ腫瘍量が多い場合は中間リスクで，発症率は1～5％である。
- リスク因子として，①腫瘍量が多いこと，②肝転移，③LDH高値または尿酸値上昇，④化学療法高感受性，⑤治療前からの腎機能障害，⑥腎毒性のある薬剤での治療，⑦感染，脱水などの併存——が報告されており，これらの因子が1つ以上あると認められれば中間リスクと分類する。
- 固形腫瘍のTLSは造血器腫瘍のTLSとは違い，発症頻度は低いが，それ以外に発症時期，死亡率の違いもある。
- 固形腫瘍においては，化学療法前より自然経過でTLSを起こすSpontaneous TLSが31％を占めている。固形腫瘍のTLSによる1カ月以内の死亡率は44％と高く，特に急性腎不全で死亡するケースが多い。

  Note 固形腫瘍におけるTLSの頻度が低いため，予防的措置やモニタリングが軽視されることによる処置の遅れが関与している可能性がある。

- TLSの予防には，十分なモニタリングを行うことが重要であり，治療は造血器腫瘍に準ずる。低リスクでは通常の補液を行い，中間リスクでは大量補液を行ったうえでフェブキソスタットあるいはアロプリノールを併用することが推奨される。
- TLSを発症した場合の治療は，大量補液および利尿，電解質補

第3章　副作用・有害事象

正，フェブキソスタット，アロプリノールおよびラスブリカーゼによる高尿酸血症の治療，透析治療を含めた急性腎不全の管理が必要となる。

血液疾患におけるTLS

多発性骨髄腫

- TLSの発症率は1％程度であることから低リスク疾患に分類されていたが，新規薬剤の導入によりTLSの発症例の報告も増加している。

  Note　一部の薬剤については個々の適正使用ガイドにTLS予防が言及されており，そちらの参照が必要である。

白血病

（1）慢性骨髄性白血病（CML）

- CMLはチロシンキナーゼ阻害薬（tyrosin kinase inhibitor：TKI）による治療が行われるようになり，TLSの発症率が低いことから低リスク疾患に分類する。
- しかし，特に移行期，急性転化期のCMLではTKIによるTLSが出現することが報告されており，注意が必要である。

（2）慢性リンパ性白血病（CLL）

- CLLも低リスク群に相当していたが，新規薬剤として抗CD20抗体，BCL-2阻害薬，ブルトンチロシンキナーゼ（BTK）阻害薬などが開発され，臨床応用がなされており，特にBCL-2阻害薬であるベネトクラクスにおけるTLS発症率は他剤と比較しても高率であり注意が必要である。
- 添付文書に詳細な管理方法が記載されているが，リツキシマブとベネトクラクスの併用療法において，用量漸増期では20～400mg/日まで1週間ごとにベネトクラクスの増量を行い，400mg/日の維持投与に移行する。リツキシマブは，腫瘍量が減弱した維持投与期に入ってからの投与が推奨されている。

全身性

Note これらの点を踏まえ，CLLでは中等度腫瘍量以下の症例は低リスク疾患，高腫瘍量の症例は中間リスク疾患とし，TLS発症率が比較的高い薬剤の使用においては，それぞれ1つずつリスクを上げる一方で，ベネトクラクスの使用は腫瘍量に関係なく高リスク疾患と考えるべきである。

(3) 急性白血病

- 急性白血病は，**急性骨髄性白血病（AML）**，**急性リンパ性白血病（ALL）およびバーキット白血病**の3群に分けて考える。ALLもしくはバーキット白血病では高いTLS発症率を示す。

- 腎障害がTLS発症率を上昇させることは明らかであることから，低リスク疾患においては腎機能障害を有するか，腎臓に腫瘍が浸潤している症例では中間リスク疾患と分類し，中間リスク疾患においては腎機能障害を有するか，腎臓に腫瘍が浸潤している症例では高リスク疾患に分類する。

①AML

- TLSの発症リスク因子として，末梢血白血球数，血清LDH値が指摘されており，AMLにおけるTLS発症率は3.4〜17％と報告されている。

- 白血球数が25,000/μL未満でLDHが施設基準の2倍未満であれば低リスク疾患，LDHが施設基準の2倍以上であれば中間リスク疾患に分類する。

- 白血球が25,000/μL以上100,000/μL未満の群は，LDHの値にかかわらず中間リスク疾患，白血球数が100,000/μL以上であれば高リスク疾患に分類する。

②ALL

- TLSの発症率は，B細胞性ALL（B-ALL）では26.4％と報告されている。

- ALLでは低リスク疾患の設定は行わず，白血球数が100,000/μL未満でLDHが施設基準の2倍未満であれば中間リスク疾患，LDHが施設基準の2倍以上であれば高リスク疾患，白血球数が100,000/μL以上であればLDHの数値にかかわらず高リスク疾患に分類する。

第3章　副作用・有害事象

③バーキット白血病

- TLSの発症率は8.4％と報告されている。
- バーキット白血病は高いTLS発症率を示すことから，白血球数，LDH値にかかわらず，**高リスク疾患に分類する**。

（4）悪性リンパ腫

- 悪性リンパ腫はWHO分類で100近い病理分類があるが，TLSのリスク分類も病理診断によって区別されている。
- 低悪性度リンパ腫をはじめとする**緩徐進行型リンパ腫**は低リスク疾患，**びまん性リンパ腫**など急速に腫瘍が増大するものは中間リスク疾患，極めて増殖の速い**バーキットリンパ腫**と**リンパ芽球性リンパ腫**は高リスク疾患に分類されていたが，臨床病期とLDH値〔びまん性大細胞型B細胞リンパ腫（DLBCL）では施設基準値上限を超える，バーキットリンパ腫では施設基準値上限の2倍以上〕を加味してさらに詳細に分類するようになった。
- DLBCLおよび末梢性T細胞リンパ腫などは，LDHが正常範囲内であれば低リスク疾患，正常を超えても**バルキー（bulky）病変**（腫瘍径10cm以上）がなければ中間リスク疾患，正常を超えてbulky病変が存在すれば高リスク疾患に分類される。

  Note　バーキットリンパ腫とリンパ芽球性リンパ腫は，限局期と進行期に分けて分類されている。

- 限局期でありLDHが施設基準値上限の2倍未満であれば中間リスク疾患であるが，2倍以上であれば高リスク疾患とされる。進行期はすべて高リスク疾患である。

▶ TLSの治療法

- TLSは発症予防が最も重要である。
- しかし，治療開始前にすでに高尿酸血症や腎機能障害をきたしている例や，TLSの予防実施中にもかかわらずTLSを発症した症例に対しては，多角的な治療を行う必要がある。

■ 大量補液

- 大量補液は血管内ボリュームを増大し，腎血流量と糸球体濾過

4

腫瘍崩壊症候群

153

全身性

量を増加させる。これによりアシドーシスと乏尿を改善し，尿酸やリンの尿中への排泄を増加させる。

- 補液量は3,000mL/m²/24時間以上が推奨され，尿量を100mL/m²/時以上，尿比重を≦1.010に保つことを目標とする。
- 補液製剤は，**生理食塩液**もしくは**0.45%食塩水**などのカリウムおよびリン酸を含まない製剤を用いる。

■ 利尿薬

- 尿量が維持できない場合は利尿薬を使用する。ただし，脱水・腫瘍による**尿路閉塞の有無**をあらかじめ評価しておく必要がある。
- 利尿薬として，一般的には**ループ利尿薬**（フロセミド）もしくは**マンニトール**が用いられる。

■ 尿のアルカリ化の是非

- 従来は尿酸の尿中への排泄を促進することを目的として尿のアルカリ化を行うことが一般的であったが，現在ではTLSの治療における尿のアルカリ化は推奨されない。

■ 高尿酸血症の治療

- 高尿酸血症の治療には，尿酸生成阻害薬である**フェブキソスタット**，**アロプリノール**，尿酸分解酵素薬である**ラスブリカーゼ**の3剤を選択することができる。

（1）フェブキソスタット

- すでに生成されている尿酸を低下させる作用をもたないため，化学療法開始24〜48時間前に投与を開始する必要がある。
  Note がん化学療法に伴う高尿酸血症に対し保険適用されている。
- 腎臓で代謝されることが少ないため，軽度〜中等度の腎機能障害時でも用量調整が不要で安全性が高い。
- メルカプトプリン，アザチオプリンは併用禁忌となっている。

（2）アロプリノール

- 尿酸の前駆体であるキサンチンの濃度を上昇させるため，**キサンチン腎症**を発症する可能性がある。
- メルカプトプリン，アザチオプリン，ビダラビン，キサンチン

第3章　副作用・有害事象

系薬などの代謝を阻害するため，これらの薬剤の用量調節が必要となる。

Note TLSに対する保険適用はない。

(3) ラスブリカーゼ

- 尿酸を尿中溶解度の高いアラントインに速やかに代謝し，血中尿酸濃度を急速に低下させる。
- 酵素製剤であるため，投与時の過敏反応には注意が必要である。また，抗体産生の報告があり，再投与は認められていない。
- 処方時の使用歴確認，他院紹介時の使用歴の明記・伝達が必要である。

Note 0.2mg/kgを1日1回30分以上かけて点滴静注し，投与期間として最大7日間が保険適用されている。

■ 高カリウム血症の治療

- 中等度かつ無症候性高カリウム血症では，カリウムの投与を中止し，心電図モニタリングをしながら**ポリスチレンスルホン酸ナトリウム**を投与する。
- 高度かつ/または症候性では，中等症の治療に加えて，グルコン酸カルシウム，グルコース・インスリン（GI療法），重炭酸ナトリウム，腎機能代替療法を検討する。

Note TLSでは急激にカリウム値が変化するため，TLS発症患者，急性腎障害患者では4～6時間ごとのカリウム測定と心電図モニタリングを行い，直ちに透析などの腎機能代替療法を開始できる体制を整えておくことが重要である。

■ 高リン血症と低カルシウム血症の治療

- 中等度の高リン血症ではリン酸ナトリウム補正液静注の中止と，高リン血症治療薬（水酸化アルミニウム，炭酸カルシウムなど）の投与で治療する。
- 高度の高リン血症では，**腎機能代替療法**が必要である。
- 低カルシウム血症で症候性となった場合，心電図モニタリングしながら**グルコン酸カルシウム50～100mg/kgを緩徐に静注**する。

155

全身性

■ 腎機能代替療法

- 腎機能代替療法の早期導入は，TLSに伴うプリン代謝産物の除去，高リン血症，高カリウム血症，低カルシウム血症の改善目的で推奨されている。

  Note 酸塩基平衡の是正，大量補液による容量負荷の軽減目的にも適応がある。

- TLSでは腫瘍細胞崩壊により急速にカリウムが放出されるため，通常の腎不全より低い基準で導入されることが一般的である。

【参考文献】
・日本臨床腫瘍学会・編：腫瘍崩壊症候群（TLS）診療ガイダンス 第2版. 金原出版，2021

第3章　副作用・有害事象

5

頻　度 ★★★

緊急度 ★★

免疫関連有害事象（irAE）

ファーストタッチ

- 免疫チェックポイント阻害薬を含む免疫療法は，がんの標準治療となった。
- 従来の化学療法による有害事象とは異なる，免疫チェックポイント阻害薬による**免疫関連有害事象**（immune-related adverse events：**irAE**）を理解する必要がある。
- irAEは早期発見，および専門医と連携した治療が大切である。
- irAEの症状は非特異的なことが多く，病歴聴取と定期的な検査が診断のカギとなる。

免疫チェックポイント阻害薬とは

- 免疫チェックポイント阻害薬は，免疫細胞表面に発現する免疫抑制作用のある免疫チェックポイントを阻害することで腫瘍免疫を活性化させる。

  Note　転移・再発進行がんの治療は長年，殺細胞性化学療法が主流であったが，近年免疫チェックポイント阻害薬が開発され，多岐にわたるがん種に対する標準治療となっている。

- 免疫抑制作用のある免疫チェックポイントの例として**PD-1**と**CTLA-4**が挙げられる。これら免疫チェックポイントは主に**エフェクターT細胞**の表面に発現しており，腫瘍細胞上に発現している対応したリガンドと結合することで，免疫抑制作用を発揮する。
- 腫瘍細胞上に発現するPD-1に対する代表的なリガンドに**PD-L1**がある。

  Note　これら免疫チェックポイントおよび対応するリガンドを阻害し，抗腫瘍免疫を発揮させる薬剤として免疫チェックポイント阻害薬が開発された。

- 現在（2024年9月時点），免疫チェックポイント阻害薬には，抗

157

全身性

CTLA-4抗体，抗PD-1抗体，抗PD-L1抗体の大きく分けて3種類がわが国で承認されている。今後，新規免疫チェックポイント阻害薬として抗LAG-3抗体などの登場やわが国での承認が期待されている。

- **抗CTLA-4抗体**：代表として**イピリムマブ**がある。2011年に切除不能または転移性悪性黒色腫の治療薬として欧米で承認され，2015年にわが国でも承認された。

- **抗PD-1抗体**：代表として**ニボルマブ，ペムブロリズマブ**が挙げられる。ニボルマブは2014年にわが国で欧米に先駆けて悪性黒色腫の治療に対し承認された。

  Note　その後，非小細胞肺がん，腎細胞がん，胃がん，食道がん，ホジキンリンパ腫，尿路上皮がんなどへ適応が広がった。

- 抗PD-1抗体は，がん種を問わず**DNAミスマッチ修復機能欠損**（deficient mismatch repair：**dMMR**）もしくは**マイクロサテライト不安定性（MSI-H）**を有する固形腫瘍への治療にも，がん種を問わず臓器横断的に承認されている。

- **抗PD-L1抗体**：代表として**アテゾリズマブ，アベルマブ，デュルバルマブ**が挙げられる。抗PD-1抗体と同様にさまざまながん種に対する治療薬として承認されている。

免疫関連有害事象（irAE）とは

- 活性化された免疫細胞，主にエフェクターT細胞により，従来の殺細胞性化学療法による副作用とは異なる，自己免疫性疾患のようなirAEを発症することがある。

- irAEは臓器を問わず全身に生じる可能性があり，特に皮膚（皮疹，掻痒），消化管（下痢，腸炎），肺（肺臓炎，間質性肺障害），肝臓（肝炎，肝障害），内分泌臓器（甲状腺機能低下症，甲状腺機能亢進症，下垂体不全，1型糖尿病，副腎不全）などが代表的なirAEである。その他，神経系，筋骨格系，腎臓，眼，心血管系，血球とさまざまな部位に起こり得る（**表1**）[1]。

第3章　副作用・有害事象

表1　免疫関連有害事象の分類

分　類	有害事象の種類
皮膚障害	皮疹，白斑，乾癬
肺障害	間質性肺障害
肝・胆・膵障害	肝障害，高アミラーゼ血症，高リパーゼ血症，自己免疫性肝炎，胆管炎
胃腸障害	下痢，腸炎，悪心・嘔吐，腸穿孔
心血管系障害	心筋炎，血管炎
腎障害	自己免疫性糸球体腎炎，間質性腎障害
神経・筋・関節障害	自己免疫性脳炎，無菌性髄膜炎，脊髄炎，脱髄性ニューロパチー（ギラン・バレー症候群，慢性炎症性脱髄性ニューロパチー），重症筋無力症，筋炎，リウマチ性多発筋痛症，関節炎
内分泌障害	甲状腺機能低下症，甲状腺機能亢進症，副腎機能障害，下垂体不全，1型糖尿病，低血圧症，脱水，低ナトリウム血症，高カリウム血症
眼障害	ぶどう膜炎，結膜炎，上強膜炎
その他	血小板減少，血友病A，無顆粒球症，溶血性貧血，血球貪食症候群，サイトカイン放出症候群（CRS），インフュージョンリアクション

〔日本臨床腫瘍学会・編：がん免疫療法ガイドライン 第3版.
金原出版，p39，2023より〕

irAEの頻度

- 免疫チェックポイント阻害薬の種類によらず，前述のirAEを生じる可能性があるが，下垂体不全，皮疹，腸炎の頻度は抗CTLA-4抗体で，抗PD-1抗体や抗PD-L1抗体よりも多いことが知られている。

- 一方で，肺臓炎，甲状腺機能低下症，関節痛などは抗PD-1抗体，抗PD-L1抗体でより多く報告されている（**表2**）。

- 有害事象共通用語規準（common terminology criteria for adverse events：CTCAE）で重症とされるGrade 3〜4のirAEの発生頻度は，抗CTLA-4抗体で約30％，抗PD-1/PD-L1抗体で約10％と報告されている。

5

免疫関連有害事象（irAE）

159

全身性

表2 免疫チェックポイント阻害薬に応じた代表的なirAEの頻度

種　類	薬　剤	腸　炎	肺臓炎	皮　疹	内分泌障害	肝　炎
抗CTLA-4抗体	イピリムマブ	7.6～15.5%	1.3～2.7%	19.1～34.2%	7.6～37.8%	3.8～24.4%
抗PD-1抗体	ニボルマブ	1%	1.5～4.9%	9～15%	7.3～10.5%	3.4～10.8%
	ペムブロリズマブ	1～3.7%	4～5%	9～16.1%	15～23.4%	0～1.8%
抗CTLA-4抗体＋抗PD-1抗体併用療法	イピリムマブ＋ニボルマブ	1～13%	3～7%	16.7～30%	12～34%	3.5～33%
抗PD-L1抗体	アベルマブ	0.9%	1～1.5%	4.9～13%	7%	1.6～10.2%
	アテゾリズマブ	0.3～1%	1～3.8%	15.4%	9.4%	0.3%
	デュルバルマブ	0.4%	2%	0.7%	10.1%	0.7%

〔Martins F, et al : Nat Rev Clin Oncol, 16 : 563-580, 2019を参考に作成〕

- 免疫チェックポイント阻害薬は他の免疫チェックポイント阻害薬（抗CTLA-4抗体と抗PD-1抗体の併用療法）や殺細胞性化学療法と併用されることもあり，Grade 3以上の有害事象が免疫チェックポイント阻害薬単剤に比べて増えることが知られている。

Note　そのため，各患者の治療薬の内容を確認し，irAEを含めた有害事象の把握が大切となる。

irAEについて知っておくべきこと

- 従来の殺細胞性化学療法による有害事象は通常，投与後早期に生じることが多いが，irAEの発症は投与後早期のみならず遅れて生じる場合がある（図）[2]。
- 大半のirAEは**免疫チェックポイント阻害薬の投与から約3カ月以内に生じる**。皮疹や腸炎は投与後比較的早期に生じる場合が

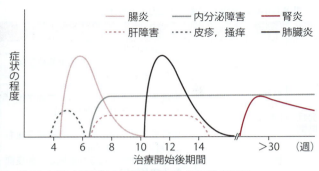

図 抗PD-1/PD-L1抗体による代表的なirAEの発症時期
〔Martins F, et al：Nat Rev Clin Oncol, 16：563-580, 2019より〕

多いことが知られている（図）。肺臓炎は治療開始後2〜3カ月に生じることが多い。

- 一方で，治療終了後に時間が経過してから発症したり，irAE発症後，免疫チェックポイント阻害薬の投与を終了したにもかかわらず症状が継続したりするirAEもみられる。

  Note 米国がん免疫療法学会（SITC）は近年，これら非急性のirAEを①発症時期，②発症様式，③治療反応性——に分類した定義を公表した（表3）[3]。

- irAEの発症時期や発症様式は多岐にわたるため，がん患者が何かしらの症状を訴えた際は，「過去に免疫チェックポイント阻害薬を使用したか」「使用した場合は最終投与がいつか」「以前に同様，あるいは異なるirAEを発症したことがあるか」など多岐にわたる病歴聴取が必要となる。

irAEの早期発見

- irAEのほとんどは軽症（Grade 1〜2）であり，免疫チェックポイント阻害薬の休薬，ステロイド内服治療で対処可能であるが，まれに重度，致死的なirAEを生じるため，**早期発見により重症化を防ぐことが大事である**。

全身性

表3 非急性irAEの分類と定義（SITCガイドライン）

分 類	細分類	定義・説明
発症時期	再発性 （recurrent）	・同じ臓器に生じる ・免疫チェックポイント阻害薬終了後，少なくとも2度発症
	遅発性 （delayed/late-onset）	・免疫チェックポイント阻害薬終了後，3カ月以上経過してから発症
	慢　性 （chronic）	・免疫チェックポイント阻害薬終了後も3カ月以上継続するirAE ①慢性＋活動性：炎症が継続し，免疫抑制治療が継続的に必要 ②慢性＋非活動性：継続する炎症がなく，免疫抑制治療が不要
発症様式	多系統 （multisystem）	・別臓器のirAEと同時に生じたirAEもしくは，その治療中に生じた別のirAE ・同臓器の別組織，もしくは他臓器に生じるirAE
治療反応性	ステロイド不良性 （steroid-unresponsive）	・ガイドライン推奨のステロイド治療に反応しないirAE
	ステロイド抵抗性 （steroid-resistant）	・ステロイド治療に反応するものの寛解には至らないirAE
	ステロイド依存性 （steroid-dependent）	・ガイドライン推奨のステロイド治療に反応するもののステロイドの漸減終了が困難なirAE ・ステロイド治療が12週間以上必要な慢性的にステロイド治療に依存するirAE

〔Naidoo J, et al：J Immunother Cancer, 11：e006398, 2023を参考に作成〕

- 重症化を防ぐための早期発見のコツとして，**症状から考えられる重症疾患を想定すること**が挙げられる。例として，免疫チェックポイント阻害薬治療中の患者で皮疹が生じた場合は，粘膜疹の有無を確認し，**スティーヴンス・ジョンソン症候群（SJS）**と**中毒性表皮壊死融解症（TEN）**への進展リスクがないかを確認したり，咳嗽や息切れがある場合は上気道炎と考えずに，肺臓炎の可能性がないか，捻髪音が聴取されないかを診

第3章　副作用・有害事象

察で確認したりすることなどが挙げられる。

- 表1に示すとおり，irAEは多岐にわたる臓器に生じる可能性が
  あり，症状も非特異的になる傾向がある。全身の非特異的症状
  を聴取した場合，常に重症化するリスクのあるirAEを鑑別に
  入れながら，病歴聴取，身体診察，検査の実施を心がける必要
  がある。

- 免疫チェックポイント阻害薬の治療を受ける患者では，irAE
  のリスク因子がないか治療開始前にさまざまな検査が行われて
  いることが多い。一般的に，腎機能，肝機能，血算，甲状腺機
  能，トロポニン，HbA1c，脳性ナトリウム利尿ペプチド（BNP），
  リパーゼの測定，心電図，心臓超音波検査などは治療開始前の
  基準として実施することが推奨される。

  Note　免疫チェックポイント阻害薬投与中，または投与歴のある
  患者でirAEを疑う症状を有する場合は，検査実施後に治療開始前の
  これらの検査項目と比較することで早期診断につなげることが可能
  な場合がある。

- 免疫チェックポイント阻害薬の投与中は，血算，生化学，甲状
  腺機能（TSH，FT$_4$），リパーゼなどの定期的な検査により，
  無症候性の肝障害，腎障害，甲状腺機能亢進/低下症，膵炎，
  溶血性貧血，血小板減少症などの早期発見につなげることがで
  きる。

  Note　軽微な電解質異常は，時に副腎不全の診断契機になり得る
  ため，以前の検査結果との比較が大切である。

irAEの治療

- irAEの診断内容や各irAEの重症度分類によって治療方針が異
  なる。irAEの治療各論・詳細は日本臨床腫瘍学会『がん免疫
  療法ガイドライン』を参照されたい[1]。

- 軽症時（Grade 1〜2）はirAEの種類にもよるが，一般的には
  経過観察ないし免疫チェックポイント阻害薬治療の中断・中止
  による経過観察が推奨される。

- Grade 3以上の重症時は特に，対応臓器の専門医へのコンサル

163

全身性

トのうえ，治療方針の協議が望まれる。診断や治療方針の決定に苦慮を要する場合も専門医との協議が望まれる。

- Grade 3以上の重症時は，免疫チェックポイント阻害薬の投与中断および副腎皮質ステロイドの投与による治療が主となる。場合によっては**副腎皮質ステロイドのパルス療法**，また副腎皮質ステロイドに不応の場合や漸減終了が困難な場合は，**免疫抑制薬の併用**が推奨される場合がある。

  Note これらの治療はいずれも専門医へのコンサルト，協議のうえ，決定することが推奨される。

■ 皮疹

- Grade 1〜2の場合，免疫チェックポイント阻害薬の継続および副腎皮質ステロイド外用剤の塗布で対応されることが多い。場合によっては皮膚生検，抗ヒスタミン薬などの併用を考慮する。
- 体表面積30％以上の関与，あるいはGrade 2が2週間以上継続する場合は，Grade 3以上として扱う。免疫チェックポイント阻害薬の中止，副腎皮質ステロイドの全身投与（プレドニゾロン0.5〜1.0mg/kg相当），皮膚科医・眼科医（粘膜炎関与の除外）との協議が望ましい。
- Grade 4や発熱，粘膜炎などを認める場合は，入院加療を考慮する。

■ 肺障害

- 肺障害は他のirAEと異なり，重症化するリスクがあるため**Grade 1でも原則免疫チェックポイント阻害薬の投与中断が推奨される。**
- Grade 1で免疫チェックポイント阻害薬の投与中断後，回復した場合は投与再開を検討するが，Grade 2以上や回復しない場合は原則的に投与中止を検討する。
- Grade 2以上では呼吸器専門医との協議が望ましい。1〜2mg/kgのプレドニゾロン投与や気管支鏡検査，感染症の除外を行い，酸素を要する重症時は入院加療，高用量ステロイド療法（1〜2mg/kg相当の静注メチルプレドニゾロン）やステロイドパル

第3章　副作用・有害事象

ス療法が考慮される。

- **ステロイド不応例**では，呼吸器専門医と協議のうえ，免疫抑制薬の投与を考慮する。ステロイドは数週間以上かけた漸減が推奨されており，**ST合剤やプロトンポンプ阻害薬の併用**など，ステロイドの副作用対策も推奨される。

肝障害

- Grade 1は投与継続のうえ，慎重なモニタリングを行う。
- Grade 2以上では投与中断のうえ，数日以上継続する場合は副腎皮質ステロイド投与（プレドニゾロン0.5～1.0mg/kg相当）を検討する。
- Grade 3以上では高用量ステロイド療法（1～2mg/kg相当の静注メチルプレドニゾロン）を考慮し，数日経過しても改善しない場合はプレドニゾロン0.5～1.0mg/kg相当の併用などを検討する。重症時は消化器専門医との協議が推奨される。

下痢，腸炎

- Grade 1は慎重に投与継続を考慮するが，Grade 2以上では消化器専門医と協議のうえ，免疫チェックポイント阻害薬の中断・中止，副腎皮質ステロイド投与（プレドニゾロン0.5～1.0mg/kg相当）を検討する。
- 便潜血，便培養，クロストリジウム・ディフィシル検査，腹部・骨盤部CT検査などで他疾患の検索もあわせて行う。
- 止瀉薬の投与は感染が除外された際には考慮するが，適切な治療開始の遅延に寄与する可能性があるため慎重に投与する。
- Grade 3以上では高用量のステロイド投与，また症状の改善がない場合や再燃時は**インフリキシマブの追加投与**を検討する。重症時は消化器専門医と相談のうえ，下部内視鏡検査を検討する。

腎障害

- がん患者では腎障害が頻繁にみられる。免疫チェックポイント阻害薬投与時の腎障害では他疾患の検索を同時に行う。
- Grade 2以上で投与中止および他疾患が除外された場合は，プ

全身性

レドニゾロン0.5～1.0mg/kg相当の副腎皮質ステロイド投与を
検討する。
- 腎臓専門医と生検の実施について協議を行う。

1型糖尿病，糖尿病性ケトアシドーシス

- 免疫チェックポイント阻害薬を速やかに中止のうえ，**輸液**や**インスリン治療**を優先する。
- 免疫チェックポイント阻害薬の再開は，インスリンでの糖尿病の血糖コントロールがついた後，慎重に検討を行う。

下垂体機能障害，副腎不全，甲状腺機能障害

- 内分泌専門医と協議のうえ，確定診断，ホルモン補充療法を行い，irAEのコントロールを行う。
- Grade 3～4のirAE後でも，症状の改善後，免疫チェックポイント阻害薬の再開を検討する。

心筋炎

- 心筋炎を疑う場合は，速やかに免疫チェックポイント阻害薬を中止し，胸部X線写真，トロポニン測定，BNP測定，心電図，心臓超音波検査の施行，循環器専門医との協議と入院加療が推奨される。
- 他のirAEと異なり，**ステロイドパルス療法が推奨される**。治療方針は循環器専門医と協議し決定することが強く推奨される。
  Note 一般的に，免疫チェックポイント阻害薬の再開は重症度にかかわらず推奨されない。

irAE発症後のがん治療

- irAE発症後のがん治療はirAEの種類，重症度や制御の程度で判断される。
- 免疫チェックポイント阻害薬中断後，回復した軽微なirAE症例や，コントロールされたirAE症例（例として甲状腺ホルモン投与で安定した甲状腺機能低下症）などでは，免疫チェック

第3章　副作用・有害事象

ポイント阻害薬の慎重な再投与も考慮される。

Note　一方で，重度のirAE症例では免疫チェックポイント阻害薬の再開は困難であり，患者への情報提供のうえ，免疫チェックポイント阻害薬を除いた治療の継続や，別治療への変更が望まれる。

今後の展望

- 免疫チェックポイント阻害薬は現在，切除可能ながんに対する術前，術後補助治療としても使用されるようになってきており，その使用により従来の術前・術後補助治療よりも有害事象の発生率が増えることが知られている[4]。

- そのため，irAEの診断，早期治療はirAEの治療そのもののみならず，切除可能ながんの周術期治療の完遂，切除後の生活の質を担保することにつながるため，がん治療にかかわるすべての医療従事者がirAEの知識を習得する必要がある。

- 免疫チェックポイント阻害薬はさまざまな他剤との併用療法での使用が増えており，有害事象の発現様式や鑑別診断が多彩となる。新規免疫チェックポイント阻害薬，キメラ抗原受容体遺伝子導入T細胞輸注療法（CAR-T細胞療法），二重特異抗体製剤など新規薬剤の開発・普及に伴い，従来のirAEとは異なる免疫療法特有の有害事象が出現することが予想される。

Note　今後はirAE発症のリスク因子や発症メカニズムの同定の研究結果が待たれる。

まとめ

- irAEの診断は，非特異的な症状に対する定期的な検査，症状発症時の丁寧な病歴聴取と身体診察および適切な検査の実施と過去検査との比較解釈が重要である。早期診断によりirAEの重症化を防ぐことは，がん患者の生活の質を担保するうえで大切である。

167

全身性

【引用文献】

1) 日本臨床腫瘍学会・編：がん免疫療法ガイドライン 第3版．金原出版，2023

2) Martins F, et al：Adverse effects of immune-checkpoint inhibitors：epidemiology, management and surveillance. Nat Rev Clin Oncol, 16：563-580, 2019 [PMID：31092901]

3) Naidoo J, et al：Society for Immunotherapy of Cancer (SITC) consensus definitions for immune checkpoint inhibitor-associated immune-related adverse events (irAEs) terminology. J Immunother Cancer, 11：e006398, 2023 [PMID：37001909]

4) Fujiwara Y, et al：Treatment-related adverse events, including fatal toxicities, in patients with solid tumours receiving neoadjuvant and adjuvant immune checkpoint blockade：a systematic review and meta-analysis of randomised controlled trials. Lancet Oncol, 25：62-75, 2024 [PMID：38012893]

第3章　副作用・有害事象

頻　度 ★★★

6

緊急度 ★★

骨髄抑制と輸血

ファーストタッチ

- 骨髄抑制は抗がん薬治療において最も問題となる重篤な副作用の一つである。
- 骨髄抑制中は，感染症や出血に注意しながら適切に全身管理を行う。
- 骨髄抑制中は原則，生食は禁止とし，細菌感染の予防に努める。
- 10日間以上，好中球が500/μL未満に減少することが予測される抗がん薬治療を行う際は，無菌室での実施を考慮する。
- 好中球減少が遷延することが予想される患者では，**顆粒球コロニー形成刺激因子**（granulocyte colony-stimulating factor：**G-CSF）製剤**の投与を考慮する。
- 抗がん薬への反応には個人差があるため，強度のある抗がん薬治療を実施する場合は，各ライン初コースはnadir観察目的に入院で行うことを検討する。
- **発熱性好中球減少症**（febrile neutropenia：**FN**）では，発熱後直ちに（2時間以内を目安）広域な抗菌スペクトラムを有するβ-ラクタム系薬剤などによる経験的治療を開始する。
- 貧血，血小板減少に対しては，適宜輸血を行う。
- 輸血時（特に血小板）の副反応として，**発熱，蕁麻疹**を認めることが多いため，必要に応じて輸血前に抗アレルギー薬や副腎皮質ホルモンの予防投与を行う。
- 抗がん薬治療中の高齢者へ輸血を行う際は，心臓への負荷を考慮し，心機能低下に注意する。

骨髄抑制への一般的な対応

- 骨髄抑制は抗がん薬治療における最も問題となる副作用の一つであり，用量規定因子となる。
- 骨髄での造血不全により各血球が減少し，**貧血，感染，出血**と

全身性

いった種々の症状が引き起こされる。

- 好中球減少時に問題となる主な感染症として，齲歯（虫歯），副鼻腔炎，痔などの肛門部病変がある。齲歯，副鼻腔炎は可能な限り抗がん薬治療前に治療しておくことが望ましい。肛門部病変の増悪の予防には，緩下剤の使用による便通のコントロール，排便後の清拭が重要であり，坐剤や浣腸は極力避ける。

- FNでは，患者の全身状態を把握するとともに各種検査を迅速に行い，発熱後直ちに（2時間以内を目安）広域な抗菌スペクトラムを有するβ-ラクタム系薬などによる経験的治療を開始し，48時間を目安に治療効果を判定する。

  Note 有効性が認められなければ，アミノグリコシド系薬，ニューキノロン系薬，抗MRSA薬の併用および抗真菌薬の使用を検討する。

骨髄抑制中の生活指導・食事指導

- 加熱処理していない食材には細菌やウイルスが付着している可能性があるため，骨髄抑制中は生野菜や生肉，魚の刺身などの生ものは控えるようにする。

- 果物や野菜は土が残らないように流水で十分に洗い，食べる前に皮を厚くむくことで生でも食べられるが，加熱したもののみ食すことが望ましい。

- 雑菌が繁殖しやすいドライフルーツや皮の薄い果物，干し芋，自家製のヨーグルトや漬物などの発酵食品も控えたほうがよい。

- 一晩寝かせたカレーやシチューでは芽胞菌が繁殖し，加熱処理では殺菌が困難であるため，加熱した料理であっても作り置きしたものは口にしないよう注意する。

- 中心静脈カテーテルを挿入している患者では，経皮感染に注意する。

  Note 特に白血球が0に近い場合は膿が産生されないため，感染に気づきにくいことに注意する。

- 自宅療養中は家族などの協力を得て，食品の買い物はこまめに行い，できるだけ食材は新鮮なものを食べるように心がける。

- 調理前に必ず消費期限，賞味期限を確認し，期限が過ぎたもの

第3章　副作用・有害事象

は避ける。一度開封した食品は消費期限，賞味期限にかかわらず使い切る。

Note　骨髄抑制中は，調味料も一回使い切りの個包装のものを準備するとよい。

各ライン初コースのnadir観察目的入院

- 抗がん薬治療に伴う骨髄抑制において，好中球が最も減少する期間を**nadir**とよぶ。好中球が500/μL以下になる期間が長くなるほど重篤な細菌感染症のリスクが増大するため，注意を要する。
- 同じ抗がん薬治療を行っても，骨髄抑制の程度には個人差があるため，nadirで白血球が1,000/μL，好中球が500/μL以下となる可能性がある抗がん薬治療を実施する場合は，初コースの治療は観察目的に入院のうえ実施することが望ましい。
- 好中球が500/μL以下となることが予想される患者が，抗がん薬投与後に38℃以上の発熱を認めた場合には**FN**を念頭に置き，**速やかに抗菌薬の投与を行う**。

無菌室を必要とする目安

- 無菌室（クリーンルーム）とは，感染を予防するために，特殊な空調を用いて空気を清潔に保っている部屋を指す。
- 無菌室では，高性能の粉塵除去フィルターを使用して，空気中の微生物を取り除いている。
- 細菌やカビは空気中の塵や埃に乗って患者の体内に侵入し，感染を引き起こす。よって，空気中の塵や埃を取り除けば，病原菌となる細菌やカビも取り除くことができるため，感染のリスクを下げることが可能となる。
- わが国の多くの病院にある無菌室はクラス100のものが多い。

Note　クラス100とは，1立方フィートの空気中に0.5μmの塵や埃が100個以下の状態であることを示している。

- 無菌室入室の適応となるのは，**白血球が1,000/μL以下，好中**

全身性

球が500/μL以下となる抗がん薬治療や造血幹細胞移植を実施するケースが一般的である。

- 無菌室が適応となることが多い疾患は下記のとおりである。これらの疾患の治療では，大量の抗がん薬や免疫抑制薬が用いられることが多く，血球減少に伴い免疫力が低下するため，無菌室入室の適応になることが多い。

> **無菌室が適応となることが多い疾患**
>
> 急性白血病，慢性骨髄性白血病，慢性リンパ性白血病，悪性リンパ腫，多発性骨髄腫，再生不良性貧血，特発性血小板減少性紫斑病

- 同種造血幹細胞移植前では，正常な造血細胞および悪性の腫瘍細胞を駆逐する目的で，大量の抗がん薬投与や全身放射線照射，免疫抑制薬の投与などが行われるため，造血幹細胞移植後から生着するまでの2～4週の間は白血球がほぼ0となり，**極度の血球減少**にさらされる。

- 同種造血幹細胞移植中は，粘膜障害に伴うバリア機能の低下なども加わり**易感染状態が続く**ため，移植後は生着するまで無菌室で生活し，感染を予防することが重要である。

- その他，白血球が1,000/μL，好中球が500/μL以下になる可能性がある代表的な疾患は下記のとおりである。

> **白血球が1,000/μL，好中球が500/μL以下になる可能性がある代表的な疾患**
>
> - 感染症：腸チフス（細菌性），AIDS，麻疹・風疹（ウイルス性）
> - 血液疾患：無顆粒球症，急性白血病，多発性骨髄腫，再生不良性貧血，悪性貧血
> - 脾機能亢進症：肝硬変，特発性門脈圧亢進症
> - 免疫性：全身性エリテマトーデス，自己免疫性好中球減少症
> - 薬剤性：抗がん薬や免疫抑制薬の投与

第3章　副作用・有害事象

G-CSF製剤

特徴

- G-CSF製剤は，単球，マクロファージ，線維芽細胞，内皮細胞などによって産生される分子量約20,000の糖タンパク質である。好中球系前駆細胞に特異的に作用し，分化・増殖を促進する。

- 成熟好中球の生存期間を延長し，さまざまな好中球機能（血管内皮への付着，血管内から組織内への流出，感染巣への遊走，細菌や真菌の貪食・殺菌能）を亢進させる作用をもつ。

- G-CSFは標的細胞表面に存在する**G-CSF受容体**に特異的に結合し，G-CSFが結合したG-CSF受容体2分子が会合することによって細胞内にシグナルが伝達される。

  Note　わが国では，G-CSF製剤として**フィルグラスチム**，**レノグラスチム**およびそのバイオシミラーが使用されている。

- ポリエチレングリコール（PEG）を結合させたG-CSF製剤（ペグフィルグラスチム）は半減期がフィルグラスチムより10〜20倍長く，フィルグラスチムは連日投与する必要があるのに対し，**ペグフィルグラスチムは抗がん薬治療1サイクルあたり1回の投与を要するのみ**であり，患者の負担を軽減できる。

- G-CSF製剤の副作用は**骨痛**や**発熱**，**倦怠感**などの軽微なものが多く，重篤なものとしては**アナフィラキシーショック**や**間質性肺炎**などが報告されているが，極めてまれである。

  Note　G-CSF製剤は骨髄性白血病や骨髄異形成症候群においてはG-CSF受容体を有する白血病細胞を増殖させることが危惧されたが，少なくとも寛解期の投与では臨床上の悪影響は示されていない。

- 抗がん薬治療後の好中球減少に対するG-CSF製剤の適正な使用法については，国内外からガイドラインが公表されている[1) -3)]。わが国では抗がん薬治療に伴う好中球減少全般に対してG-CSF製剤の保険適用が認められている。

  Note　個々の患者に対するG-CSF製剤使用の得失については，エビデンスに基づく適正な使用基準を十分に考慮しながら総合的な判断をすることが必要である。

6

骨髄抑制と輸血

全身性

一次予防的投与

- 抗がん薬治療終了後早期（好中球減少が出現する前）から G-CSF製剤を投与することで骨髄抑制を最小限にとどめ，重篤なFNを予防することができる。

- 1コース目治療時から計画的にG-CSF製剤を投与することを，**一次予防的投与**とよぶ。

- 固形腫瘍および悪性リンパ腫に対して行われたランダム化比較試験のメタ解析で，G-CSF製剤を一次予防的投与するとFNの発症頻度・感染症関連死亡率，すべての原因による早期死亡率が減少することが示されている[4]。

- FN発症率が20％以上のがん薬物療法を行う患者に対して，G-CSF製剤の一次予防的投与が推奨される。

- FN発症率が10〜20％のレジメン治療を行う場合は，患者のFNリスクを検討してG-CSF製剤の一次予防的投与が推奨される。

- FN発症率が10％未満のレジメン治療を行うときには，G-CSF製剤の一次予防的投与は推奨されない。

- FN発症リスク因子は，米国臨床腫瘍学会（ASCO），欧州癌研究機関（EORTC），米国NCCNのガイドラインで示されており，共通するものとして①65歳以上の高齢者，②performance status（PS）不良，③放射線治療施行歴または同時併用——などが挙げられる。

二次予防的投与

- 先行する抗がん薬治療時にFNや高度の好中球減少を発症した場合，次のコースで発症リスクを低下させるためにG-CSF製剤を計画的に投与する方法を**二次予防的投与**という。

- 治癒を目指した治療を行う場合，あるいは抗がん薬の減量を行うことが望ましくない場合は，二次予防的にG-CSF製剤を投与することでFNの発症や好中球回復までの期間，抗菌薬投与のために入院する期間を有意に減少させることができる。

- 緩和的抗がん薬治療では，前コースにおいてFNを認めた場合，抗がん薬の減量もしくはスケジュール変更を検討する。

第3章　副作用・有害事象

▶ 輸血療法

- 血液製剤は善意の献血者から提供を受けた血液を使用するため，有限で貴重な薬剤であり，特別な配慮がなされるべきである。

- 血液製剤は，**全血製剤，血液成分製剤，血漿分画製剤**に分類される。血液成分すべてが含まれる全血製剤を輸血する**全血輸血**と，患者に不足した血液成分を輸血する**成分輸血**が存在する。

- 不要な成分による副作用や合併症を防ぎ，輸血量を減らすことによる循環器系への負担を軽減し，1人の献血者から複数の患者に血液製剤を効率的に提供できることから，成分輸血が基本となっている。

  Note　全血製剤を使用することは現在では非常に限られるため，血液成分製剤が血液製剤とよばれている。

- 日本国内で輸血療法を保険診療内で行う際の適応決定には，厚生労働省作成の使用指針に従うことが必要である。

  Note　使用指針に示されている科学的根拠は，日本輸血・細胞治療学会が作成した『科学的根拠に基づいた使用ガイドライン』から引用されたものが多いため[5), 6)]，参照した文献などの詳細な情報が必要な場合は，学会ホームページのガイドラインを確認する。学会のガイドラインは保険適用となっていない使用方法を含めて科学的根拠が記載されている。

- 『輸血療法の実施に関する指針』（以下，実施指針）では[7)]，輸血療法の適応の決定について，「輸血療法の主な目的は，血液中の赤血球などの細胞成分や凝固因子などの蛋白質成分が量的に減少又は機能的に低下したときに，その成分を補充することにより臨床症状の改善を図ることにある」「輸血療法には一定のリスクを伴うことから，リスクを上回る効果が期待されるかどうかを十分に考慮し，適応を決める」と記載されている。

- 輸血療法は1990年代の輸血後肝炎，輸血後HIV感染症などの問題を受けて，2003年7月に「安全な血液製剤の安定供給の確保等に関する法律（血液新法）」が制定されて以降，急速に体制整備が進み，2005年に作成された旧『血液製剤の使用指針』（以下，使用指針）によって輸血の基準が明確に示され，臨床

全身性

現場で広く参考にされてきた。

- 近年の科学的根拠に基づいたガイドライン作成の流れを受けて，使用指針は2017年に12年ぶりに改定され，科学的根拠に基づいた使用指針が作成されている[8]。

Note すなわち，検査所見だけでなく臨床症状を参考にすること，できるだけ輸血をしない方法を選択することを考慮する必要がある。

骨髄中の輸血療法の目安

- 骨髄抑制時における貧血に対しては，**ヘモグロビン（Hb）値7.0g/dLを目安として輸血を行う**が，個々の症例が有する合併症なども含め適応を判断する。
- 骨髄抑制時における血小板減少に対しては**血小板10,000～20,000/μL以上を維持するように輸血を行い，必要に応じて凝固・線溶系の検査**などを実施する。

輸血時の注意点

- 血小板輸血では高頻度に副反応を認めることが多い。特に多い副反応は，**発熱，蕁麻疹**である。
- 高齢者やHb値が5.0g/dL未満のような強い貧血を呈している場合は，輸血に伴う心負荷を考慮し，ゆっくり投与することを心がける。

患者への説明例

💬 抗がん薬治療を実施するとき

- 「これから実施する抗がん薬治療では，一時的に白血球や赤血球，血小板といった血液中の細胞を作る機能が低下する可能性があり，この状態を骨髄抑制といいます。血液は，骨髄とよばれる骨の中心部分で作られているため，一般にこのようによばれています。特に強く影響を受けるのが白

第3章　副作用・有害事象

血球と血小板で，白血球が減ると感染症に弱くなり，熱を
出したり肺炎にかかりやすくなりますので，抗菌薬で予防
したり治療を行います。また，血小板が減ると血が止まり
にくくなるため，血小板輸血が必要になります。赤血球の
産生が低下して貧血症状が進んだ場合は赤血球輸血を行い
ます」

💬 輸血を実施するとき

● 「骨髄抑制が続いており，血小板数が15,000/μLと低下が
みられます。今後，上昇するまで，まだ1週間程度かかる
と考えられるため，重篤な出血を予防するために血小板輸
血を行わせていただきたいと考えています。血小板輸血の
副反応として，発熱，蕁麻疹，皮膚掻痒感が比較的高い頻
度で認められます。その際は，解熱薬や抗アレルギー薬，
副腎皮質ホルモンなどで治療いたします。また，まれに呼
吸困難，血圧低下などの重篤な副反応がみられることがあ
ります。その際は，酸素投与，昇圧薬などで治療をさせて
いただくことがあります。何か体に異変を感じたら，遠慮
せずにすぐにお伝えいただければと思います」

【引用文献】

1) Griffiths EA, et al : NCCN Guidelines® Insights: Hematopoietic Growth Factors, Version 1.2022. J Natl Compr Canc Netw, 20 : 436-442, 2022 [PMID : 35545171]

2) 日本癌治療学会・編：G-CSF適正使用ガイドライン 2022年10月改訂 第2版，金原出版，2022

3) Lyman GH, et al : The effectiveness and safety of same-day versus next-day administration of long-acting granulocyte colony-stimulating factors for the prophylaxis of chemotherapy-induced neutropenia: a systematic review. Support Care Cancer, 25 : 2619-2629, 2017 [PMID : 28484882]

4) Lyman GH, et al : Prophylactic granulocyte colony-stimulating factor in patients receiving dose-intensive cancer chemotherapy: a meta-analysis. Am J Med, 112 : 406-411, 2002 [PMID : 11904116]

5) 米村雄士，他：科学的根拠に基づいた赤血球製剤の使用ガイドライン（改訂第2版）．2018（http://yuketsu.jstmct.or.jp/wp-content/uploads/2019/11/82fd8a5cbb6d3f1607fe8776472846b7.pdf）

全身性

6) 高見昭良, 他：科学的根拠に基づいた血小板製剤の使用ガイドライン 2019年改訂版. 日本輸血細胞治療学会誌, 65：544-561, 2019
7) 厚生労働省医薬食品局血液対策課：輸血療法の実施に関する指針 改定版. 2005 (https://www.mhlw.go.jp/new-info/kobetu/iyaku/kenketsugo/5tekisei3a.html)
8) 厚生労働省医薬・生活衛生局：血液製剤の使用指針. 2018 (https://www.mhlw.go.jp/content/11127000/000361950.pdf)

第3章　副作用・有害事象

頻度 ★★
緊急度 ★

7 ホットフラッシュ

ファーストタッチ

- 化学療法による卵巣機能低下に伴い，女性患者では更年期症状がみられることがある。なかでもホットフラッシュは，代表的な卵巣欠落症状である。
- ホットフラッシュに対する最も有効な治療法は女性ホルモン補充療法であるが，がん種や合併症によっては使用できないため適否を判断する。
- ホットフラッシュはQOLを低下させる症状である。治療開始前から出現の可能性を伝え，患者から症状の訴えがあれば速やかに適切な治療を提示する。

ホットフラッシュとは

- **卵巣機能低下**と，それに伴う**更年期様の卵巣欠落症状**は，がんの治療後によくみられる合併症である。
- ホットフラッシュは代表的な卵巣欠落症状であり，1〜5分間（通常3分以内）持続する熱感の自覚とされる。多くは上半身を中心に，顔面から始まり，頭部・胸部に拡大する。発汗を伴うことも多い。通常は，周閉経期後期から閉経後早期である更年期に症状のピークがある[1]。

  Note ホットフラッシュはQOLを低下させることがよく知られている[2]。

化学療法を誘因とするホットフラッシュ

- 化学療法で使用される薬剤の多くが性腺への毒性を有する。これにより，女性においては卵巣機能が低下し，卵巣欠落症状が起こる。
- 卵巣機能低下を起こす薬剤としては，**シクロホスファミド**など

179

全身性

の**アルキル化薬**が最もよく知られているが，他にも**ドキソルビシン**などが含まれる[3]。

診断

- ホットフラッシュの診断は，患者の自覚症状によりなされる。卵巣機能低下を判断する際，未閉経の患者に対しては月経状況を確認する。月経周期が乱れているか無月経になっていれば，卵巣機能低下をきたしている可能性が高い。内分泌学的検査（特にエストラジオール，卵胞刺激ホルモン）は有用であるが，単回の計測では卵巣機能低下の診断はできない。高プロラクチン血症をきたす可能性のある薬剤を使用している場合は，プロラクチンも測定する。

- 高血圧に対する**カルシウム拮抗薬**や，骨粗鬆症に対する**選択的エストロゲン受容体モジュレーター（SERM）**では，副作用としてホットフラッシュをきたすことがあるため，これらの薬剤の使用の有無も確認する。

- 乳がん患者の場合は，女性ホルモンを抑制する治療（**GnRHアゴニスト**など）もホットフラッシュの原因となる。

治療

- ホットフラッシュを訴える患者への対応アルゴリズムを図に示す。

- 最も効果的な治療法は，**ホルモン補充療法**（hormone replacement therapy：**HRT**）である。しかし，乳がんなど一部のエストロゲン依存性悪性腫瘍や，血栓症の既往がある場合などは禁忌となる。

  Note　実際の投与法は『ホルモン補充療法ガイドライン』[4]に従う。

- HRTが使用できない場合は，生活習慣改善などのセルフケアや認知行動療法，選択的セロトニン再取り込み阻害薬（SSRI），セロトニン・ノルアドレナリン再取り込み阻害薬（SNRI），ク

第3章 副作用・有害事象

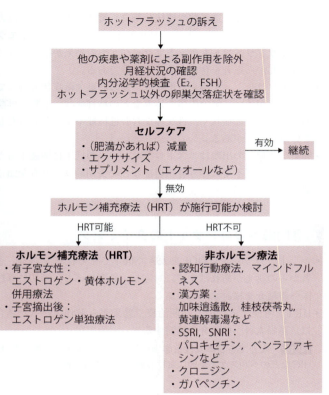

SSRI：選択的セロトニン再取り込み阻害薬
SNRI：セロトニン・ノルアドレナリン再取り込み阻害薬
※SSRI，SNRI，クロニジン，ガバペンチンはホットフラッシュに対しては保険適用外

図 **ホットフラッシュを訴える患者への対応アルゴリズム**

ロニジン，ガバペンチンなどがホットフラッシュに対する有効性のエビデンスをもつ[5]。ただし，いずれもホットフラッシュに対しては保険適用外である。

Note 選択的ニューロキニン3（NK₃）受容体拮抗薬であるfezolinetantが，ホットフラッシュの治療薬として2023年に米国FDAなどで承認された。今後，わが国での使用も期待される。

全身性

- わが国では，**加味逍遙散**や桂枝茯苓丸，**黄連解毒湯**などの漢方薬もよく用いられる。大豆イソフラボンの代謝物である**エクオールサプリメント**もホットフラッシュへの効果が確認されており，乳がん患者を含め広く使用可能である。
- ホットフラッシュを訴える患者は，他の卵巣欠落症状も有していることが多い。気分の落ち込みなどの精神症状，不眠，外陰および腟の萎縮症状や，性交痛を含む性機能不全などもきたしている可能性がある。
- 卵巣欠落症状の出現はエストロゲンレベルの低下に関連するため，早発卵巣不全に伴う骨粗鬆症などの長期的リスクも念頭に置いて治療にあたる必要がある。

専門医へのコンサルトのタイミング

- ホットフラッシュはQOLを大きく低下させる症状である。患者からの訴えがあればすぐに対応し，必要に応じ，適切に専門医への紹介を検討すべきである。
- HRTを考慮する際や，初期治療で効果がみられなかった場合は，産婦人科への紹介を検討する。

   Note　なかでも日本女性医学学会認定女性ヘルスケア専門医は，HRTなどのヘルスケア全般における専門的な知識を有する。

患者説明のポイント

- 悪性腫瘍治療中の患者は，ホットフラッシュなどの命に関わらない症状について医療者に相談してよいか悩んでいることがある。そのため，治療開始前から卵巣欠落症状の出現の可能性を伝え，何か症状が出現した際には対応可能であることを伝えておくことが望ましい。

患者への説明例

 化学療法開始前

- 「がん化学療法のお薬が卵巣に作用することで,更年期障害のような症状が起きることがあります。代表的なものとしては,ホットフラッシュという,急に暑くなって体がほてる症状や,汗が多量に出る症状があります。もしそのような症状が出て,『つらいな』と思われたら,いつでもおっしゃってくださいね。治療としては,漢方薬や減っているホルモンを補充する治療などがあります。私のほうでもできる限りの対応をしますが,対応について一番詳しいのは産婦人科の医師なので,ご希望があれば紹介させていただきますね」

【引用文献】
1) 日本女性医学学会・編:女性医学ガイドブック 更年期医療編 2019年度版 第2版.金原出版,2019
2) Monteleone P, et al : Symptoms of menopause - global prevalence, physiology and implications. Nat Rev Endocrinol, 14 : 199-215, 2018 [PMID : 29393299]
3) Marino JL, et al : Managing menopausal symptoms after cancer: an evidence-based approach for primary care. Med J Aust, 208 : 127-132, 2018 [PMID : 29438648]
4) 日本産科婦人科学会,他・監:ホルモン補充療法ガイドライン 2017年度版.日本産科婦人科学会,2017
5) Pinkerton JV, et al : Managing vasomotor symptoms in women after cancer. Climacteric, 22 : 544-552, 2019 [PMID : 31081391]

第3章　副作用・有害事象

8

頻度 ★

緊急度 ★★

アルコール不耐症とタキサン系薬剤

ファーストタッチ

- タキサン系薬剤であるパクリタキセルとドセタキセルは，ともにわが国で1997年に発売され，現在も多くのがん種において第一線の抗がん薬として多くの患者に投与されている。2014年に発売されたカバジタキセルは前立腺がんにおいて適応を取得している。

- パクリタキセル，ドセタキセルおよびカバジタキセルは水に溶けづらく，溶解液として**エタノール**が使用されている。しかし，日本人の一部は体質的にまったくアルコールを受け付けない**アルコール不耐症**であることが報告されており[1], [2]，事前に不耐症のスクリーニングを行い，不耐症が疑われる患者には慎重に投与の可否を検討する必要がある。

アルコール不耐症患者への問診と治療指針

- タキサン系薬剤の投与が決定した場合，すべての患者において以下のようなスクリーニングを行う。

アルコール不耐症のスクリーニング

①ごく少量のアルコール飲料を口に含んで気分が悪くなったことがある

②お酒が含まれているお菓子で気分が悪くなったことがある

※酒精綿による皮膚の発赤・紅斑はアルコール不耐症とは無関係である。

- ①と②のいずれかがYESの場合は，さらに以下の2とおりの選択肢のうち，どちらかを検討する。

---

a) リスクとベネフィットを考慮した後，タキサン系レジメンを選択する

b) アルコールを回避できるレジメンを選択する

184

第3章　副作用・有害事象

- **ドセタキセル**：過去にはエタノールを含む添付溶解液を水に変更して調製していたが，現在はアルコール不使用の後発品製剤が存在する。ただし，混注後に念入りに転倒混和が必要であることに留意する
- **パクリタキセル**：乳がん，胃がん，非小細胞肺がんの場合は，アルブミン懸濁型パクリタキセル（アブラキサン®）のレジメンを選択する

- なお，カバジタキセルは多くの症例でドセタキセルを前治療で使用しており，アルコールを含むドセタキセル製剤が投与可能であれば本剤も使用可能と判断できる。

アルコール不耐症患者への慎重投与法と症状発現時の対応

- アルコール不耐症が疑われる患者にやむを得ずドセタキセルやパクリタキセルを投与する場合は，十分に患者の状態を確認しながら慎重に投与する必要がある。当院における慎重投与法を紹介する。

慎重投与法
①50%速度で点滴を開始し，10分間過敏反応を観察する
②10分間無症状であれば，100%速度で点滴を継続する
③患者より「体が熱くなってきた」「胸がドキドキする」「体が痒い」「咳が出る」などの訴えがあった場合，投与を中止してバイタルサインの確認と医師による診察を行う

軽症と診断された場合（例：バイタルサインに変化のない程度）
- 担当医師の診察により投与継続を判断
- 症状増悪時の注意点を患者に説明
- 症状が強いようであれば抗ヒスタミン薬を使用
- ほてり・動悸がある場合，アルコールに起因する可能性が高いため，50%速度でさらに10分間経過観察することを考慮

重症と診断された場合（例：バイタルサインに変化があった場合）
- 直ちに薬剤を中止し，新たな点滴セットを使用して生理食塩液でルートを確保

全身性

- 担当医師が診察
- 必要に応じてステロイド投与などを考慮

※血圧低下などの症状は，アルコール不耐症とアナフィラキシーに起因する症状の鑑別が難しいため，アナフィラキシーに準じた治療を実施する。

添加物としてエタノールを含む製剤

- 現在発売されている抗がん薬のなかでエタノールが含まれている薬剤は表のとおりである〔エタノールの量（mL）×薬剤のアルコール濃度×0.8で純アルコール濃度を算出〕。
- タキサン系薬剤のように添付文書上の注意喚起がなくても，患者（小児など）によってはアルコールが含まれることを説明する。

Note 参考として，アルコール度数5％の500mL缶ビールに含まれる純アルコール量は20gである。

パクリタキセル，ドセタキセルを投与する場合の患者説明

- スクリーニングにおいて「投与可能」と判断された場合でもアルコール不耐症状が出ることがある。熱感や動悸，掻痒感，咳などが出た場合は，すぐに看護師に申し出ることを副作用指導時にも再確認することが必要である。
- アルコール不耐症の患者に限らず，タキサン系薬剤を投与する場合，来院は患者自身の自動車の運転ではなく家族の運転または公共の交通機関を利用するよう指導する。タキサン系薬剤を投与後に運転することで飲酒運転になる可能性があること，前投薬のジフェンヒドラミンによりさらに中枢神経抑制作用が増強して強い眠気が生じる可能性があることが理由である。

Note 実際，点滴中に眠ってしまう患者も多い。眠っている間に患者に異常がないかを確認することも必要である。

第3章　副作用・有害事象

表　アルコール含有製剤

一般名	商品名	1バイアルあたりの純アルコール量	添付文書のアルコールに関する注意喚起
パクリタキセル	タキソール® 100mg	6.67g	あり
ドセタキセル	タキソテール® 80mg	0.72g	あり
カバジタキセル	ジェブタナ® 60mg	0.57g	あり
エトポシド	ラステット® 100mg	1.52g	なし
エリブリン	ハラヴェン® 1mg	0.08g	なし
テムシロリムス	トーリセル® 25mg	0.36g（本体）0.39g（添付溶解液）	なし
メルファラン	アルケラン® 50mg	0.4g	なし
ベンダムスチン	ベンダムスチン「ファイザー」100mg*	0.95g	なし
ロミデプシン	イストダックス® 10mg	0.37g	なし

＊：先発品のトレアキシン®には，エタノールは含まれない。
　〔宮城悦子，他・監：がん化学療法クリティカルポイント対応マニュアル．
　　じほう，2013／各製品のインタビューフォームを参考に作成〕

8
アルコール不耐症とタキサン系薬剤

【引用文献】
1) Yokoyama A, et al : Genetic polymorphisms of alcohol and aldehyde dehydrogenases and glutathione S-transferase M1 and drinking, smoking, and diet in Japanese men with esophageal squamous cell carcinoma. Carcinogenesis, 23 : 1851-1859, 2002 [PMID : 12419833]
2) Takeshita T, et al : Characterization of the three genotypes of low Km aldehyde dehydrogenase in a Japanese population. Hum Genet, 94 : 217-223, 1994 [PMID : 8076934]

第3章　副作用・有害事象

9 悪心・嘔吐

頻　度 ★★★
緊急度 ★★

ファーストタッチ

- がん薬物療法による悪心・嘔吐は，患者が苦痛と感じる副作用の一つで，制吐薬でコントロールを行うことが治療維持の観点から重要である。
- 患者関連因子と薬剤・レジメン別のリスク分類をもとに，過不足のない制吐療法を行う。
- 制吐効果を保ちながらステロイドを減量することがさまざまな場面で検討されている。
- 制吐薬による経済的な負担が問題となっており，ジェネリック医薬品を積極的に使用するなど，経済毒性にも配慮する。

悪心・嘔吐の基本

- がん薬物療法による悪心・嘔吐は，患者が苦痛と感じる副作用の一つである。制吐薬を用いて悪心・嘔吐をコントロールすることは，治療強度を適切に維持し，全生存期間の延長につながる[1]。
- **悪心**は「**嘔吐しそうな不快な感じ**」，**嘔吐**は「**胃内容の強制的排出運動**」と定義されている。
- 悪心・嘔吐は大きく，以下の4つに大別される。

- ●急性期悪心・嘔吐：抗がん薬投与開始後24時間以内に発現する悪心・嘔吐
- ●遅発期悪心・嘔吐：抗がん薬投与開始後24〜120時間程度持続する悪心・嘔吐
- ●突出性悪心・嘔吐：制吐薬の予防的投与にもかかわらず発現する悪心・嘔吐
- ●予期性悪心・嘔吐：抗がん薬のことを考えるだけで誘発される悪心・嘔吐

Note　抗がん薬投与開始後6日以降も持続する超遅発期悪心・嘔吐も近年注目されている。

第3章　副作用・有害事象

- 悪心・嘔吐のメカニズムとして，セロトニンは5-HT₃受容体に，サブスタンスPはNK₁受容体に，ドパミンはドパミンD₂受容体に作用することで悪心・嘔吐が発現する。
- 過不足のない制吐療法により悪心・嘔吐を発現させないことが治療目標である。そのために，患者リスクや抗がん薬の種類により適切な制吐薬を選択することが重要である。
- 悪心・嘔吐の原因には，がん薬物療法によるもの以外に放射線治療，腸閉塞，前庭機能障害，脳転移，電解質異常，低血糖，尿毒症，オピオイド，腸管蠕動不全，心因性などもある。がん薬物療法に関連しないこれらの要因も考慮し，制吐療法を決定することが重要である。

急性期・遅発期における催吐性リスクの評価

9

悪心・嘔吐

- 同じ抗がん薬で治療を行っても患者ごとに悪心・嘔吐の発現状況は異なり，これには患者関連因子が影響している。**若年，女性，飲酒習慣なし，乗り物酔いや妊娠悪阻の経験などは制吐療法の効果を低下させる患者関連因子**である。多くの因子をもつ患者では，制吐療法強化を検討することがある。
- 薬剤ごとの催吐性リスク分類は4段階で，催吐性リスクが最も高い「高度」から，「中等度」「軽度」「最小度」とリスクが低下していく。主な注射抗がん薬と経口抗がん薬の催吐性リスク分類を表1，表2に示す。
- 1レジメンに複数の薬剤が含まれている場合は，原則，**最もリスクが高い薬剤にあわせて制吐療法を行う**。臨床試験などで嘔吐発現率が示されている場合は，その頻度を参考にレジメン個々で催吐性リスクを設定する場合もある。

　Note　例えば，原則に従うと中等度催吐性リスクに分類されるFOLFIRINOX（オキサリプラチン，イリノテカン，フルオロウラシルの3剤を併用）療法は，臨床試験において催吐性リスクの高さからNK₁受容体拮抗薬が併用されており，高度催吐性リスクに分類されている。

189

消化器系

表1　主な注射抗がん薬の催吐性リスク分類

分　類	薬剤・レジメン
高度催吐性リスク high emetic risk （催吐割合 90%＜）	AC療法：ドキソルビシン＋シクロホスファミド EC療法：エピルビシン＋シクロホスファミド イホスファミド（≧2,000mg/m²/回），エピルビシン（≧90mg/m²），シクロホスファミド（≧1,500mg/m²），シスプラチン，ダカルバジン，ドキソルビシン（60mg/m²≦）など
中等度催吐性リスク moderate emetic risk （催吐割合 30〜90%）	イホスファミド（＜2,000mg/m²/回），イリノテカン，エピルビシン（＜90mg/m²），オキサリプラチン，カルボプラチン（AUC≧4で高度催吐性リスクに準じる），シクロホスファミド（＜1,500mg/m²），ドキソルビシン（＜60mg/m²），トラスツズマブ デルクステカン，ベンダムスチンなど
軽度催吐性リスク low emetic risk （催吐割合 10〜30%）	アテゾリズマブ，エトポシド，ゲムシタビン，ドセタキセル，パクリタキセル，パクリタキセル アルブミン懸濁型，フルオロウラシル，ペメトレキセドなど
最小度催吐性リスク minimal emetic risk （催吐割合 ＜10%）	アベルマブ，イピリムマブ，セツキシマブ，トラスツズマブ，ニボルマブ，ビンクリスチン，ベバシズマブ，ペルツズマブ，ラムシルマブ，リツキシマブなど

〔日本癌治療学会・編：制吐薬適正使用ガイドライン 2023年10月改訂
第3版．金原出版，pp29-32，2023より一部改変〕

悪心・嘔吐（急性期・遅発期）に対する予防的制吐療法

高度催吐性リスク

- 高度催吐性リスクにおける制吐療法を**表3**に示す。
- **オランザピンの投与**は，国内臨床試験の結果から**1回5mg**が推奨されている[2]。就寝前に投与されることも多いが，日中の眠気を避けるため，国内臨床試験では夕食後に投与が行われていた。
- **オランザピンは糖尿病の患者，糖尿病の既往歴のある患者は禁**

第3章　副作用・有害事象

表2　主な経口抗がん薬の催吐性リスク分類

分　類	薬剤・レジメン
高度催吐性リスク high emetic risk （催吐割合 90%<）	プロカルバジン
中等度催吐性リスク moderate emetic risk （催吐割合 30〜90%）	イマチニブ，オラパリブ，シクロホスファミド，トリフルリジン・チピラシル（TAS-102），ニラパリブ，レンバチニブなど
軽度催吐性リスク low emetic risk （催吐割合 10〜30%）	アファチニブ，アベマシクリブ，アレクチニブ，エトポシド，カペシタビン，テガフール・ウラシル（UFT），テガフール・ギメラシル・オテラシル（S-1），ベネトクラクス，レゴラフェニブなど
最小度催吐性リスク minimal emetic risk （催吐割合 <10%）	オシメルチニブ，ゲフィチニブ，ソラフェニブ，メトトレキサート，メルカプトプリン，メルファラン，ラロトレクチニブなど

〔日本癌治療学会・編：制吐薬適正使用ガイドライン 2023年10月改訂
第3版．金原出版，pp33-35，2023より一部改変〕

忌とされている。オランザピン投与時には糖尿病の合併がないかを確認する。

- オランザピンを用いない場合，$5-HT_3$受容体拮抗薬はパロノセトロンを用いることが望ましい。
- AC療法では，パロノセトロン併用下において，2日目以降のデキサメタゾンを省略することができる[3]。

中等度催吐性リスク

- 中等度催吐性リスクにおける制吐療法を表3に示す。
- 2剤併用療法においてパロノセトロンを使用したケースでは，2日目以降のデキサメタゾンを省略することができる。

軽度催吐性リスク

- 軽度催吐性リスクにおける制吐療法を表3に示す。
- 糖尿病患者などでは，$5-HT_3$受容体拮抗薬を使用することで血糖コントロールが行いやすくなる。

消化器系

表3　催吐性リスク別の制吐療法

リスク分類／投与日	急性期	遅発期			
	1日目	2日目	3日目	4日目	5日目
高度催吐性リスク					
5-HT$_3$受容体拮抗薬	○				
経口NK$_1$受容体拮抗薬	125mg (PO)	80mg (PO)	80mg (PO)		
または静注NK$_1$受容体拮抗薬	○				
デキサメタゾン	9.9mg (IV)	8mg (PO)	8mg (PO)	8mg (PO)	
オランザピン	5mg (PO)	5mg (PO)	5mg (PO)	5mg (PO)	
中等度催吐性リスク					
5-HT$_3$受容体拮抗薬	○				
デキサメタゾン	9.9mg (6.6mg)[*1] (IV)	8mg[*2]	8mg[*2]		
カルボプラチン（AUC≧4）投与時または，カルボプラチン以外の抗がん薬において，2剤併用療法では悪心が十分制御できない場合					
5-HT$_3$受容体拮抗薬	○				
経口NK$_1$受容体拮抗薬	125mg (PO)	80mg (PO)	80mg (PO)		
または静注NK$_1$受容体拮抗薬	○				
デキサメタゾン	4.95mg (3.3mg)[*1] (IV)	4mg[*3] (PO)	4mg[*3] (PO)		
軽度催吐性リスク					
デキサメタゾン	6.6mg (3.3mg)[*1] (IV)				
もしくは5-HT$_3$受容体拮抗薬	○				

PO：経口投与，IV：静脈内投与

*1：括弧内は代替用量

*2：5-HT$_3$受容体拮抗薬としてパロノセトロンを使用する場合には，2～3日目のデキサメタゾンは省略可

*3：省略可

〔日本癌治療学会・編：制吐薬適正使用ガイドライン 2023年10月改訂第3版．金原出版，pp18-20，2023を参考に作成〕

第3章　副作用・有害事象

最小度催吐性リスク

- 予防的な制吐療法は推奨されず，症例に応じて対処する。

突出性・予期性の悪心・嘔吐への対応

- 突出性悪心・嘔吐の出現時には，**メトクロプラミド**を投与する。その他には，予防的制吐療法で使用されていた薬剤とは別の作用機序をもつ薬剤を使用することもある。
- 悪心・嘔吐による食欲低下時は，食事のバランスよりは食べやすいものを優先して摂取し，食事量維持を心がける。また，食事自体が難しい場合においても，脱水を防ぐため水分摂取を行うことを指導する。
- 予期性悪心・嘔吐を防ぐために最善な方法は，急性期・遅発期悪心・嘔吐の完全制御により，患者に悪心・嘔吐を経験させないことである。
- 予期性悪心・嘔吐が出現した場合には，**ロラゼパム**（1回0.5〜1mg）または**アルプラゾラム**（1回0.4〜0.8mg）を治療前日夜と治療当日の朝に使用する。

  Note　ただし，両剤は予期性悪心・嘔吐に対しては保険適用がない点に注意する。

- 予期性悪心・嘔吐に対する非薬物療法でエビデンスのあるものはないが，強いにおいを避けることが有効な可能性がある。

制吐療法を使いこなすポイント

NK₁受容体拮抗薬

- NK₁受容体拮抗薬として**アプレピタント**と**ネツピタント**があり，アプレピタントは経口・静注（ホスアプレピタント）で投与し，ネツピタントは静注（ホスネツピタント）で投与する。

  Note　両剤の使い分けに関しては議論が分かれている段階である。CONSOLE試験では，ホスアプレピタントに対するホスネツピタントの非劣性が示されたが，優越性は示されていない[4]。

- NK₁受容体拮抗薬は，薬物代謝酵素を通した相互作用が問題と

9

悪心・嘔吐

193

消化器系

なる。アプレピタントと併用することでデキサメタゾンの血中薬物濃度が約2倍になるため，**アプレピタント併用時はデキサメタゾンを半量へ減量する。**

Note ただし，副腎皮質ステロイドが抗がん薬として投与されるCHOP療法などではレジメン内のステロイドは減量してはいけない。

■ オランザピン

- オランザピンは添付文書上，「高所での作業あるいは自動車の運転等危険を伴う機械の操作に従事させないよう注意すること」とされており[5]，日常生活も把握したうえで処方する。

■ 5-HT₃受容体拮抗薬

- 5-HT₃受容体拮抗薬は，第二世代の**パロノセトロン**と，それ以外の第一世代に分けられる。

- パロノセトロンは他の5-HT₃受容体拮抗薬と比較し，**遅発期の悪心・嘔吐をコントロールできる。**

  Note 特に，高度催吐性リスクでオランザピンが使用困難な場合やデキサメタゾンを省略する場合，中等度催吐性リスクでNK₁受容体拮抗薬を併用しない場合にはパロノセトロンを使用する。

- 5-HT₃受容体拮抗薬の副作用は**便秘**，**肝機能障害**，**頭痛**であり，特に便秘は注意が必要な副作用である。第二世代のパロノセトロンは効果持続時間が長いものの，便秘の頻度は他の5-HT₃受容体拮抗薬と同等である。

■ デキサメタゾン

- デキサメタゾンは制吐薬として古くから使用されており，エビデンスが蓄積されている。一方で，**血糖値上昇**や**感染症のリスク上昇**，**長期投与による骨密度低下**などがあり，制吐効果を保ちながらステロイドを減量する**ステロイドスペアリング**が検討される。

- 糖尿病合併や血糖コントロール不良な患者において，悪心・嘔吐の制御が良好な場合には，ステロイドの減量や省略を検討する。

第3章　副作用・有害事象

- 制吐療法においても医療経済的視点が近年欠かせなくなってきている。制吐療法の進歩により悪心・嘔吐の制御が可能となってきた反面，新しく登場する制吐薬の薬価は高額となることが多いため，経済的な負担（経済毒性）が問題となってきている[1]。

> **Note**　ジェネリック医薬品がある場合は積極的に使用することや，各制吐薬の特徴(制吐効果)を理解して患者にその制吐薬が必要かを考えるだけでなく，使用した場合に患者・医療機関・社会が負担する医療費についても考慮して制吐薬を使い分けることが必要である。

専門医へのコンサルトのタイミング

- がん薬物療法における制吐療法に関しては薬剤師へ相談する。また，生活指導では看護師，食事内容に関することは栄養士へ相談する。
- コンサルトのタイミングとして，①ガイドラインどおりの制吐療法を行っても悪心・嘔吐の制御が困難である，②NK_1受容体拮抗薬による薬物間相互作用の心配がある，③血糖値上昇への懸念が強く，ステロイド減量を検討する必要があるなどの場合には相談を検討する。

患者説明のポイント

- 悪心・嘔吐は患者が経験することが多い副作用であり，制吐薬を適切に使用するために患者への説明は重要である。
- 一方，必要以上に副作用のリスクを強調してしまうことで，予期性悪心・嘔吐のリスクが高まることも心配される。そのため，説明内容次第で悪心・嘔吐を惹起してしまう可能性に留意する。
- 悪心・嘔吐出現時の制吐薬使用方法などの対応も含めて指導を行うことが大切である。

消化器系

患者への説明例

💬 予防的制吐薬使用時の説明

● 「今回行うCAPOX療法による気持ちの悪さや嘔吐発現の
リスクにあわせて2種類の吐き気止めを点滴で使用してい
ます。万が一，気持ちの悪さが出現した場合には，頓服で
処方されている吐き気止めを使用してください。気持ちの
悪さで食欲が低下した場合は，食事のバランスよりも食べ
やすいものを食べていただくとよいでしょう。食事自体が
難しい場合は，カペシタビンの内服は中止してください。
食事が難しい場合でも，脱水予防のため，水分は摂取する
ようにしてください」

💬 予期性悪心・嘔吐発現時の説明

● 「今までの化学療法により悪心・嘔吐を経験することで，
化学療法を行うと考えただけで気持ちの悪さや嘔吐が出現
することがあります。このタイプの悪心・嘔吐は予期性悪
心・嘔吐とよばれ，通常の制吐薬はあまり有効ではないと
され，不安を和らげる薬が有効です。今回はアルプラゾラ
ムというお薬を使いますので，次回化学療法を行う前日夜
と当日朝に服用してください。また，強いにおいで予期性
悪心・嘔吐が誘発されるといわれており，強いにおいのす
る食事などを避けることが有効な場合もあります」

【引用文献】
1) 日本癌治療学会・編：制吐薬適正使用ガイドライン 2023年10月改訂 第3版.
   金原出版，2023
2) Hashimoto H, et al : Olanzapine 5 mg plus standard antiemetic therapy
   for the preven-tion of chemotherapy-induced nausea and vomiting
   (J-FORCE): a multicentre, randomised, double-blind, placebo-controlled,
   phase 3 trial. Lancet Oncol, 21 : 242-249, 2020 [PMID : 31838011]

第3章　副作用・有害事象

3) Ito Y, et al : Placebo-Controlled, Double-Blinded Phase III Study Comparing Dexa-methasone on Day 1 With Dexamethasone on Days 1 to 3 With Combined Neurokinin-1 Receptor Antagonist and Palonosetron in High-Emetogenic Chemotherapy. J Clin Oncol, 36 : 1000-1006, 2018 [PMID : 29443652]

4) Hata A, et al : Randomized, Double-Blind, Phase Ⅲ Study of Fosnetupitant Versus Fosaprepitant for Prevention of Highly Emetogenic Chemotherapy-Induced Nausea and Vomiting: CONSOLE. J Clin Oncol, 40 : 180-188, 2022 [PMID : 34793245]

5) 日本イーライリリー株式会社：ジプレキサ，添付文書（2023年10月改訂，第2版）

消化器系

Column

ガイドラインの限界

　臨床医の修練過程では多くの知識をガイドラインから学ぶことになる。がん診療に関しては多くのガイドラインが作成されている。学会や研究グループが作成した臓器別の診療ガイドライン，副作用別の診療ガイドラインなど多数発刊されている。本コラム執筆時点（2024年8月）では『Minds診療ガイドライン作成マニュアル2020 ver.3.0』に従い，システマティックレビューとメタアナリシスを用いたガイドラインが標準的である。Mindsはわが国の診療レベルの担保，臨床医の研鑽に多大な貢献をしている。

　若いガイドライン読者は，「権威のある医師がエビデンスに基づいて執筆しているガイドラインの記載はすべて正しいのだろう」と感じるかもしれないが，まったくそんなことはない。システマティックレビューによるエビデンスには「エビデンスの質」という評価があり，どの程度エビデンスが信頼できるかの記載がある。つまり，そもそもあまり信頼できないエビデンスがあることが前提となっている。同じエビデンスをみても，治療や検査を推奨する専門家と推奨しない専門家がいて，投票の結果にはばらつきがある。執筆者・投票者もエビデンスがないなかで苦しみながらガイドラインを作成しているのだ。

　時間のあるときにはガイドラインのみではなく，ガイドラインが引用している元論文を読み込むことも大切である。元論文を読めば読むほど，エビデンスのない領域や対立するデータのある領域に気がついてくる。このような領域では，世界中を探しても明確なエビデンスがない。エビデンスがないときはどうすればよいのか。あなた自身がエビデンスを作る側に回ればよいのである。後ろ向き観察研究やシステマティックレビューは，若い医療従事者でもとりかかりやすい臨床研究の手法である。

第3章　副作用・有害事象

10 下痢

頻　度　★★
緊急度　★★

ファーストタッチ

- 下痢の重症度は有害事象共通用語規準（common terminology criteria for adverse events：CTCAE）を用いて評価されることが多い。
- 下痢を起こしやすい薬剤を知る。
- 下痢の対処法を知る。

下痢の定義

- がん化学療法において，下痢は経験することが多い有害事象の一つである。
- 『便通異常症診療ガイドライン2023 慢性下痢症』[1] では，下痢を「便形状が軟便あるいは水様便，かつ排便回数が増加する状態」と定義している。

下痢の診断・評価

- 下痢の重症度はCTCAE[2]（表）により評価し，重症度に応じた治療を行う。評価には治療開始前のベースラインの排便回数の把握が必要となってくるが，担がん患者を診るという観点では，**がんそれ自体の特性によって下痢が引き起こされる可能性**も知っておく必要がある。
- また，CTCAEはがん治療中に起こるさまざまな有害事象を評価するうえでの共通指標という意味で使いやすい反面，排便回数重視の指標でもあり，便性状や血便の有無，下痢が続いている期間，便の量や腹痛などの随伴症状の有無などは必ずしも考慮されないため注意が必要である。

199

消化器系

表　CTCAE v5.0-JCOGによる下痢の評価

Grade 1	Grade 2	Grade 3	Grade 4	Grade 5
ベースラインと比べて<4回/日の排便回数増加；ベースラインと比べて人工肛門からの排泄量が軽度に増加	ベースラインと比べて4〜6回/日の排便回数増加；ベースラインと比べて人工肛門からの排泄量の中等度増加；身の回り以外の日常生活動作の制限	ベースラインと比べて7回以上/日の排便回数増加；入院を要する；ベースラインと比べて人工肛門からの排泄量の高度増加＋身の回りの日常生活動作の制限	生命を脅かす；緊急処置を要する	死亡

〔日本臨床腫瘍研究グループ：有害事象共通用語規準 v5.0日本語訳JCOG版.
2017（https://jcog.jp/assets/CTCAEv5J_20220901_v25_1.pdf）より〕

下痢を起こしやすい薬剤

イリノテカン

- イリノテカンはトポイソメラーゼ阻害薬の一種である。
- イリノテカンによって生じる下痢は，投与後数分から数時間以内に起こる**早発性下痢**と，イリノテカン投与後24時間以降に出現する**遅発性下痢**に大別される。

（1）早発性下痢

- 早発性下痢は，抗がん薬投与により副交感神経が刺激されることで腸蠕動が亢進するために生じるとされており，コリン作動性下痢ともよばれている。
- 早発性下痢は**用量依存性**に生じ，鼻汁や流涙，流涎，発汗などのコリン様症状を伴うことが多い。
- 治療として，抗コリン薬である**アトロピン**の投与により下痢症状は改善する。

（2）遅発性下痢

- 遅発性下痢は投与量に依存せず，投与後24時間以降から2週間にかけて出現する。
- 遅発性下痢の機序は，イリノテカンの活性代謝物である**SN-38**による消化管粘膜への直接的障害が原因と考えられている。イ

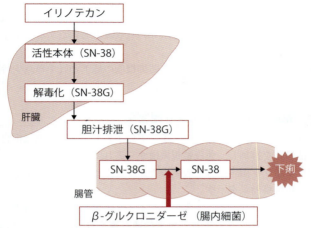

図1 イリノテカンが下痢を引き起こすメカニズム

リノテカンは肝臓のカルボキシエステラーゼにより活性代謝物であるSN-38に変換された後，**UDP-グルクロン酸抱合酵素**（uridine diphosphate glucuronosyltransferase：UGT）によりグルクロン酸抱合されたのち，胆汁経由で腸管に排泄される。その後，腸内細菌のβ-グルクロニダーゼによって脱抱合され，再びSN-38となり，腸管に直接的に障害を与え下痢を引き起こすと考えられている（図1）。

Note UGTの2つの遺伝子多型*UGT1A1*6*と*UGT1A1*28*について，どちらか一方がホモ接合体もしくは両者がヘテロ接合体としてある場合には，グルクロン酸抱合能の低下により重篤な血液毒性の発現リスクが高くなるため，治療前のリスク評価の一つとして保険適用で実施可能な遺伝子多型検査の実施を検討する必要がある。

フッ化ピリミジン系薬剤

- フルオロウラシル（5-FU），カペシタビン（ゼローダ®），テガフール・ギメラシル・オテラシル（S-1）などが該当する。
- 投与後1週間〜1カ月程度をピークに生じる。

消化器系

- 5-FUによる下痢の詳細な機序は不明だが，腸陰窩を構成する細胞の分裂停止によって絨毛を構成する腸上皮細胞が減少し，絨毛の表面積の減少により水分の吸収障害をきたすことが原因とされている。
- 腸管粘膜の萎縮，脱落による防御機能の低下と好中球減少時期が重なることで，腸管感染を伴うことがある。

■ 免疫チェックポイント阻害薬

- がん細胞は免疫チェックポイント分子をもつことで免疫細胞の活性化を抑制し，免疫監視機構から逃れているが，免疫チェックポイント阻害薬はその免疫チェックポイントを阻害することで抗腫瘍効果を示す。
- 免疫チェックポイント阻害薬による有害事象は，主に過剰な自己免疫反応により生じ，**免疫関連有害事象**（immune-related adverse events：**irAE**）といわれている。
- irAEの胃腸障害は，CTCAEの全Gradeで30〜40％，Grade 3以上は約10％であり，特に**抗PD-1/PD-L1抗体**と**抗CTLA-4抗体**の併用で頻度と重症度が高いことが知られている。
- 投与開始後2〜6カ月が好発時期とされているが，投与終了から数カ月後に発症する例も報告されている。

  Note そのため，免疫チェックポイント阻害薬に不応となった後，他の薬剤での治療中に下痢を発症した場合には，いずれの薬剤が下痢の原因か鑑別に苦慮することも見受けられる。

- 免疫チェックポイント阻害薬による下痢が疑われた場合には，積極的にCT検査や内視鏡検査を行う。
- irAE腸炎の下部消化管内視鏡所見は，**発赤**，**血管透見の消失**，**びらん**，**潰瘍**などが特徴像であり，潰瘍性大腸炎に類似することが多いとされている（図2）。

▶ 下痢の対処法

- 初期対応として，投与中の抗がん薬や抗菌薬の投与歴などの病歴聴取により原因を推定するとともに，悪心・嘔吐，脱水，腹

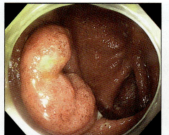 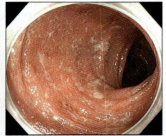

図2 irAE腸炎の下部消化管内視鏡像〔著明な発赤粘膜（大腸）〕

痛，発熱などの合併する症状の有無から，抗がん薬の中止や入院加療の必要性を判断する。

Note 通常，抗がん薬誘発性の下痢に対しては止瀉薬を用いることが多いが，感染性腸炎の場合には相対禁忌となるため，便培養などにより感染性腸炎を除外することが重要である。

抗がん薬誘発性の下痢

(1) ロペラミド

- 抗がん薬誘発性の下痢に対する薬物治療の第一選択は**ロペラミド**である。ロペラミドは腸管壁に直接作用し，腸管の壁内神経叢および神経末端におけるアセチルコリンの放出を抑制することで，腸の蠕動運動抑制により止瀉作用を示す。
- わが国におけるロペラミドの用法・用量は，**1日1～2mgを1～2回に分割投与**とされている。
- Grade 3～4の下痢またはGrade 1～2に悪心・嘔吐，発熱などを合併する場合は，入院のうえで輸液を行い，感染性腸炎も考慮して抗菌薬の投与を検討する。

(2) アヘンチンキ

- 第二選択薬の候補としてアヘンチンキも検討する。アヘンチンキは消化管の運動と分泌を抑え，肛門括約筋の緊張を高めることにより下痢を止める作用がある。
- 使用する際は，**1回0.5mL，1日1.5mLを投与**する。

消化器系

■ irAEによる下痢

- irAEの下痢は，既存の抗がん薬誘発性の下痢とは対応が異なり，炎症性腸疾患の治療に類似している。
- **Grade 1の場合**：対症療法（下痢の原因となる食事の中止，飲水の促進など）が中心であり，必要に応じて**ロペラミド投与**も検討する。
- **Grade 2以上の場合**：**副腎皮質ステロイド**の1～2mg/kgの投与も検討する。内視鏡検査で中等症以上の炎症所見があり，ステロイド不応の場合は**インフリキシマブ**の投与も検討される。

  Note ただし，この場合のインフリキシマブ使用は保険承認が得られていないため，使用には注意が必要であり，患者にも有効性や安全性について十分に説明する必要がある。

▶ 専門医へのコンサルトのタイミング

- 抗がん薬誘発性の下痢は前述のとおり治療を行い，それでも改善しない場合は消化器専門医にコンサルトを検討する。
- 免疫チェックポイント阻害薬を使用中で中等度以上の下痢は，内視鏡検査も検討する必要があるため，消化器専門医にコンサルトを検討する。

▶ 患者への説明例

> 💬 免疫チェックポイント阻害薬の使用中に起きた下痢に関する説明
>
> ● 「現在使用している免疫チェックポイント阻害薬による下痢が疑われます。通常の抗がん薬での下痢と原因が異なっていることもあり，内視鏡検査での評価も必要となることがあるため，消化器を専門にしている医師に診てもらいましょう」

204

第3章　副作用・有害事象

【引用文献】
1) 日本消化管学会・編：便通異常症診療ガイドライン2023；慢性下痢症．南江堂，2023
2) 日本臨床腫瘍研究グループ：有害事象共通用語規準 v5.0日本語訳JCOG版．2017（https://jcog.jp/assets/CTCAEv5J_20220901_v25_1.pdf）

第3章 副作用・有害事象

頻度 ★★★

11

緊急度 ★

便秘

ファーストタッチ

- がん患者に生じる便秘の原因を知る。
- オピオイドが原因の便秘と，その治療薬について知る。
- 新規便秘治療薬について知る。

便秘の定義

- 『便通異常症診療ガイドライン2023 慢性便秘症』[1] では，便秘を「本来排泄すべき糞便が大腸内に滞ることによる兎糞状便・硬便，排便回数の減少や，糞便を快適に排泄できないことによる過度な怒責，残便感，直腸肛門の閉塞感，排便困難感を認める状態」と定義している。
- この定義は，前半の「糞便が大腸内に滞った状態」が慢性便秘症の分類における「**排便回数減少型**」を意味しており，後半の「糞便を快適に排泄できない状態」が「**排便困難型**」を意味している。

便秘の疫学

- 慢性便秘症の有病率は2～27％と全世界で高頻度にみられ[2]，わが国も例外ではない。2016年度の国民生活基礎調査によると，わが国の便秘の有訴者数は2～5％程度といわれ，加齢により有病率は増加する。
- 一般的に男性よりも女性に多く罹患するとされ，特に若年～中年層までは圧倒的に女性に多いが，高齢になるに従い男性の比率が急増し性差がなくなる傾向がある[3]。
- わが国の高齢化は急速に進んでいる。2017年度における高齢化率（65歳以上人口割合）は27.7％，75歳以上の後期高齢者の割合は13.8％と，いずれも増加の一途をたどっている[4]。

第 3 章　副作用・有害事象

> **Note**　今後も高齢化は進み，わが国の高齢便秘症患者は増加する
> とみられる。超高齢社会を迎えた今日において，便秘は避けて通れ
> ない疾患となっている。

がん患者に生じる便秘

- 便秘は，がん患者の多くが経験する症状の一つである。原因としては，腫瘍の増悪に伴って生じる場合と，化学療法やオピオイド投与などのがん治療に伴って生じる場合がある。
- 便秘は軽度であってもQOLの低下を招き，不快感や食欲低下の原因ともなる。また，便秘を放置することで糞便性の腸閉塞を発症することもあり，早期の対応が必要となる。

腫瘍の増悪に伴って生じる便秘

- 消化管原発の腫瘍が増大することによる消化管閉塞に伴って生じる便秘のほか，腹膜播種による通過障害，腹腔内の腫瘍増大による圧排などによっても生じる。また，自律神経への腫瘍の浸潤や大量腹水などによる消化管蠕動運動の低下も便秘の原因となる。
- がんの増悪に伴い，食事摂取量低下，脱水，活動性低下などが生じ，これにより便秘の頻度は増加してくる。

化学療法による便秘

- 化学療法によっても便秘を生じることがある。投与する薬の種類により生じる頻度が異なるため，リスクを想定して早めに対応し，重篤な状態となることを避ける。
- 化学療法に伴う悪心の治療目的で投与される**グラニセトロン**，**パロノセトロン**などの5-HT$_3$受容体拮抗薬の副作用として，15〜20％に便秘が生じることにも注意が必要である。

オピオイドによる便秘

- がん・非がん患者の痛みに対して広く使用されている**オピオイド**の代表的な副作用の一つに便秘がある。

消化器系

- オピオイドによる便秘は，**オピオイド誘発性便秘症**（opioid-induced constipation：**OIC**）とよばれ，オピオイドを使用しているがん患者の60〜90％に出現することが報告されている[5]。
- オピオイドは中枢のオピオイド受容体に結合することで鎮痛効果を発揮するが，オピオイドが消化管のμオピオイド受容体に結合すると，消化管蠕動運動低下や腸液分泌の減少，水分吸収の亢進が引き起こされ，便秘を引き起こすと考えられている。後述する末梢性μオピオイド受容体拮抗薬は腸管上にあるオピオイド受容体に結合し，オピオイドの結合を阻害することで，OICを治療する。

  Note トラマドールは弱オピオイドであり麻薬指定を受けていないが，日常診療でよく使用されるため注意が必要である。

新規便秘治療薬

- 酸化マグネシウム，ラクツロースなどの浸透圧性下剤やセンノシド，ラキソベロンなどの刺激性下剤は安全性が高くコストも安いため，OICにおいて好ましい薬剤である。しかし，わが国で広く使用されている浸透圧性下剤の酸化マグネシウムには高マグネシウム血症の副作用があり，担がん患者では腎機能障害を合併している場合が多いため，使用には注意が必要である。
- また，刺激性下剤は頓服での使用が望ましく，長期連用しないよう注意が必要である。
- 下記の新規便秘治療薬も処方を検討する。

■ ナルデメジン（スインプロイク®）

- ナルデメジンは末梢性μオピオイド受容体拮抗薬で，**消化管の末梢μ受容体に選択的に結合**し，オピオイドと拮抗することによりOICを改善する薬剤である。

  Note 中枢系のμ受容体には作用しないため，鎮痛効果は阻害しないという特長をもつ。

- 国内第Ⅲ相がん患者対象検証試験において，オピオイドの投与量にかかわらず，鎮痛作用に影響せずにOICを改善することが

示された[6]。

> **Note** 悪性疾患の有無に関係なく，OIC全般に対して保険適用がある。

■ リナクロチド（リンゼス®）

- リナクロチドは，腸粘膜上皮細胞上に存在している**グアニル酸シクラーゼC受容体のアゴニスト**である。グアニル酸シクラーゼC受容体活性化により，腸管上皮細胞内のcGMP量の増加をきたす。増加したcGMPはクロライドチャネルであるcystic fibrosis transmembrane conductance regulator（CFTR）の活性化を介して腸液の分泌を促進する。
- また，増加したcGMPにより腸管粘膜下の知覚神経刺激を抑制し，消化管知覚過敏を改善させ，腹痛や腹部不快感を改善する。
- リナクロチドは**便秘型過敏性腸症候群**，**慢性便秘症**に適応がある。副作用として下痢が報告されているが，腸管からほとんど吸収されないため，全身性の副作用はほとんどないとされている。

■ エロビキシバット（グーフィス®）

- エロビキシバットは回腸末端で発現している**胆汁酸トランスポーターであるIBATを部分的に阻害**し，胆汁酸を大腸に流入させ，大腸運動亢進および水分・電解質の分泌を促進させ排便を促す。

> **Note** 作用機序が世界初・わが国発の薬剤であり，2018年4月に発売された。

- 特徴として，**効果発現までの時間が約5時間**と非常に短時間であることが挙げられる。
- 主な副作用は腹痛・下痢であるが，程度は軽度から中等度がほとんどであり，その多くは薬剤の減量・休薬などの適切な処置を行うことで回復する。
- 本剤は食後分泌された胆汁酸の回腸での再吸収を抑制するため，**食前30分**に服用しないと効きが悪い。

消化器系

PEG製剤（モビコール®）

- ポリエチレングリコール（PEG）製剤は，欧米では慢性便秘症に対する第一選択の非刺激性下剤として使用されており，高いエビデンスを有している。

- わが国では，これまでPEG製剤は下部消化管内視鏡などの前処置薬としては保険適用を得ていたが，慢性便秘症に対する下剤としての保険適用はなかった。しかし，2018年11月にモビコール®が慢性便秘症に対して使用可能となった。

専門医へのコンサルトのタイミング

- 前述の薬剤を投与しても増悪する便秘症状や嘔吐などを伴う場合は，画像検査を検討する。最初に施行するのは腹部単純X線写真であり，部分的な腸管拡張や腸管内の液面形成（ニボー）を認めた場合は**イレウス**の可能性を考えて，腹部CT検査などを検討する。

- イレウスと診断された場合は，腸蠕動を亢進させる薬剤の多くは禁忌になり，専門的治療を要することもあるため，消化器専門医へのコンサルトを検討する。

患者への説明例

> 💬 オピオイドを使用する際の便秘に関する説明

- 「今回，痛み止めとして使用するオピオイドでは便秘を引き起こすことがあります。ただし，そのオピオイドによる便秘に効果がある治療薬もありますので，便秘の症状が出てくるようでしたら，我慢せずにぜひ教えてください。また，便秘の症状があまりにも強い場合には腸閉塞の可能性なども考えなければいけないので，それも我慢せずにぜひ教えてください」

第3章　副作用・有害事象

【引用文献】

1) 日本消化管学会・編：便通異常症診療ガイドライン2023；慢性便秘症．南江堂，2023

2) Suares NC, et al：Prevalence of, and risk factors for, chronic idiopathic constipation in the community: systematic review and meta-analysis. Am J Gastroenterol, 106：1582-1591, 2011 [PMID：21606976]

3) 尾高健夫：機能性便秘の診断と治療の実際．診断と治療，98：1477-1482, 2010

4) 内閣府：第1章 高齢化の状況（第1節）（https://www8.cao.go.jp/kourei/whitepaper/w-2018/html/gaiyou/s1_1.html）

5) Yang P, et al：Acupuncture for opioid-induced constipation: Protocol for a systematic review and meta-analysis. Medicine (Baltimore), 99：e23352, 2020 [PMID：33285714]

6) Katakami N, et al：Randomized Phase Ⅲ and Extension Studies of Naldemedine in Patients With Opioid-Induced Constipation and Cancer. J Clin Oncol, 35：3859-3866, 2017 [PMID：28968171]

211

第3章 副作用・有害事象

12 口腔粘膜炎

頻度 ★
緊急度 ★★

ファーストタッチ

- 化学療法や造血幹細胞移植，頭頸部領域への放射線治療において，口腔粘膜炎は頻度の高い有害事象の一つである（図1）。
- 口腔粘膜炎は，摂食時や会話時の苦痛によりQOLの低下をもたらすだけでなく，**栄養障害や，粘膜の破綻部位から微生物の侵入による感染症のリスクを高める**ことで，がん治療の円滑な遂行や治療効果に影響を与える可能性もある。

  Note がん薬物療法で生じる口腔粘膜炎は一般的な「口内炎」とは区別され，適切な評価と管理が必要とされる。

- がん薬物療法で生じる口腔粘膜炎は，治療期間や投薬内容によって発症する割合や程度が異なるが，標準用量の化学療法を受ける患者では5〜50％，造血幹細胞移植に関連する高用量化学療法では68〜98％，頭頸部がんの放射線治療では照射範囲内に100％において発症する[1]。

  Note また，一部の分子標的薬や免疫チェックポイント阻害薬によっても口腔粘膜炎が生じることが知られている。

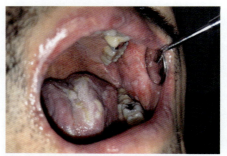

図1　頰粘膜・舌側縁に生じた口腔粘膜炎

第3章 副作用・有害事象

発症機序

殺細胞性抗がん薬・放射線治療

- 殺細胞性抗がん薬や放射線治療による口腔粘膜炎の発症機序は，2004年にStephen T. Sonisにより分類・説明され[2]，現在でもこの分類は広く引用されている（**表1**）。
- 殺細胞性抗がん薬による粘膜障害は，好中球減少がみられるよりやや早いか，ほぼ同時期に顕在化しやすく，通常は抗がん薬投与後5〜7日目頃より発症し，局所感染などの治癒遷延がなければ10〜14日程度で上皮化，治癒に至る。
- 歯牙や食物による摩擦，開口などの動作による牽引を受けやすい部位に発症しやすく，**好発部位として口唇粘膜面，舌側縁部，頬粘膜，軟口蓋，口角部が挙げられる。**

分子標的薬

- チロシンキナーゼ阻害薬（EGFR-TKI）やmTOR阻害薬といった分子標的薬も高頻度で口腔粘膜炎を発症することがあるが，

表1　殺細胞性抗がん薬・放射線治療による口腔粘膜炎の発症機序

第I期 （開始期）	• 放射線や抗がん薬による細胞障害 • 活性酸素による直接的なDNA損傷による粘膜上皮の新生の停止
第II/III期 （シグナル伝達期・増幅期）	• 活性酸素による炎症性サイトカインの放出誘導 • 粘膜の組織障害・細胞死による新たなTNF-αの産生 • 連鎖的な細胞死の拡大 • 血管透過性の亢進による粘膜の腫脹
第IV期 （潰瘍形成期）	• 組織障害による粘膜上皮の新生の停止 • 粘膜の菲薄化，潰瘍形成 • 潰瘍への口腔細菌の感染（骨髄抑制期のさらなる感染拡大，菌血症・敗血症の発生）
第V期 （治癒期）	• 粘膜上皮の再生から治癒へ

〔Sonis ST：J Support Oncol, 2：21-32, 2004より〕

消化器系

多くは**アフタ性の口内炎**を呈するものであり，その発症機序は
臨床所見の相違や薬理作用からも，殺細胞性抗がん薬や放射線
による口腔粘膜炎とは異なると考えられている。

免疫チェックポイント阻害薬

- 免疫チェックポイント阻害薬は，その特徴的な免疫関連有害事
  象（immune-related adverse events：irAE）によって，さま
  ざまな臓器・組織に自己免疫疾患様の多彩な症状を引き起こす
  可能性がある。

- 口腔粘膜においても，**口腔扁平苔癬，水疱性類天疱瘡，多形紅
  斑のような粘膜病変，スティーヴンス・ジョンソン症候群**や**中
  毒性表皮壊死症**のような重篤な皮膚・粘膜病変が観察されるこ
  とがある。

口腔粘膜炎への対応

基本的な考え方

- がん薬物療法で生じる口腔粘膜炎は，各種投与薬剤の有害事象
  としての反応であり，その発症を完全に防ぐことは困難であ
  る。しかし，増悪因子（**表2**）を軽減することで重症化を防ぎ，
  病悩期間を短縮することにつながる可能性がある。

- これらの増悪因子を軽減するためには，**患者自身による適切な
  セルフケアの継続が最も重要**であり，がん薬物療法に関わるす

表2　**口腔粘膜炎の増悪因子**

物理的因子	・齲歯，とがった歯牙や補綴物 ・不適切な義歯の使用 ・硬いものの摂取 ・口腔乾燥による潤滑能の低下　など
化学的要因	・組織刺激性の強い洗口薬 ・アルコール，喫煙 ・酸味や香辛料の強い食品 ・口腔乾燥による緩衝能の低下　など
微生物学的要因	・口腔内や義歯の汚染 ・口腔乾燥による自浄性・抗菌作用の低下　など

第3章　副作用・有害事象

べての医療者はその重要性を理解しておくべきである。

Note　口腔衛生指導や禁酒・禁煙指導は，他の有害事象対策の指導とともに実施する必要がある。

- 口腔管理は口腔内の感染制御，疼痛の緩和，粘膜保護により，粘膜炎の発症リスクの軽減や重症度の抑制，病悩期間の短縮を図ることにつながることが弱いエビデンスながら示されている。『がん治療に伴う粘膜障害に対するエビデンスに基づいた臨床診療ガイドライン』[3] において，「口腔粘膜障害の発症予防を目的として，あらゆるがん治療を受ける全年齢層の患者を対象として口腔ケアを行うことが望ましい」としている。

予防のためのセルフケア

- 予防的な対応としてのセルフケアでは，①ブラッシング，②粘膜の清掃，③義歯の清掃，④含嗽，⑤口腔内の保湿——が推奨される。それぞれの概要を表3に示す。

評価方法

- がん薬物療法で生じる口腔粘膜炎の予防・治療を行うには適切な評価が必須である。重症度に応じて対応するためにも，**多職種で情報共有が可能な共通の尺度を用いる必要がある**。WHOの重症度評価（表4）や米国National Cancer Institute（NCI）の有害事象共通用語規準（common terminology criteria for adverse events：CTCAE）（表5）がよく用いられている。

治療的対応

- 発症した口腔粘膜炎への治療的対応としては，**疼痛管理**と**口腔清潔の維持**が基本となる。

（1）疼痛管理

①局所対応

- まずは口腔粘膜炎の予防を目的としたセルフケアの基本で示した含嗽を行い，症状に応じて**局所麻酔薬の含嗽薬への添加**を検討する（調合例：キシロカイン®液「4%」10mL，アズノール®うがい液4% 5mL，精製水 500mL）。局所麻酔薬添加の含嗽薬

12

口腔粘膜炎

215

消化器系

表3　口腔粘膜炎の予防を目的としたセルフケアの基本

1. ブラッシング	・1日2〜4回 ・歯ブラシはヘッドの小さなもの，ナイロン毛 ・毛の硬さは「ふつう」か，出血傾向や疼痛があれば「軟毛」「超軟毛」を選択 ・スポンジブラシを歯ブラシの代用として使用しない（スポンジブラシは本来，粘膜の清掃に用いる用具である） ・毛先を歯面と歯肉の境目に当てて軽い力で小刻みに動かす ・歯磨剤は必須ではないが，使用する場合は低刺激，フッ素含有のものを選択する ・歯間ブラシやデンタルフロスは清潔維持には有用だが，操作に慣れていない場合は出血させる恐れもあるため必須ではない
2. 粘膜の清掃	・少量の水を含ませたスポンジブラシや軟毛ブラシ，舌用ブラシを用いて舌背，口蓋，頬粘膜，口腔前提，顎堤粘膜などを軽い力で清掃する
3. 義歯の清掃	・毎食後，必ず口腔内から取り出し，義歯専用ブラシを用いて流水下で汚染物を清掃，除去する ・夜間（就寝時）は義歯を外し，洗浄後に専用容器を用いて水中に保管する
4. 含　嗽	・水，または生理食塩液，重曹水が推奨され，アルコール含有の洗口薬・含嗽薬は避ける ・1日4回以上の含みうがい（ぶくぶくうがい） ※グルコン酸クロルヘキシジンによる含嗽は，医薬品・医療機器等安全性情報において「口の中に傷やひどいただれのある人は使用しないこと」とされており，使用を控えること
5. 口腔内の保湿	・含嗽の回数を増やす ・乾燥の程度に応じ，市販の保湿薬（スプレー，洗口薬，ジェル）の併用やグリセリンを混和した含嗽薬を使用する ・口唇・口角にはワセリンなど油脂の塗布を行う

表4　粘膜炎/口内炎有害事象：WHO重症度評価

	Grade 0	Grade 1	Grade 2	Grade 3	Grade 4
所　見	徴候なし	ひりひりした痛み，紅斑	紅斑，潰瘍，固形物の摂取可能	潰瘍，液状食品のみ摂取可能	経口摂取困難

〔World Health Organization：Handbook for reporting results of cancer treatment. pp15-17, 2017より〕

第3章　副作用・有害事象

表5　粘膜炎/口内炎有害事象：有害事象共通用語規準　v3.0, v5.0 日本語版

	Grade 1	Grade 2	Grade 3	Grade 4	Grade 5
CTCAE v3.0（診察所見）	粘膜の紅斑	斑状潰瘍または偽膜	融合した潰瘍または偽膜；わずかな外傷で出血	組織の壊死；顕著な自然出血；生命を脅かす	死亡
CTCAE v3.0（機能/症状）	わずかな症状で摂食に影響なし；わずかな呼吸器症状があるが機能障害はない	症状はあるが，食べやすく加工した食事を摂取し嚥下することはできる；呼吸器症状があり機能障害があるが日常生活には支障はない	症状があり，十分な栄養や水分の経口摂取ができない；呼吸器症状があり日常生活に支障がある	生命を脅かす症状がある	死亡
CTCAE v5.0	症状がない，または軽度の症状；治療を要さない	経口摂取に支障がない中等度の疼痛または潰瘍；食事の変更を要する	高度の疼痛；経口摂取に支障がある	生命を脅かす；緊急処置を要する	死亡

〔日本臨床腫瘍研究グループ：有害事象共通用語規準 v3.0日本語訳JCOG/JSCO版（https://jcog.jp/doctor/tool/ctcae/）/
日本臨床腫瘍研究グループ：有害事象共通用語規準 v5.0日本語訳JCOG版（https://jcog.jp/doctor/tool/ctcaev5/）を参考に作成〕

は院内製剤としてあらかじめ使用できる体制にあることが望ましい。

Note　粘膜炎が重度で局所麻酔薬添加の含嗽薬が誘発痛を伴う場合は生理食塩液へ変更する。

▪ **口腔粘膜保護薬の併用**も接触時の疼痛緩和に有用である。本剤は口腔粘膜炎の表面を被覆することで物理的な保護膜を形成し，接触時の疼痛緩和を図ることを目的としている。

消化器系

表6　セルフケア時の苦痛を軽減するための適切な用具や製剤の選択

歯ブラシ	・ヘッドが小さくネックが細長いもの，軟毛または超軟毛 ・歯ブラシ挿入時に，あらかじめヘッドや柄の粘膜に触れる部分に保湿ジェルやワセリンを塗布する ・刺激を感じる場合は歯磨剤の使用は控える
粘膜の清掃	・粘膜炎を生じている部分へのスポンジブラシや粘膜ブラシの使用は避ける
含　嗽	・水や局所麻酔添加の含嗽薬がしみる場合は，生理食塩液を使用する

> **Note**　わが国では，局所管理ハイドロゲル創傷被覆・保護材「エピシル®口腔用液」が特定保険医療材料として収載され，歯科保険診療の「周術期等専門的口腔衛生処置2」の処置として使用することができる。

②全身的対応
- 局所対応でも疼痛の制御が不十分な場合は，早期から**鎮痛薬の全身投与**を検討する。アセトアミノフェン1回400〜1,000mg，1日3〜4回の投与（1日総量として4,000mgを限度とする）より開始し，十分な効果が得られない場合はオピオイド製剤の追加を考慮する。
- 粘膜炎が軽快すると疼痛も軽減していくため，鎮痛薬は増量時と反対の段階を踏み，局所対応も平常時の予防的ケアへと移行する。

(2) 口腔清潔の維持
- 口腔粘膜炎の発症時は，疼痛や出血により通常どおりのセルフケアが困難となりやすく，結果的に口腔内の微生物も増加し潰瘍面への二次感染を起こすことで局所の症状の増悪のみならず，敗血症などの全身的感染症のリスクを高める。そのため，口腔清潔の維持は粘膜炎の発症時にも重要であるが，**セルフケアに伴う苦痛の軽減**（表6）を図ることで口腔内の清潔を維持しやすくなる。

■　その他の対応

(1) クライオセラピー
- 血中半減期の短い抗がん薬の投与中に氷塊などで**口腔粘膜を冷**

第3章 副作用・有害事象

却することで，局所的な血管収縮と組織への血流低下を引き起こし，口腔粘膜組織への薬物移行を減少させ，口腔粘膜炎を軽減しようとする方法である。

- MASCC/ISOOのガイドラインでも，5-FUの急速静脈内投与や，造血幹細胞移植における大量メルファラン投与を受ける場合に推奨されている[3]。

(2) 漢方薬

- **半夏瀉心湯，黄連湯，茵蔯蒿湯**は口内炎への保険適用がある。
- 半夏瀉心湯は，がん薬物療法で生じる口腔粘膜炎の治療・予防とも有効性が示されている。
  Note ただし，予防的使用は保険適用外である。
- 内服だけでなく含嗽による外用でも効果が報告されている。
  Note なお，漢方薬の味は独特の苦みがある。

(3) ステロイド外用剤の使用

- ステロイド外用剤の使用は，殺細胞性抗がん薬による口腔粘膜炎の予防・治療とも，国内外のいずれのガイドラインにおいても推奨されていないことに留意したい。
- 一方で，分子標的薬の**mTOR阻害薬による口腔粘膜炎の予防**にはステロイド外用剤の有用性が示唆されている。また，免疫チェックポイント阻害薬による口腔粘膜炎は，他臓器のirAE発症時と同様にステロイドが第一選択になり得る[4]。

歯科の役割

- 歯科では，がん治療開始前から**口腔粘膜炎の増悪因子を軽減するための治療的介入**を行うことができる。例えば，放置された齲蝕で尖ったままの歯牙は，切削や充填などを行うことで粘膜への物理的刺激が少ない形態に修正する。
- がん薬物療法によらない口腔粘膜疾患（カンジダ性口内炎やウイルス性口内炎，義歯性潰瘍や歯性感染など）の鑑別や，その治療が必要な場合もある。
- 粘膜炎の微生物学的要因は，歯周炎などの歯科疾患と密接に関連しており，歯科疾患の評価に基づく治療介入として歯石除去

12
口腔粘膜炎

219

消化器系

などの処置が必要な場合も多い。また，口腔粘膜炎の予防・治療の両面で，セルフケアの是正には歯科医師のみならず歯科衛生士の果たす役割が大きい。

Note わが国では，2012年度の診療報酬改定で「周術期等口腔機能管理」が保険導入されており，がん薬物療法においてもがん治療医（主治医）からの依頼に基づき管理計画，治療介入を行った場合は管理料の算定対象となる。

- 近年では，多くのがん治療施設で医科歯科連携体制が整備されている。日本歯科医師会では医科歯科連携事業「全国共通がん医科歯科連携講習会」[5] を実施しており，がん薬物療法で生じる口腔粘膜炎などの合併症に対応可能な地域の歯科診療所も増加しつつある。歯科的対応の受け皿は病院歯科だけでなく，地域へと拡大している。

Note 円滑な連携のためには，主治医－歯科間でのがん治療の方針や投与予定の薬剤に関する十分な情報提供が必要であることはいうまでもない。

【引用文献】
1) 日本がんサポーティブケア学会・粘膜炎部会：EOCC（The European Oral Care in Cancer Group）口腔ケアガイダンス第1版日本語版．2018（http://jascc.jp/wp/wp-content/uploads/2018/01/8024607bdd510449b8d990b23ca2f242.pdf）
2) Sonis ST : A biological approach to mucositis. J Support Oncol, 2 : 21-32, 2004 [PMID : 15330370]
3) Lalla RV, et al ; Mucositis Guidelines Leadership Group of the Multinational Association of Supportive Care in Cancer and International Society of Oral Oncology (MASCC/ISOO) : MASCC/ISOO clinical practice guidelines for the management of mucositis secondary to cancer therapy. Cancer, 120 : 1453-1461, 2014 [PMID : 24615748]
4) Klein BA, et al : Oral manifestations of immune-related adverse events in cancer patients treated with immune checkpoint inhibitors. Oral Dis, 28 : 9-22, 2022 [PMID : 34265157]
5) 日本歯科医師会：全国共通がん医科歯科連携講習会（https://www.jda.or.jp/dentist/info/cancer.html）

第3章　副作用・有害事象

頻　度 ★

13

緊急度 ★★

B型肝炎ウイルス再活性化

ファーストタッチ

- B型肝炎ウイルス（hepatitis B virus：HBV）の再活性化による肝炎は重症化しやすく，発症の予防が非常に重要である。
- 化学療法を行う前に，必ずHBs抗原，HBs抗体，HBc抗体を調べる。いずれかの項目が陽性であれば，治療介入もしくはウイルス量のフォローが必要となる。

各種検査の意義と用語

- HBVの現感染者もしくは既往感染者において，抗がん薬や免疫抑制薬の投与後にHBVが再増殖することを**HBV再活性化**とよぶ。特に，既往感染者の再活性化による肝炎を**de novo B型肝炎**とよぶ[1]。
- HBVキャリアはHBs抗原陽性となる。
- 既往感染者の大半はHBs抗体とHBc抗体がともに陽性となるが，いずれかのみ陽性となる単独陽性者も存在する。
- B型肝炎ワクチン接種者の場合は，HBs抗体陽性でHBc抗体陰性となる。ワクチン接種歴が明らかでなければ，このパターンでも既往感染者として扱う。

化学療法を始める前に

- 化学療法の開始前に，必ず**HBs抗原，HBs抗体，HBc抗体**を調べる。
- HBs抗原が陽性であればHBVキャリアとする。HBs抗原が陰性で，HBc抗体とHBs抗体のいずれか，もしくは両方が陽性であればHBV既往感染として扱う（図）。

Note　近年，免疫チェックポイント阻害薬によるB型肝炎再活性化の報告が散見される。免疫チェックポイント阻害薬を投与する場合も，他の化学療法と同様に対応する。

消化器系

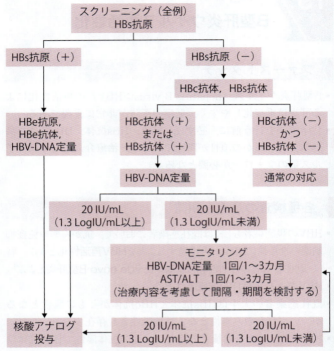

*：注釈を省略。実際に使用する際には，必ず原典を参照すること。

図　免疫抑制・化学療法により発症するB型肝炎対策ガイドライン
〔日本肝臓学会 肝炎診療ガイドライン作成委員会・編「B型肝炎治療ガイドライン（第4版）」2022年6月（https://www.jsh.or.jp/medical/guidelines/jsh_guidlines/hepatitis_b.html，2024年8月参照）〕

B型肝炎の現感染例もしくは既往感染例への対応

- HBs抗原陽性のキャリアであれば，化学療法開始前にできるだけ早期の**核酸アナログ**投与開始が必要となるため，直ちに肝臓専門医にコンサルトする。
- HBs抗体もしくはHBc抗体が陽性の既往感染例では，リアルタイムPCR法による**HBV-DNA定量検査**を行う。1.3 LogIU/mL（20 IU/mL）以上では再活性化のリスクが高くなるため，早期

第3章　副作用・有害事象

の核酸アナログ投与が必要である。この場合，直ちに肝臓専門
医にコンサルトする。

- 既往感染例でHBV-DNA量が1.3 LogIU/mL（20 IU/mL）未満
の場合は，HBV-DNA定量とAST/ALTの定期モニタリングを
行い，1.3 LogIU/mL（20 IU/mL）以上になったら直ちに肝臓
専門医にコンサルトする。

既往感染例のHBV-DNA量モニタリング

- 通常の化学療法ではHBV-DNA量を1〜3カ月に1回モニタリン
グする。
- リツキシマブ，オビヌツズマブ，フルダラビンは特に再活性化
のリスクが高くなるため，これらの薬剤を使う場合は，治療中
および治療終了後の少なくとも12カ月間は月1回のHBV-DNA
量のモニタリングを行う。
- 副腎皮質ステロイドや免疫抑制薬を使用する場合は，治療開始
後や治療薬変更後の少なくとも6カ月間は月1回のHBV-DNA量
のモニタリングが推奨される。6カ月目以降は3カ月ごとの
HBV-DNA量モニタリングでもよい。この際，高感度HBコア
関連抗原測定（カットオフ：2.1 LogIU/mL）でも代用可能で
ある。

専門医へのコンサルトのタイミング

- 核酸アナログの投与が必要な場合は直ちに肝臓専門医にコンサ
ルトする。つまり，HBs抗原陽性，もしくは既往感染でHBV-
DNA≧1.3 LogIU/mL（20 IU/mL）の場合はコンサルトする。
- 判断に迷う場合は，迷わず肝臓専門医にコンサルトする。

患者説明のポイント

- HBVキャリアの患者に対しては，再活性化の危険性と早期再
活性化予防の必要性を説明する。

消化器系

- HBV既往感染例では再活性化のリスクがあるため，定期的な
  HBV-DNA量のモニタリングが必要であることを伝える。

患者への説明例

💬 B型肝炎キャリアの場合

● 「HBs抗原が陽性となりました。○○さんはB型肝炎ウイル
  スに持続感染している『キャリア』という状態です。現在，
  肝炎の状態ではありませんが，化学療法で免疫力が低下す
  ると肝炎ウイルスが急激に増殖し，肝炎を発症する可能性
  があります。B型肝炎の再活性化は非常に危険であり，最
  悪の場合は命に関わることがあります。再活性化を予防す
  るためにウイルスを抑える薬の内服が必要と思われます。
  肝臓専門医をご紹介しますので，受診をお願いいたします」

💬 既往感染で低ウイルス量の場合

● 「HBc抗体が陽性でした。○○さんは以前B型肝炎に感染
  されたことがあるようです。B型肝炎ウイルスは特殊なウ
  イルスで，肝炎が治まった後も肝臓にウイルスの成分が残
  ります。現在は既往感染といって，B型肝炎ウイルスが活
  発な状態ではありませんが，化学療法で免疫が弱くなる
  と，肝臓に残ったウイルス成分からウイルスが複製され，
  急性肝炎を引き起こす可能性があります。定期的に血中ウ
  イルス量の検査を行い，増加の兆候を認めたら肝臓専門医
  の紹介を検討します」

【引用文献】
1) 日本肝臓学会肝炎診療ガイドライン作成委員会・編：B型肝炎治療ガ
   イドライン（第4版）．2022（https://www.jsh.or.jp/lib/files/medical/
   guidelines/jsh_guidlines/B_v4.pdf）

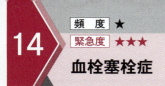

第3章　副作用・有害事象

ファーストタッチ

- がん患者では血栓が起こりやすいことが知られており，がんに合併する血栓症は**がん関連血栓症**（cancer-associated thrombosis：**CAT**）と名付けられている。
- 化学療法によるがん治療中，患者は**静脈血栓塞栓症**（venous thrombosis：**VTE**）のリスクが増加する。これは，化学療法自体やがん組織から放出される物質が血液凝固系に影響を及ぼすためである。
- 外来で化学療法を行っているがん患者の1割近くが血栓症で亡くなるという報告がある。
- がんの治療中に循環器疾患を発症して循環器内科に紹介されてくる患者は増えてきている。循環器医としては，がん患者が循環器疾患を発症することなく，がん治療を完遂してもらうために，早い段階で循環器医に紹介していただき，血栓溶解や心筋保護などの治療を行いつつ，がん治療の継続を目指す。
- CATの予防は，VTEリスク分類の**Khorana risk スコア**が活用されている（表1）。Khorana risk スコア 1点以上でCATの中〜高リスク群と認識し，VTE予防策をとる必要がある。Khorana risk スコア 3点以上はVTE発症リスクも高く，腫瘍循環器外来へのコンサルトを検討する。

がん関連血栓症（CAT）とは

- がんと血栓症の関係は，古典的なトルソー症候群に微小循環異常，がん治療に伴い出現する血栓症などを加えた幅広い血栓症の概念として定義されている。
- CATは，**VTE**（静脈血栓塞栓症），**ATE**（動脈血栓塞栓症），**NBTE**（非細菌性血栓性心内膜炎）の3つの病態があり，易血栓性は主にがんの病態とがん薬物療法に起因する[1]。

循環器系

表1　Khorana risk スコア

計算項目

項　目		点　数
悪性腫瘍原発部位	胃がん，膵臓がん	+2
	肺がん，リンパ腫，婦人科がん，膀胱がん，精巣がん	+1
	その他のがん	0
化学療法前の血小板数≧35万/μL		+1
化学療法前の白血球数＞1.1万/μL		+1
化学療法前の赤血球造血因子使用またはHb＜10g/dL		+1
肥満（BMI≧35kg/m²）		+1

総スコアとVTE発症率

リスク	総スコア	VTE発症率
低リスク	0点	0.3%
中リスク	1～2点	2%
高リスク	3点以上	7%

〔Khorana AA, et al : Blood, 111 : 4902-4907, 2008より〕

- CATにおいて最も頻度が高く重要なものは，**がん関連静脈血栓塞栓症**（cancer-associated venous thromboembolism：**CAVT**）であり，がん患者の5～20％で発症し，非がん患者に比べて発症頻度が4～7倍と報告されている。

- CAVTは，20年前のがん患者と比較して現在では発症リスクが3倍に増加しており，特に化学療法施行時や分子標的薬を投与した症例では6倍と高頻度で，死亡リスクも高い[2]。

- CAVTの出現時期は，がん診断後3カ月以内が約半数を占めており，がん治療ストラテジーを決定する時期と重なることから，がん治療を有効かつ安全に進めるために，CATに対する予防と治療に関するマネジメントの標準化が進められている。

- がんに伴うATEは，**心筋梗塞**や**虚血性脳卒中**，**急性動脈閉塞症**として発症し，がん患者のQOLや生命予後に影響を及ぼす。

- がんに伴うNBTEの疣腫は，弁機能不全をきたすよりも，疣腫の剥離により全身性塞栓症をきたし得る[1]。

第3章　副作用・有害事象

発症のメカニズム

- 血栓塞栓症は，Virchowの3徴とよばれている①血流のうっ滞，②血管内皮障害，③血液凝固能亢進——に分類され，さまざまなリスク因子により発症する。
- がん患者では，①腫瘍による圧排や臥床状態などによる血流停滞，②がん薬物療法や中心静脈カテーテル留置などによる血管内皮障害，③がん自体による直接的な血小板−血液凝固系の活性化や炎症反応に伴う線溶系の抑制——などがVTEのリスク因子となる。
- 悪性腫瘍と動脈硬化性疾患は高率に合併し得ることがわかり，その背景要因として，どちらも慢性炎症が考えられている。
- がん治療における冠動脈疾患の病態生理学的機序に関しても把握が必要である。フッ化ピリミジン系薬剤は血管内皮障害・血管攣縮，シスプラチンなどのプラチナ製剤を主薬とする治療プロトコルは凝固促進・ATE，血管新生阻害薬（VEGF阻害薬）は凝固促進・ATE・血管内皮障害を生じ得る[3]。

血栓塞栓症のリスク因子と評価

リスク因子

- 化学療法における患者の個別のリスク評価が必須であり，血栓塞栓症のリスク因子（年齢，併存疾患，がんの種類，がんのStage，手術の有無など）を評価することで，適切な予防策を講じることができる。
- 血管新生阻害薬は，がん治療や眼疾患などにおいて血管新生を抑制するために使用されるが，その一方で血栓塞栓症のリスクが増加する可能性がある。そのため，血管新生阻害薬を使用する患者に対しては，血栓塞栓症のリスクを評価することが必要であり，リスクの高い患者（Khorana risk スコア 1点以上でCATの中〜高リスク群）は，より厳格にモニタリングされるべきである。

循環器系

Note 具体的には，積極的な離床と足首の運動，弾性ストッキング着用を推奨し，深部静脈血栓症（DVT）を疑う所見を認める場合は下肢静脈超音波検査を行う。一律の抗凝固薬の予防内服は推奨しない。

検査と評価

- 化学療法開始前に患者の血栓塞栓症リスクを評価する。これには**D-ダイマー検査**や**下肢静脈超音波検査**が含まれ，特にリスクが高い患者にはVTE予防策を考慮する。
- 血栓症の早期発見には，患者に自己モニタリングを促進し，肺血栓塞栓症（PTE）/下肢深部静脈血栓症に関連する症状（片側性下肢痛，片側性下腿浮腫，圧痕性浮腫，側副血行性表在静脈，頻脈，血痰など）の早期報告を奨励する。末梢型DVTに関しては**改訂ジュネーブ・スコア**を参照するのが望ましい（**表2**）。

表2　改訂ジュネーブ・スコア

項　目		点　数
66歳以上		＋1
PTEあるいはDVTの既往		＋1
1カ月以内の手術，骨折		＋1
活動性のがん		＋1
一側の下肢痛		＋1
下肢深部静脈の触診による痛みと片側性浮腫		＋1
心拍数	75〜94/分	＋1
	95/分以上	＋2
血痰		＋1
臨床的確率		
合計スコア　　0〜1　　低い		
2〜4　　中等度		
5以上　　高い		

〔日本循環器学会，他：肺血栓塞栓症および深部静脈血栓症の診断，治療，予防に関するガイドライン（2017年改訂版）．p18, 2018／Gibson NS, et al : Thromb Haemost, 99 : 229-234, 2008／Klok FA, et al : Arch Intern Med, 168 : 2131-2136, 2008／Hendriksen JM, et al : BMJ, 351 : h4438, 2015より〕

第3章　副作用・有害事象

- 患者には，がん治療と血栓塞栓症リスクの関連性を理解してもらう。特に，腫瘍の種類によるリスクの違いを説明する。血栓症の症状や早期発見の重要性を強調し，疑わしい症状が出現した場合は医療機関への迅速な連絡を促す。
- 患者の基本的なリスク因子を考慮して，必要に応じて抗凝固療法〔未分画ヘパリン，ワルファリンに加え，直接作用型経口抗凝固薬（DOAC）として2014年からエドキサバン，2015年にリバーロキサバン，アピキサバンが保険適用〕を検討する。

  Note　当院では，静脈血栓塞栓症対策マニュアルが運用されている。
- Khorana risk スコアでは，がんの種類によって点数が異なる（表1）。2点は胃がん，膵臓がんであり，1点は肺がん，リンパ腫，婦人科がん，膀胱がん，精巣がんとなっている。その他のがんは0点となっている。
- Khorana risk スコアでは，1点の項目として血小板数35万/μL以上，白血球数1.1万/μL超過（抗がん薬使用前），Hb 10g/dL未満（抗がん薬使用前）ないし赤血球造血因子の使用，肥満（BMI 35以上）が挙げられる。
- Khorana risk スコアが1点以上の場合は，がん関連VTE予防策として禁忌がないことを確認したうえで，**弾性ストッキングの着用**が勧められている。

治療

- 血栓塞栓症が発症した場合，速やかに診断を行い，適切な治療を開始する必要がある。抗凝固療法や理学療法を含む治療方針は，患者の状態と血栓の成因によって異なる。
- 血管新生阻害薬を使用する患者には，血栓症の兆候や症状に対する教育が不可欠である。**呼吸困難，胸痛，急激な下腿浮腫**などの症状があれば，速やかに医師に連絡するよう患者に指導する。
- 血栓塞栓症の発症時には，治療チーム（がん治療チームや循環器医など）と密接に連携し，最適な治療方針を協議する。
- 血栓塞栓症のリスクが高い患者に対しては，定期的な評価とモニタリングが必要である。治療効果やリスクの変動に応じて治

循環器系

療計画を調整することが求められる。

- 化学療法を受けている患者では，**低分子量ヘパリン**（low molecular weight heparin：**LMWH**）の予防投与が推奨されていることがある。ただし，わが国ではLMWHがVTE治療に適応外となっており，現時点（2024年9月現在）では適用可能なエビデンスは限られている。

- 米国臨床腫瘍学会（ASCO）のガイドライン2019では，VTEの高リスク症例（Khorana risk スコア 2点以上）と判断された場合にはDOACやLMWHを予防的に投与することが認められているが，わが国では一次予防にDOACを使うことが認められていない。

  Note わが国ではLMWHは公知申請されているが，現時点では承認されていない。欧米ではVTEに対する第一選択がLMWHとなっている。欧米で主流の治療が，わが国ではできない状況にある。

- 抗凝固療法に伴い，出血リスクが増加する可能性がある。また，化学療法による血小板減少や粘膜の損傷などが出血リスクを増加させることがあるため，抗凝固療法の開始や継続において，出血リスクを慎重に評価する必要がある。

- 血栓症予防と出血性合併症発生はトレードオフで検討するべきであり，血栓症予防のための効果と，出血リスクのバランス〔**HAS-BLED スコア（表3）**，**VTE-BLEED スコア**など〕を検

表3　HAS-BLED スコア

項　目	点　数
Hypertension（収縮期血圧≧140mmHg）	+1
Abnormal renal/liver function（腎機能障害, 肝機能障害 各1点）	+1〜2
Stroke（脳卒中）	+1
Bleeding（出血歴）	+1
Labile INR（INR≧3.5のエピソード）	+1
Elderly（年齢65歳以上）	+1
Drugs（抗血小板薬の使用）	+1
合計点	0〜8

〔Pisters R, et al：Chest, 138：1093-1100, 2010より〕

第3章 副作用・有害事象

討し，患者特有の状況にあわせた判断が必要になる[4), 5)]。

- Khorana risk スコアによる血栓リスク，HAS-BLED スコアによる出血リスク，骨髄抑制による血小板低下を考慮して，抗凝固期間を調整する。

  Note 一般的なVTEに対する抗凝固療法の期間は**3カ月**である。

- がんがVTEの原因である場合は，出血リスクも勘案し，がん完治まで抗凝固療法を継続することも検討される。

- また，がん薬物療法の開始後に症状などからPTEなどを原因とした肺高血圧症が疑われる場合は，**胸水の確認と心エコー検査**が推奨されている。

専門医へのコンサルトのタイミング

- がん治療を開始する患者に対して，血栓発症リスクをKhorana risk スコアなどを用いて評価し，リスクが高い場合（Khorana risk スコア 3点以上）には，がん治療の開始前に循環器医へのコンサルトを行う。

- D-ダイマーのモニタリングのみでは血栓塞栓症を診断することはできない。がん治療の開始後，急性期の血栓症に対するサーベイランスは，臨床症状として，下肢静脈血栓症では下肢の発赤，疼痛，下腿浮腫など，肺動脈塞栓症では呼吸困難，胸痛などの有無で判断する。しかしながら，がん患者では臨床症状を有さない場合があり，D-ダイマーは血栓塞栓症以外の要因でも陽性となり得ることから，CATの発症が予測される症例には，積極的に下肢静脈超音波検査や造影CT検査を施行し評価を行う。

患者説明のポイント

- 高齢患者への説明では，会話のテンポを落とし，大きな声で明瞭に話すように心がける。

- 認知機能の低下があった場合も，軽度の認知機能低下であれば，意思決定の主役は患者本人である。重度の認知機能低下が

循環器系

ある場合は家族の意向を伺い，患者の推定意思を尊重する。

患者への説明例

💬 患者教育（がん治療と関連する血栓症に関して）

● 「こんにちは，○○さん。今日は，がん治療と関連する血栓症についてお話ししたいと思います。がん治療中には，血栓症のリスクが高まることがあり，その理由や症状について理解していただきたいと思います。がん細胞やがん治療が体内の血管や血液の流れに影響を与えることがあります。これが血栓症のリスクを増加させる一因です。また，がんの種類によってもリスクが異なります。例えば，膵臓がんや胃がんの患者さんは，血栓症のリスクが高まることが知られています。血栓症が起きると，急な呼吸困難，胸痛，脚の腫れなどの症状が現れることがあります。これらの症状は他の病気と混同されることもありますので，身体の変化には敏感になり，異変を感じた場合は速やかに医療機関にご相談いただくことが大切です。早期発見と的確な治療は，血栓症の進行を防ぐうえで非常に重要です。血栓症の疑いがある場合，超音波検査や造影CT検査などの画像診断が行われることがあります。何かご質問があれば，どうぞお気軽にお知らせください」

💬 がん治療に伴う血栓症予防と，抗凝固療法に関する説明

● 「こんにちは，○○さん。がん治療を受けると，血栓症のリスクが高まります。これは，がん自体やがん治療が血液の凝固バランスに影響を与えるためです。抗凝固療法は，血栓症の予防や治療に役立ちます。これは血液が異常に凝固するのを防ぎ，血管内に血栓ができるのを防ぐ働きがあります。抗凝固薬は血液をサラサラにすることで血栓を予防する一方で，出血のリスクも増加させる可能性がありま

す。これは，通常の凝固機能が低下するためです。○○さんの全体的な健康状態や治療の必要性を考慮して，適切な薬物や投与量を選択します。

　抗凝固薬を服用する場合，出血に敏感になることが重要です。例えば，歯茎からの出血，内出血，血便，血痰などがあれば，医師に相談してください。これは薬物が効いている兆候でもありますが，薬物の量を調整する必要があるかもしれません。お身体の変化や不調があれば，速やかに医療機関にご相談ください。何かご質問があれば，どうぞお気軽にお知らせください」

【引用文献】

1) 小室一成・監：腫瘍循環器診療ハンドブック．メジカルビュー社，2020

2) Mahajan A, et al：The incidence of cancer-associated thrombosis is increasing over time. Blood Adv, 6：307-320, 2022 [PMID：34649273]

3) Zamorano JL, et al；ESC Scientific Document Group：2016 ESC Position Paper on cancer treatments and cardiovascular toxicity developed under the auspices of the ESC Committee for Practice Guidelines: The Task Force for cancer treatments and cardiovascular toxicity of the European Society of Cardiology (ESC). Eur Heart J, 37：2768-2801, 2016 [PMID：27567406]

4) Pisters R, et al：A novel user-friendly score (HAS-BLED) to assess 1-year risk of major bleeding in patients with atrial fibrillation: the Euro Heart Survey. Chest, 138：1093-1100, 2010 [PMID：20299623]

5) Klok FA, et al：Prediction of bleeding events in patients with venous thromboembolism on stable anticoagulation treatment. Eur Respir J, 48：1369-1376, 2016 [PMID：27471209]

【参考文献】

・厚生労働省：人生の最終段階における医療・ケアの決定プロセスに関するガイドライン（改訂 平成30年3月）．2018（https://www.mhlw.go.jp/file/04-Houdouhappyou-10802000-Iseikyoku-Shidouka/0000197701.pdf）

・日本循環器学会，他：2021年改訂版 循環器疾患における緩和ケアについての提言．2021（https://www.j-circ.or.jp/cms/wp-content/uploads/2021/03/JCS2021_Anzai.pdf）

・小室一成・監：実践Onco-Cardiology がん臨床医と循環器医のための新しいテキスト．中外医学社，2018

・堀　正二，他・監：腫瘍循環器ガイド Onco-Cardiology，メディカルレビュー社，2018

・Heart View2022年10月号（Vol.26 No.10）：特集 Onco-Cardiology Update

循環器系

・日本臨床腫瘍学会，他・編：Onco-cardiologyガイドライン．南江堂，2023
・峯岸慎太郎，他：高血圧とがんの関連性について 新しい学術領域"Onco-Hypertension"の概念と今後の展望について．循環器内科，93：161-168，2023

第3章　副作用・有害事象

15

頻　度	★

緊急度	★★

心不全

ファーストタッチ

- がん治療により生じた心筋障害および心不全は，がん治療関連心筋障害（cancer therapeutics-related cardiac dysfunction：CTRCD）とよばれる。
- 抗がん薬による心筋障害はタイプⅠ，タイプⅡの2つに大別される。
- タイプⅠ心筋障害は，アントラサイクリン系やシクロホスファミドが原因となる用量依存性，蓄積性の不可逆的心筋障害である。
- タイプⅡ心筋障害は，抗HER2モノクローナル抗体（トラスツズマブ），血管新生阻害薬（ベバシズマブ），Bcr-Abl阻害薬などが原因となる用量非依存性，非蓄積性の可逆的心筋障害である。
- 臨床的な心不全の症状はないものの，何らかの器質的心疾患（弁膜症や冠動脈疾患，心毒性のあるがん薬物療法の既往など）があり，心不全リスクを有する患者群は循環器医へのコンサルトが推奨される。
- CTRCDの危険因子は表1のとおりである。

表1　抗がん薬治療関連心筋障害発症の危険因子

抗がん薬に伴う危険因子	患者背景の危険因子
・高用量アントラサイクリン系抗がん薬（ドキソルビシン 250mg/m^{2}以上，エピルビシン 600mg/m^{2}以上など） ・HER2阻害薬（トラスツズマブなど） ・VEGFR阻害薬（パゾパニブなど） ・BRAF阻害薬（ダブラフェニブなど） ・免疫チェックポイント阻害薬	・65歳以上の高齢者または15歳未満 ・冠動脈疾患の既往 ・慢性心不全・心筋症の既往 ・高血圧，糖尿病，喫煙，肥満のうち2つ以上を有する症例 ・アントラサイクリン系抗がん薬の既往または同時併用

〔野中顕子・監：抗がん剤治療関連心筋障害の診療における心エコー図検査の手引. 2020（http://www.jse.gr.jp/contents/guideline/data/guideline_onco2020-10_ver2.pdf）より〕

15

心不全

循環器系

心不全をきたしやすい薬剤

- 『Onco-cardiologyガイドライン』では，心毒性を有するがん薬物療法として，アントラサイクリン系薬剤，HER2阻害薬，VEGF阻害薬，Bcr-Abl阻害薬，CHOP療法，RAF/MEK阻害薬が挙げられている[1]。

アントラサイクリン系薬剤

- アントラサイクリン系薬剤（ドキソルビシンなど）は，がん治療に広く使用され，心筋障害のリスクがある。
- ドキソルビシンの累積投与量が増えると心不全のリスクが高まり，特に500mg/m²以上では注意が必要となる。
- 高齢者や心血管リスクのある患者では心毒性のリスクが増加し，心機能低下は予後不良となる。これに対し，β遮断薬が有用である可能性がある。

HER2阻害薬（抗HER2モノクローナル抗体）

- HER2陽性のがん治療に使用されるトラスツズマブやペルツズマブには，心機能障害型の心毒性がある。
- 心血管疾患の合併がある場合（心血管症状あり，LVEF＜53%，GLS＜正常下限，トロポニン陽性，BNP高値）は，投与前に循環器医との協議が必要である。

Bcr-Abl阻害薬

- イマチニブやダサチニブなどのBcr-Abl阻害薬は，心不全，QT延長，高血圧などの心血管毒性が報告されている。

CHOP療法

- CHOP療法は非ホジキンリンパ腫治療に使用され，投与時に心筋炎や心嚢液貯留が問題となる。

RAF/MEK阻害薬

- RAF/MEK阻害薬は，心筋障害，心不全，不整脈，高血圧の

第3章　副作用・有害事象

リスクが高まる。

プロテアソーム阻害薬

- プロテアソーム阻害薬（カルフィルゾミブなど）投与患者では**心不全発症の増加**が認められ，心臓評価が推奨されている。

分子標的薬

- 分子標的薬であるソラフェニブとエベロリムスは**心毒性**が報告され，QT延長，高血圧，心不全がリスクとして挙げられる。

免疫チェックポイント阻害薬

- 免疫チェックポイント阻害薬（PD-1，PD-L1，CTLA-4阻害薬）は，心筋炎や不整脈などの**心毒性**が報告されており，注意が必要である。
- 心臓の免疫関連有害事象（immune-related adverse events：irAE）の早期発見とステロイド療法が検討されているが，具体的な投与方法は『2022 ESC Guidelines on cardio-oncology』でも提唱されている。

心不全発症時の抗がん薬の減量/中止/再開

- 抗がん薬による心不全を発症した場合，その対応は患者の具体的な状態や症状，心不全の程度などにより異なる。
- がん治療中に心機能の変化をモニタリングすることが重要であり，心血管障害が発見された場合には，治療計画の調整や追加の心血管治療の検討が行われる。

  Note　治療前，治療中，治療後と継続的に心血管毒性のモニタリング検査を評価することが早期発見の第一歩である。

- 心不全の症状の有無によらず「LVEFがベースラインよりも10%ポイント低下し，50%を下回る」ときにCTRCDと定義される。
- 早期発見・早期治療介入できた症例では可逆的に心機能も回復することが多いが，発見が遅れた症例では不可逆的な心筋障害（特に**アントラサイクリン心筋症**）へと進んで重症化すること

15

心不全

237

循環器系

もある。

Note 重症化した場合は，がん治療が中断されることでがんの予後も悪化し，がんが完治したとしても重症心疾患に罹患したままになってしまう。

- 心不全が軽度で，患者が引き続き抗がん薬治療を受けることが望ましい場合，抗がん薬の治療効果を維持しつつ心不全の進行を防ぐために，抗がん薬の減量が検討されることがある。
- 一方，心不全が進行している場合や一時的な悪化がみられる場合，心機能の回復を促すために，抗がん薬の一時中止が検討されることがある。
- 抗がん薬の減量や中止後，患者の心機能が改善するかどうかのモニタリングが重要である。心不全の症状が軽減し，心機能が回復する場合，抗がん薬治療を再開することが検討される。
- 心不全が抗がん薬によって引き起こされた可能性が高い場合，同じクラスの他の抗がん薬や，心毒性が低い代替の治療法が検討されることがある。
- 心不全に対する適切な治療（利尿薬，ACE阻害薬，ARB，ARNI，β遮断薬，MR拮抗薬，SGLT2阻害薬など）も同時に行われる。

Note CTRCDに対する心不全治療薬については，進行中の研究や臨床試験があるが，具体的な治療薬の選択に関するエビデンスは確立されていない。

心不全をモニタリングするための検査

- 心毒性のあるがん薬物療法の開始時に，定期的な**心エコー検査**，**バイオマーカー検査**，**心電図検査**による心臓評価を行うことが提案されている。
- 抗がん薬治療中に心機能を評価する頻度は，患者の個別の状態や治療プランにより異なるが，以下の検査が重要である。

LVEF

- LVEF（左室駆出率）は心エコーで求められる**左室収縮能の指**

標であり，E/e'やE/Aなどの拡張能指標も抗がん薬による心毒性の早期検出に役立つ。

- 治療前にベースラインを確立し，治療中に定期的な評価が行われることが一般的である。具体的な頻度は治療プロトコルや患者の状態により異なるが，通常は治療開始前，治療後1～3カ月ごとに評価される。

GLS

- GLS（global longitudinal strain）は腫瘍循環器学において，がん治療による心毒性のモニタリングや予防のために非常に重要な指標となっている。

  Note 治療開始前の測定が望ましい。

- GLSは心室の長軸方向での収縮の程度を示す**ストレイン指標**である。GLSは通常のLVEFよりも早期に心機能変化を捉えることができ，治療開始前のベースラインと比較して，抗がん薬治療などによる心毒性の早期検出が可能である。

- GLSモニタリングは心機能変化に対応できるため，治療計画を調整するうえで有益な情報となる。心毒性が懸念される場合（GLSが相対的に15％以上低下した場合），治療量の調整や特定の抗がん薬の変更が検討される。

  Note GLSの相対的低下が8％未満に収まる場合は，抗がん薬による心毒性はなし（潜在性の左室心筋障害はなし）とされている[2]。

- 各ガイドラインにおける，心エコー図指標によるCTRCDの定義は**表2**のとおりである。

- フォローアップ心エコー図検査の頻度の目安は**表3**のとおりである。また，代表的な抗がん薬におけるフォローアップ時期は**表4**のとおりである。

- 治療中の定期的な心電図は，**不整脈**や**ブロック**，**QT延長**を検出するのに役立つ。

- 心毒性の早期検出には，血液中の特定のバイオマーカー（例：トロポニンI，BNPなど）の測定が有益であり，定期的に実施される。

- 器質的心疾患を有する心不全患者に対しては，がん薬物療法開

循環器系

表2 各ガイドラインにおける，心エコー図指標によるCTRCDの定義

	ASCO clinical practice guideline[*1]	ESMO clinical guideline[*2]	EACVI/ASE expert consensus[*3]	ESC position paper[*4]
心エコー指標による定義	ベースラインよりもLVEFが10％ポイント以上の低下（ASEガイドラインを引用）	ベースラインよりもLVEFが10％ポイント以上低下	ベースラインよりもLVEFが10％ポイント以上低下し，かつLVEF＜53％となる。比較可能な症例では，GLSの15％以上の低下は有意な異常であると考える	ベースラインよりもLVEFが10％ポイント以上低下し正常下限まで低下する。GLSがベースラインと比較して15％以上低下する

LVEF 10％ポイント：絶対値で10％，GLS 15％：ベースラインの値の15％
＊1：Armenian SH, et al：J Clin Oncol, 35: 893-911, 2017
＊2：Curigliano G, et al：Ann Oncol, 31: 171-190, 2020
＊3：Plana JC, et al：J Am Soc Echocardiogr, 27: 911-939, 2014
＊4：Zamorano JL, et al：Eur Heart J. 37: 2768-2801, 2016
〔野中顕子・監：抗がん剤治療関連心筋障害の診療における心エコー図検査の手引. 2020
（http://www.jse.gr.jp/contents/guideline/data/guideline_onco2020-10_ver2.pdf）より〕

表3 フォローアップ心エコー図検査の頻度の目安

	治療前	治療中	治療後
アントラサイクリン系抗がん薬	必須	投与総量[*1]が240mg/m²を超えた時点[*2]500mg/m²を超えた時点[*2]治療終了時	治療終了後6カ月，12カ月
抗HER2抗体薬	必須	3カ月ごと治療終了時	治療終了時にLVEF/GLSの低下なければフォロー終了
HER2以外の分子標的薬	必須	各薬剤の適正使用ガイドの記載を参考に，臨床上推奨された場合[*3]治療終了時	
免疫チェックポイント阻害薬	必須	治療終了時	

＊1：上記用量はドキソルビシン換算（例えば，エピルビシンのドキソルビシンに対する心毒性相対頻度は0.66のため，ドキソルビシン240mg/m²はエピルビシンでは約360mg/m²となる）
＊2：抗がん薬の投与量が把握しにくい場合は，フォローアップ期間の目安として，3カ月に1回程度とする
＊3：臨床症状出現時，胸部XPや胸部CTで治療前に比べて心陰影の拡大傾向があるときなど
〔野中顕子・監：抗がん剤治療関連心筋障害の診療における心エコー図検査の手引. 2020
（http://www.jse.gr.jp/contents/guideline/data/guideline_onco2020-10_ver2.pdf）より〕

第3章　副作用・有害事象

表4　代表的な抗がん薬におけるフォローアップ時期

	商品名	一般名（略語）	推奨心エコータイミング
アントラサイクリン系	アドリアシン®	ドキソルビシン（DXR・ADM・ADR）	治療前，240mg/m²，500mg/m²，終了時，終了後6カ月，12カ月
	テラルビシン®	ピラルビシン（THP）	治療前，400mg/m²，800mg/m²，終了時，終了後6カ月，12カ月
	エピルビシン，ファルモルビシン®	エピルビシン（EPI）	治療前，360mg/m²，900mg/m²，終了時，終了後6カ月，12カ月
	ドキシル®	ドキソルビシン塩酸塩リポソーム製剤（PLD）	治療前，240mg/m²，500mg/m²，終了時，終了後6カ月，12カ月
抗HER2抗体	ハーセプチン®	トラスツズマブ	治療前，投与継続中は3カ月ごと，終了時
	カドサイラ®	トラスツズマブエムタンシン	
HER2以外の分子標的薬	レンビマ®	レンバチニブ	治療前，その後は臨床上推奨された場合*，終了時
	ヴォトリエント®	パゾパニブ	
	タグリッソ®	オシメルチニブ	
	タフィンラー®，メキニスト®	ダブラフェニブ，トラメチニブ	
	アバスチン®	ベバシズマブ	
	スーテント®	スニチニブ	
	タイケルブ®	ラパチニブ	
免疫チェックポイント阻害薬	ヤーボイ®	イピリムマブ	治療前，終了時
	オプジーボ®	ニボルマブ	
	キイトルーダ®	ペムブロリズマブ	
	バベンチオ®	アベルマブ	
	テセントリク®	アテゾリズマブ	
	イミフィンジ®	デュルバルマブ	

＊：臨床症状出現時，胸部XPや胸部CTで治療前に比べて心陰影の拡大傾向があるときなど

〔野中顕子・監：抗がん剤治療関連心筋障害の診療における心エコー図検査の手引．2020（http://www.jse.gr.jp/contents/guideline/data/guideline_onco2020-10_ver2.pdf）より〕

15

心不全

循環器系

始時に，心不全予防のために心臓評価の実施を検討する。定期的評価は治療開始から1年後までをめどとし，その後は通常の心不全診療に準じて経過観察を行うことが提案されている。

- 免疫チェックポイント阻害薬を使用する際は，事前に心エコー検査，心臓MRI検査を実施しておくことが望ましいが，施設のキャパシティから困難な場合があり，トリアージが必要であるが，明確な基準はない。

Note 心血管症状あり，LVEF＜53％，GLS＜正常下限，トロポニン陽性，BNP高値の場合は，投与前に循環器医との協議が望ましい。

- GLSの測定には，スペックル追跡エコー（speckle tracking echocardiography：STE）という特殊な心エコー技術が必要で，すべての心エコー検査でGLSが測定されるわけではない。GLSの可否，指示方法については施設の心エコー室に確認すること。

専門医へのコンサルトのタイミング

- 抗がん薬による心不全や循環器系の合併症の発現に関しては，患者の状態や症状によって異なる。
- CTRCDのリスク因子には不明な点も多いが，スコアリングとしてはcardiotoxicity risk score（CRS）がある[3]（**表5**）。薬剤関連リスクと患者関連リスクでスコアリングし（**表6**），推奨モニタリングと推奨マネジメントが立案される（**表7**）。

表5　cardiotoxicity risk score

cardiotoxicity risk score（CRS）=薬剤関連リスクスコア＋患者関連リスク因子数	
• CRS＞6	Very high
• CRS 5〜6	High
• CRS 3〜4	Intermediate
• CRS 1〜2	Low
• CRS 0	Very low

〔小室一成・監：実践Onco-Cardiology がん臨床医と循環器医のための新しいテキスト，中外医学社，2018／Herrmann J, et al：Mayo Clin Proc, 89：1287-1306, 2014より〕

第3章　副作用・有害事象

表6　リスク評価

薬剤関連リスク	患者関連リスク因子
High（risk score 4） アントラサイクリン系薬剤，シクロホスファミド，イホスファミド，クロファラビン，トラスツズマブ **Intermediate（risk score 2）** ドセタキセル，ペルツズマブ，スニチニブ，ソラフェニブ **Low（risk score 1）** ベバシズマブ，ダサチニブ，イマチニブ，ラパチニブ **Rare（risk score 0）** エトポシド，リツキシマブ，サリドマイドなど	・心筋症 or 心不全 ・冠動脈疾患 or それに準じる疾患（末梢動脈疾患など） ・高血圧 ・糖尿病 ・アントラサイクリン系薬剤の使用歴 ・胸部への放射線治療歴 ・15歳未満，65歳以上 ・女性

〔小室一成・監：実践Onco-Cardiology がん臨床医と循環器医のための新しいテキスト．中外医学社，2018／Herrmann J, et al：Mayo Clin Proc, 89：1287-1306, 2014より〕

表7　推奨モニタリングと推奨マネジメント

	推奨モニタリング	推奨マネジメント
Very high risk	**【GLS計測を含む経胸壁心エコー図】** 1コースごと，治療前後，3～6カ月後，1年後 **【心エコー図，心電図，心筋トロポニン測定】** 治療中適宜	ACE阻害薬/ARB，カルベジロール，スタチンを最低用量から開始し増量していく。開始1週間後にがん薬物療法を開始
High risk	**【GLS計測を含む経胸壁心エコー図】** 3コースごと，治療前後，3～6カ月後，1年後 **【心エコー図，心電図，心筋トロポニン測定】** 治療中適宜	ACE阻害薬/ARB，カルベジロール，スタチンを開始する
Intermediate risk	**【GLS計測を含む経胸壁心エコー図】** 治療予定コースの中盤，治療終了時，3～6カ月後 **【心電図，心筋トロポニン測定】** 治療予定コースの中盤	薬のリスクとベネフィットについて議論する
Low risk	**【GLS計測を含む経胸壁心エコー図，心電図，心筋トロポニン測定】** 治療中と終了時に適宜	モニタリングのみ行う
Very low risk	なし	

GLS：global longitudinal strain，ACE阻害薬：アンジオテンシン変換酵素阻害薬，ARB：アンジオテンシン受容体拮抗薬

〔小室一成・監：実践Onco-Cardiology がん臨床医と循環器医のための新しいテキスト．中外医学社，2018／Herrmann J, et al：Mayo Clin Proc, 89：1287-1306, 2014より〕

15

心不全

循環器系

- 各種検査のキャパシティや腫瘍循環器外来の有無など施設の実情にもよるが，以下の複数に該当する患者は，抗がん薬治療前に循環器医へのコンサルトを検討すべきだろう。

> 心血管リスク因子，心筋梗塞既往，心筋バイオマーカー高値（BNP，トロポニン），不整脈治療中，心電図でQT延長，心不全既往，心血管症状あり

- 心エコー検査が重要であり，LVEF≧50％であっても心毒性リスクが高い抗がん薬を使用する場合は循環器医へのコンサルトを検討する。
- 心エコー検査でLVEF＜50％の場合は，抗がん薬を使用する場合に循環器医へのコンサルトを検討する。この場合，心保護治療が考慮される。

患者説明のポイント

- 医師などの医療従事者から適切な情報の提供と説明がなされ，それに基づいて医療・ケアを受ける患者本人が多職種の医療・介護従事者から構成される医療・ケアチームと十分な話し合いを行い，本人による意思決定を基本としたうえで，医療・ケアを進めることが最も重要な原則である[4]。
- 患者に対し，CTRCDについて説明する際は，患者が理解しやすい言葉で情報を提供し，治療プランや心機能のモニタリングの重要性を強調することが重要である。

患者への説明例

 CTRCDに関する説明

- 「こんにちは，○○さん。今日は，がん治療に関連する心臓の問題についてお話ししましょう。がん治療を受ける際，一部の抗がん薬は心臓に影響を及ぼすことがあります。こ

第3章　副作用・有害事象

れをcancer therapeutics-related cardiac dysfunction, 略してCTRCDとよんでいます。心不全の症状や心臓の機能低下がみられる場合, 治療計画を調整することが必要になります。私たちは, がん治療中に〇〇さんの心臓の状態をモニタリングし, 変化があれば早期に対応いたします。

具体的な例としては, 心エコー検査を通じて心機能を評価し, GLSやLVEFなどの指標を確認し, 採血でBNPやトロポニンIをモニタリングします。これらの検査は, がん治療前にベースラインを確立し, 治療中に定期的に行います。もしも心臓に変化がみられた場合, 治療を変更するか, 一時中止することも考えられます。これは安全を優先するためであり, がん治療の効果を維持しつつ, 心臓に負担をかけないようにするためです。何か質問があれば, 遠慮せず聞いてくださいね。私たちはいつでもあなたのサポートをしています」

【引用文献】
1) 日本臨床腫瘍学会, 他・編：Onco-cardiologyガイドライン. 南江堂, 2023
2) 野中顕子・監：抗がん剤治療関連心筋障害の診療における心エコー図検査の手引. 2020（http://www.jse.gr.jp/contents/guideline/data/guideline_onco2020-10_ver2.pdf）
3) Herrmann J, et al：Evaluation and management of patients with heart disease and cancer: cardio-oncology. Mayo Clin Proc, 89：1287-1306, 2014 [PMID：25192616]
4) 厚生労働省：人生の最終段階における医療・ケアの決定プロセスに関するガイドライン（改訂 平成30年3月）. 2018（https://www.mhlw.go.jp/file/04-Houdouhappyou-10802000-Iseikyoku-Shidouka/0000197701.pdf）

【参考文献】
・小室一成・監：実践Onco-Cardiology がん臨床医と循環器医のための新しいテキスト. 中外医学社, 2018
・堀　正二, 他・監：腫瘍循環器ガイド Onco-Cardiology, メディカルレビュー社, 2018
・小室一成・監：腫瘍循環器診療ハンドブック. メジカルビュー社, 2020
・Heart View2022年10月号（Vol.26 No.10）：特集 Onco-Cardiology Update

循環器系

・峯岸慎太郎, 他：高血圧とがんの関連性について 新しい学術領域"Onco-Hypertension"の概念と今後の展望について. 循環器内科, 93：161-168, 2023

・Brahmer JR, et al：Management of immune-related adverse events in patients treated with immune checkpoint inhibitor therapy: American society of clinical oncology clinical practice guideline. J Clin Oncol, 36：1714-1768, 2018 [PMID：29442540]

・Lyon AR, et al：Immune checkpoint inhibitors and cardiovascular toxicity. Lancet Oncol. 19：e447-e458, 2018 [PMID：30191849]

第3章　副作用・有害事象

16 高血圧

頻度 ★★
緊急度 ★

ファーストタッチ

- 高血圧は，がん患者に対する診療に影響を与えると同時に，がんの増悪を促す可能性が浮上している。逆に，がんの発症自体が高血圧の増悪を促し，心血管イベントのリスクを高める可能性も指摘されている。

- がんとともに血圧をマネジメントする観点から，onco-hypertension（腫瘍高血圧学）という新しい学術領域が日本高血圧学会のワーキンググループにより提唱されている[1), 2)]。

- がん治療開始前，治療中，治療後，それぞれの時期での血圧管理を考えていく必要があり，腫瘍専門医，腫瘍循環器医，そして薬剤師を含めたチーム連携により，患者情報を共有した集学的治療が必要となる。

がん患者での血圧管理の重要性

- 疫学データでは，非がん患者と同様，がん患者においても高頻度に高血圧を合併していることが明らかとなっている。

  Note 超高齢社会を迎えたわが国において，高血圧を合併したがん患者が今後も増加していくことが予想される。

- がんの種類によっては，がんの発症自体が高血圧をもたらす可能性があり，加えて血管新生阻害薬（VEGF阻害薬など）の薬剤がさまざまな経路を介して血圧上昇を惹起するため，**血管新生阻害薬を投与中の不適切な降圧管理によるがん治療中断を防止する必要がある。**

- また，心毒性のある抗がん薬（HER2阻害薬など）を投与中の不適切な降圧管理による心不全の発症を防止する必要がある。

- 具体的には，がん治療中の血圧低下により降圧作用を有する心不全治療薬（ACE阻害薬，ARB，ARNI，SGLT2阻害薬，β遮断薬など）が不適切に中止されることを防止する必要がある。

247

循環器系

> **Note** 近年のがん治療成績の向上により，高血圧を合併するがん
> 患者は増え続けており，成人のがんサバイバーだけでなく，小児が
> んサバイバーの血圧管理も重要課題となっている。

がん治療薬と血圧の変動

- 高血圧を誘発する抗がん薬と高血圧の発症率を**表**に示す。

表　高血圧を誘発する抗がん薬と高血圧の発症率

薬剤分類	医薬品例	高血圧の発症率
VEGF阻害薬	アキシチニブ，ベバシズマブ，カボザンチニブ，ダサチニブ，レンバチニブ，ニロチニブ，パゾパニブ，ポナチニブ，ラムシルマブ，レゴラフェニブ，ソラフェニブ，スニチニブ，tivozanib，バンデタニブ	20〜90%
BTK阻害薬	アカラブルチニブ，イブルチニブ	71%
プラチナ製剤	カルボプラチン，シスプラチン，オキサリプラチン	53%
アルキル化剤	ブスルファン，シクロホスファミド，イホスファミド	成人：36% 小児：15〜58%
カルシニューリン阻害薬	シクロスポリン，タクロリムス	30〜60%
プロテアソーム阻害薬	ボルテゾミブ，カルフィルゾミブ	10〜32%
BRAF/MEK阻害薬	ビニメチニブ，cobimetinib，ダブラフェニブ，エンコラフェニブ，トラメチニブ，ベムラフェニブ	19.5%
RET受容体型TK阻害薬	pralsetinib，セルペルカチニブ，バンデタニブ	21〜43%
PARP阻害薬	ニラパリブ，オラパリブ*	19%
mTOR阻害薬	エベロリムス，シロリムス	データなし
アンドロゲン合成阻害薬	アビラテロン	26%
アンドロゲン受容体拮抗薬	エンザルタミド	11%

＊：降圧作用と心保護作用の可能性

〔Cohen JB, et al：Hypertension, 80：e46-e57, 2023／van Dorst DCH, et al：Circ Res, 128：1040-1061, 2021を参考に作成〕

第3章　副作用・有害事象

■ アナフィラキシーショックを起こしやすい薬剤

- カルボプラチンやドセタキセルのように，アナフィラキシーショックにより血圧を下げる可能性のある薬剤は，化学療法の実施に注意が必要である。抗がん薬による有害事象により治療を継続できない場合には治療選択肢が減ることとなり，予後に影響する。

■ 血管新生阻害薬

- 血管新生阻害薬は，VEGFやVEGFRに対する抗体薬と，複数の分子キナーゼ活性を阻害するマルチキナーゼ阻害薬に大別される。

- VEGF阻害薬の心血管合併症は，高血圧（10〜50％），高血圧緊急症（0.2〜1％），心不全（0.04〜5.4％），血栓症（0.6〜11.5％），QT延長（0.6〜13.4％），心筋症が挙げられる。

- VEGF阻害薬は，一酸化窒素（NO）やプロスタサイクリンによる血管拡張作用を抑止し，エンドセリンによる血管収縮作用を増強して血圧上昇をきたす。『Onco-cardiologyガイドライン』では，血管新生阻害薬により高血圧が誘発され，血圧管理の適応と強度は薬剤と腫瘍の種類など個別に判断する必要があるものの，**非がん患者と同等の血圧コントロールをすることが望ましい**としている[3]。

- VEGF阻害薬は，**高血圧を発症した症例でむしろ良好な治療成績を示す**ことが複数の試験で報告されているため，多種の治療薬とその副作用を理解したうえでの血圧管理と，診療科の枠を越えた協力体制が必要である。

■ ホルモン療法

- 抗アンドロゲン薬などのホルモン療法も高血圧の原因となる。

- 抗エストロゲン薬は，エストロゲンによる血管内皮保護作用の抑制や，血管内皮細胞でのNO産生を抑制することで血圧を上昇させ得る[4]。

■ 免疫チェックポイント阻害薬

- 免疫チェックポイント阻害薬は，免疫関連有害事象（immune-

249

循環器系

related adverse events：irAE）として知られる独特の副作用を引き起こすことがある。循環器領域では，**心筋炎，不整脈，伝導異常，心膜疾患，たこつぼ心筋症**などのirAEが有名である。

Note これらの有害事象の頻度は低いものの，重篤であるため早期発見・早期治療が重要だが，免疫チェックポイント阻害薬の使用では短期的には血圧は上昇しないという知見が得られている[5]。

- またダサチニブは，慢性骨髄性白血病や特定の急性リンパ性白血病の治療に使用されるが，副作用としてまれに**肺高血圧症**が報告されている。

Note 肺高血圧症の発症機序はいまだ完全には理解されていないが，血管内皮の損傷や肺動脈の収縮が関与している可能性がある。

- ダサチニブ使用による肺高血圧症に対し，ダサチニブの中止により改善を期待したものの，改善がみられない場合は肺血管拡張薬の使用が推奨されている。

がん患者に対する血圧マネジメント

- がん治療における日常診療では，**がん関連痛**や**ステロイドの併用**など，血圧上昇に影響する要因が多数存在する。
- 抗がん薬のみならず，がん患者に使用する降圧薬などのさまざまな薬剤の特徴や副作用を同定したうえで，治療の最適化，予後予測，発病予防を行う必要がある。
- ESC2023では，一般的なコンセンサスは得られていないものの，抗がん薬治療を差し控える閾値は**収縮期血圧180mmHg**および/または**拡張期血圧110mmHg**とすることを推奨している[6]。がん患者における動脈性高血圧の治療フローを図に示す。
- がん治療中は血圧の管理が重要であり，VEGF阻害薬関連高血圧に対する薬剤の調整が推奨されているが，特定の降圧薬についての明確な推奨はまだない。

Note がん患者の高血圧治療に関するアウトカムデータが不足しているものの，生存期間の延長や心血管系毒性の増加により降圧療法が重要視されている。

- Grade 2における高血圧（収縮期血圧140mmHg以上または拡

第3章　副作用・有害事象

16 高血圧

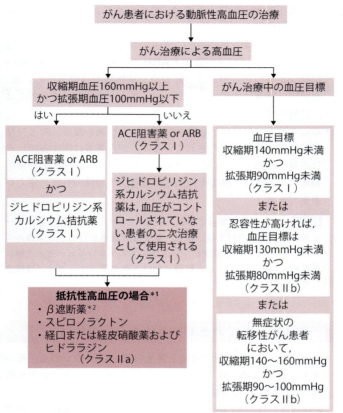

*1：抵抗性高血圧とは，利尿薬を含む3種類以上の薬剤の至適量または最良耐容量を用いた治療にもかかわらず血圧がコントロールできず，外来および自宅での血圧モニタリングによって確認されたものと定義される。
*2：心不全，狭心症，心筋梗塞の後，心房細動など特定の適応がある場合には，どの治療段階でも考慮する（VEGF阻害薬投与患者ではnebivololまたはカルベジロールが望ましい）。

図　がん患者における動脈性高血圧の治療フロー
〔Lyon AR, et al；ESC Scientific Document Group：Eur Heart J, 43：4229-4361, 2022より〕

循環器系

張期血圧90mmHg以上）では，心不全イベントが約2倍になるとの大規模研究もある[7]。

- 化学療法中の降圧薬の選択には注意が必要であり，タンパク尿がある場合には**ACE阻害薬**と**ARB**が，タンパク尿がない場合には**ジヒドロピリジン系カルシウム拮抗薬**が推奨されている。利尿薬は慎重に使用すべきで，特に悪心・嘔吐のある患者では**急性腎障害**にも配慮が必要である。

- 最近の臨床試験では，心血管疾患リスクが高い患者に対して積極的な血圧管理が支持されているが，がん患者に関するデータは不足しており，さらなる研究が必要である。がん患者の降圧戦略においては，腫瘍専門医と循環器医や腎臓内科医の協力が重要である。

Note 日本高血圧学会による，onco-hypertensionに関するステートメント作成に向けては，現在，重要臨床課題からのクリニカルクエスチョン（CQ）を設定し，システマティックレビューとメタ解析が進められているが，がん診療における高血圧ガイドラインは確立していない。

専門医へのコンサルトのタイミング

- 外来血圧が**120/70mmHg**を超える場合は自宅での血圧モニタリングを勧め，外来血圧が**140/90mmHg以上**〔有害事象共通用語規準（common terminology criteria for adverse events：CTCAE）v5.0の高血圧重症度スケール Grade 2，中等度の有害事象〕で，タンパク尿が存在しない場合は**ジヒドロピリジン系カルシウム拮抗薬**での降圧を優先し，タンパク尿が存在する場合は**ACE阻害薬**，**ARB**での降圧が優先される。

Note 特に，160/100mmHg以上の場合（CTCAE v5.0の高血圧重症度スケール Grade 3，重度の有害事象）は降圧療法を強化する必要があるため，腫瘍循環器外来・腫瘍高血圧外来へのコンサルトが推奨される。

- 高血圧がジヒドロピリジン系カルシウム拮抗薬，ACE阻害薬，ARBでもコントロールされないときは，β遮断薬，チアジド

系利尿薬, ミネラルコルチコイド受容体拮抗薬, α遮断薬などの使用が考慮され, 腫瘍循環器外来, 腫瘍高血圧外来へのコンサルトが推奨される。

患者への説明例

ベバシズマブのような血圧上昇をきたす薬剤を使用する場合

- 「こんにちは, ○○さん。私たちは, あなたのがん治療にベバシズマブという薬を検討しています。これはVEGF阻害薬とよばれ, がん細胞の成長を抑制する働きがあります。しかし, その一方で, 血圧が上昇する可能性があることを知っておいてください。

  ベバシズマブは, がん組織に対して新しい血管の形成を妨げる働きがあります。これにより, がんに対して効果的な治療が行われます。しかし, 同時に正常な血管にも影響を与え, 血圧が上昇する可能性があります。高血圧には自覚症状がないことが多いため, 定期的な血圧モニタリングが重要です。

  血圧が上昇した場合, 通常はカルシウム拮抗薬やARB, ACE阻害薬という高血圧治療薬が使用されます。定期的な血圧モニタリングと, 必要に応じて医師との連携が重要です。また, 減塩や運動など健康な生活習慣を維持することも役立ちます。血圧上昇にはもちろん注意が必要ですが, 高血圧を呈した場合はむしろ良好ながん治療成績を示すことも複数の臨床試験で報告されています。ベバシズマブはがん治療において重要な薬剤です。血圧上昇はその一部の副作用であり, 治療の利益とリスクのバランスを考慮しています。血圧モニタリングや治療の調整を通じて, できるだけ安全かつ有効な治療を提供したいと考えています。質問や懸念があれば遠慮せずにお知らせください」

循環器系

【引用文献】

1) Kidoguchi S, et al：New Concept of Onco-Hypertension and Future Perspectives. Hypertension, 77：16-27, 2021 [PMID：33222548]

2) Minegishi S, et al：JSH Working Group Onco-Hypertension：Future Prospects of Onco-Hypertension. Hypertension, 80：e123-e124, 2023 [PMID：37315121]

3) 日本臨床腫瘍学会，他・編：Onco-cardiologyガイドライン．南江堂，pp36-38，2023

4) 小室一成・監：腫瘍循環器診療ハンドブック．メジカルビュー社，2020

5) Minegishi S, et al：Japanese Society of Hypertension working group "Onco-Hypertension"：Immune Checkpoint Inhibitors Do Not Increase Short-Term Risk of Hypertension in Cancer Patients: a Systematic Literature Review and Meta-Analysis. Hypertension, 79：2611-2621, 2022 [PMID：36093785]

6) Mancia G, et al：2023 ESH Guidelines for the management of arterial hypertension The Task Force for the management of arterial hypertension of the European Society of Hypertension: Endorsed by the International Society of Hypertension (ISH) and the European Renal Association (ERA). J Hypertens, 41：1874-2071, 2023 [PMID：37345492]

7) Kaneko H, et al：Blood Pressure Classification Using the 2017 ACC/AHA Guideline and Heart Failure in Patients With Cancer. J Clin Oncol, 41：980-990, 2023 [PMID：36075006]

【参考文献】

・厚生労働省：人生の最終段階における医療・ケアの決定プロセスに関するガイドライン（改訂 平成30年3月）．2018（https://www.mhlw.go.jp/file/04-Houdouhappyou-10802000-Iseikyoku-Shidouka/0000197701.pdf）

・日本循環器学会，他：2021年改訂版 循環器疾患における緩和ケアについての提言．2021（https://www.j-circ.or.jp/cms/wp-content/uploads/2021/03/JCS2021_Anzai.pdf）

・小室一成・監：実践Onco-Cardiology がん臨床医と循環器医のための新しいテキスト．中外医学社，2018

・堀 正二，他・監：腫瘍循環器ガイド Onco-Cardiology．メディカルレビュー社，2018

・Heart View2022年10月号（Vol.26 No.10）：特集 Onco-Cardiology Update

・峯岸慎太郎，他：高血圧とがんの関連性について 新しい学術領域"Onco-Hypertension"の概念と今後の展望について．循環器内科，93：161-168，2023

・Lyon AR, et al：ESC Scientific Document Group：2022 ESC Guidelines on cardio-oncology developed in collaboration with the European Hematology Association (EHA), the European Society for Therapeutic Radiology and Oncology (ESTRO) and the International Cardio-Oncology Society (IC-OS). Eur Heart J, 43：4229-4361, 2022 [PMID：36017568]

第3章　副作用・有害事象

頻度 ★★

緊急度 ★★

17 薬剤性肺障害

ファーストタッチ

- 薬剤性肺障害とは，薬剤に起因した肺疾患の総称である。
- 抗がん薬は薬剤性肺障害の発生頻度が高い。
- 化学療法開始前に既存の肺疾患を確認するなど，リスク因子の評価を必ず行う。
- 化学療法中は常に薬剤性肺障害の発症に留意する（投与終了後も発症する可能性がある）。
- 疑えなければ診断はできないため，常に診療の念頭に置く必要がある。
- 詳細な問診と他疾患の除外で診断する。
- 治療の原則は原因薬剤の中止であるが，被疑薬により対応が異なる。

概論

- 薬剤性肺障害とは，薬剤の投与中に起きた呼吸器系の障害のなかで，薬剤と関連があるものと定義される[1]。
- 肺胞，気道，血管，胸膜などで発症し得るが，頻度が多いのは肺胞領域に発症する**間質性肺炎**である。
- 薬剤性間質性肺炎の臨床病型は特発性間質性肺炎に準じて分類され，臨床病型により予後が異なる。
- 主要な臨床病型は，以下のように大別される[1]。

- 急性間質性肺炎（acute interstitial pneumonia：AIP）/びまん性肺胞傷害（diffuse alveolar damage：DAD）
- 特発性器質化肺炎（cryptogenic organizing pneumonia：COP）/器質化肺炎（organizing pneumonia：OP）
- 非特異性間質性肺炎（non-specific interstitial pneumonia：NSIP）
- 過敏性肺炎（hypersensitivity pneumonia：HP）

255

呼吸器系

- 臨床病型と一致する病理所見もあるが，必ずしも臨床病型と一致しないことや，薬剤性肺障害に対して組織学的検討を行えないことも多く，経過や画像所見より臨床病型を推測する。
- AIP/DADパターンは，画像上で両側肺野に広範な**びまん性すりガラス影・浸潤影**を呈する。急速に進行し，予後が不良である。
- 使用薬剤により種々のリスク因子が報告されている。非特異的なリスク因子として，**60歳以上**，**既存の肺疾患**（特に間質性肺炎），**肺手術後**，**肺機能の低下**，**肺への放射線照射**，**酸素投与**，**抗がん薬の多剤併用**，**腎障害**などがある[1]。

薬剤投与前

- 化学療法開始前に**呼吸数**，**SpO_2**を測定し，**胸部単純X線写真**，**CT検査**，可能なら**胸部高分解能CT**（HRCT）や**Ⅱ型肺胞上皮障害のマーカー**（KL-6，SP-D，SP-A）で既存の肺疾患の検索が必要である。

  Note 諸検査で異常を認める際には薬剤投与の可否を再検討するとともに，呼吸器専門医への相談が望ましい。

- 化学療法開始前には，転移検索として胸部CT検査がほぼ全例に撮影される。間質性肺炎が指摘された場合は間質性肺炎リスクの高い薬剤は避けることが望ましいが，治療選択肢が減るデメリットも大きく悩ましい。
- 薬剤性肺障害は死亡の可能性がある有害事象であるため，化学療法開始前に発症リスクを評価するとともに，十分なインフォームドコンセントが大切である。

薬剤投与中

- 化学療法中は，**咳嗽**，**呼吸困難**，**発熱**などの自覚症状や，呼吸数，SpO_2の確認に加え，**背部の聴診を必ず行う**。

  Note これらの症状は，一見すると感冒症状のようにみえてしまうことが多く，安易な経過観察は診断の遅れにつながる。

- SpO_2が正常であっても，**呼吸数が増加しているとき**には注意

第3章　副作用・有害事象

が必要である。

▪ 化学療法中に呼吸器症状が出現した際には，必ず薬剤性肺障害を鑑別に挙げる。

▪ 胸部単純X線写真やII型肺胞上皮障害のマーカー（KL-6，SP-D，SP-A）を定期的に確認する。

▶ 薬剤性肺障害を疑うとき

▪ 薬剤性肺障害を疑った場合には，①原因となる薬剤の服用歴の確認，②薬剤に起因する臨床病型の確認，③他の原因疾患の否定，④薬剤中止による改善，⑤再投与による増悪——などを確認したうえで診断される[2]。

> **Note**　実際にはこれらすべての確認は困難であり，①と③を確認して診断することが多い。

■ 薬剤の服用歴の確認

▪ 抗がん薬は薬剤性肺障害を発症しやすく，被疑薬に挙がりやすい。しかし，すべての薬剤が被疑薬となり得るため，その他の薬剤の聴取も必要である。

▪ 詳細な問診に加え，お薬手帳を確認することで，他の被疑薬の発見に至ることがある。

> **Note**　お薬手帳に記載されていないような健康食品やサプリメントによる薬剤性肺障害も多く経験する。患者本人はこれらを薬と認識しておらず，こちらから聴取しないと情報が得られないことも多い。

▪ 多数のサプリメントを内服していたり，詳細を把握していなかったりすることもあるため，本人のみならず，家族にも聴取することが重要である。

■ 他疾患の除外

▪ 薬剤性肺障害の診断には，**他疾患の除外**が非常に大切である。

▪ 血液検査において，非特異的な炎症反応，組織障害，アレルギー反応をみるために**赤血球沈降速度**や**C反応性タンパク（CRP）**，**乳酸脱水素酵素（LDH）**，**末梢血好酸球**を含め，一般的な血液

呼吸器系

検査は採取する。

> **Note** 特にLDHは頻回な測定が可能であり，間質性肺炎の重症度や治療反応性との相関を示した報告もある[3]。KL-6，SP-D，SP-Aに比べ，LDHは治療反応を迅速に反映する。

- Ⅱ型肺胞上皮障害のマーカー（KL-6，SP-D，SP-A）は，診断の補助やモニタリングに使用できる。

- **感染症の除外**は診断において重要である。喀痰の一般細菌検査や尿中肺炎球菌抗原，レジオネラ抗原の測定は感染症の検索に有用である。

- 抗酸菌感染症，特に**結核**は担がん状態が発症のリスクである。一部の免疫チェックポイント阻害薬（ICI）の投与で，活動性肺結核の発症リスクが上がるとされる[4]。

> **Note** ICI投与中に新規に出現した浸潤影に対し，薬剤性肺障害を疑い気管支鏡検査を行ったところ，肺結核の診断に至った症例を経験したことがあり，喀痰検査の抗酸菌検査も必ず行う。

- 担がん患者や化学療法中の患者は免疫低下状態であり，**ニューモシスチス肺炎，サイトメガロウイルス肺炎，アスペルギルス感染症，クリプトコッカス感染症**も鑑別に挙げる必要がある（図）。

> **Note** 新型コロナウイルス感染症の蔓延により，ウイルス性肺炎を診察する機会が増えている。インフルエンザ感染症も定期的な流行をみせるため，鑑別に挙げる必要がある。

- 薬剤性肺障害で呼吸器内科に紹介となる症例で，**心原性肺水腫**の診断に至るケースは臨床でしばしば経験する。シスプラチンなどのハイドレーションによる輸液負荷や，化学療法による心毒性に伴う肺水腫など原因はさまざまであり，**BNPやNT-proBNP**に加え，**心電図や心筋逸脱酵素**の測定を検討する。

> **Note** 薬剤性肺障害と誤診してしまうと，ステロイド治療により体液貯留を亢進させてしまうため，鑑別では心原性肺水腫を念頭に置かなければならない。

- 背景の肺疾患の増悪も鑑別に挙げる。がん性リンパ管症であれば，がんに対する次の治療に移行しなければならないため，腫瘍マーカーや他の標的病変の変化の確認が必要である。

- 全身状態を加味して気管支鏡検査を行い，**気管支肺胞洗浄**

第3章 副作用・有害事象

17 薬剤性肺障害

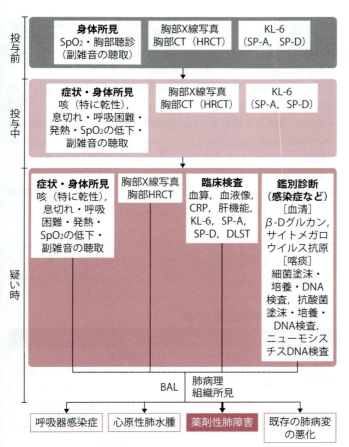

図 薬剤性肺障害診断のためのフローチャート

〔日本呼吸器学会 薬剤性肺障害の診断・治療の手引き第2版作成委員会・編：薬剤性肺障害の診断・治療の手引き 第2版 2018. メジカルレビュー社, p15, 2018より〕

(BAL) や気管支鏡下肺生検 (TBLB) を行う。あくまで他疾患の除外目的の検査であり, 全例に行えるわけではない。
- 胸部単純X線写真やCTなどを撮像し, 以前との比較や臨床病型を推察する。詳細は成書を参照されたい。

呼吸器系

治療

- 治療の基本は，**被疑薬の中止**である。
- 中止が困難な際には，類似薬への変更を検討する。
- 呼吸不全の程度による重症度分類が提案されており，重症度に準じてステロイド投与を行う（**表**）。
- ICIや一部の分子標的薬では，有害事象共通用語規準（common terminology criteria for adverse events：CTCAE）のGrade分類に応じた対応が適正使用ガイドに記載されており，そちらに準じた治療を行う。
- 重症例やDADパターンを疑う場合には，**ステロイド大量療法**（メチルプレドニゾロン500～1,000mg/日を3日間）を行うことがある。
- ステロイド不応な症例には，特発性肺線維症の急性増悪に準じてシクロスポリンやタクロリムスなどの免疫抑制薬，好中球エラスターゼ阻害薬，ポリミキシンB固定化線維カラム（PMX）

表　薬剤性肺障害の重症度分類案

重症度	PaO₂	治　療*
軽　症	≧80Torr	被疑薬中止
中等症	60Torr≦PaO₂＜80Torr	ステロイド治療：PSL換算で0.5～1.0mg/kgで開始
重　症	＜60Torr（PaO₂/FiO₂＜300）	ステロイドパルス療法＋ステロイド維持療法治療抵抗例には免疫抑制薬やPMX
胸部HRCT画像でびまん性肺胞傷害を疑う場合	－	ステロイドパルス療法＋ステロイド維持療法治療抵抗例には免疫抑制薬やPMX

*：治療の対応は概略を示したもので，被疑薬中止やステロイドで速やかに反応する際には速やかに治療も軽減する

〔日本呼吸器学会 薬剤性肺障害の診断・治療の手引き第2版作成委員会・編：薬剤性肺障害の診断・治療の手引き 第2版 2018．メジカルレビュー社，2018／金澤 實：薬剤性肺疾患；診断と治療の進歩 IV．治療指針 1．治療方針．日本内科学会雑誌，96：1156-1162，2007より〕

療法などを用いることがある。

Note しかし，免疫抑制薬，好中球エラスターゼ阻害薬，PMX療法が明確な有効性を示すエビデンスがあるわけでなく，また保険適用外であるため，実際の使用の機会は限られる。

- 被疑薬の再投与に関しては基本は行わないが，mTOR阻害薬や，重症度によりICIでも再投与が可能な薬剤がある。使用薬剤の適正使用ガイドを確認するのが望ましい。
- 臨床では，被疑薬が複数にわたり同定できないことも多い。再投与の際にはリスク・ベネフィットを慎重に協議し，インフォームドコンセントをしっかり行う。
- 抗がん薬投与患者は，担がん状態かつ抗がん薬による免疫抑制で感染リスクが高い。薬剤性肺障害に抗菌薬は無効であり，呼吸器感染症にステロイドを投与すると感染が悪化する。

Note 薬剤性肺障害と感染の鑑別が重要であるが，しばしば難しい。気管支鏡で下気道検体を採取した後に，やむを得ず抗菌薬とステロイドを同時投与することも多い。

専門医へのコンサルトのタイミング

- 薬剤性肺障害が鑑別に挙がる際には，呼吸器専門医との連携が望ましい。特に，ハイリスク薬剤を使用中である場合や，自覚症状を認めた際には早急に連携が必要である。

Note また，自覚症状が乏しい症例でも，画像上DADパターンを疑うときには，早急な連携が必要である。

患者への説明例

 化学療法開始前

- 「これから開始する○○という薬剤では，△％で薬剤性肺障害が発症することが臨床試験や市販直後調査で報告されています。薬剤性肺障害とは，本来は治療で用いられる薬

呼吸器系

剤が，さまざまな理由で正常な肺に炎症を起こす病気です。重症例では死亡例も報告されており，発症時には早期の診断や治療が望ましいです。診察ごとに血液検査や画像の検査を行います。しかし，診察時以外でも，発熱，咳嗽，呼吸困難などの自覚症状が出現した際には早めに連絡および受診をしてください」

💬 **薬剤性肺障害を疑った際**

● 「本日の検査で肺に新規陰影を認めているので，原因を調べる必要があります。候補としては細菌，抗酸菌，ウイルス，真菌などの感染性の肺炎がありますが，その他に心臓に負担がかかり肺に水がたまったり（肺水腫），がんの進行（がん性リンパ管症）であったり，現在使用している化学療法の副作用による肺炎の可能性などもあります。検査を行い総合的に判断していきます。薬が原因となることがあるので，現在飲んでいる薬や新しく飲み始めた薬があれば教えてください。また，漢方や市販の健康食品，サプリメントなどを摂取していたら，すべて教えてください」

【引用文献】

1) 日本呼吸器学会 薬剤性肺障害の診断・治療の手引き第2版作成委員会・編：薬剤性肺障害の診断・治療の手引き 第2版 2018. メジカルレビュー社, 2018

2) Camus P, et al : Interstitial lung disease induced by drugs and radiation. Respiration, 71 : 301-326, 2004 [PMID : 15316202]

3) Enomoto Y Md, et al : Japanese herbal medicine-induced pneumonitis: A review of 73 patients. Respir Investig, 55 : 138-144, 2017 [PMID : 28274529]

4) Fujita K, et al : Incidence of Active Tuberculosis in Lung Cancer Patients Receiving Immune Checkpoint Inhibitors. Open Forum Infect Dis, 7 : ofaa126, 2020 [PMID : 32391404]

第3章　副作用・有害事象

18 腎障害

頻　度 ★★
緊急度 ★★

ファーストタッチ

- がん薬物療法による薬剤性腎障害は，見落としてはいけない発生率の高い臓器障害である。
- 従来より多くのがん種に使用されてきたプラチナ製剤による腎障害は有名であり，最近では新しいチロシンキナーゼ阻害薬や免疫チェックポイント阻害薬が登場し，それぞれに特徴的な腎障害が報告されている[1]。

定義

- がん薬物療法による薬剤性腎障害の明確な定義はないが，薬剤投与開始時期や投与期間と腎障害発現との時系列，尿所見，投与薬剤と発現している腎障害パターンとの生物学的妥当性などから診断される。
- がん治療中にみられる腎障害として**急性腎障害（AKI），慢性腎臓病（CKD），タンパク尿，高血圧，電解質異常がある**[1]。

  Note　重要なことは，これらの徴候はがん治療に関連して生じるだけでなく，がんという疾患そのものに関連しても生じるということである[1]。

急性腎障害（AKI）

- 腫瘍医が頻用する有害事象共通用語規準（common terminology criteria for adverse events：CTCAE）によるAKIの基準は入院・透析・死亡でGradeが決定されるが，腎臓専門医が治療介入する際は**KDIGO基準**を用いる。
- KDIGO基準では，**血清Cr値**と**尿量**でAKIと診断される。具体的には，①48時間以内に血清Cr値が0.3mg/dL以上上昇，②過去7日間以内に血清Cr値が基礎値の1.5倍以上に上昇，③尿量＜

263

腎

表　KDIGO基準のAKIステージ分類

	血清Cr値	尿　量
ステージ1	基礎値の1.5～1.9倍または≧0.3mg/dL以上の上昇	<0.5mL/kg/時が6～12時間
ステージ2	基礎値の2.0～2.9倍	<0.5mL/kg/時が12時間以上
ステージ3	基礎値の3.0倍または≧4.0mg/dLに上昇または腎代替療法の開始	0.3mL/kg/時が24時間以上または無尿が12時間以上

〔International Society of Nephrology：Kidney International Supplements，2：19, 2012より〕

0.5mL/kg/時が6時間持続――のいずれかを満たす場合にAKIと診断する（表）。

- がん患者にAKIが生じた場合，①がんの直接的浸潤，②腫瘍随伴症候群，もしくは治療に関連した代謝障害（高カルシウム血症や腫瘍崩壊症候群など），③脱水症，④重症感染症・敗血症，⑤がん治療の支持療法（疼痛管理のためのNSAIDsや，がん治療薬による高血圧に対するレニン・アンジオテンシン系阻害薬）などによる腎障害――を鑑別する必要がある[1]。

尿細管障害

プラチナ製剤

- 薬剤性尿細管障害をきたし得る代表的薬剤はプラチナ製剤である。用量依存性であり，**輸液による尿量確保**が予防法として提唱されている。
- プラチナ製剤の代表的な薬剤に**シスプラチン**があり，腎障害の機序として遊離型シスプラチンの関与が示されている。遊離型シスプラチンは糸球体で濾過されるか，尿細管分泌されるかして腎より排泄される。この過程で尿細管壊死を引き起こすとされており，主には近位尿細管終末部を障害する[1]。
- シスプラチンによる腎障害の予防・軽減のため，投与前後の大量補液が原則とされ，それに加え必要に応じて**利尿薬の併用**や**マグネシウム補充療法**などが一般的に行われている[1]。

第3章　副作用・有害事象

> **シスプラチン投与時の大量補液法**
> ● 投与前：1,000〜2,000mLの輸液を4時間以上かけて投与
> ● 投与中：500〜1,000mLの生理食塩液またはブドウ糖−食塩液に混和し，2時間以上かけて投与
> ● 投与後：1,000〜2,000mLの輸液を4時間以上かけて投与
> ● 投与中の尿量確保に注意し，必要に応じてマンニトールまたはフロセミドなどを投与

▪ 全身状態良好かつ短時間補液に耐えられる臓器機能を有する患者では，**ショートハイドレーション法**が弱く推奨される[1]。

> **シスプラチン投与時のショートハイドレーション法**
> ● 生理食塩液を含めた補液として，合計1,600〜2,500mLを4〜4.5時間で投与
> ● 経口補液として，化学療法当日，シスプラチン投与終了までに1,000mL程度摂取
> ● マグネシウム：合計8mEq
> ● 利尿薬：20％マンニトール150〜200mLまたはフロセミド20mg静脈注射

▪ ショートハイドレーション法の場合，シスプラチン投与後の**胃腸障害**などのために追加補液が必要となることがある。

▪ シスプラチン投与は，近位尿細管障害による尿中マグネシウム排泄亢進や消化器毒性によるマグネシウムの摂取不足・吸収障害により，**低マグネシウム血症**を引き起こすことがある。

   Note 低マグネシウム血症は，近位尿細管におけるシスプラチンの再吸収を促進させ，**腎毒性を増悪させる**可能性が示唆されている[1]。

▪ シスプラチン投与による腎障害の予防を目的とした**マグネシウムの補充**が推奨されており，臨床試験などではシスプラチン投与前に8mEq補充する方法や，投与前後に4mEqずつ補充する方法が用いられている[1]。

葉酸代謝拮抗薬

▪ 葉酸代謝拮抗薬の**メトトレキサート**における腎障害は，尿細管および集合管での結晶化により引き起こされるとされている[2]。

▪ メトトレキサートの構造的誘導体である**ペメトレキセド**は，主

腎

に腎排泄性であり，急性尿細管壊死によるAKI，集合管障害による腎性尿崩症，尿細管アシドーシスの発症などが報告されている[1]。

Note わが国ではCCr 45mL/分未満の患者では慎重投与となっている。

- ペメトレキセドによる腎障害のリスク因子として，**10サイクル以上の投与，NSAIDsの併用**などが知られている[1]。

アルキル化薬

- **イホスファミド**は腎毒性の強いアルキル化薬で，尿細管障害による電解質異常，尿細管アシドーシス，ファンコニー症候群をもたらすことがある。
- また，出血性膀胱炎などの泌尿器系の障害も知られている。
- 腎障害の予防法として，**累積投与量の制限**が挙げられる[1]。

免疫チェックポイント阻害薬

- 近年は，免疫チェックポイント阻害薬（ICI）に関連した**急性間質性腎炎**が注目されている。
- ICIによる腎障害は，尿細管間質性腎炎以外にも，血栓性微小血管症，巣状糸球体硬化症，微小変化型ネフローゼ症候群など多彩な病変が報告されている[2]。
- ICI投与中の患者に発症したAKIのうち，ICIによるものは2割程度で，腎前性が5割程度を占めるとの報告もあり，通常のAKI発生時と同様に腎前性・腎後性をはじめとした原因の鑑別が重要なことに変わりはない[1]。
- ICI関連腎障害の出現時期はさまざまであり，その範囲は極めて大きく，ICI投与開始後は常にその発生について念頭におく必要がある。また，免疫関連有害事象（immune-related adverse events：irAE）はICI中止後もその効果・影響が残ることが知られている[1]。
- ICI関連腎障害の確定診断は，**腎生検**によってのみ行うことができる。腎生検による正確な診断は，適切な治療法の選択，不要なステロイド投与やICI休薬・中止の回避，腎障害改善後の

第3章　副作用・有害事象

ICI再開の判断根拠となる可能性があるため重要である[1]。

> **Note**　ただし，画一的な腎生検の実施には懸念事項もある。ASCOのガイドラインでは，ICI投与後のGrade 2以上の腎障害で，ICI以外に原因を指摘できない場合，腎生検を実施せずにステロイド治療を行うことが推奨されている。他の原因（脱水，造影剤やNSAIDsなどの腎毒性物質の使用，腎後性など）を除外できれば，多くの場合で経験的なステロイド投与により十分な治療効果を得られる可能性がある[1]。

- ICI関連腎障害が疑われる患者に対する腎生検の適応は，個々の症例でリスクとベネフィットを考慮し決めざるを得ないが，ICI以外の原因が認められない場合，特に**血尿・タンパク尿を伴う腎障害**では，ステロイド投与前に腎生検の実施を検討すべきである。また，腎生検を実施せずステロイド投与を開始後，その効果が乏しい場合は改めて腎生検実施を検討する[1]。

ICI関連腎障害に対するステロイドの使用法[1]
- AKI Grade 1：ICI休薬
- AKI Grade 2：ICI中止，プレドニゾロン 0.5〜1.0mg/kg/日，1週間後改善が乏しければプレドニゾロン 1〜2mg/kg/日に増量
- AKI Grade 3：ICI中止，プレドニゾロン 1〜2mg/kg/日

＊引用文献1におけるAKI GradeはKDIGOのステージ分類に相当

- ICI関連腎障害によるAKIでは，Grade 1まで改善した時点で，**プレドニゾロンは4週以上かけて漸減していく**。腎機能正常化後のステロイド投与に関しては投与の有用性が明らかでなく，ステロイドによる有害事象の増加やICIによる治療効果の減弱が懸念されることから，ステロイド投与の中止が弱く推奨されている[1]。

- ICI関連腎障害が回復したのち，ICIを再投与するかは，がん治療医と腎臓内科医が連携して，メリットがデメリットを上回ると考えられる場合に再投与を検討する[1]。

> **Note**　その判断材料として，腎障害再燃リスク，他のirAEの発現状況，がんの種類，過去の治療効果，効果予測バイオマーカー，他の治療選択肢の有無などが挙げられる[1]。

腎

- ASCOのガイドラインでは，Grade 2のAKIではステロイド治療により腎機能が正常化した後にはICI再投与が考慮され，Grade 3のAKIではICIの永続的な中止が推奨されている[1]。
- しかし，ICIによる治療効果が強く期待される状況下では，腎障害の再燃による腎機能廃絶・透析導入についても考慮したうえでICI再投与を行うことも選択肢として検討され得る[1]。

血管病変

- 薬剤性血管病変の代表として，**血栓性微小血管症（TMA）**がある。
- TMAを起こす代表的薬剤として，**マイトマイシンCやゲムシタビン**があり，近年では抗血管内皮増殖因子（VEGF）抗体やVEGF受容体下流シグナルを阻害するチロシンキナーゼ阻害薬（TKI）によるTMAが注目されている[2]。

Note これら薬剤性TMAに対する血漿交換の有効性を示すエビデンスはなく，その実施は推奨されていない[1]。

糸球体病変

- がん薬物療法に起因するものとして，インターフェロンによる**微小変化型ネフローゼ症候群，巣状糸球体硬化症**の報告がある[2]。
- 固形腫瘍に関連する代表的な糸球体疾患として膜性腎症がある。
- 血液悪性腫瘍では，悪性リンパ腫と微小変化型ネフローゼ症候群との関連や，骨髄増殖性疾患と巣状糸球体硬化症との関連が報告されている。
- Mタンパク血症には，ALアミロイドーシス，単クローン性免疫グロブリン沈着症といった糸球体病変が関連する。

Note 近年では，血液学的に治療の適応に乏しいMタンパク血症の段階でも多様な糸球体病変が起こり得ることから，MGRS（monoclonal gammopathy of renal significance）の概念が提唱されている。

第3章　副作用・有害事象

電解質異常

- がん治療薬に比較的よくみられる電解質異常は**低ナトリウム血症**，**高カルシウム血症**，**低マグネシウム血症**である。

  Note　最も頻度が高い電解質異常は，低ナトリウム血症である。

■ 低ナトリウム血症

- 抗利尿ホルモン不適合分泌症候群（SIADH）を起こすがん種として，**小細胞肺がん**，**頭頸部がん**などの頻度が高い[2]。

■ 高カルシウム血症

- 高カルシウム血症はがん患者の20〜30％でみられる[2]。腫瘍による副甲状腺ホルモン関連タンパク（PTHrP）の産生が主な原因で，肺・頸部・食道の扁平上皮がんなどが多い[2]。
- 腫瘍の骨転移や多発性骨髄腫でも，高カルシウム血症がみられることがある。また，頻度は低いが，リンパ腫では腫瘍によるビタミンD活性化酵素の産生増加による高カルシウム血症を生じ得る[2]。

■ 低マグネシウム血症

- 低マグネシウム血症もがん患者の17％と比較的よくみる電解質異常である[2]。
- 原因として薬剤性が多く，前述の**プラチナ製剤**や**アルキル化薬**が代表的である[2]。
- 上皮成長因子受容体（EGFR）阻害薬（セツキシマブ，パニツムマブ）による低マグネシウム血症も報告されている。これは遠位尿細管にあるMgチャネルがEGFによる制御を受けているためである[2]。
- EGFR阻害薬投与中の患者が低マグネシウム血症を発症した場合，マグネシウムの追加補充は低マグネシウム血症の重症化を回避できる可能性があることから，補充を行うことが弱く推奨されている[1]。
- 低マグネシウム血症は，低カリウム血症や低カルシウム血症を

腎

引き起こし，こうした低カリウム，低カルシウム血症はマグネシウム補充以外の治療には抵抗性を示す。

- 低マグネシウム血症であるにもかかわらず，24時間尿中マグネシウム排泄量＞10mgであれば，尿からのマグネシウム喪失を疑う。蓄尿が困難な場合，随時尿Mg排泄率＞2%であれば，尿からのマグネシウム喪失を考える。

> 随時尿Mg排泄率（FEMg）(%) ＝
> 〔尿Mg (mg/dL) ×血清Cr (mg/dL)〕/〔0.7×血清Mg (mg/dL) ×尿Cr (mg/dL)〕×100

- 高度低マグネシウム血症（血清Mg値＜1.0mg/dL）で症候性の場合，**硫酸マグネシウム** 1～2g (8.2～16.4mEq) を10分かけて静脈内投与し，その後必要に応じて同量を8～24時間持続点滴静注する。症候性でない場合，静脈内投与は行わず持続点滴のみとする。

専門医へのコンサルトのタイミング

- 腎前性・腎後性では説明がつかない腎障害を認めた場合，特に尿検査で血尿・タンパク尿などを認める場合や，Grade 2以上のAKIを認める場合，腎臓内科にコンサルトする。
- 中心静脈カテーテルからの補正が必要な高度電解質異常を認める場合や，血液浄化療法が必要か判断に迷うような場合には，腎臓内科にコンサルトする。

患者への説明例

 腎機能障害に関する説明

- 「抗がん薬の副作用と思われる腎機能障害が認められます。腎臓は尿を作ることで体内の水分量や電解質とよばれる血液のバランスを維持する機能を担っています。した

第3章　副作用・有害事象

がって，尿量や体重の変化を確認したり，必要に応じて電
解質の補正などをする必要があります。抗がん薬を中止し
てみて，腎機能に改善がみられない場合，腎臓内科の医師
にも相談し，対応を検討いたします」

【引用文献】
1) 日本腎臓学会，他・編：がん薬物療法時の腎障害診療ガイドライン2022.
　 ライフサイエンス出版，2022
2) 松原　雄, 他：Onco-nephrology. プロフェッショナル腎臓病学（南学正臣・
　 編著），中外医学社，pp580-582，2020

第3章　副作用・有害事象

19

頻度 ★★
緊急度 ★

尿所見異常

ファーストタッチ

- 担がん患者の尿検査異常をどこまで精査するか（腎生検まで行うか）は，①患者の全身状態・予後，②生検結果が治療方針に影響するか，③腎疾患の重症度——などを，がん治療医と腎臓内科医とが連携して総合的に判断する必要がある。

尿検査異常（血尿，タンパク尿など）への対応と考え方

- 患者の予後が限定的であったり，全身状態が不良であったりする担がん患者の尿検査異常を，どこまでしっかりと鑑別するかは難しい問題であり，個々の症例で腎臓内科医とがん治療医とが連携して判断する必要がある。

- 尿検査異常に対する最も侵襲的かつ情報量の多い検査として，**腎生検**がある。腎生検まで行うかを検討するうえで，「腎病理の結果によっては尿所見異常に対する治療介入の余地があるかどうか」「ネフローゼ症候群や急速進行性糸球体腎炎のように腎疾患の程度が生命予後を左右するほど重症であるかどうか」といった点が重要と考える。

- **血圧測定は全例で行うべきである**。腎性高血圧を呈している可能性があり，不適切な血圧管理は尿タンパクの悪化や腎障害のリスクとなる。

- **ARB**や**ACE阻害薬**などは，タンパク尿を有する慢性腎臓病において，**腎保護効果**，**タンパク尿減少効果**が報告されている[1]。

- 浮腫の有無の確認，体重測定，BNP測定，胸部X線写真などによる**体液量の評価**も全例でなされるべきである。

  Note ネフローゼ症候群などによる体液過剰はQOLの低下，呼吸状態の悪化につながるため，適宜，利尿薬による体液量の是正を検討する。

272

第3章　副作用・有害事象

- SGLT2阻害薬に**腎保護効果**，**タンパク尿減少効果**があることが明らかとなり，ダパグリフロジン10mgは糖尿病を合併していなくとも，末期腎不全を除く慢性腎臓病が保険適用として追加になっている[1), 2)]。
- 糖尿病を合併している慢性腎臓病の場合，**GLP-1受容体作動薬**やミネラルコルチコイド受容体拮抗薬（MRB）の**フィネレノン**も**腎保護効果**が報告されている[3)]。

  Note　全身状態などから腎生検や免疫抑制療法などの積極的介入が困難な場合，こうしたARBやSGLT2阻害薬，GLP-1受容体作動薬，MRBなどのうち，使用できる薬剤を使用し，血圧管理，体液量管理を行いながら経過観察していくこととなる。

鑑別疾患

- 抗がん薬による尿所見異常
- 悪性腫瘍に伴う糸球体性疾患
- 感染症に伴う糸球体性疾患
- 悪性腫瘍以外の全身性疾患に伴う二次性腎疾患

実施すべき検査

尿検査

- 尿定性は尿比重による影響を受け，また偽陽性・偽陰性の問題もあるため，尿沈渣，尿タンパク/クレアチニン比〔UPCR（g/gCr）：1日の尿タンパク量の推定値〕も測定し，定量化することが重要である。
- 抗がん薬のなかに尿細管・間質性障害を呈する薬剤も多いため，尿NAG，尿β_2マイクログロブリンなど，**尿細管障害マーカーも同時に測定する**。
- ネフローゼ症候群では，尿タンパクの選択性を確認する。**Selectivity indexが0.2以下**は高選択性，ステロイドへの反応性が良好である可能性を示唆する所見となる。

腎

> Selectivity index＝（尿IgG×血中トランスフェリン）／（尿トランスフェリン×血中IgG）

■ 血液検査

- 総タンパク，アルブミン，尿素窒素，クレアチニン，電解質（Na，K，Cl，Ca，Mg，P），炎症反応などを測定し，腎機能障害の有無，ネフローゼ症候群の有無を確認する。
- HbA1c，抗核抗体，MPO-ANCA，PR3-ANCA，抗GBM抗体，血清電気泳動，尿BJP，IgG，IgA，IgM，IgE，IgG4，CH50，ASOなどを測定し，糖尿病，膠原病，血管炎，骨髄腫など血清学的に除外できる全身性疾患を除外する。

■ 画像検査

- **超音波検査**や**CT検査**により腎・尿路系の形態評価を行う。結石や腎後性の病変の有無を確認するとともに，腎生検ができるかどうか（腎皮質の厚さが十分にあるか，腎嚢胞が穿刺する腎下極にはないか）を評価することができる。

▶ 腎生検の適応と禁忌[4]

一般的な腎生検の適応基準
①タンパク尿（0.15g/日以上またはUPCR 0.15g/gCr以上）を伴う顕微鏡的血尿
②高度なタンパク尿（1.0g/日以上またはUPCR 1.0g/gCr以上）
③原因不明や急性の腎機能障害
④全身性疾患に伴う腎機能障害

- 一般的に，血尿単独症例に対する腎生検は慎重に検討する必要がある。これは，『血尿診断ガイドライン2013』において，「蛋白尿を伴わない無症候性顕微鏡的血尿は末期腎不全のリスクが低く，腎生検を推奨しない」とされているためである[5]。
- 糸球体性血尿単独の場合には，定期的な観察を行い，タンパク

第3章　副作用・有害事象

尿出現時に腎生検を検討することが多い。

- タンパク尿単独の場合，ネフローゼ症候群や尿タンパク1.0g/日以上（UPCR 1.0g/gCr以上）の場合に腎生検を検討する。
- タンパク尿単独の場合で，尿タンパク0.5g/日以上1.0g/日未満の場合，良性タンパク尿（一過性タンパク尿や起立性タンパク尿）を除外したうえで，腎生検を検討してもよい。

  Note　良性タンパク尿の除外には，早朝尿での評価が参考になる。

- タンパク尿単独の場合で，異常タンパク（Mタンパクや尿細管性タンパク）を伴う場合には，腎生検を検討する。
- タンパク尿と血尿の両方を認める場合には，腎生検を検討する。
- 超音波ガイド下経皮的腎生検の禁忌は以下に示す通りである。

超音波ガイド下経皮的腎生検の禁忌

①尿路感染症，腎盂腎炎，腎周囲膿瘍
②検査に協力が得られない場合や，検査中の指示に従えない場合
③片腎
④萎縮腎
⑤嚢胞性腎疾患
⑥出血傾向，抗血小板薬・抗凝固薬の内服中，重篤な血小板減少

- 腎生検によって得られる有益性と腎生検に伴う合併症の有害性を考慮し，有益性が勝る場合に腎生検が検討される。その判断には，がん患者の予後，全身状態，代替治療の選択肢があるのか，生検結果が治療方針に影響を与え得るのか，また腎疾患の重篤性などを総合的に考慮する必要性があり，がん治療医と腎臓内科医とが密に連携し，患者に十分な説明を行い，患者の意向も踏まえ，共同意思決定（shared decision making：SDM）がなされるべきである。

VEGF阻害薬やマルチキナーゼ阻害薬によるタンパク尿と腎機能障害[6]

- 血管内皮増殖因子（VEGF）阻害薬やマルチキナーゼ阻害薬の有害事象として，**タンパク尿は高血圧に次いで発生率が高く，**

腎

時に血清Cr値上昇など腎機能低下が生じることも知られている。

- 組織学的所見として，血栓性微小血管症（TMA），虚脱性糸球体症，クリオグロブリン血症，免疫複合体糸球体腎炎などが認められる。

- VEGF阻害薬やマルチキナーゼ阻害薬の投与開始後は，**タンパク尿と血清Cr値をモニタリングする**。尿定性で2＋以上の尿タンパクが認められた場合，尿タンパクの定量を行う（24時間蓄尿による1日尿タンパク量の測定，または随時尿でのUPCR）。

  Note モニタリングは各薬剤適正使用ガイドに従い，1〜2カ月ごとに行う。

- タンパク尿の多くは無症候性で，尿検査により発見されるが，まれに**ネフローゼ症候群**に進展することもある。

- VEGF阻害薬やマルチキナーゼ阻害薬使用時のタンパク尿に対して，有害事象共通用語規準（common terminology criteria for adverse events：CTCAE）v5.0におけるGradeに基づいた休薬・減量の対応が考慮される。

  Note 臨床試験などでは，①1日尿タンパク量が2g以上の場合は2g未満に低下するまで休薬し，減量して再開する，②1日尿タンパク量が3g以上またはネフローゼ症候群を併発した場合は原因薬剤の投与中止などの対応がとられていた。

- VEGF阻害薬やマルチキナーゼ阻害薬使用時のタンパク尿は，薬剤の投与中止により軽快することが多いが，長期間にわたり遷延することもある。

- 予後の限られた進行がん患者に対する治療中にタンパク尿が出現した場合，VEGF阻害薬やマルチキナーゼ阻害薬使用のリスクとベネフィットを検討し，患者の希望も考慮して，総合的に治療継続の可否について考える必要がある。

- 血管新生阻害薬の投与開始時のタンパク尿の存在は，タンパク尿増悪のリスク因子であるという報告はあるが，より重要なアウトカムである死亡，腎機能低下との有意な関連性は確認されておらず，タンパク尿の有無によらず血管新生阻害薬の投与は可能である。

専門医へのコンサルトのタイミング

- がん患者に顕微鏡的血尿，タンパク尿を認めた場合，化学療法による腎疾患だけでなく，悪性腫瘍そのものに随伴した腎疾患の可能性もあり，判断に迷う場合，腎臓内科へのコンサルトを検討する。
- 悪性腫瘍に随伴する腎疾患を疑う特異的な異常所見はないが，化学療法開始前よりタンパク尿を認めていた例や，化学療法を中止してもタンパク尿が増悪する例などは，悪性腫瘍に随伴する腎疾患が疑われる。
- CTCAE v5.0におけるGrade 3（尿タンパク≧3.5g/日）では，薬物療法の休薬・中止を含む早急な対応が必要なため，腎臓内科への紹介を考慮する。
- CTCAE v5.0におけるGrade 2（尿タンパク1.0～＜3.5g/日）までのタンパク尿や腎機能障害であっても，がん患者において化学療法の休薬・中止はより予後を悪化させる可能性があり，がん治療医だけでなく腎臓内科医も参画したチーム医療やSDMが重要になるため，腎臓内科への紹介を考慮してよい。

患者への説明例

 タンパク尿出現時の説明

- 「尿検査でタンパク尿を認めています。タンパク尿の原因として，抗がん薬による副作用以外に，がんに伴う腎臓病，生活習慣病などのまったく別の病気による腎臓病など，いくつかの可能性が考えられます。タンパク尿が増加した場合，ネフローゼ症候群や腎不全とよばれる生死に関わるような病状に発展することもあり，抗がん薬投与が継続可能であるかどうか検討するために，腎臓内科の医師に相談してみたいと思います」

腎

【引用文献】

1) 日本腎臓学会・編：エビデンスに基づくCKD診療ガイドライン2023. 東京医学社, 2023

2) 「CKD治療におけるSGLT2阻害薬の適正使用に関するrecommendation」作成委員：CKD治療におけるSGLT2阻害薬の適正使用に関するrecommendation. 日本腎臓学会誌, 65：1-10, 2023

3) de Boer IH, et al：Diabetes management in chronic kidney disease: a consensus report by the American Diabetes Association (ADA) and Kidney Disease: Improving Global Outcomes (KDIGO). Kidney Int, 102：974-989, 2022 [PMID：36202661]

4) 日本腎臓学会・編：腎生検ガイドブック2020. 東京医学社, 2020

5) 血尿診断ガイドライン編集委員会・編：血尿診断ガイドライン2013. ライフサイエンス出版, 2013

6) 日本腎臓学会, 他・編：がん薬物療法時の腎障害診療ガイドライン2022. ライフサイエンス出版, 2022

第3章　副作用・有害事象

20

頻　度 ★★
緊急度 ★★

血管外漏出

ファーストタッチ

- 抗がん薬は組織障害性が強く，時に潰瘍や壊死などの重篤な皮膚障害につながる可能性がある。そのため，最も重要なことは血管外漏出の予防に努めることである。
- 抗がん薬の点滴中に異常を察知した際は，点滴をすぐに中止する。
- 抗がん薬の血管外漏出を疑った場合は，留置針やルートに残っている抗がん薬を血液とともに吸引しながら抜針し，直ちに患部を冷やす。
- 漏出した抗がん薬の種類，濃度，量から判断する適切な処置を行う。
- 漏出直後の患部や患者の様子を詳細にカルテに記録する。抗がん薬の血管外漏出による皮膚障害は，遅延する場合は数日後に発生してくることもあるため，慎重な経過観察が必要である。
- 症状によっては，1日に何回も冷やしながら，ステロイド外用剤を塗布する。
- 血管外漏出は医原性のストレスを患者に与えるため，患者の心身への配慮が必須である。特に，医療に対する不信感から治療の中断に至らないように，ケアが重要である。

予防対策の重要性

- がん薬物療法に用いる抗がん薬には，潰瘍や壊死などの重篤な皮膚障害を発生させる薬剤も含まれており，血管外漏出が発生してしまうと患者の心身への影響は大きい。早急に行うべき対処方法を後述するが，最も重要なことは，医療従事者個人においても，施設全体としても，**予防対策を徹底して血管外漏出を起こさないこと**である。
- 各施設にがん薬物療法に伴う血管外漏出に対するマニュアルがあるはずで，ガイドラインとしては『がん薬物療法に伴う血管

279

皮膚障害

外漏出に関する合同ガイドライン 2023年版 第3版』[1] が発刊されている。

> **Note** がん薬物療法に従事する前には，施設マニュアルやいろいろなガイドラインを通読するとよい。

- 担当する患者の使用する抗がん薬の特徴や患者背景，さらにこれまでの治療歴をあらかじめしっかりと把握する。抗がん薬の投与方法や投与部位を治療チーム内であらかじめ決定しておくことは必須である。

血管外漏出を起こしやすい患者背景

- 血管外漏出を起こしやすい患者背景がある場合は，より徹底した安全管理が必要である。一般的に**高齢者や栄養不良者は血管の弾性が低下している**ことが予想され，血管穿刺が困難である。

> **Note** 他にも，血管が細い患者や肥満があると血管がわかりにくい。過去のがん薬物療法歴が長い場合や，多剤併用の化学療法を行う患者も血管が脆い可能性がある。

- 局所的な問題としては，**輸液ルートなどで使用された血管を再利用したり，放射線治療を受けたりした部位の血管などは漏出を起こしやすい。**

抗がん薬の投与時における注意点

- 末梢血管からの抗がん薬投与が困難と予想される場合には，**CVポート**や**PICC**などの中心静脈デバイスの留置をあらかじめ検討することも必要である。
- 血管穿刺部位を選択できる場合，**第一に選択すべき穿刺部位は前腕**であり，**手背部は避ける**ほうがよい。その理由は，手背部は皮下脂肪が少なく悪化しやすいためである[2]。
- 抗がん薬の血管外漏出による組織障害の重症度は，漏出の速度にもよることが報告されており，点滴時間の検討も重要である[3]。
- 血管外漏出した場合を考えると，抗がん薬の濃度はできるだけ希釈して点滴することが望ましい。

第3章　副作用・有害事象

- 穿刺部位が観察しやすいように，透明なテープを使用するのもよい。
- 医療従事者側の教育のみならず，患者教育も重要である。抗がん薬の血管外漏出を予防するために患者側ができることや発生した場合の症状を理解してもらい，**穿刺部位の安静**や，**漏出を疑う場合の早期報告**に協力してもらうことが重要である。

　Note　患者が小児である場合など，患者本人による報告が難しい場合は家族も含めて説明しておく。漏出した数日後に遅延して発生する症状があるため，自宅で異常がみつかった場合の連絡方法を確認しておくことなども要注意ポイントである。

早期発見と迅速な対応の重要性

- 予防対策を万全に行っていても，がん薬物療法に伴う血管外漏出は発生しており，『がん薬物療法に伴う血管外漏出に関する合同ガイドライン 2023年版 第3版』[1]によると，壊死起因性抗がん薬の血管外漏出頻度は0.1～6.5％の頻度で起こっている。
- 発生予防に努めながら，抗がん薬の点滴終了時点で注意深く注射部位を観察する。**疼痛**や**刺激感**だけでなく，弱くても**違和感がないかを確認すること**は重要である。さらに患者自身の訴えがない場合でも，注射部位の**発赤**，**紅斑**，**紫斑**などの色調変化や，**浮腫**，**腫脹**，**熱感**，**水疱**などの症状が出現していないかを確認する。
- 治療終了時点の点滴器具の確認も重要で，予定した薬剤量が確実に投与できているか，逆血などのルートの異常がないかを確認する。
- **静脈炎**，**フレア反応**，**リコール反応**などにも注意する。鑑別のポイントとして，静脈炎では血液の逆流は正常に認められ，症状としては血管に沿って痛みや紅斑が生じるが，潰瘍形成までは起こさない。フレア反応は局所のアレルギー反応と考えられており，血管に沿って紅斑が出現するが，数分以内に消失することが多い。フレア反応でも血液の逆流は正常に認める。リコール反応は，抗がん薬を投与することで放射線治療の照射野に炎症が生じたり，以前に抗がん薬の血管外漏出を生じた患者に同じ抗がん薬を投与することで同様の症状が再燃したりする

20

血管外漏出

281

皮膚障害

現象である[1]。

抗がん薬の分類とその組織障害

- 抗がん薬が血管外に漏出した場合は，組織障害をきたす可能性が高いが，その組織障害の強さには幅がある。組織障害の強さによって抗がん薬の分類がされている（表）。

壊死起因性抗がん薬

- 壊死起因性抗がん薬は，少量の漏出であっても壊死を発生させ，難治性潰瘍につながりやすい。

- 重症の組織障害を起こしやすい壊死起因性抗がん薬はしっかりと覚えておく必要がある。なかでも覚えておく必要があるのは，DNA結合型である**アントラサイクリン系薬剤**（ドキソルビシン，エピルビシンなど）であり，組織障害がより長期化，重症化しやすい。その機序は，漏出周囲組織の細胞にとり込まれ，患部から排出されずに，むしろ深部へ組織障害が進むためである（図）。

- 一方で，DNA非結合型の**ビンカアルカロイド系薬剤**も，細胞の有糸分裂を阻止することで，遅延する潰瘍を形成する可能性がある[1,2]。

- 広く使用される抗がん薬である**パクリタキセル**による重症壊死症例の報告もあり，どの抗がん薬であっても細心の注意が必要である[4]。

炎症性抗がん薬

- 炎症性抗がん薬は，漏出部位で局所的に炎症を起こし，発赤や疼痛などを生じるが，よほどの大量漏出の場合を除いて，潰瘍や壊死まで起こす可能性は高くない[1,2]。

非壊死起因性抗がん薬

- 非壊死起因性抗がん薬は，不活化もしくは中性化合物であるため，漏出した場合でも炎症やその後の潰瘍・壊死などを起こしにくい[1]。

第3章　副作用・有害事象

表　抗がん薬の組織障害の強さによる分類

壊死起因性抗がん薬 （ベシカント薬： vesicants）	炎症性抗がん薬 （イリタント薬： irritants）	非壊死起因性抗がん薬 （非ベシカント薬： non-vesicants）
3ガイドライン*分類共通（36薬剤）		
アクチノマイシンD イダルビシン エピルビシン ダウノルビシン ドキソルビシン トラベクテジン ビノレルビン ビンクリスチン ビンデシン ビンブラスチン ブスルファン マイトマイシンC	イホスファミド イリノテカン カルボプラチン ゲムツズマブ オゾガマイシン ドキソルビシン （リポソーム製剤） トポテカン（ノギテカン）	L-アスパラギナーゼ アフリベルセプト イノツズマブ オゾガマイシン エリブリン カルフィルゾミブ クラドリビン クロファラビン シタラビン チオテパ テムシロリムス トラスツズマブ エムタンシン ネララビン フルダラビン ブレンツキシマブ ベドチン ペメトレキセド ペントスタチン ボルテゾミブ 各種モノクローナル抗体製剤
システマティックレビューの結果に基づく薬剤分類（10薬剤）		
アムルビシン オキサリプラチン ドセタキセル パクリタキセル ミトキサントロン ラニムスチン	ブレオマイシン シクロホスファミド フルオロウラシル	メトトレキサート

*：日本がん看護学会，日本臨床腫瘍学会，日本臨床腫瘍薬学会

〔日本がん看護学会，他・編：がん薬物療法に伴う血管外漏出に関する
合同ガイドライン 2023年版 第3版．p28，金原出版，2022より一部改変〕

発生時の対応

- 抗がん薬の血管外漏出を疑った際は，**患者の体より点滴ボトルを低くすることで逆血反応が起こるかどうかをチェックすること**が，**漏出を確かめる一つの目安**になる。
- 漏出発生時，留置針を抜く前や抜針時に吸引しながら抜針する行為が広く行われている。その目的は，皮下組織に残っている

20

血管外漏出

283

皮膚障害

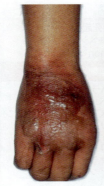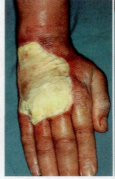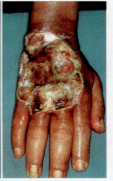

図　ドキソルビシンの血管外漏出による壊死性潰瘍
〔玉置邦彦・総編集：最新皮膚科学大系 第16巻 動物性皮膚症 環境因子による皮膚障害．中山書店，p362，2003より〕

抗がん薬を除去することであるが，その効果を証明するエビデンスは少ない。
- また，すぐに冷やすという行為も一般によく行われているが，これには疼痛の軽減という影響のみならず，血管収縮によって漏出した薬剤を局在化させる目的もある。冷やし方について，15分を1日に4回，3日間行うという方法を提唱した報告がある[2,5]。
- 抗がん薬のなかで，**ビンカアルカロイド系薬剤やエトポシド**の漏出時には，冷やすことで組織障害が悪化するため，温めることが有効であるという報告もあるが[2,6]，逆に温めることで炎症を悪化させる危険性もあるため，現在ではあまり勧められていない[1]。

Note　ただし，多くの施設のマニュアルでは「温めるほうがよい」とされる抗がん薬を掲載している場合が多いと予想され，あらかじめ施設で対応を検討しておく必要がある。

- ステロイド局所注射は，以前は一般的な治療方法として普及していたが[2]，現時点（2024年9月）では注射による疼痛と得られる効果を考えるとあまり勧められない[1]。依然としてエビデンスが足りていないのが実情であるが，効果がないとする報告があるのも事実である[1,7,8]。

第3章　副作用・有害事象

Note　ステロイド局所注射に関しても，まだ施設のマニュアルでは推奨されている場合があると予想されるため，あらかじめ施設で対応を検討しておく必要がある。

- ステロイドの外用療法は，非侵襲的な治療であり推奨される。使用するステロイド外用剤のランクと使用期間は，**strong以下であれば4週間，strongestであれば2週間**が目安である[1]。

デクスラゾキサンの適応と投与方法

- 壊死起因性抗がん薬に分類されるアントラサイクリン系薬剤が漏出した際には，重度の皮膚障害を起こす可能性がある。そのため，わが国では2014年1月からアントラサイクリン系薬剤の血管外漏出時に，**デクスラゾキサン**（サビーン®）が治療薬として使用できるようになった[9]。

- アントラサイクリン系薬剤は，細胞核に存在する酵素であるトポイソメラーゼⅡaとの相互作用を介して組織障害を誘発していると考えられ，デクスラゾキサンはトポイソメラーゼⅡaの働きを阻害することで治療効果を呈する[9]。

- 使用に際して重要な点は，漏出発生からできるだけ速やかに投与を開始することである。**漏出発生から6時間以内の投与**が推奨され，1日目と2日目には1,000mg/m²，3日目には500mg/m²として，合計3日間投与する。1日1回投与で，24時間間隔での静脈注射による投与となる。

- 注意点は，**腎機能障害がある患者では投与量の減量が必要**なことと，**副作用に骨髄抑制がある**ことである。

専門医へのコンサルトのタイミング

- 抗がん薬の血管外漏出は起こしてはいけない医原性疾患であり，もし発生した可能性がある場合は施設をあげて対応する必要がある。すなわち，抗がん薬の血管外漏出を疑った場合は速やかに皮膚科へコンサルトするのが望ましい。

皮膚障害

Note 各施設のマニュアルでは，多量の漏出を疑った場合や高度の組織障害を疑った場合に皮膚科医に相談となっていることが多いかもしれない。しかし，正確に漏出量や組織障害の程度を見極めることは困難であり，皮膚科医の立場としては，漏出を疑った時点で症状の重症度によらずコンサルトし，一緒に対応を検討していくのが安全と考える。

- 具体的には，ファーストタッチの欄で述べた手順のなかで，留置針やルートを抜針し，患部を冷やした時点でコンサルトを行うのが最適と考える。皮膚科医が，治療チームとともに患部を診察し，適切な処置を相談していく。また，皮膚科医は診察を行った旨をカルテにも記録する必要がある。その後も必要に応じて皮膚科医が経過観察を行うことも，がん薬物療法のチーム医療として重要である。

【引用文献】

1) 日本がん看護学会，他・編：がん薬物療法に伴う血管外漏出に関する合同ガイドライン 2023年版 第3版．金原出版，2022

2) 玉置邦彦・総編集：最新皮膚科学大系 第16巻 動物性皮膚症 環境因子による皮膚障害．中山書店，2003

3) Legha SS, et al：Reduction of doxorubicin cardiotoxicity by prolonged continuous intravenous infusion. Ann Intern Med, 96：133-139, 1982 [PMID：7059060]

4) Herrington JD, et al：Severe necrosis due to paclitaxel extravasation. Pharmacotherapy, 17：163-165, 1997 [PMID：9017777]

5) Larson DL：What is the appropriate management of tissue extravasation by antitumor agents? Plast Reconstr Surg, 75：397-405, 1985 [PMID：3883378]

6) Dorr RT, et al：Vinca alkaloid skin toxicity: antidote and drug disposition studies in the mouse. J Natl Cancer Inst, 74：113-120, 1985 [PMID：3855472]

7) Dorr RT, et al：The limited role of corticosteroids in ameliorating experimental doxorubicin skin toxicity in the mouse. Cancer Chemother Pharmacol, 5：17-20, 1980 [PMID：7460191]

8) Dorr RT：Antidotes to vesicant chemotherapy extravasations. Blood Rev, 4：41-60, 1990 [PMID：2182147]

9) 中村泰大：注射用デクスラゾキサン（サビーン）．皮膚科の臨床，6：807-811，2016

第3章　副作用・有害事象

21

頻度 ★★
緊急度 ★

脱毛，爪障害（アピアランスケア）

ファーストタッチ

- 国立がん研究センターでは，「アピアランスケアとは，がんやその治療に伴う外見変化に起因する身体・心理・社会的な困難に直面している患者とその家族に対し，診断時からの包括的なアセスメントに基づき，多職種で支援する医療者のアプローチである」と定義されている[1]。

- これまでがん治療に伴う外見変化は致命的ではないために重要視されてこなかったが，実際には患者が最も苦痛に感じる副作用の一つである[2]。

- 特に，昨今は抗がん薬治療が目覚ましい発展を遂げ，長期間生存することが可能な患者が増えている。それに伴い，外見変化が就労や人間関係などに影響を及ぼし，悩みを抱える患者が増加している。

- 患者も社会に生きる一人の人間であることを，常に忘れてはならない。

脱毛——患者説明時の留意点

- 一般的に，**殺細胞性抗がん薬**では脱毛率の高い薬剤が多く，分子標的薬や免疫チェックポイント阻害薬では限られてくる（表）。

  Note ただし，昨今は「分子標的薬＋小分子殺細胞性薬」など，複数の薬剤が複合した構造をもつ薬剤もある。

- 当院では，主治医から化学療法について説明後に，主にがん相談支援センター，外来化学療法センターで看護師と薬剤師から情報提供できる体制を整えている。

- また，新規化学療法の初回施行前には薬剤師面談を実施している。この面談で涙しながら脱毛への不安を吐露する患者も少なくない。傾聴して患者の気持ちを十分に受け止め，治療に前向

287

皮膚障害

表　脱毛リスク別の抗がん薬
薬剤別

一般名	商品名	一般名	商品名
脱毛を生じやすい薬剤（50%以上）			
アムルビシン	カルセド®	ドキソルビシン	アドリアシン®
イダルビシン	イダマイシン®	ドセタキセル	タキソテール®
イホスファミド	イホマイド®	ナブパクリタキセル*	アブラキサン®
イリノテカン	トポテシン®,カンプト®	ノギテカン	ハイカムチン®
エピルビシン	エピルビシン	パクリタキセル	タキソール®
エトポシド	ラステット®	ビノレルビン	ロゼウス®
シクロホスファミド	エンドキサン®	ビンデシン	フィルデシン®
ダウノルビシン	ダウノマイシン®	ペミガチニブ	ペマジール®
時に脱毛を生じる薬剤（10～50%）			
エリブリン	ハラヴェン®	パルボシクリブ	イブランス®
エンホルツマブベドチン	パドセブ®	ビンクリスチン	オンコビン®
ゲフィチニブ	イレッサ®	ビンブラスチン	エクザール®
ゲムシタビン	ジェムザール®	ブスルファン	ブスルフェクス®
シタラビン	キロサイド®	フルオロウラシル	5-FU
ダコミチニブ	ビジンプロ®	ブレオマイシン	ブレオ®
チオテパ	リサイオ®	メルファラン	アルケラン®
トラスツズマブデルクステカン	エンハーツ®		
脱毛を生じにくい薬剤（10%未満）			
オシメルチニブ	タグリッソ®	パゾパニブ	ヴォトリエント®
カバジタキセル	ジェブタナ®	フルダラビン	フルダラ®
カペシタビン	ゼローダ®	プロカルバジン	塩酸プロカルバジンカプセル50mg
カルボプラチン	パラプラチン®	マイトマイシンC	マイトマイシン
カルムスチン	ギリアデル®	ミトキサントロン	ノバントロン®
シスプラチン	ランダ®	メトトレキサート	メソトレキセート®
ストレプトゾシン	ザノサー®	メルカプトプリン	ロイケリン®

＊：投与方法によって若干ばらつきあり。50～80%程度の脱毛率。

（次ページにつづく）

第3章　副作用・有害事象

レジメン別

がん種	レジメン	全Grade (%)	Grade 1 (%)	Grade 2 (%)
悪性リンパ腫	R-CHOP	97	—	39
	ABVD	—		24
大腸がん	mFOLFOX6		17.2	8.2
	FOLFIRI	—	32.7	21.8
	S-1+イリノテカン+ベバシズマブ	59.8	—	—
	CapeOX	4	—	—
胃がん	S-1+CDDP	12.8		
	カペシタビン+CDDP+トラスツズマブ	56.1	—	—
	weekly PTX+ラムシルマブ	50.8		1.2
	weekly アブラキサン®	82.6		
食道がん	FP	9	—	—
	DTX	93.9	—	—
膵臓がん	FOLFIRINOX	66.7	—	11.4
	アブラキサン®+GEM	50.1		1.4
乳がん	EC	85	—	—
	AC	—	3	69.5
	DTX	91.2	—	—
	weekly PTX	97.1	—	—
	PTX+ベバシズマブ	98	—	—
	アブラキサン®（3週ごと投与）	90.4	—	—
	TC乳腺	100	1.9	98.1
	エリブリン	45	—	—
	ペルツズマブ（パージェタ®）+トラスツズマブ（ハーセプチン®）+DTX	60.9	—	—
	トラスツズマブ エムタンシン（カドサイラ®）	2.2	—	—
卵巣がん	TC	—	7	89
	DC	—	18	75
	リポソーマルドキソルビシン	—	24.3	0

（次ページにつづく）

皮膚障害

表のつづき

がん種	レジメン	全Grade (%)	Grade 1 (%)	Grade 2 (%)
子宮頸がん	weekly CDDP（放射線併用）	25.7	—	—
子宮体がん	AP	—	6	69
非小細胞肺がん	CDDP＋PEM	—	—	11.9
	PTX＋CBDCA＋ベバシズマブ	86.5	—	45
	PEM＋CBDCA＋ベバシズマブ	6.6	—	—
	DTX＋CBDCA	68.3	—	—
	アブラキサン®＋CBDCA	55.8	—	0.4
	ニボルマブ	0.04	—	—
小細胞肺がん	CDDP＋イリノテカン	—	—	31
	CDDP＋ETP	44.4	—	—
	AMR	70.4	—	—
前立腺がん	ドセタキセル	65.1	—	—
	カバジタキセル	9.4	—	—

・脱毛は従来重要視されていなかった歴史があり，臨床試験に記録として残っている頻度を記載しています。正確な頻度ではない可能性があることを踏まえ，参考としてご利用ください。
・原則脱毛リスクがある薬剤同士を併用すると，その分リスクが上昇することが知られています。
・ホルモン剤や放射線，免疫チェックポイント阻害薬（オプジーボ®など）でも脱毛する可能性は否定できません。
・この表において脱毛を生じづらい可能性がある薬剤に分類されていても，対象の患者がアピアランスケアに対してどれくらい不安があるかによって指導方法を検討いただくことが必要と考えます。

〔日本がんサポーティブケア学会・編：がん治療におけるアピアランスケアガイドライン2021年版 第2版. 金原出版, 2021／各薬剤のインタビューフォームを参考に作成〕

きになれるよう，具体的な事例やがん相談支援センターの紹介などを交え不安を解消することが必要である。

▪ 患者は治療開始後すぐに脱毛してしまうのではないかと不安を抱えている場合もあるが，脱毛が始まるのは投与後1〜2週間後であるので，それまでに準備が可能なことを伝える。

▪ 治療が開始されると悪心や倦怠感，骨髄抑制などの有害事象の影響により自身でウィッグを準備できない場合もあるため，**治療開始前にある程度の準備をしておくことが望ましい。**

第3章　副作用・有害事象

- 次回レジメンの選択において，脱毛がネックとなり薬剤師に相談に来るケースがある。臨床試験データは限られた情報であることを説明のうえ情報提供し，患者の選択を助けている。
- 有害事象共通用語規準（common terminology criteria for adverse events：CTCAE）では，生命を脅かす副作用のGradeを高く評価するため，命に別状のない脱毛はGrade 2止まりである。CTCAEと同じように，生命の危機ではない脱毛を軽く考える医師も散見されるが，患者への心理的・社会的影響の大きい重大な副作用と認識すべきである。

- **Grade 1**：遠くからではわからないが，近くで見るとわかる50%未満の脱毛；脱毛を隠すために，かつらやヘアピースは必要ないが，通常と異なる髪型が必要となる
- **Grade 2**：他人にも容易にわかる50%以上の脱毛；患者が脱毛を完全に隠したいと望めば，かつらやヘアピースが必要；社会心理学的な影響を伴う
- **Grade 3〜5**：該当なし

脱毛のアピアランスケアの実際

頭髪の脱毛

- 初回面談では以下の点を確認している。

初回面談時の確認事項

①治療により脱毛すると主治医から説明されているか。化学療法の説明書，同意書があれば目を通して確認する
②いつから治療が始まるか
③脱毛した場合に気になる「場面」や「場所」はどのようなところか
④脱毛した場合に気になる「相手」は誰か（職場や家族など）

- 中リスク，低リスクの場合は，治療開始後の様子をみてからウィッグを準備しても間に合うことを説明しておくと患者は安心する。

21

脱毛，爪障害（アピアランスケア）

皮膚障害

- 治療開始日,脱毛症状出現時期,脱毛進行時期,治療終了後の発毛時期のプロセスについて説明する。
- 面談室では,プライバシーに配慮しながら,患者の心情に寄り添い,対策方法を相談する。

  Note 面談室には試着できる帽子やウィッグのサンプルを置いている施設が多い。自分らしさを取り戻せる方法を一緒に考えていくことが重要と考える。

- 必要に応じて,院外専門家に相談できることも紹介している。

頭皮冷却

- 医療機器として承認されている**頭皮冷却装置**(図)を取り入れている施設もある。抗がん薬の点滴中に,頭部へ冷却材を循環させることにより頭部の血流を減少させ,脱毛を抑制する治療である。

  Note 先行研究では必ずしも脱毛を回避できたわけではないため,過度な期待を避けるためにも事前説明は必要である。

- 当院では現時点で本装置は採用していないが,冷却物品を自身で準備して持ち込みたいという希望があれば個別対応している。

眉毛,まつ毛の脱毛

- 眉毛,まつ毛の脱毛は,頭髪より遅れて発症する。

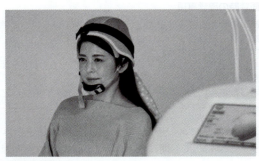

図 頭皮冷却装置
〔株式会社毛髪クリニック リーブ21:頭皮冷却装置〈セルガード〉より〕

第3章　副作用・有害事象

- 眉毛の補正には，眉ペンシルが有用である。男性の場合はメイクの習慣がないため，脱毛前から事前に練習しておくとよい。
- まつ毛の補正には，付けまつ毛やアイラインを入れる方法がある。まつ毛の脱毛は印象の変化だけでなく，目に異物が入りやすい，まぶしさを感じやすいという不都合も生じる。また，眼鏡の使用で目元の印象カバーにもなることを紹介している。
- まつ毛貧毛症治療薬の**ビマトプロスト**の使用が有用であるという報告[3]もあり，当院でも保険適用外であるが脱毛ハイリスク薬の投与終了後に紹介し，笑顔で職場復帰されたケースを経験している。

爪障害——患者説明時の留意点

- **パクリタキセル，ドセタキセル，ナブパクリタキセル**で比較的高頻度にみられる。
- 特に手元は目に入りやすいため，変色や変形は「自分ががんであること」を患者に自覚させ，気持ちを落ち込ませる。
- 営業や受付などの対外的な仕事の場合は，部署移動を余儀なくされるケースもあるため，現在の職業も対策方法を選択するうえで重要である。

爪障害のアピアランスケアの実際

- 保湿することやマニキュアなどを塗ることは爪障害の予防になり，外見を整えられることを指導している。
- 一般的な除光液にはアセトンが含まれ，マニキュアを除去する際に爪から水分が奪われる。頻回に除去すると爪の強度が下がる可能性がある[3]ため，週1回程度と指導する。
- ジェルネイルは自爪の脱落やカビの発生などの報告[3]もあることから，現時点（2024年9月）で筆者は積極的には推奨しない。
- 筆者にも複数経験があるが，**黄色い膿がみられる，爪甲下血腫**（爪が黒くなり痛む）などがある場合は皮膚科医へのコンサルトが望ましい[4]。

21

脱毛，爪障害（アピアランスケア）

293

皮膚障害

- タキサン系薬剤の点滴中に手足を冷却すると爪障害の発症率が下がるという報告もある。点滴中にアイスノンを握りたいという患者もいるため，凍傷に気を付けて実施するよう指導する。
- マニキュア・ネイルなどは酸素飽和度モニタリングを不正確にするという，診療上の大きなデメリットがある。心肺機能が低下した場合は，アピアランスケアを断念してもらうことや，手指のうち1本は酸素飽和度モニター用にマニキュア・ネイルをしないなどの対応も考慮する。

その他の外見変化を伴う副作用

■ 色素沈着

- **シクロホスファミド，イホスファミド，チオテパ，シスプラチン，フッ化ピリミジン系薬剤**（5-FU，カペシタビン，S-1），**ブレオマイシン**などで頻度が高い[3]。
- 投与中は日焼け止めクリームなどを使用して日光に当たり過ぎないよう注意し，希望があればカバーメイクなど美容面のケアを紹介している。
- 手や顔など目立つ部分に色素沈着がみられると不安を感じ，さらに治療をつらく感じる患者が多い。面談時に「そこまで黒くなっていませんよ」と声掛けすることも患者の懸念を和らげるのに有効である。

■ 脱色

- マルチキナーゼ阻害薬である**パゾパニブ**や**スニチニブ**では，毛髪や皮膚の脱色が認められる。
  Note 服用開始から数カ月後に出現する[5]。
- 特に小児・AYA（adolescents and young adults）世代では，脱毛と同様，心理・社会的側面に大きく影響する有害事象であるため，**ニボルマブ**による白斑や毛髪の色素変化についても治療前に説明しておく必要がある。

294

第3章　副作用・有害事象

さまざまな背景の患者が抱えるアピアランスケアの悩み

男性

- 男性は脱毛対策を相談することに抵抗があるのか，比較的がん相談支援センターへの相談件数は少ない。
- しかし，治療による外見変化で社会的役割の維持が困難になることへの懸念，特に議員，教員，営業職などは周囲に知られたくないという希望から，治療前の髪型とほぼ同様のウィッグを脱毛症状が出現する前に準備して治療に前向きになられたケースを筆者は経験している。

  Note　男性患者に向けた利用可能なリソースとして，国立がん研究センター中央病院アピアランスケアセンターの『NO HOW TO』および別冊『KNOW HOW TO』などがある。

高齢者

- 高齢であっても社会生活や近所付き合いなど，どのようなシーンで外見変化を気にするかを確認しながら個別対応が必要であると考える。

小児

- 脱毛進行期のケア方法，準備物品などは保護者への情報提供も必要である。
- 学童期では復学時期にウィッグを準備しておきたいという希望もあり，個別にウィッグの無償提供の紹介をしている。

AYA世代

- 思春期・若年成人（AYA）世代は，さまざまなライフイベントを経験する年代である。
- 当院でも治療後の小学生〜大学生の復学，治療中・治療後の患者の成人式への参加，お子さんのイベント参加に際してのケアなど継続的支援を行っている。

21

脱毛，爪障害（アピアランスケア）

295

皮膚障害

患者とどう向き合うか

看護師の立場から

- アピアランスケアをきっかけに，治療と仕事の両立や高齢の親・小さい子どもへの伝え方など，相談内容は多様に展開する場合もある。希望する外見ケアをみつけられた患者は，小児・AYA世代から高齢者まで年代を問わず自分らしい生活を取り戻し，社会とのつながりを維持し，治療に前向きに取り組んでいけるのではないかと日々の実践を通して感じている。

薬剤師の立場から

- 薬物治療で解決できない特性上，看護師と比べ薬剤師はアピアランスケアに関する経験がまだ浅い。薬剤師も積極的に患者と対話して必要なケア情報を提供し，必要に応じて医師や看護師に共有することが必要と考える。

医師との連携

- 化学療法により外見変化（特に脱毛）を伴う場合は，化学療法センターやがん相談支援センターで具体的な相談が可能であることを，治療決定時に医師からアナウンスしてもらえるとよい。患者が治療と社会生活を両立できるように，主治医，薬剤師，看護師，ソーシャルワーカーなど多職種で連携のうえ支援していきたいと考える。

【引用文献】
1) 国立がん研究センター中央病院：アピアランス支援センター（https://www.ncc.go.jp/jp/ncch/division/appearance/index.html）
2) 「がんの社会学」に関する研究グループ：2013がん体験者の悩みや負担等に関する実態調査 報告書 がんと向き合った4,054人の声．2016（https://www.scchr.jp/cms/wp-content/uploads/2016/07/2013taikenkoe.pdf）
3) 日本がんサポーティブケア学会・編：がん治療におけるアピアランスケアガイドライン 2021年版 第2版．金原出版，2021
4) 月刊薬事2019年6月号（Vol.61No.8）：特集 予防とケアがよくわかる がん治療の皮膚・粘膜障害
5) がん看護2022年3月号（Vol.27No.3）：特集 アピアランスケアUp to Date，229-230

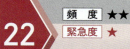

第3章　副作用・有害事象

頻度 ★★
緊急度 ★

22 薬剤性皮膚障害

ファーストタッチ

- 各抗がん薬によって発生する特徴的な皮膚障害があるため，がん薬物療法の治療チームは使用する抗がん薬によって発生し得る皮膚障害を把握しておくことが必要である。
- 本稿で説明する薬剤性皮膚障害は，急な対応が必要な皮膚障害ではなく，緩やかに発症し慢性に経過するものが主である。
- 薬剤性皮膚障害は，疼痛や搔痒などの身体的苦痛を起こすだけでなく，見た目の変化から精神的苦痛にもなり得るため，患者への影響が大きい。皮膚障害から憂鬱な気分になる患者も多く，精神的なケアも重要になる。
- 薬剤性皮膚障害によってがん薬物療法が中止にならないように，予防方法や生活していくうえでの適応方法を知っておくことも重要である。
- がん薬物療法の治療チームだけでなく，患者そして患者の家族にも協力してもらいながら，早期発見と早期ケアを心がける。

頻度が高い特徴的な薬剤性皮膚障害

色素沈着

- 原因薬剤として**シクロホスファミド，ブレオマイシン，ドキソルビシン，テガフール，フルオロウラシル**などがある。
- 色素沈着を起こす機序として，シクロホスファミドの場合は，シクロホスファミドのメラノサイトへの影響が考えられているが，まだ不明なことが多い。投与開始後4週間頃から発生し，投与を中止すると6カ月程度で消失する。
- 症状の出現する患部もさまざまで，全身に発生することもあれば，手足，特に爪甲に限局することもある[1), 2)]（**図1**）。

皮膚障害

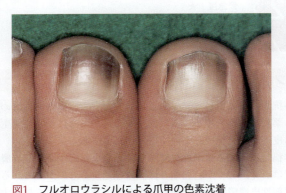

図1 フルオロウラシルによる爪甲の色素沈着
〔玉置邦彦・総編集:最新皮膚科学大系 第5巻 薬疹・中毒疹.
中山書店,p226,2004より〕

光線過敏症

- 原因薬剤として,ダカルバジン,テガフール,フルオロウラシル,フルタミドなどがある。
- 光線過敏型薬疹の機序には,光アレルギー反応と光毒性反応がある。
- ダカルバジンによる光線過敏症の場合は,静脈投与部位に投与直後から光線過敏反応が生じることから,光毒性の可能性が考えられている。作用波長は,UVAからUVBにあると予想されている。
- しかし,発症頻度から考えると,2～3クール目に光線過敏反応を発症する場合が多いことから,光アレルギー反応の可能性も考えられている。

Note いずれにせよ,現実的にはダカルバジンの投与は多くの施設で入院のうえ施行していることが多いと考えられ,さらにダカルバジンの排泄は24時間以内に速やかに行われるため,重症化することはそれほど多くない[1),3),4)]。

- フルタミドによる光線過敏症の場合は,機序として光アレルギー反応とする説が多い。その根拠として,発症までの期間は投与後2カ月頃が多いことや,光パッチテストが有用であったことが挙げられる。作用波長としてはUVAが報告されている[4)]。

口内炎

- 原因薬剤として，**メトトレキサート，フルオロウラシル，ドキソルビシン，エトポシド**などがある。
- 機序として，抗がん薬の直接作用によってフリーラジカルが発生し，粘膜が障害されることで発生すると考えられている。他には，抗がん薬治療に伴う食欲不振からの低栄養や免疫低下による二次的感染も関係すると考えられている。
- 症状は，口腔内の違和感・疼痛や，口腔乾燥・口腔粘膜の発赤であり，口腔粘膜にびらんやアフタなどがみられる。
- 抗がん薬による口内炎を起こすリスクの高い患者側の因子としては，口腔衛生状態不良，免疫能の低下，栄養状態の低下，喫煙などが挙げられる[1), 5)]（図2）。

フトラフール皮膚炎

- 原因薬剤として，**テガフール**（フトラフール®）がある。
- テガフールはフルオロウラシルのプロドラッグであり，代謝酵素であるシトクロムP-450によりフルオロウラシルに変換される。四肢末端にみられる皮疹の性状は，紅斑，水疱，びらんなどである[1)]（図3）。

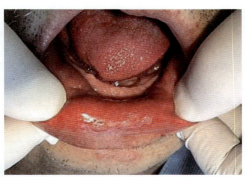

図2 ドセタキセル＋シスプラチン＋フルオロウラシル療法による口内炎

〔厚生労働省：重篤副作用疾患別対応マニュアル：抗がん剤による口内炎．p20，2023より〕

皮膚障害

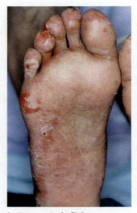

図3 フトラフール皮膚炎
〔玉置邦彦・総編集:最新皮膚科学大系 第5巻
薬疹・中毒疹. 中山書店, p227, 2004より〕

キロサイド疹 (acral erythema)

- 原因薬剤として,**シタラビン(キロサイド®)**,**ドキソルビシン**,**ビンクリスチン**,**メトトレキサート**,**シクロホスファミド**,**シスプラチン**などがある。
- 機序は不明であるが,掌蹠に好発することから,エクリン汗腺上皮への直接的な細胞障害反応が関連しているとする説もある。
- 症状は,掌蹠の境界明瞭な紅斑と疼痛,知覚異常である。また,その重症度は薬剤用量依存性であることが報告されている[1), 6)](**図4**)。薬剤の中止によって自然軽快することが多い。

ハイドレア皮膚炎

- 原因薬剤として,**ヒドロキシカルバミド**(ハイドレア®)がある。
- 機序はいまだわかっていないが,表皮基底細胞への直接侵襲や,好発部位が足外顆部に多いことから外力の影響も考えられている[1), 7), 8)](**図5**)。
- ハイドレア皮膚炎は,ヒドロキシカルバミドの投与中止によっ

300

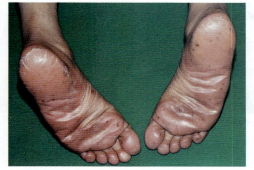

図4　キロサイド疹

〔玉置邦彦・総編集：最新皮膚科学大系 第5巻 薬疹・中毒疹, 中山書店, p229, 2004より〕

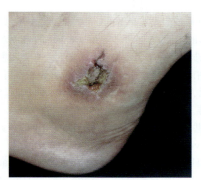

図5　ハイドレア皮膚炎

〔玉置邦彦・総編集：最新皮膚科学大系 第5巻 薬疹・中毒疹, 中山書店, p229, 2004より〕

て速やかに改善する。なお，ヒドロキシカルバミドの他の皮膚障害として，皮膚萎縮，紅斑，爪萎縮，爪甲色素沈着，脱毛などもある。

手足症候群

- 原因薬剤として，**フルオロウラシル**，**テガフール**，**カペシタビン**などがある。

皮膚障害

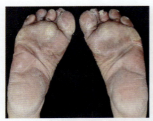
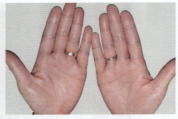

図6　カペシタビンによる手足症候群

〔厚生労働省：重篤副作用疾患別対応マニュアル；手足症候群．pp7-25，2019より〕

- 機序はいまだわかっていないが，抗がん薬による皮膚基底細胞や皮膚血管への直接的な障害，エクリン汗腺から抗がん薬が分泌されることなどが想定されている。
- 掌蹠の紅斑や色素沈着が出現し，知覚過敏や痺れなどの症状もある。具体的には，チクチク・ピリピリした痛みが出現したり，「砂の上を歩いているようだ」と表現したりする患者もいる。
- 症状は左右両側に現れることが多い。腫脹や疼痛などの症状が強くなると，歩行が困難になることもある。他にも，角質増殖や角層剥離，水疱の形成などを起こすこともある。
- 有害事象共通用語規準（common terminology criteria for adverse events：CTCAE）v5.0ではGrade が1～3まであり，Grade 1は日常生活に支障をきたしていない，Grade 2は痛みから日常生活に制限をきたし，Grade 3は強い痛みから日常生活が行えないレベルが該当する。
- フルオロウラシル系薬剤による手足症候群は女性や高齢者に多く，カペシタビンによる手足症候群は高齢者や貧血・腎機能障害のある患者に多いと報告されている。鑑別疾患として，手湿疹，白癬，凍瘡，掌蹠膿疱症，乾癬などがあり，その鑑別は時に簡単ではない[1), 9)]（図6）。

ざ瘡様皮疹

- 原因薬剤として，**ゲフィチニブ，エルロチニブ，アファチニブ**などがある。

302

第3章 副作用・有害事象

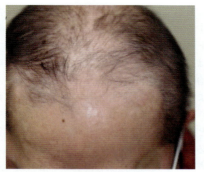

図7 免疫治療開始4カ月後の前額部の白斑
〔Fukumoto T, et al : Eur J Dermatol, 27 : 177-178, 2017より〕

- 皮疹はざ瘡様であるが,ざ瘡と異なる点は,細菌の影響が大きくない点と考えられている。抗がん薬の投与によって汗や皮脂の分泌に影響が出て,極端な乾燥に傾いていることも原因の一つである。そのため,通常のざ瘡に用いる抗菌薬より,ステロイド外用剤(軟膏)の使用を優先させることが多い。

  Note 重症の場合には,細菌感染の影響が合併している可能性があり,抗菌薬の内服や外用を併用する。

白斑

- 原因薬剤として,**ニボルマブ,ペムブロリズマブ**などがある。

  Note 特にメラノーマに対して免疫チェックポイント阻害薬を含む免疫療法を行った患者に出現する白斑の機序は,メラノサイトが傷害され,メラニンの産生に影響が出るためと考えられている。

- 白斑が出現する場合は治療効果が高いことが多いと報告されている[10](図7)。

予防と生活指導

- 医療従事者側のみならず,患者も自身の使用する抗がん薬で起こりやすい皮膚障害を知り,予防と生活環境の整備に努める。

患者自身にも家族にも，早期発見と早期ケアを心がけてもらうよう指導する。

- ファーストタッチで記載したように，本稿で説明する薬剤性皮膚障害には，予防方法や生活していくうえでの適応方法が重要であり，治療チーム全体によるケアが重要である。

- 足などのように，患者や家族からの訴えがないと毎回の診察では目につきにくい患部も含まれるため，症状が発生した場合は些細なことでも患者や家族から相談できる関係構築を普段から心がける必要がある。

- 薬剤性皮膚障害が発生した場合，患者が落ち込み過ぎないように，多くの皮膚障害には予防方法だけでなく治療方法があることも説明しておく。

皮膚障害の誘因と予防

- 皮膚の細胞や付属器（皮脂腺や汗腺）の細胞は一般的に細胞分裂が活発であり，抗がん薬の影響を受けやすい。そのためにバリア機能が障害されることが，さまざまな抗がん薬による薬剤性皮膚障害の誘因の一つと考えられている。そのため，適切な保湿は重要な予防策となる。

  Note 角質増殖を伴う場合は尿素軟膏も有効である。

- 保湿剤には，軟膏，クリーム，ローション，スプレー，フォームとさまざまな形状のものがあり，最適な基剤を選択することで，保湿効果を長く継続することができる。

- 抗がん薬による色素沈着の機序として，抗がん薬によるメラノサイトへの刺激によってメラニンの産生が亢進することが考えられている。過度の日焼けも刺激の一つであるため，適度な遮光を心がけるように指導する。

- 汗腺を起点とした皮膚障害は，抗がん薬が汗のなかに排泄されることが原因の一つと考えられている。

- 脆弱になった皮膚にとって，強過ぎる洗浄は皮膚への刺激が強いため，泡石けんで優しく洗浄する。同様の心がけは衣服の選択にもあてはまり，肌着や靴下などの素材やデザインは皮膚への刺激にならないものを選択する。

第3章　副作用・有害事象

- 皮膚障害が起きた手指でも日常生活が行いやすいような工夫は多くある。例えば，ボタンではなくファスナーで着脱できる衣服を選んだり，スプーンやフォークの使用も取り入れたりするとよい。

爪の変化の誘因と予防

- 爪母細胞も一般的に細胞分裂が活発であり，抗がん薬の影響を受けやすい。そのために爪の成長が障害されることが，爪の変化（粗造，脆弱，色調の変化など）の誘因の一つと考えられている。
- 重症化すると爪囲炎を起こし，衣服の着脱も困難になる場合がある。その場合にはステロイド外用剤（軟膏）を用いる。さらに爪囲炎に肉芽形成を伴う場合は，テーピング法やアクリル樹脂を用いた人工爪を作成することもある。

  Note　その他の治療法として，液体窒素による凍結療法も使用される。爪囲炎はEGFR阻害薬（エルロチニブ，ゲフィチニブなど），マルチキナーゼ阻害薬（ソラフェニブ，スニチニブなど）でよくみられる。

専門医へのコンサルトのタイミング

- 薬剤性皮膚障害によってがん薬物療法が中止にならないようにすることが重要である。さらに，手足に症状が出現して日常生活が障害されないようにすることも大切である。そのためには早期発見と早期ケアが必須であり，薬剤性皮膚障害を疑った場合は速やかに皮膚科へコンサルトするのが望ましい。

  Note　前述のように，保湿剤の使用法にもいくつかの基剤を使い分けるなどの細かな工夫があり，皮膚科医の立場としては，早い段階からコンサルトし，一緒に対応を検討することが症状の悪化を防ぐために役立つと考える。

- 皮膚科医は診察を行った旨をカルテにも記録し，がん薬物療法のチーム医療の一員として経過観察を行うことも重要である。

皮膚障害

【引用文献】
1) 玉置邦彦・総編集：最新皮膚科学大系 第5巻 薬疹・中毒疹．中山書店，2004
2) Allen BJ, et al：Reticulate pigmentation due to 5-fluorouracil. Int J Dermatol, 34：219-220, 1995 [PMID：7538496]
3) 小林紘子，他：ダカルバジンによる光線過敏型薬疹の1例．臨床皮膚科，68：493-497，2014
4) 星山弓恵，他：フルタミド（オダイン®）による光線過敏症型薬疹．西日本皮膚科，60：177-179，1998
5) 厚生労働省：重篤副作用疾患別対応マニュアル；抗がん剤による口内炎．2023
6) 安野佳代子，他：Methotrexateが原因と考えられたAcral Erythema．西日本皮膚科，58：10-2，1996
7) 河合幹雄：ハイドロキシウレア内服中に生じた難治性両側外踝部潰瘍．皮膚臨床，41：1577-1580，1999
8) 野瀬隆夫：Hydroxyureaによる下腿潰瘍と爪甲黒色色素沈着の1例．臨床皮膚科，52：609-611，1998
9) 厚生労働省：重篤副作用疾患別対応マニュアル；手足症候群．2019
10) Fukumoto T, et al：Long-term survival of a patient with metastatic melanoma treated with nivolumab and vemurafenib, with the development of vitiligo. Eur J Dermatol, 27：177-178, 2017 [PMID：27873735]

第3章 副作用・有害事象

23 せん妄

頻度 ★★★
緊急度 ★★

ファーストタッチ

- せん妄とは，身体的異常や薬物による軽度から中等度の意識障害が本態である。
- がん医療の現場で特に高頻度に認められる。
- 高齢になるほどハイリスクである。高齢がん患者が増えており，対応する機会は多い。
- 急な行動の変化，注意力の低下，意識の変動などがみられた場合は，せん妄を疑う。

せん妄とは

- せん妄は，身体的異常や薬物使用に起因する急性の意識障害で，さまざまな精神症状を呈する病態である。この症状は，がん患者に限らず，身体疾患を有する入院患者，特に集中治療室（ICU）や心臓手術後の患者に頻繁にみられる。
- せん妄はDSM-5-TRの診断基準に基づいて診断され，**過活動型**，**低活動型**，**混合型**の3つのタイプに分類される（**表1**）。過活動型は目立つ症状を示すが，低活動型は不穏が目立たず，見逃されやすい。また，うつ状態や認知症と誤診されることもある（**表2**）。
- 症状は主に以下の2つのカテゴリーに分けられる。

せん妄の症状

- **精神・行動症状**：睡眠覚醒リズム障害，多動/寡動，興奮，易怒性，情動不安定，幻覚，妄想など
- **認知機能障害**：注意集中力低下，記憶欠損，失見当識など

- 一般病院の入院患者におけるせん妄の有病率は約10〜30%で，治療以外の目的で入院した高齢進行肺がん患者では40%，緩和ケア病棟入院時では42%，死亡直前には88%に達すると報告されている。

精神系

表1　せん妄のサブタイプ

過活動型せん妄
24時間以内に下記2項目以上の症状（せん妄発症前より認める症状ではない）が認められた場合

- ・運動活性の量的増加
- ・活動性の制御喪失
- ・不穏
- ・徘徊

低活動型せん妄
24時間以内に下記2項目以上の症状（せん妄発症前より認める症状ではない）が認められた場合
活動量の低下または行動速度の低下は必須

- ・活動量の低下
- ・行動速度の低下
- ・状況認識の低下
- ・会話量の低下
- ・会話速度の低下
- ・無気力
- ・覚醒の低下／引きこもり

混合型
24時間以内に，過活動型ならびに低活動型両方の症状が認められた場合

〔Meagher D, et al：J Neuropsychiatry Clin Neurosci, 20：185-193, 2008 より〕

表2　せん妄の診断基準

A	環境の認識の減少が伴った注意の障害（すなわち，注意の方向づけ，集中，維持，転換する能力の低下）
B	その障害は短期間の間に出現し（通常数時間～数日），もととなる注意および意識水準からの変化を示し，さらに1日の経過中で重症度が変動する傾向がある
C	さらに認知の障害を伴う（例：記憶欠損，失見当識，言語，視空間認知，知覚）
D	基準AおよびCに示す障害は，他の既存の，確定した，または進行中の神経認知障害ではうまく説明されないし，昏睡のような覚醒水準の著しい低下という状況下で起こるものではない
E	病歴，身体診察，臨床検査所見から，その障害が他の医学的疾患，物質中毒または離脱（すなわち，乱用薬物や医薬品によるもの），または毒物への曝露，または複数の病因による直接的な生理学的結果により引き起こされたという証拠がある

〔American Psychiatric Association：DSM-5-TR 精神疾患の診断・統計マニュアル（日本精神神経学会・日本語版用語監修，髙橋三郎・大野裕・監訳）．医学書院，p653，2023より〕

第3章　副作用・有害事象

Note　臨床現場でのせん妄の発見率は低く，医療従事者が認識する症例は20〜50％程度に過ぎない。特に低活動型せん妄は見逃されがちで，これにより病態は複雑化し，原疾患の治療自体が困難となることもある。このため，臨床現場での早期発見と対応が重要である。

評価ポイント

- 高齢，身体症状が重篤であるなど，せん妄のリスクが高い患者において何らかの精神症状を認めた場合，最初にせん妄を鑑別することが重要である。
- 典型的な症状として失見当識や幻覚・妄想，夜間不眠，注意力障害などがある。失見当識や幻覚・妄想は必発ではないが，夜間不眠と注意力障害などはほとんどのせん妄患者に認められる。
- 患者と会話をしながら，その言動をよく観察することが有用である。会話に集中できない，着衣が乱れていることに気を向けられない，点滴ルートに注意を払えない，的外れな回答をするなどがあれば注意力障害があると思われ，せん妄の可能性が高い。
- 非精神科医にとって，せん妄の診断は難しい場合があり，簡易的な評価ツールの使用が推奨される。代表的なツールの一つに **confusion assessment method（CAM）** がある。CAMは，①急性発症で変化する経過，②注意力散漫，③支離滅裂な思考，④意識レベルの変化——の4つの項目のうち，①，②の症状は必須であり，③または④を満たせばせん妄と診断するというものである。

Note　ベッドサイドにおいて数分で実施できる簡便さから，一般病床で広く利用されている。

せん妄の原因

- 原因の同定とその除去がせん妄のマネジメントの第一歩である。

309

精神系

- せん妄の原因は**準備因子**，**直接因子**，**促進因子**に分けて評価する。

- ●**準備因子**：せん妄をきたしやすい素因（脳の脆弱性）
  高齢，認知症，せん妄の既往，過度の飲酒歴など
- ●**直接因子**：せん妄の原因
  臓器不全，電解質異常，感染症，薬剤（ベンゾジアゼピン系薬剤，オピオイド，ステロイド）など
- ●**促進因子**：せん妄を促進・重篤化・遷延させる要因
  環境，感覚遮断，睡眠リズム障害，身体拘束，不快な身体症状など

がん患者におけるせん妄の特徴

- がん患者におけるせん妄は，直接因子に特徴がある。
- がんは基本的に進行性の病態を示すことから，経過とともに身体面での脆弱性は増し，併発する症状も増えていく。そのため，せん妄発症に影響するさまざまな身体的要因が併存しやすくなる。なかでも，骨転移などを背景とした**高カルシウム血症**，**脳転移**などは，がん患者において特徴的な直接因子である。

治療

- 準備因子をどの程度有しているかを指標として，せん妄のリスクを評価する。

せん妄のリスク評価
- ●高齢（70歳以上）
- ●脳器質的障害（脳梗塞，脳出血，脳腫瘍，頭部外傷など）
- ●認知症
- ●アルコール多飲
- ●せん妄の既往
- ●リスクとなる薬剤（特にベンゾジアゼピン系薬剤）の使用（**表3**）
- ●全身麻酔を要する手術後またはその予定があること

第3章　副作用・有害事象

表3　せん妄のリスクが高い睡眠薬の例

- **ベンゾジアゼピン系**
エチゾラム（デパス®），ブロチゾラム（レンドルミン®），
フルニトラゼパム（サイレース®）

- **非ベンゾジアゼピン系**
ゾルピデム（マイスリー®）

- せん妄のハイリスク患者の場合，あらかじめ頓服指示（不眠・不穏時指示）を出しておく。
- がん患者におけるせん妄治療では，**直接因子の除去が最も重要**である。
- 内服可能時は，鎮静系の抗うつ薬または非定型抗精神病薬，内服が困難な場合は定型抗精神病薬のハロペリドールの経静脈的投与・皮下投与が一般的である。
- 薬剤選択の際には，副作用プロフィールや投与経路などを考慮する。
- 頓服指示の使用回数をみながら，定時薬の必要性の判断や用量調整を行う。
- 原則として，**単剤で少量から開始する**。特に，高齢の患者や身体的重症度の高い患者など，脆弱性が懸念されるケースでは標準量の半分程度から開始することが望ましい。
- せん妄症状の改善が得られたか，またはせん妄の直接因子が除去された場合を目安として，薬物療法の漸減・中止を検討する。

処方例

🔴 せん妄に対する処方

糖尿病がないとき
①クエチアピン（セロクエル®）25mg　1回0.5錠　1日1回（就寝前）

糖尿病があるとき
②リスペリドン（リスパダール®内用液1mg/mL）1回0.5mL　1日1回（就寝前）

精神系

内服困難なとき
③ハロペリドール（セレネース®注5mg）0.5A＋生理食塩液
　100mL　1日1回（就寝前）
　30分かけて滴下，入眠したら中止

処方の解説

- ①～③とも，不眠・不穏時のために頓服として就寝前と同じものを用意する（1時間以上あけて，1日2～3回使用可とする）。また，頓服の使用回数と効果をみながら，就寝前の用量を調整する。

🔴 不眠に対する処方

- スボレキサント（ベルソムラ®錠20mg，高齢者では15mg錠）
　1回1錠　不眠時
　一晩に1回のみ服用可

または

- レンボレキサント（デエビゴ®錠5mg）　1回1錠　不眠時
　一晩に2回まで服用可

処方の解説

- 不眠はせん妄の促進因子であり，またせん妄の前駆症状であることから，不眠に対して積極的な対応を行う。不眠に対してベンゾジアゼピン系睡眠導入薬を処方すると，それ自体がせん妄を惹起したり，せん妄を増悪させたりする可能性があるため，非ベンゾジアゼピン系の**スボレキサント**や**レンボレキサント**を選択することが望ましい。

▶ 非薬物療法

- せん妄の予防として，見当識を保つための工夫（カレンダーや時計の設置など），早期離床の促進，睡眠覚醒リズムの維持，水分管理，視聴覚の刺激や環境の調整などを組み合わせた複合

的介入が有効である。

Note せん妄を発症した後も，このような介入は継続して実施する。

患者説明のポイント

- 家族は，患者と急にコミュニケーションがとれなくなったことや，どのように対応してよいのかわからないことから，認知症になったのではないかと不安になったり，非常に負担を感じたりする。せん妄とその原因，治療についての見通しを説明し，家族の不安を解くことが重要である。

患者への説明例

 せん妄に関する説明

● 「せん妄は，薬剤や身体的な問題によって生じた意識障害の一種です。原因を取り除いたり治療したりすることで，症状の回復を図ることができます。ご本人は周りの状況がつかみにくくなり，不安になりがちです。ご家族がそばにいるだけで安心されます」

【参考文献】
・日本サイコオンコロジー学会，他・編：がん患者におけるせん妄ガイドライン 2022年版 第2版．金原出版，2022
・American Psychiatric Association：DSM-5-TR 精神疾患の診断・統計マニュアル（日本精神神経学会・日本語版用語監修，髙橋三郎・大野裕・監訳）．医学書院，2023
・日本総合病院精神医学会せん妄指針改訂班・編：せん妄の臨床指針 せん妄の治療指針 第2版 日本総合病院精神医学会治療指針1．星和書店，2015

第3章　副作用・有害事象

24 末梢神経障害

頻　度 ★★
緊急度 ★

ファーストタッチ

- 化学療法誘発性末梢神経障害（chemotherapy-induced peripheral neuropathy：CIPN）は，代表的な症状として手足の痺れが現れる，がん化学療法に伴う副作用である。
- CIPNの症状がどの程度日常生活へ影響するかを見極め，薬剤選択・用量選択を行っていくことが重要である。
- プラチナ系，ビンカアルカロイド系，タキサン系薬剤はCIPNを引き起こす代表的薬剤である。
- 残念ながらCIPNの予防薬や治療薬はほとんど存在しないが，運動療法は積極的に検討してもよいかもしれない。

症状と頻度

- CIPNは，抗がん薬の副作用として最も一般的なものの一つで，発生率は19～85％以上に及ぶ。
- CIPNは主に**感覚神経障害**であるが，運動神経や自律神経の変化も伴うことがあり，その強度や持続期間はさまざまである。
- 症状は通常，治療後の数週間～数カ月後に現れ，薬物の累積投与量に比例して重症化することが多い。長期的な**神経毒性**は，特に**乳がん**や**大腸がん**の治療を受けた患者に多くみられ，がん生存者が増えるにつれて重要な問題となっている。
- 感覚症状は最も一般的で，治療に伴い進行する典型的な**「手袋と靴下」型の神経障害**として左右対称の足と手に現れる。症状には，痺れ，触覚の変化，振動感覚の低下，痛み，冷覚や温覚によって引き起こされる異常感覚が含まれる。重症の場合，感覚・知覚の喪失に進行することがある。
- 運動症状は感覚症状よりも少なく，通常は遠位の**筋力低下**や**歩行・バランスの障害**として現れる。

314

第3章　副作用・有害事象

Note　これらの症状は生活の質や安全に大きな影響を与え，CIPN を発症したがん患者は転倒するリスクが3倍になると報告されている。
- 自律神経症状は**起立性低血圧，便秘，排尿機能の変化，発汗異常**などがみられることがある。

CIPNの評価方法

- CIPNの症状を診察する際には，**神経障害の症状，重症度，持続期間**などを聴取する。
- CIPNの評価方法は，臨床試験や治療中に発生する副作用の頻度と重症度を統一的に評価するための国際基準である有害事象共通用語規準（common terminology criteria for adverse events：CTCAE）に基づく。
  Note　ただし，主観的な表現をもとに分類されるため，その解釈によりGradeが変動することに注意が必要である。
- 検査などで得られる客観的評価は，神経学的検査，電気生理学的検査のいずれにおいても明確な診断基準が設定されているわけではなく，患者の主観に頼らざるを得ないのが現状である。
- 痺れによる疼痛のアセスメントツールとして**numerical rating scale（NRS）やvisual analogue scale（VAS）**などを利用することもある。

鑑別疾患

- 末梢神経障害と鑑別が必要な疾患として，糖尿病性神経障害，尿毒症，血管炎などの膠原病，ビタミン欠乏症，がん転移による末梢性または中枢性の神経障害などがある。鑑別のため，血清学的検査や画像検査を行い，総合的に判断する。

患者要因

- CIPNのリスク因子には，年齢（高齢者でリスクが高い），化学療法開始前の神経障害の既往（例えば糖尿病性神経障害），喫

24

末梢神経障害

315

神経系

煙歴，アルコール使用症，低栄養状態などがある。

薬剤固有の特徴

- CIPNを引き起こす主要な薬剤群には，**プラチナ製剤**（特にシスプラチンとオキサリプラチン），**ビンカアルカロイド系薬剤**（特にビンクリスチンとビンブラスチン），**タキサン系薬剤**（パクリタキセル，ドセタキセル，カバジタキセル），**プロテアソーム阻害薬**（ボルテゾミブ）が含まれる。これらのなかで特に神経毒性が高い薬剤は，プラチナ製剤とタキサン系薬剤である。

プラチナ製剤

- プラチナ製剤（シスプラチン，オキサリプラチン，カルボプラチン）はミトコンドリアの生理機能の障害を引き起こし，細胞代謝の低下，活性酸素（ROS）の増加，酸化ストレスなどにより，神経細胞のアポトーシスを誘導することでCIPNを発症する。
- シスプラチンによる末梢神経障害は，総投与量が増える（300〜600mg/m^2以上）につれて症状が出現・進行する。**聴力障害**が併発することも多く，投与中止後も長期間症状が継続することが多い。
- オキサリプラチンには，投与直後に起こす急性症状と用量依存的に起こす慢性障害がある。オキサリプラチン誘発性末梢神経障害（OIPN）は，投与数時間後に発症し，5〜7日間持続する急性症状である。四肢や口唇周囲の**冷感誘発性神経障害**はOIPNの特異的な症状である。急性症状が重度の患者は，より重度の慢性神経障害を発症するリスクが高い。
- カルボプラチンは，前述した2剤と比較すると末梢神経障害は起こしにくい。

ビンカアルカロイド系薬剤

- ビンカアルカロイド系薬剤は，微小管の妨害により軸索輸送を妨げることで神経症状を生じる。
- すべてのビンカアルカロイド系薬剤は用量依存的に**感覚・運動**

第3章　副作用・有害事象

神経障害を引き起こす。症状は通常，治療開始後の最初の3カ月以内に現れ，手足に痛みを伴うことがあり，症状は投与終了後も長期間残存することが多い。時に自律神経障害をきたし，便秘を引き起こすこともある。

■ タキサン系薬剤

- タキサン系薬剤（パクリタキセル，ドセタキセル，カバジタキセル）は，微小管を妨害し，軸索輸送を障害することで末梢ニューロンの過興奮を引き起こす。また，ミトコンドリアの損傷も神経障害に寄与する。
- パクリタキセルは，総投与量700mg/m^{2}を超えると重度の神経障害を生じる。
- 一般的には感覚優位の神経障害を引き起こし，異常感覚や疼痛も高率に起こす。投与終了後に症状は改善することが多いが，長期に障害が残りやすい。急性期症状として1週間以内に筋肉痛や関節痛を高率に起こす。

■ プロテアソーム阻害薬

- プロテアソーム阻害薬（ボルテゾミブ）は脊髄背角のレベルでプレシナプス性グルタミン酸の放出を増加させ，神経障害性疼痛を生じる。感覚神経障害は強い痛みを伴い，時には脱髄性神経障害による筋力低下もみられる。皮下投与への投与経路変更で神経障害の発生率を低下させ，治療効果は低下しないとされる。
- 経口プロテアソーム阻害薬であるイキサゾミブは，神経毒性が少なく，末梢神経障害の軽減が期待されている。

▶ 予防法と予防薬

- 残念ながら現在，CIPN予防のためにガイドラインなどで推奨できる確立された薬剤は存在しない。
- 患者特有のリスク因子を特定し，それを使用して各患者の化学療法戦略を計画することが現実的な予防法として挙げられる。
- 予防のために一部の非薬物療法的アプローチ（鍼灸療法，冷却

神経系

療法，圧迫療法，運動療法）が有益である可能性がある。

> **Note**　特に冷却療法は日本がんサポーティブケア学会の『がん薬物療法に伴う末梢神経障害診療ガイドライン2023年版 第2版』においても推奨を受けている。ただし，凍傷には十分な注意が必要である。

- 運動療法はCIPNを軽減する可能性があり，痛み，倦怠感，睡眠障害，抑うつに対しても改善が得られるとの報告がある。運動量の目安は，一般成人で中強度の身体活動を週150分，高強度の有酸素運動を週75分，さらに中～高強度の抵抗運動を週2回以上行うことが推奨されている。

治療

- CIPNの神経障害を治療する薬剤は残念ながらほとんど存在せず，マネジメントするためには抗がん薬の投与量とスケジュールを調整せざるを得ない。
- 神経障害により日常生活に影響が出るようであれば，抗がん薬治療を続けることによるベネフィットと，神経毒性のリスクを天秤にかける必要がある。用量減少，治療遅延，中断，または間欠的な治療スケジュールの使用の適切性を検討し，患者と話し合って治療方針を決定していく。
- CIPNの神経痛に対して効果を示すことが確認されているのは**デュロキセチン**のみである。デュロキセチンはセロトニン・ノルアドレナリンの再取り込みを阻害することで，下行性抑制路を賦活化し，鎮痛効果を得る。

> **Note**　デュロキセチンの副作用として悪心・嘔吐や眠気が強く出る場合があるため，処方する際には副作用にも十分な注意が必要である。

専門医へのコンサルトのタイミング

- 疼痛を伴う薬物に抵抗性の場合や，痺れによって日常生活が困難となって自立性が損なわれ精神的な落ち込みが顕著である場合は，専門医へのコンサルトを検討する。

第3章　副作用・有害事象

患者への説明例

💬 CIPNの症状と治療の説明

- 「CIPNは化学療法を行っている患者さんによくみられる症状ですが，痛み止めはあまり効果がないといわれることが多いです。痺れを和らげる薬を使用して少しでも痺れを軽減することもありますが，完全に痺れがない状態には至らないことがほとんどです。多くの場合，痺れとうまく付き合っていける方法をご自宅での状況なども踏まえて相談していくことになります」

- 「あまりにも痺れがつらく日常生活が維持できないようなときは治療の薬を減量したり，投与の間隔をあけたりすることで症状が軽減する可能性があります」

- 「痺れによって，歩くときの足の感覚が鈍くなり転倒してしまう危険性が強くなります。日常的に少し運動をしながら，転倒には十分注意していきましょう」

【参考文献】

- Loprinzi CL, et al : Prevention and Management of Chemotherapy-Induced Peripheral Neuropathy in Survivors of Adult Cancers: ASCO Guideline Update. J Clin Oncol, 38 : 3325-3348, 2020 [PMID : 32663120]
- Jordan B, et al ; ESMO Guidelines Committee. Electronic address: clinicalguidelines@esmo.org; et al : Systemic anticancer therapy-induced peripheral and central neurotoxicity: ESMO-EONS-EANO Clinical Practice Guidelines for diagnosis, prevention, treatment and follow-up. Ann Oncol, 31 : 1306-1319, 2020 [PMID : 32739407]
- 日本がんサポーティブケア学会・編：がん薬物療法に伴う末梢神経障害診療ガイドライン 2023年版 第2版. 金原出版，2023
- Zajączkowska R, et al : Mechanisms of Chemotherapy-Induced Peripheral Neuropathy. Int J Mol Sci, 20 : 1451, 2019 [PMID : 30909387]
- Staff NP, et al : Chemotherapy-induced peripheral neuropathy: A current review. Ann Neurol, 81 : 772-781, 2017 [PMID : 28486769]
- 関口　縁：化学療法誘発性末梢神経障害の診かた. 神経治療学，38：657-60，2021

第 4 章

がん進行への対応

第4章　がん進行への対応

1 発熱

頻　度 ★★★
緊急度 ★★

ファーストタッチ

- がん患者は，さまざまな機序で免疫不全を伴っていることが多く，感染症以外にも腫瘍熱，薬剤熱など，さまざまな発熱の原因がある。
- がん患者は濃厚に医療を受けている集団であり，医療関連感染症の頻度が高い。
- 医療関連感染症で頻度が高いものは，尿路感染症，肺炎，手術部位感染症，カテーテル関連血流感染症である。
- 感染症を疑ったら，感染臓器や免疫不全の状態から頻度が高い原因菌を推定し，抗菌薬の投与を開始する。
- 抗菌薬の投与開始後は，必ず培養検査を確認のうえ，抗菌薬のde-escalationを検討する。

発熱への初期対応と考え方

- まず病歴聴取，詳細な身体診察を行い，発熱の問題臓器・部位を推定する。
- 発熱は感染症以外が原因である場合もある。非感染の発熱の原因としては**腫瘍熱**，**薬剤熱**，**血栓症**，**中枢熱**（視床下部の体温中枢障害），**内分泌障害**（副腎不全，下垂体機能不全など）がある。
- 腫瘍熱は，がん患者の5〜27％と報告されており，転移巣が多いほど腫瘍熱をきたしやすい。腫瘍熱の診断の目安となる基準を**表1**に示す[1]。
- がん患者はさまざまな機序で免疫不全を伴っており，非感染性の発熱と診断する場合には入念に感染症を除外したうえで診断する。

第4章　がん進行への対応

表1　腫瘍熱の診断の目安

①37.8℃以上の発熱が1日1回以上ある
②発熱の期間が長期間である（おおよそ2週間以上）
③身体診察・検査所見（培養検査を含む）・画像検査などで感染症の根拠を認めない
④アレルギーによる発熱は否定的である
⑤7日以上の経験的な抗菌薬治療に対する解熱反応がない
⑥非ステロイド性抗炎症薬によって速やかに完全に解熱し，内服中は平熱が持続する

〔Zell JA, et al：Support Care Cancer, 13：870-877, 2005より〕

がん患者の免疫不全について

- がん患者の免疫不全は，**バリア機能の異常**，閉塞などの**生体機能異常**，**好中球減少**，**細胞性免疫不全**，**液性免疫不全**のカテゴリーに分けられる。

- **バリア機能の異常**：皮膚や粘膜が障害されると同部位の微生物が問題となる。

- **生体機能異常**：気道の閉塞による閉塞性肺炎では口腔内常在菌，大腸の閉塞では腸内細菌や嫌気性菌などの微生物が問題となる。

- **好中球減少**：がん化学療法や原疾患により好中球数が減少している状態であり，一般的には好中球数が500/μL以下の状態を指す。

- **細胞性免疫不全**：Tリンパ球を中心に単球やマクロファージなどが関連する免疫機構が崩れている状態。造血幹細胞移植後，ステロイド長期投与，免疫抑制薬や分子標的薬の使用などで起こる。

- **液性免疫不全**：免疫グロブリンを中心とした有莢膜細菌などを処理する免疫機構が機能不全となった状態を指す。多発性骨髄腫などの血液悪性腫瘍や，低ガンマグロブリン血症で問題となる。脾摘後も液性免疫不全と同様に，有莢膜細菌を中心とした感染を引き起こしやすくなる。

全身性

どの臓器の感染症なのかを絞り込む

- がん患者は臓器に器質的な問題を抱えていることが多く，所見がとりにくい場合も多いが，病歴聴取と身体診察で問題臓器をできる限り絞り込むことが大切である。そのうえで，画像検査などのオーダーを組み立てていく。
- 感染症は市中で発生する**市中感染症**と，医療の曝露がある患者に起こる**医療関連感染症**に大別される。

  Note がん患者は濃厚な医療にさらされており，医療関連感染症の頻度が高い。

- 医療関連感染症で頻度が高いものは，**尿路感染症**，**肺炎**，**手術部位感染症**，**カテーテル関連血流感染症**である[2]。そのため，がん患者の発熱では，これらの疾患を確実に確認・除外する。

問題臓器を絞り込む際のポイント

- 好中球減少例では白血球反応が乏しく，身体所見や画像所見で異常所見を示さない場合がある。そのうえ，感染症の進行が極めて速いため，問診や身体所見の軽微な所見も軽んじないように心がける。
- 細胞性免疫不全例では，感染症の進行が遅く，自覚症状に乏しい場合がある。加えて，**ニューモシスチス肺炎**や**サイトメガロウイルス感染症**のように，通常のグラム染色や培養では検出できない微生物も多い。そのため，画像検査を積極的に活用し，培養検査についても通常の検体提出に加え，**β-D-グルカン**や**サイトメガロウイルス抗原検査**などの項目の提出，**墨汁染色**などの特殊な染色の追加などを検討する。

微生物の予測

- 原因微生物は，①問題臓器，②免疫不全のカテゴリー，③易感染状態が持続している期間──の3つを考えて予測を立てる。
- 問題臓器の観点からは，皮膚のバリア障害であれば黄色ブドウ

第4章　がん進行への対応

球菌や表皮ブドウ球菌，大腸閉塞があれば腹腔内細菌など，臓器に常在する菌を原因菌として想定する。

- 加えて，免疫不全の状態によって罹患しやすい微生物が異なるため，患者背景や免疫抑制薬の内服の有無などもしっかりと聴取する（**表2**）[3]。

- 一部のがん患者では，易感染状態が時間経過で変化する。代表的な例は，**同種造血幹細胞移植**である。時間経過は，Phase I（生着前：移植後から生着まで），Phase II（生着後早期：生着から100日まで），Phase III（移植後後期：生着後100日以降）に分けられる。

- Phase I は，抗がん薬や全身放射線などの前処置による粘膜障害，好中球減少，中心静脈カテーテルの存在によるバリア障害などが主になる。

- Phase II は細胞性免疫不全，Phase III では液性免疫不全が中心

表2　免疫不全のカテゴリーごとに想定すべき原因微生物

免疫不全のカテゴリー	想定すべき原因微生物
好中球減少	（グラム陽性球菌） 黄色ブドウ球菌，コアグラーゼ陰性ブドウ球菌，レンサ球菌，腸球菌 （グラム陰性桿菌） 緑膿菌，大腸菌，クレブシエラ属菌，エンテロバクター属菌，シトロバクター属菌
細胞性免疫不全	（ウイルス） ヘルペスウイルス，サイトメガロウイルス，呼吸器ウイルス （細菌） リステリア属菌，ノカルジア属菌 （抗酸菌） 結核，非結核性抗酸菌症 （真菌） ニューモシスチス・イロベチイ，アスペルギルス属菌，クリプトコッカス属菌，トキソプラズマ属菌
液性免疫不全	肺炎球菌，インフルエンザ桿菌，髄膜炎菌

〔Bennett JE, et al：Mandell, Douglas, & Bennett's Principles & Practice of Infectious Diseases, 9th ed., in 2 vols. ELSEVIER, p3618, 2019より〕

全身性

となる。

抗菌薬投与の際に意識すること

経験的治療（empiric therapy）

- これまでのステップで問題臓器，原因微生物を予測し，適切な培養検査を提出のうえで抗菌薬を開始する。
- 医療関連感染が多いため，市中感染症では問題になりにくい耐性菌が原因となる場合がある。推定される微生物は幅広く設定し，抗菌薬のスペクトラムを広げることは適切な培養提出のうえであれば妥当である。
- Local factorを考慮する。地域，医療機関が変われば感受性も異なるため，施設ごとのアンチバイオグラム（抗菌薬感受性率表）を参照する。

標的治療（definitive therapy）

- 菌種を同定したら，最も効果が高い抗菌薬に変更する（de-escalation）。
- 広域抗菌薬は，特定の菌種では第一選択ではない場合もある。治療効果を最大限にし，耐性菌発生のリスクを軽減できる。

部位別の感染症の診療ポイント

- 前述のように，がん患者は医療関連感染症の頻度が高い。特に頻度が高い手術部位感染症，肺炎，尿路感染症（腎盂腎炎），カテーテル関連血流感染症の初期対応のポイントを示す。

手術部位感染症

（1）疾患の概要

- 手術部位感染症（surgical site infection：SSI）とは，術後に切開創，臓器または体腔に起こる感染症である。
- 術後4日以降が多く，術後3日以内の発熱は手術侵襲による生体反応（大多数），肺炎，無気肺などが多い。

第4章　がん進行への対応

- 深部軟部感染，体腔内感染，縫合不全は術後7日以降が多い。手術創部の表層感染症は少し早く，術後4～7日後に発症することが多い。
- 術後の腹膜炎は自発痛，圧痛に乏しい場合もある。術後の発熱で感染源が特定できない場合には積極的に画像検査を行う。

(2) 原因菌

- SSIの原因菌は皮膚常在菌（黄色ブドウ球菌，コアグラーゼ陰性ブドウ球菌）と，手術部位の常在菌が主になる（表3）[4]。手術部位に加え，過去の培養結果，手術侵襲の程度などから原因菌を推定する。

(3) 検査

- ドレーン排液や表面のスワブを提出すると，結果が真の原因菌

表3　SSIの部位ごとに想定すべき原因微生物

手術部位，臓器	想定すべき原因微生物
脳	黄色ブドウ球菌，コアグラーゼ陰性ブドウ球菌
口腔内を含む頭頸部	黄色ブドウ球菌，口腔内レンサ球菌，口腔内嫌気性菌
肺，気管	黄色ブドウ球菌，コアグラーゼ陰性ブドウ球菌，肺炎球菌，グラム陰性桿菌
肝，胆嚢，胆管，膵	グラム陰性桿菌，嫌気性菌
心臓，血管	黄色ブドウ球菌，コアグラーゼ陰性ブドウ球菌
上部消化管	グラム陰性桿菌，レンサ球菌，口腔内嫌気性菌
下部消化管	グラム陰性桿菌，嫌気性菌
卵巣・子宮	B群レンサ球菌，嫌気性菌
骨，関節，筋	黄色ブドウ球菌，コアグラーゼ陰性ブドウ球菌
尿道，膀胱，尿管，腎，前立腺	グラム陰性桿菌
あらゆる人工物	黄色ブドウ球菌，コアグラーゼ陰性ブドウ球菌

〔Mangram AJ, et al : Am J Infect Control, 27 : 97-132, 1999より〕

全身性

か判断に迷う場合があり，できる限り深部から培養検査を提出するように心がける。血液培養2セットもあわせて提出する。

(4) 抗菌薬

- 推定される原因菌ごとに抗菌薬を選択する。
- メチシリン感受性黄色ブドウ球菌（**MSSA**）が考えられる場合は，**セファゾリン**2gを8時間ごとで開始する。
- メチシリン耐性黄色ブドウ球菌（**MRSA**）が考えられる場合は，**バンコマイシン**の投与を開始する。薬剤の投与量については，薬剤師に薬物血中濃度モニタリング（TDM）を依頼する。
- **口腔内のレンサ球菌，腸内細菌，嫌気性菌**が考えられる場合は，**アンピシリン・スルバクタム**3gを8時間ごとで開始する。
- 原因菌として**腸内細菌，嫌気性菌**に加え，**緑膿菌など耐性傾向の強いグラム陰性桿菌**が考えられる場合は，**タゾバクタム・ピペラシリン**4.5gを6時間ごとで開始する。

■ 肺炎

(1) 疾患の概要

- がん患者は背景疾患や治療歴がさまざまであり，「肺に陰影＝肺炎」と単純に考えない。放射線肺臓炎，薬剤性肺障害，肺塞栓，心不全，がん性リンパ管症など，非感染性の疾患も考慮する。
- 発症場所は，市中発症である**市中肺炎**と，入院後48時間経過して発症する**院内肺炎**に分けて考える。

  Note 市中肺炎では咳，喀痰，発熱，悪寒などの症状を伴う場合が多いが，院内肺炎では症状がはっきりしないケースもある。

- がん患者の肺炎は，免疫不全の機序（表2），解剖学的な異常も考慮する。解剖学的異常としては，頭頸部腫瘍による誤嚥のリスク，肺がんによる閉塞性肺炎などが挙げられる。
- 市中肺炎であっても，医療曝露の頻度が高い場合には院内肺炎と同様に耐性菌リスクを考える。

(2) 重症度

- 市中肺炎であれば，日本呼吸器学会のA-DROP（年齢，脱水の有無，呼吸状態，意識レベル，血圧の5項目）が使いやすい。

第4章　がん進行への対応

- 院内肺炎の重症度は，日本呼吸器学会『成人肺炎診療ガイドライン2024』ではI-ROADを使用している。

(3) 原因菌

- 市中肺炎では，**肺炎球菌，インフルエンザ菌，モラキセラ・カタラーリス，肺炎マイコプラズマ，レジオネラ属菌**が大半を占める。
- 院内肺炎では，**緑膿菌，アシネトバクター属菌，腸内細菌**などのグラム陰性桿菌が一般的であり，次いで**黄色ブドウ球菌**となる。
- ①過去90日以内の抗菌薬使用，②2日以上の入院，③免疫抑制状態，④活動性低下や歩行困難，⑤経管栄養や中心静脈栄養（TPN）──のうち，2項目を満たす場合には耐性菌のリスクを考慮する。

(4) 検査

- 喀痰培養検査や入院が必要な重症例では血液培養も採取する。血液培養は重症度が高いほど陽性率が高くなる。
- 画像検査は，まず胸部X線写真を撮影する。ニューモシスチス肺炎，サイトメガロウイルス肺炎を疑う場合には，スリガラス陰影主体の病変が多く，胸部X線写真では陰影が捉えにくいため，胸部CT検査も検討する。

(5) 抗菌薬

・市中肺炎の場合

- **A-DROP 2点，入院症例**：**セフトリアキソン**1〜2gを24時間ごとで開始する。非定型肺炎を否定できない場合は**アジスロマイシン**を併用する。背景に慢性下気道感染を有する，もしくは耐性菌のリスク因子（過去90日以内の抗菌薬使用，2日以上の入院，免疫抑制状態，活動性低下や歩行困難，経管栄養やTPNのうち2項目）を満たす場合には，**セフェピム**2gを8時間ごと，もしくは**タゾバクタム・ピペラシリン**4.5gを6時間ごとで開始する。
- **A-DROP 3点以上**（人工呼吸器の使用やICU入室を有する）：**セフトリアキソン**1〜2gを24時間ごとに投与し，**アジスロマイシン**を併用する。耐性菌リスクが高い場合には，**セフェピム**

全身性

2gを8時間ごと，もしくは**タゾバクタム・ピペラシリン**4.5gを6時間ごとのいずれかに**レボフロキサシン**を併用する。

・院内肺炎の場合

- 経験的治療は，**セフェピム**2gを8時間ごと，もしくは**タゾバクタム・ピペラシリン**4.5gを6時間ごとで開始する。喀痰のグラム染色でグラム陽性球菌を多数認め，原因菌として考えられる場合には**バンコマイシン**，**リネゾリド**のいずれかの併用を検討する。

■ 腎盂腎炎

（1）疾患の概要

- **単純性腎盂腎炎**と**複雑性腎盂腎炎**に大別される。

- 単純性腎盂腎炎では発熱，戦慄，側腹部痛，下部尿路症状が典型的であるが，複雑性腎盂腎炎では典型的な背部痛や頻尿感をきたしにくいため，膿尿，細菌尿のみで安易に診断せず，必ず他の感染症を除外する。

- 複雑性腎盂腎炎のリスク因子には**解剖学的異常**（尿道カテーテルなど），**代謝異常**（糖尿病など），**易感染状態**（腎移植，好中球減少，HIVなど）があり，がん患者ではほとんどの症例が複雑性腎盂腎炎に分類される。

（2）原因菌

- 単純性では**大腸菌**，**クレブシエラ属菌**，**プロテウス属菌**の割合が高い。

- 複雑性では**緑膿菌**，**セラチア属菌**，**アシネトバクター属菌**，**シトロバクター属菌**，**腸球菌属**などの耐性菌のリスクが高い。

（3）検査

- 尿培養（尿道カテーテルが挿入されている場合にはカテーテル入れ替え後の検体），血液培養2セットを提出する。

（4）抗菌薬

- 単純性腎盂腎炎では**セファゾリン**2gを6時間ごと，もしくは**セフメタゾール**2gを8時間ごとで開始する。

- 複雑性では**セフェピム**2gを8時間ごと，もしくは**タゾバクタム・ピペラシリン**4.5gを6時間ごとで開始する。

第4章　がん進行への対応

■　カテーテル関連血流感染症

（1）疾患の概要

- カテーテル関連血流感染症では，カテーテルの抜去だけでなく，抗菌薬治療が必要である。
- カテーテル刺入部に発赤や膿がなくてもカテーテル関連血流感染症を否定はできない。

  Note　中心静脈カテーテルは，末梢静脈カテーテルと比較して所見が乏しい場合が多く，特に好中球減少例，真菌が原因菌の場合などは診察で否定することは難しい。

- カテーテルが挿入されている患者の原因不明の菌血症や敗血症では，カテーテル関連血流感染症を疑う。

（2）原因菌

- **黄色ブドウ球菌，コアグラーゼ陰性ブドウ球菌，カンジダ属真菌，緑膿菌を含むグラム陰性桿菌**が原因菌として挙げられる。黄色ブドウ球菌，カンジダ属真菌，グラム陰性桿菌では1セットでも必ず治療対象とする。

（3）検査

- 血液培養を末梢血から2セット，もしくはカテーテルから1セットと末梢血から1セット採取する。

（4）抗菌薬

- 経験的治療としては，原因菌が判明するまでは**バンコマイシン**を使用する。重症度が高い場合には，**セフェピム**2gを8時間ごとに併用する。カンジダ血症のリスクがある，もしくは生命の危機があるほど重篤な場合にはカンジダ属のカバー目的に，**ミカファンギン**100mgの24時間ごとの併用を行う。

▶ 専門医へのコンサルトのタイミング

- 医療関連感染症については，高度な耐性菌が検出される場合もあるため，耐性菌の抗菌薬選択の判断に迷う場合には，抗菌薬開始前に感染症内科にコンサルトする。
- 好中球減少などの免疫不全では，状態が急激に悪化する場合もあり，バイタルサインの異常があれば早期に麻酔科や救急科に

全身性

も相談し，集中治療室への入室などを検討する。
- 感染源となっている臓器や創部に膿瘍形成などがあり，ドレナージが必要な場合には適切な診療科にコンサルトを行う（例：胸腔ドレナージは胸部外科もしくは呼吸器内科，腹腔内ドレナージは消化器外科）。

【引用文献】
1) Zell JA, et al : Neoplastic fever: a neglected paraneoplastic syndrome. Support Care Cancer, 13 : 870-877, 2005 [PMID : 15864658]
2) Weinstein RA : Nosocomial infection update. Emerg Infect Dis, 4 : 416-420, 1998 [PMID : 9716961]
3) Bennett JE, et al : Mandell, Douglas, & Bennett's Principles & Practice of Infectious Diseases, 9th ed., in 2 vols. ELSEVIER, p3618, 2019
4) Mangram AJ, et al : Guideline for Prevention of Surgical Site Infection, 1999. Centers for Disease Control and Prevention (CDC) Hospital Infection Control Practices Advisory Committee. Am J Infect Control, 27 : 97-132, 1999 [PMID : 10196487]

第4章　がん進行への対応

頻度 ★★

緊急度 ★

2 骨折予防薬の使い方

ファーストタッチ

- 骨転移はすべてのがん種で生じ，特に肺がんや乳がん，前立腺がんでその頻度が高い。
- 骨転移を有する患者ではゾレドロン酸またはデノスマブが使用される。
- 骨修飾薬による顎骨壊死に注意が必要であり，骨修飾薬の投与開始前に歯科受診を必ず行う。
- デノスマブによる低カルシウム血症に注意が必要であり，カルシウム値が高値でない限り経口カルシウム製剤の併用が必要である。

骨転移の疫学と病態

- 骨転移はすべてのがん種で生じ得るため，日常診療において骨転移に注意を払う必要がある。特に，肺がんや乳がん，前立腺がん，腎がん，大腸がんで骨転移の頻度が高いとされている[1]。
- 骨転移は血行性に生じ，血流の豊富な造血髄の多い骨に好発する。転移部位としては脊椎が最も多く，大腿骨や骨盤，肋骨と続く。
- 骨転移は**溶骨型，造骨型，骨梁間型，混合型**の4型に分類される。溶骨型は肺がんや乳がんなど多くのがん種でみられ，骨折が起こりやすい。造骨型は前立腺がんで多く，乳がんでもみられることがあり，骨折が生じないと考えられがちであるが，圧迫骨折による椎体の扁平化がみられることがある。骨梁間型は胃低分化腺がんや小細胞肺がんで多いとされ，溶骨や造骨反応はないが骨折が起こりやすいとされている。混合型は溶骨と造骨反応が同時に発生している病態である。
- 溶骨型転移の機序は，**図1**のとおりである。この悪循環により骨転移は進行し，骨折などが発生する。

全身性

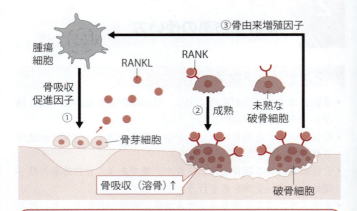

①腫瘍細胞から分泌される骨吸収促進因子により，骨芽細胞からのRANKL分泌が増加する
②未熟な破骨細胞のRANKにRANKLが結合することで破骨細胞が成熟し，骨吸収が亢進する
③骨由来増殖因子により，腫瘍細胞が増殖し，骨吸収が促進される

図1 溶骨型転移の機序

骨転移治療薬のエビデンスと使い方

- わが国で使用可能な骨修飾薬として，ビスホスホネート製剤の**ゾレドロン酸**と**パミドロン酸**があり，ゾレドロン酸の使用頻度が高い。他に抗RANKL抗体の**デノスマブ**がある。
- ビスホスホネート製剤は破骨細胞に取り込まれ，骨吸収を抑制する。骨吸収が抑制されることで骨病変の進展を抑制する。
- 抗RANKL抗体は，破骨細胞を活性化するRANK/RANKL経路を阻害し，破骨細胞の活性化を抑制することで骨吸収を抑制する。その結果，がんによる骨病変進展が抑制される。
- 肺がんや去勢抵抗性前立腺がんにおいて，ゾレドロン酸とデノスマブは骨関連事象発現率の低下と骨関連事象発現までの期間を延長することが示されている。
- 去勢抵抗性前立腺がんにおいて，ゾレドロン酸と比較してデノ

第4章　がん進行への対応

スマブの有効性が高いとする報告がある[2]。

- ホルモン感受性前立腺がんでは骨修飾薬の有用性は示されておらず，投与は行わない。

- 乳がんと多発性骨髄腫において，ゾレドロン酸とデノスマブは骨関連事象発現率を低下させることが示されている。

- 乳がんにおいてcochrane review[3]でデノスマブが骨関連事象を最も低下させることが示されているが，ゾレドロン酸は12週間隔投与も可能であり，効果と投与スケジュールを勘案し使い分けを行う。

- 多発性骨髄腫患者では**腎障害**を合併していることがあり，ビスホスホネート製剤による腎機能障害を懸念し，デノスマブが優先して使用されることが多い。

- 肺がん，乳がん，前立腺がんを除いた固形腫瘍の骨転移症例のみを対象とした試験はないが，消化器がん患者においても骨関連事象の発症リスク低下を目的に，ゾレドロン酸またはデノスマブを定期投与することが推奨されている。

Note　骨修飾薬により生存期間が延長することは，すべてのがん種において証明されているわけではなく，さらなる検証が必要である。

- 乳がん，前立腺がん，多発性骨髄腫においては，ゾレドロン酸の投与を12週間隔へ延長することが増えてきている。

- 4週間隔と12週間隔を比較したメタアナリシス[4]や『骨転移診療ガイドライン 改訂第2版』[1]では，骨関連事象の発生を抑制する効果は同等であるとされている。ただし，12週間隔への延長については以下の点に注意すべきである。

12週間隔への延長時の注意点

- エビデンスがあるのは，乳がん，前立腺がん，多発性骨髄腫のみである
- 12週間隔へ延長した試験の多くが，すでに骨修飾薬を事前に使用していた症例を中心に評価されており，初回から12週間隔が許容されるかはさらなる検証が必要である
- 多くの研究の観察対象期間が1～2年であり，長期間においても12週間隔が許容されるかは情報が不足している

全身性

- ビスホスホネート製剤とデノスマブの併用はエビデンスがないため,行わない。
- 骨修飾薬と外照射を併用することがあるが,ゾレドロン酸のエビデンスが多く,デノスマブ併用の際には注意が必要である。

骨転移治療薬による副作用とその対応

- 骨転移治療薬の共通した副作用として,**低カルシウム血症**や**顎骨壊死**(osteonecrosis of the jaw：**ONJ**)(**図2**),**腎機能障害,急性期反応(発熱など)** がある。低カルシウム血症や顎骨壊死はデノスマブで発症しやすく,腎機能障害や発熱はゾレドロン酸で起こりやすい[5]。

低カルシウム血症

- 骨転移治療薬による重篤な低カルシウム血症が複数報告(死亡例を含む)されており,デノスマブについて安全性速報が出されるなど,見逃してはいけない副作用である。投与開始後数日から低カルシウム血症が発現することがあるため,早期から注意が必要である。
- 投与前・投与後は頻回に血清カルシウム値を測定する必要がある。血清アルブミン値が4g/dL未満の場合には,補正カルシウ

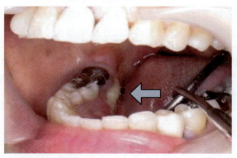

図2　顎骨壊死の例

〔厚生労働省:重篤副作用疾患別対応マニュアル;骨吸収抑制薬に関連する顎骨壊死・顎骨骨髄炎. p12, 2018より〕

第4章　がん進行への対応

ム値を用いて確認を行うべきである。

補正Ca値（mg/dL）＝血清Ca値（mg/dL）＋〔4－血清アルブ
ミン値（g/dL）〕

- デノスマブ投与時には，血清カルシウム値が高値ではない限り，1日あたり**カルシウム 500mg**および**天然型ビタミンD 400IU**を連日投与する必要がある。

Note　わが国ではデノタス®チュアブル配合錠が使用可能であるが，噛み砕いたうえでの内服が必要であり，服薬指導が欠かせない。一方，ビスホスホネート製剤では**カルシウムおよびビタミンD**の補給は必須とされていないが，必要に応じて検討する。

- 腎機能低下患者では天然型ビタミンDの活性化が行われにくく，活性型ビタミンD製剤の使用が検討される。

顎骨壊死

- 骨修飾薬によるONJは**薬剤関連顎骨壊死**（medication-related osteonecrosis of the jaw：**MRONJ**）とよばれている。MRONJの診断基準は以下のとおりである[6]。

MRONJの診断基準
①ビスホスホネート製剤やデノスマブ製剤による治療歴がある
②8週間以上持続して，口腔・顎・顔面領域に骨露出を認める。または口腔内，あるいは口腔外から骨を触知できる瘻孔を8週間以上認める
③原則として，顎骨への放射線照射歴がない。また，顎骨病変が原発性がんや顎骨へのがん転移でない

- 1年間使用時の発症頻度はビスホスホネート製剤で約2%，デノスマブで約3%とされる。投与期間が2年を超えるとMRONJの発症リスクは上昇する。
- 骨修飾薬の投与開始前に**歯科受診**し口腔衛生管理を行うことで，MRONJのリスクを低下させることができる。
- 抜歯などの侵襲的処置は，治癒期間を考慮し骨修飾薬の投与開始**14〜21日前**には終了させておくことが望ましい。
- 抜歯などの歯科口腔外科手術の際に骨修飾薬を休薬するか否か

337

全身性

に関しては，質の高いエビデンスはなく，議論が分かれる。『顎骨壊死検討委員会ポジションペーパー2023』では「原則として抜歯時に骨修飾薬を休薬しないことを提案する」とされている[6]。

Note 実臨床では歯科医師と相談のうえ，MRONJの発症リスクや休薬による抜歯延期，骨折のリスク上昇を踏まえて個々に検討する。

- MRONJ発症時には**保存的治療**と**外科的治療**が選択肢である。保存的治療で治癒が得られる可能性は低いが，症状緩和とQOL維持を目的に保存的治療を選択する場合もある。
- MRONJに関しても治療中に骨修飾薬を休薬すべきという明らかなエビデンスはなく，明確な結論は出ていない。歯科医師と連携のうえ，患者個々に対応を検討する必要がある。

腎機能障害

- 腎機能障害は**ビスホスホネート製剤**で起こりやすく，特に**多発性骨髄腫患者**や**糖尿病合併患者**で発現しやすい。また，腎毒性のある薬剤（NSAIDsやシスプラチン）または造影剤との同時投与も発現リスクである。
- 腎機能障害は，**投与量および投与時間に依存して発現しやすい**。ゾレドロン酸を高カルシウム血症ではないCCr 60mL/分以下の患者へ投与する場合には，添付文書に記載どおりの減量と投与時間の厳守を行う。

急性期反応

- 急性期反応はゾレドロン酸の約20％，デノスマブの約10％で発生し，**一過性の発熱**と**インフルエンザ様症状**が起こる。初回投与時に発生することが多く，発熱時はNSAIDsによる腎機能障害を考慮して**アセトアミノフェン**で対応する。グルココルチコイドを投与している場合，ビスホスホネート製剤とグルココルチコイドを同日に投与することがよいとされている。
- 極めてまれであるが，非定型骨折の発生が報告され，骨折が起こる数週間から数カ月前に大腿部，鼠径部，前腕部などにおいて前駆痛が認められることがある。

第4章　がん進行への対応

専門医へのコンサルトのタイミング

- 骨修飾薬の投与開始前に必ず歯科医師へ相談する。骨修飾薬の投与継続中も歯科医師との連携は欠かせない。
- 骨折が発生している場合には，手術適応の可否について整形外科医へ相談する。
- 外照射を行う場合には，放射線治療医へ相談する。

患者説明のポイント

- 低カルシウム血症の予防に経口カルシウム製剤の継続が必要であることを説明し，アドヒアランスを保てるように説明する必要がある。また，低カルシウム血症の初期症状を説明し，早期に対応できるようにする必要がある。
- 治療中に歯科を受診する可能性もあり，骨修飾薬を使用していることを歯科で伝えるように説明することが重要である。

患者への説明例

💬 骨修飾薬の投与開始前の歯科受診の説明

- 「先日の検査で，がんの骨転移があることがわかりました。骨転移は通常の治療だけでは骨折が生じるリスクがあり，今までの治療と一緒に，骨が脆くなることを防ぐ薬を使う必要があります。4週間間隔で投与を行うデノスマブという成分のお薬が候補となります。副作用として，顎骨壊死とよばれる顎の骨の組織や細胞が局所的に死滅し，骨が腐った状態になる病気があります。その予防のため，デノスマブの投与開始前に歯科を受診し，抜歯などの処置が必要な歯がないかを確認する必要があります」

全身性

●●●● 骨修飾薬の開始時

● 「デノスマブは骨が壊れることを防ぐ効果を示しますが，その反面，骨のカルシウムが血液中に補充されないことで血液中のカルシウムが不足する，低カルシウム血症とよばれる副作用があります。この低カルシウム血症は命の危険があり，デノスマブ投与中はカルシウムを補充する薬を飲んで低カルシウム血症になることを予防する必要があります。デノスマブによる治療を続けながら骨折を予防するために，症状がなくてもカルシウムの薬は必ず飲むようにしてください。血中のカルシウムが低下すると，痺れや手指のひきつけ，けいれんなどが起こることがあります。その場合はすぐに病院へ連絡してください。また，歯科受診される際は骨密度を維持する薬を病院で使用していることを必ず伝えるようにしてください」

【引用文献】
1) 日本臨床腫瘍学会・編：骨転移診療ガイドライン 改訂第2版．南江堂，2022
2) Fizazi K, et al：Denosumab versus zoledronic acid for treatment of bone metastases in men with castration-resistant prostate cancer: a randomised, double-blind study. Lancet, 377 : 813-822, 2011 [PMID : 21353695]
3) O'Carrigan B, et al：Bisphosphonates and other bone agents for breast cancer. Cochrane Database Syst Rev, 10 : CD003474, 2017 [PMID : 29082518]
4) Santini D, et al：How do skeletal morbidity rate and special toxicities affect 12-week versus 4-week schedule zoledronic acid efficacy? A systematic review and a meta-analysis of randomized trials. Crit Rev Oncol Hematol, 142 : 68-75, 2019 [PMID : 31377434]
5) Jiang L, et al：Comparison of denosumab and zoledronic acid for the treatment of solid tumors and multiple myeloma with bone metastasis: a systematic review and meta-analysis based on randomized controlled trials. J Orthop Surg Res, 16 : 400, 2021 [PMID : 34158101]
6) 顎骨壊死検討委員会：薬剤関連顎骨壊死の病態と管理 顎骨壊死検討委員会ポジションペーパー2023．2023（https://www.jsoms.or.jp/medical/pdf/2023/0217_1.pdf）

第4章 がん進行への対応

3 腹水

頻 度 ★★
緊急度 ★★

ファーストタッチ

- 腹水とは，腹腔内に液体が異常に貯留することを指す。
- 腹水の性状を確認し，対応を検討する。

自覚症状

- 健常人においても，50mL程度の腹水がある。そのため，少量の腹水が貯留しても，自覚症状を認めない。
- しかし，病的に腹腔内に液体が貯留すると，腹部膨満や食欲不振，悪心，呼吸困難などを自覚するようになる。

腹水の分類

- 腹水は，その性状から**漏出性腹水**と**滲出性腹水**に分類される（図1）。

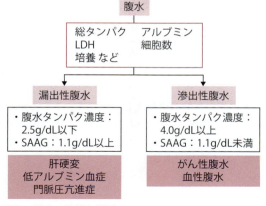

図1 腹水の性状と鑑別

消化器系

- 血清腹水アルブミン勾配（＝血清アルブミン濃度－腹水中アルブミン濃度，serum-ascites albumin gradient：SAAG）は，腹水貯留が門脈圧亢進に伴うものかどうかを評価するうえで有用な指標である。SAAG≧1.1g/dLであれば門脈圧亢進が背景にある可能性が高い。
- 漏出性腹水は，非炎症性であり，透過性のある淡黄色を呈する。原因として**門脈圧亢進**や**血漿膠質浸透圧の低下**に伴うものが多く，**SAAG≧1.1g/dL**となる。
- 滲出性腹水はしばしば混濁し，時に血性，膿性，白色の乳び様を呈することがある。原因は炎症や腫瘍により起こる**血管透過性の亢進**による。**SAAG＜1.1g/dL**となる。

  Note CT検査や腹部超音波検査を行った際に腹水貯留と判断するが，画像検査のみでその性状を診断することは困難である。

- 図2に各種腹水貯留症例〔(a) 血性腹水（腹腔内出血），(b) 乳び腹水，(c) がん性腹水（膵管がん），(d) 漏出性腹水（肝硬変）〕を提示する。一見，同じようにみえてしまうが，腹腔穿刺を行い，その性状を調べることでそれぞれの違いから診断が可能になる。

  Note 『腹膜播種診療ガイドライン2021年版』[1]では，「CT画像にて骨盤か横隔膜下に連続的に腹水が貯留したもの」を「大量腹水を有する腹膜播種症例」と定義している。

■ セルブロック

- セルブロック（cell block）とは，細胞検体を何らかの方法で固形化したのちにパラフィンなどで包埋して作成した細胞診標本である[2]。
- 塗抹標本で細胞集塊の構築像として観察することが可能となり，細胞診の診断補助として応用される。図2 (c) の症例は，実際に腹腔穿刺した検体よりセルブロックを作成し，がん性腹水と診断された症例である。

342

第4章 がん進行への対応

a 血性腹水（腹腔内出血）

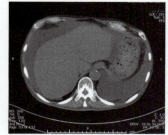

CT値：50HU

b 乳び腹水

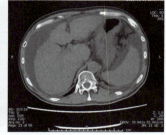

中性脂肪：512mg/dL

c がん性腹水（膵管がん）

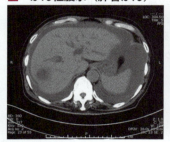

細胞数：575/μL
セルブロック作成
　　↓
adenocarcinoma

d 漏出性腹水（肝硬変）

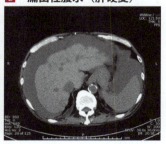

腹水タンパク：0.8g/dL
リバルタ反応陰性

図2　いろいろな腹水貯留状態の画像

〔横浜市立大学附属病院より提供〕

腹腔穿刺（腹腔穿刺ドレナージ）

- 腹腔穿刺は，**腹腔内に貯留した腹水の原因分析**や，貯留した腹水による**腹部膨満感の解除目的**に実施される。
- 腹腔穿刺を実施するにあたって準備するものを以下に示す。

準備するもの

腹部超音波検査，清潔道具，油性マジック（マーキング用），消毒器具，滅菌ドレープ（穴あきドレープが使用しやすい），局所

消化器系

麻酔薬，麻酔用針（腹壁の厚みを考慮し，カテラン針が使用しやすい），シリンジ（麻酔用・穿刺用），留置針（16〜21G），検体提出用スピッツ，排液チューブ，排液入れ

■ 手技

（1）患者を仰臥位とする
- 腹水の試験穿刺であればさほど時間を要しないが，腹腔穿刺ドレナージを行う場合には1〜3時間程度の時間を要するため，事前に化粧室の利用を提案することも検討する。

（2）穿刺場所の決定
- 一般的な穿刺部位はMcBurney点や逆McBurney点近傍である。腸管の誤穿刺を防ぐために，できる限り事前に腹部超音波を用いてecho free spaceの程度を確認することが望ましい（図3）。

  Note 穿刺部位を誤らないために，マジックペンなどでマーキングを行うとよい。

（3）消毒
- 穿刺部位近傍を2回消毒する。穿刺者は滅菌手袋を装着し（可能であればキャップ・ガウンも），穿刺部位周辺にドレープをかける。

（4）局所麻酔
- はじめに，表皮に膨疹をつくるように局所麻酔（1％リドカイ

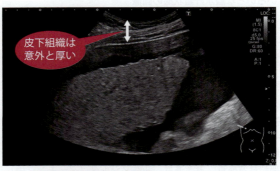

図3 腹部超音波で観察した腹水
〔横浜市立大学附属病院より提供〕

第4章　がん進行への対応

ンなど）を行う。

- 次いで，皮下に陰圧をかけながら段階的に針を進め，麻酔を行う。腹水がひけたら，少しずつ針を戻し，麻酔を行う。なお，穿刺は腹壁に対して垂直に行う。

Note　患者によっては皮下組織が厚く，カテラン針など針の長さのあるものを使用するとよい（図3）。

(5) 穿刺

- 留置針（16〜21G）にシリンジをつけ，腹壁に対して垂直に穿刺し，陰圧をかけながら進める。
- 腹水がひけたら，全体をわずかに進め（内筒と外筒の差分），外筒のみを腹腔内へ進め，内筒を引き抜く。

Note　内筒が引けると腹水があふれ出てくるため，外筒口を手で押さえるとよい。近くにガーゼを準備しておくこともよい。

(6) 検体採取

- シリンジを外筒に接続し，必要量の検体を採取する。

(7) 排液

- 外筒に排液チューブを接続し，排液を行う。排液速度は1時間あたり1L程度にとどめ，1回に2〜3L程度の排液にとどめる。

Note　排液が多すぎると脱水になることもあり，注意が必要である。

(8) 抜針

- 予定量の排液が終了したら，留置針を抜針する。抜針したら消毒し，ガーゼを貼る。

Note　腹水量が多いなどの理由で腹圧が高い場合は，抜針後に大量の腹水が漏出する可能性があるため，ガーゼは多めに準備し，圧迫するとよい。

がん性腹水に対する治療

- まずは，**利尿薬**（フロセミドやスピロノラクトン）を投与する。がん性腹水では，利尿薬の効果が乏しいことが多い。
- 利尿薬を投与しても効果が乏しく腹水量を軽減できない，ないしは治療を要する腹水を**難治性腹水**と称する[3]。
- 難治性腹水患者では，**腹腔穿刺ドレナージ**を試みる。

- 腹腔穿刺ドレナージを行っても効果が乏しい場合や，ドレナージ回数が頻繁となる場合には，患者と相談して**腹水濾過濃縮再静注法**（cell-free and concentrated ascites reinfusion therapy：**CART**）や**腹腔静脈シャント**（peritoneovenous shunt：**PVS**）の造設を検討する。
- 腹水治療に関するフローチャートを**図4**に示す。

CART

- 腹腔穿刺ドレナージで抜粋した腹水を濾過・濃縮して再静注する治療法である。
- 濾過・濃縮は人工透析に用いる機器で行うため，腎臓内科医や臨床工学技士（ME）と相談し，日程を決める必要がある。
- 腹腔穿刺ドレナージ後に濃縮（1,000〜1,500mL/時）し，その後，100mL/時程度の速度で患者に静注するため，大幅に時間のかかる処置である。そのため，入院下に行われることが多い。

> **Note** 診療報酬点数は4,990点（令和6年度）と高く，初回実施後に2週間を経過して実施した場合には**再度算定可能である**[4]。

PVS

- 難治性腹水を対象に行われる外科治療である。**デンバーシャント**とよばれることも多い。

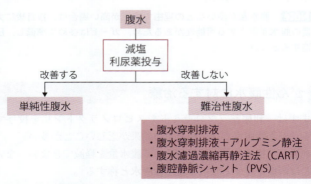

図4 腹水治療のフローチャート

第4章　がん進行への対応

- 本処置は，シャントカテーテルの片方を腹腔内に，もう一方を中心静脈へ挿入する。腹腔内圧と中心静脈圧の圧格差を駆動力として腹水を血液中に環流させる処置である。
- PVSの造設により，頻回な腹腔穿刺を避けることが可能となり，患者のQOLが向上する可能性がある[5]。
- 合併症として**心不全**，**感染症**，**シャント閉塞**が知られており，患者とよく相談のうえ検討すべき処置である。

> **Note**　PVSは，その合併症の多さから，『がん患者の消化器症状の緩和に関するガイドライン2017年版』[6]や，『肝硬変診療ガイドライン2020 改訂第3版』[3]において推奨されているわけではない。患者のQOLに応じて個別に検討されるべき手技である。

【引用文献】

1) 日本腹膜播種研究会・編：腹膜播種診療ガイドライン 2021年版. 金原出版, 2021
2) Mayall F, et al : A review of 50 consecutive cytology cell block preparations in a large general hospital. J Clin Pathol, 50 : 985-990, 1997 [PMID : 9516878]
3) 日本消化器病学会, 他・編：肝硬変診療ガイドライン2020 改訂第3版. 南江堂, 2020
4) 医学通信社・編：診療点数早見表 2024年度版. 医学通信社, 2024
5) 竹内義人：デンバーシャントの概念と適応. 第40回日本IVR学会総会「技術教育セミナー」, 77-82, 2011
6) 日本緩和医療学会 ガイドライン統括委員会・編：がん患者の消化器症状の緩和に関するガイドライン 2017年版 第2版. 金原出版, 2017

第4章　がん進行への対応

頻　度 ★

緊急度 ★★

4 上大静脈症候群

ファーストタッチ

- 上大静脈症候群とは，上大静脈が狭窄することによる静脈還流障害，静脈うっ滞に起因する病態の総称である。
- オンコロジーエマージェンシー（腫瘍学的緊急症）の一つである。
- 上大静脈症候群の主な原因は悪性腫瘍による上大静脈狭窄で，肺がんが最多である。
- 診断には造影CT検査が最も有用である。
- 治療方針の決定には病理組織診断の確定が重要で，優先すべきである。
- 大静脈ステント留置が2019年10月に保険収載された（施設基準・術者要件あり）。
- ステント留置の適応を理解し，留置のタイミングを逸さないことが重要である。

上大静脈症候群の概念・原因

- 上大静脈が閉塞すると上肢や頸部の静脈圧が上昇し，奇静脈や下大静脈に流入する側副血行路が発達してくる。

  Note　側副血行路の発達により，自然に症状が軽快することがある。

- 原因は**悪性腫瘍によるものが大多数**を占める。
- 悪性腫瘍では肺がんが最多であり，非小細胞肺がん（50％），小細胞肺がん（22％），悪性リンパ腫（12％），転移性がん（9％，乳がんが多い）の他，胸腺がんや胚細胞腫瘍などが挙げられる[1]。
- 非がん性では，**血栓症**や**血管内カテーテル留置の合併症**などである。
- 上大静脈症候群は亜急性の経過をたどることが多いが，静脈還流障害の結果，気道・気管の浮腫による狭窄や脳浮腫を伴う場合は致死的になり得るため，**オンコロジーエマージェンシーの**

348

第4章　がん進行への対応

一つとされている[1]。

- 上大静脈症候群の合併例における生命予後は原疾患により異なり，肺がんでは合併後数カ月以内であることが多い[1]。

臨床症状

- 顔面の腫脹（100%），呼吸困難（54〜83%），顔面浮腫（48〜82%），上肢の浮腫（38〜75%），咳嗽（22〜58%），胸部の静脈怒張（38%），頸静脈の怒張（27%），嚥下障害（10〜13%）[2]などがあり，重度の静脈還流障害や脳浮腫は緊急度が高い。
- 側副血行路を反映した**前胸壁静脈怒張**が多くみられ，特徴的とされる[3]。
- 臨床所見と症状による重症度分類が報告されている（**表1**）[4]。

表1　上大静脈症候群の重症度分類

Grade	重症度	推定頻度（%）	定　義
0	無症候	10	画像上，上大静脈閉塞/狭窄を認めるが無症状
1	軽　度	25	頭頸部の浮腫（静脈怒張），チアノーゼ，多血症
2	中等度	50	機能障害を伴った頭頸部浮腫（軽度の嚥下障害，咳嗽，軽度〜中等度の頭部・顎・眼瞼の運動障害，目の浮腫による視野障害）
3	重　度	10	軽度〜中等度の脳浮腫（頭痛，めまい），軽度〜中等度の喉頭浮腫，心拍出量低下（屈伸後の失神）
4	致死的	5	重度の脳浮腫（意識障害，知覚鈍麻），重度の喉頭浮腫（喘鳴），重度の静脈還流障害（誘因のない失神，低血圧，腎機能障害）
5	死　亡	<1	死亡

〔Yu JB, et al：J Thorac Oncol, 3：811-814, 2008より〕

循環器系

検査と診断

胸部単純X線写真

- 縦隔および肺病変の評価を行う。

造影CT検査

- 非侵襲的で，最も有用な検査である。原因疾患，閉塞部位の評価（程度や範囲など），側副血行路，内頸静脈や鎖骨下静脈内血栓の評価を行う。

  Note 造影剤注入によっても対側の鎖骨下静脈が十分に造影されず，血栓形成と紛らわしいことがあり，注意が必要である。

病理学的検査

- 緊急のステント留置や放射線治療などが必要な症例を除き，治療方針を決定するために必須である。
- 喀痰検査や胸水細胞診，原発巣やリンパ節転移に対する気管支鏡や縦隔鏡下生検，CTガイド下生検，超音波気管支鏡ガイド下針生検（EBUS-TBNA）などで診断する。

上大静脈造影

- 手術やステント留置が想定される場合に考慮される。

治療

- 上大静脈症候群の治療は，**原疾患の標準治療**とうっ血症状緩和を目的とした**対症療法**に分けられる[3]。
- 病変の進行スピードや全身状態，予測される予後などを評価し，さまざまな専門家（呼吸器内科や外科，放射線科，麻酔科など）の意見を総合して判断する必要がある。
- 上大静脈症候群の治療アルゴリズムを示す（**図1**）[4]。

薬物療法

- 化学療法に感受性の高い小細胞肺がんや非ホジキンリンパ腫，

350

第4章 がん進行への対応

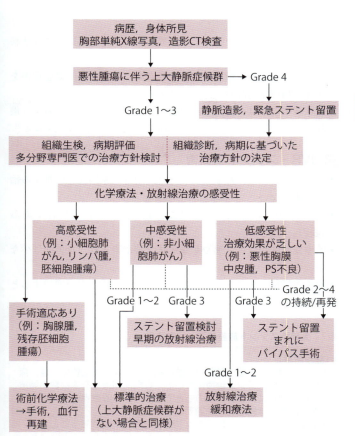

※Gradeは表1を参照

図1 上大静脈症候群の治療アルゴリズム
〔Yu JB, et al : J Thorac Oncol, 3 : 811-814, 2008より〕

胚細胞腫瘍などでは第一選択となる．近年，多くの分子標的薬が登場しており，治療の選択肢が増えてきている．

放射線治療

- 化学療法の効果を期待しがたいがん種では，第一選択となるこ

循環器系

とが多い。

- 組織型や照射線量などによって異なるが，72時間以内に症状緩和がみられることが多いとされている。
- 照射による病理診断不能を避ける必要があるため，緊急症例を除き，**病理学的診断を先に行う必要がある**。
- 症状緩和効果は高線量分割照射のほうが低線量分割照射より優れているとされているが，治療による食道炎の頻度が高くなる[5]。

■ IVR・ステント留置術

- ステント留置術は対症療法であり，閉塞の原因疾患に対する治療効果はない。
- 2019年10月に保険収載された。施設基準，術者要件がある（**表2**）。
- 治療侵襲度が低く，速やかな症状改善が得られ，合併症は少ない。
- 血栓溶解後のステント留置は，出血による死亡率が増加するという報告がある[6]。

表2　大静脈ステント施設基準・術者要件

（施設基準）
①がん診療における大静脈症候群の臨床像，緩和的治療の意義，病態ならびにステント治療について，専門的知識を有する複数の診療科の医師らによるチームのもとで適応にかかる患者選択の妥当性を協議する体制を有する施設であること。
②治療後の適切なフォローアップ体制を有する施設であること。
③緊急時に適切な処置を講ずる機能を有する施設であること。

（術者要件）
大静脈症候群のステント治療に必要な画像診断ならびにIVRについて十分な専門的知識と経験を有する日本IVR学会認定専門医。

（その他）
承認後，本治療法の安全性と有効性について，データを収集することのできる体制の構築が望まれる。

〔日本IVR学会：大静脈ステント施設基準・術者要件（https://www.jsir.or.jp/wp-content/uploads/2023/12/vena_cava_stent_criteria_Requirement.pdf）より〕

Note 両側の腕頭静脈狭窄でも,片側のみの狭窄改善で症状は軽減する。両側腕頭静脈へのステント留置は血栓形成を助長する可能性がある。

- 一般的にステント径は正常静脈径の1.1～1.2倍が適切であるとされているが,症状の改善には8mm程度の径が確保できれば十分である[7](図2)。
- ステント留置後のバルーンカテーテルによる後拡張は静脈穿孔や血栓形成のリスクがあり,慎重に判断する必要がある[8]。
- ステント留置後の静脈還流増加によって肺水腫や心不全を合併することがあり,輸液量の調節や利尿薬の投与を適切に行う必要がある[7]。

(1) 適応

- ①悪性腫瘍に起因した上大静脈狭窄により大静脈症候群の症状を呈すること,②原疾患に対する他の治療法が適応とならない,もしくは無効であること——の両方を満たす必要がある[9]。
- 重度の脳浮腫や喉頭浮腫などの緊急度が高い場合。
- 適応判断や術前・術後の管理には,複数の専門診療科(呼吸器内科・外科,腫瘍科,緩和医療科,麻酔科,放射線科など)による検討が必要である。

(2) 禁忌

- 狭窄の上流に粗大な静脈血栓が存在する場合は禁忌となり,致死的な肺動脈血栓塞栓症を惹起し得る。

(3) 抗凝固療法

- 一定の見解は得られていないものの,ステントが血管内皮に被

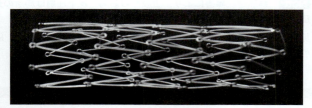

図2 SPIRAL RELIEF STENT® (COSMOTEC社)

〔コスモテック株式会社:SPIRAL RELIEF STENT (https://cosmotec.com/cosmotec.com/util/file_download_fm.php?id=59) より〕

循環器系

覆されるまで（ステント留置から数週間程度）行われることが
望ましいが，個々の症例の出血リスクを考慮して管理する必要
がある[9]。

- 実際には3日程度の周術期に限られていることが多い。術前に
も血栓形成予防のための**ヘパリン投与**を考慮する[8]。

(4) 合併症

- ステント関連のものとして，不整脈，血栓症/塞栓症，ステン
トの逸脱（特に心腔内）・閉塞・感染・破損・血管損傷・心タ
ンポナーデなどがある。

外科的治療

- 症例によっては腫瘍の切除と上大静脈を含む血行再建が検討さ
れるが，バイパス手術などの外科的治療が施行されることは少
ない。

緩和治療

- 頭部挙上による静脈圧減少，浮腫の軽減。
- 酸素投与。
- 利尿薬が使用されることがあるが，有用性は確立していない。
- 副腎皮質ステロイド投与は対症療法である（エビデンスレベル
2D）。
- 上大静脈症候群による呼吸困難に対して**副腎皮質ステロイドの
全身投与**が考慮されるが，投与開始後は有効性と有害事象を慎
重に評価し，無効例では速やかな中止が必要である。

  Note 静脈還流障害により，上肢への筋肉・皮下注射は局所の炎
  症や薬剤吸収遅延を引き起こす恐れがある。

- 原疾患に対して化学療法や放射線治療の適応がある場合は，副
腎皮質ステロイドの投与よりも抗がん治療を優先する[1]。

専門医へのコンサルトのタイミング

- 悪性腫瘍が上大静脈症候群の原因として考えられる場合，迅速
な病理組織診断が必要である。

354

第4章　がん進行への対応

- 重度の脳浮腫や喉頭浮腫などのオンコロジーエマージェンシーの対応が必要な場合，緊急ステント留置や血栓溶解療法，放射線治療などを考慮する。

Note　ステント留置の場合，前述した施設基準と術者要件を満たしている必要がある。

- 診療科の垣根を越えた連携，他分野専門医による総合的な治療戦略が重要である。

患者への説明例

💬 検査結果と治療に関する説明

- 「○○さんの咳と顔のむくみの原因ですが，造影CT検査などで精査した結果，上半身の血液が心臓に戻るときに通る上大静脈という血管が腫瘍により狭くなってしまったために生じたと考えられます。腫瘍がどのような性質なものかを診断し，早急に治療を行いたいと考えます。治療方針を決めるため，痰や胸水の検査のほかに，気管支鏡，縦隔鏡などによって腫瘍組織の一部を採取して，専門の先生に顕微鏡で診断していただくことが必要と思われます」

- 「組織診断の結果，腫瘍は非小細胞肺がんでした。病気の進行度からは外科的切除は困難であり，抗がん薬などを用いた薬物療法や放射線治療が推奨されます。これらの治療についてはそれぞれの専門の先生と相談しながら進めさせていただきます。もし経過中にむくみなどの症状が悪くなった場合には，ステント留置が必要になることがあります」

💬 救急で来院した患者への説明

- 「○○さんは意識障害と呼吸困難のため救急車で来院されましたが，検査の結果，上大静脈という心臓につながる大きな血管が腫瘍によって潰されたことが原因と判明しまし

循環器系

た。腫瘍を治療するためには腫瘍組織の一部をとって詳しく検査する必要がありますが，結果が判明するまでに時間を要するため，それまでに命を落とす可能性があります。狭くなった上大静脈が広がることで症状が早急に改善することが期待できますので，ステントという金属性の筒状の医療器具を狭くなった上大静脈に挿入することや，腫瘍に対する放射線治療を緊急の処置として考慮したいと思います。これらの治療が可能かどうか，まずは専門の先生に相談させていただきます」

【引用文献】

1) 日本緩和医療学会 緩和医療ガイドライン委員会・編：がん患者の呼吸器症状の緩和に関するガイドライン 2016年版．金原出版，pp41-42，2016

2) Straka C, et al：Review of evolving etiologies, implications and treatment strategies for the superior vena cava syndrome. Springerplus, 5：229, 2016 [PMID：27026923]

3) Kondo C, et al：Superior Vena Cava Syndrome. Gan To Kagaku Ryoho, 47：870-874, 2020 [PMID：32541158]

4) Yu JB, et al：Superior vena cava syndrome--a proposed classification system and algorithm for management. J Thorac Oncol, 3：811-814, 2008 [PMID：18670297]

5) 日本肺癌学会・編：CQ13；縦隔・肺門病変による気道狭窄，上大静脈狭窄など胸郭内の腫瘍増大に伴う症状の緩和を目的とした胸部放射線治療は，行うよう勧められるか？肺癌診療ガイドライン 悪性胸膜中皮腫・胸腺腫瘍含む 2022年版，金原出版，2022

6) Warner P, et al：Superior vena cava stenting in the 21st century. Postgrad Med J, 89：224-230, 2013 [PMID：23322744]

7) 前田宗宏，他：胸部ステント；1.上大静脈ステント．第37回日本IVR学会総会「技術教育セミナー」，64-70，2008

8) 竹内義人，他：大静脈ステント；2.悪性大静脈症候群に対する金属ステント治療．第38回日本IVR学会総会「技術教育セミナー」，86-92，2009

9) 菅原俊祐，他：緩和IVR；大静脈狭窄．IVRのすべて（吉川公彦，他・監），メジカルビュー社，pp291-296，2021

第4章　がん進行への対応

5

頻　度 ★

緊急度 ★★

がん性心嚢水/心膜炎/心タンポナーデ

ファーストタッチ

- がん性心嚢水（malignant pericardial effusion）とは，がんの進行と関連して心腔腔に異常な量の液体が蓄積する状態を指す。心膜とは，心臓を包む薄い袋状の組織であり，心嚢水が蓄積することで心膜の間に液体が充満し，心臓の正常な機能が妨げられることがある。

- 心タンポナーデ（cardiac tamponade）とは，心膜内に異常な量の液体が蓄積し，心臓の拡張が阻害され，心拍出量が低下することにより循環不全が生じた状態を指す。急性な状態であり，心拍出量減少からショックを生じるため，緊急の医療処置が必要である。

- 主な原因として，悪性腫瘍の心膜転移・浸潤以外には，放射線の影響，心臓手術の合併症，心筋梗塞，大動脈解離，感染症，膠原病，甲状腺疾患，外傷，医原性などが挙げられる。

がん性心嚢水の主な特徴と症状

- がん性心嚢水は，心腔腔へのがんの転移や，近隣の臓器や組織ががんに浸潤されることによって引き起こされる。がんの心膜腔への経路は，心膜への直接浸潤ならびにがんの縦隔リンパ節転移によるものが多い。

- がんが心腔腔に侵入すると，炎症反応や血管の透過性の増加が生じ，液体が蓄積する。多くの場合，がんによる心膜液は血性である。

- がん性心タンポナーデの原因となるがんは，①肺がん，②乳がん，③リンパ腫/白血病，④胃がん/食道がん，⑤縦隔リンパ節や心膜/心筋に接する部分に転移をきたすがん——である。

  Note 心嚢穿刺を必要とする割合もこのとおりの順番である[1]。

- 心嚢水が蓄積すると，心臓が正常に拡張できなくなり，血液の

循環器系

循環が妨げられ，**頻呼吸**，**胸痛**，**倦怠感**，**血圧低下**，**頻脈**，**浮腫**などの症状が出現する。特に頻脈増加など循環動態を代償できない段階になると，全身の急性循環不全が生じ，危機的状態となり得る。

心タンポナーデの主な特徴と症状

- 心膜内に液体が蓄積することで，心臓の正常な拡張が妨げられ，心室が正常に充満できなくなる。
- 心臓の機能低下により，血液が十分に送り出されず，**血圧低下**が生じる。
- 心臓の圧迫により頸静脈が急激に膨張し，怒張する。
- X線検査や超音波検査などで心臓の周囲に**拡張影**がみられる。
- 心タンポナーデは急性の危険な状態であり，診断と治療は迅速に行われるべきである。

    Note 通常，心臓の圧迫を解除するために心嚢腔に穿刺を行い，液体を抽出する処置（心嚢穿刺）が行われる。また，心外膜の手術が必要な場合もある。

がん性心嚢水の診断

- がん性心嚢水の診断には，胸部X線写真，心電図，心エコー，CT，MRIなどが使用され，心嚢水の存在と量を確認する。
- 胸部X線写真では著明な**心拡大**（water bottle sign）を認める。
- 心電図では心嚢水貯留に由来する**低電位**，**頻脈性不整脈**を認める。
- 心エコーでは，全周性の心嚢水貯留，右房の拡張早期の虚脱（collapse），心臓の振り子様運動，右室の拡張後期の虚脱，心室中隔の奇異性運動，下大静脈拡張を認める（**表1**）。
- 心エコーでの心嚢水の鑑別として，**心外膜脂肪**がある。心外膜脂肪は液体貯留と比べて高エコーとなり，また限局性の貯留も心外膜脂肪の可能性が高くなる。CTでの評価も鑑別に有用である。

第4章　がん進行への対応

表1　心エコーによる心タンポナーデの所見

所　見	感　度	特異度
全周性の心嚢水貯留	n.a.	n.a.
右房の拡張早期の虚脱（RA）	50〜100%	33〜100%
RA逆転時間指数（逆転時間/心周期長）によるRA逆転時間；値が0.34を超える場合	＞90%	100%
右室の拡張期虚脱（RV）	48〜100%	72〜100%
僧帽弁，三尖弁，肺動脈流出における呼吸時のE速度が25%・50%・30%変化	n.a.	n.a.
下大静脈（IVC）拡張（拡張20mm以上，呼吸相によるIVC直径減少50%未満）	97%	40%

n.a.：利用不可（not available）

〔Imazio M, et al：Eur Heart J, 34：1186-1197, 2013より〕

- 心エコーにおいて，拡張末期の左室後方フリースペースの大きさで心嚢水量が以下のとおり推定される[2]。

- ● フリースペース5mm未満：推定心嚢水は50〜100mL
- ● フリースペース5〜10mm：推定心嚢水は100〜250mL
- ● フリースペース10〜20mm：推定心嚢水は250〜500mL
- ● フリースペース20mm以上：推定心嚢水は500mL以上

- 心タンポナーデの診断には**Beckの3徴**がよく知られており，**血圧の低下，心音減弱，静脈圧上昇**のことである。しかし，三徴が存在しない場合や確認が容易でない場合もあるため，心エコーが重要である。

- また，吸気時に収縮期血圧が10mmHg以上低下する**奇脈**もよく知られている。吸気時に静脈還流量が増加する→右室圧が上昇する→心室中隔の左室への偏位が生じる→左室容積が低下し血圧が低下するという機序が奇脈の病態である。奇脈の診察方法は，まず呼気時でのみ**コロトコフ音**が聴取される最高圧をみつけ，そこからカフ圧を1拍あたり1mmHgずつ下げていく。

- 心嚢穿刺によって心嚢水中の細胞やタンパク質の検査が行われ，がん細胞の存在を確認することがある。

5

がん性心嚢水／心膜炎／心タンポナーデ

359

循環器系

がん性心嚢水の治療

- がん性心嚢水の貯留時における治療方針を図に示す。
- がん性心嚢水の治療にはいくつかの選択肢がある。これには，**心膜穿刺によるドレナージ，胸腔鏡下心膜開窓術によるドレナージ，あるいは化学療法や放射線治療を用いてがんの進行を制御すること**が含まれる（表2）。また，症状の緩和や患者のQOL向上を目的とした対症療法も行われる。

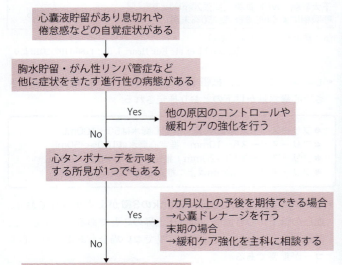

図　がん性心嚢液の貯留時のフローチャート

〔田村雄一：ベッドサイドで使える腫瘍循環入門 循環器医と腫瘍専門医が知っておくべき20の基本知識．中外医学社，p151，2019より〕

第4章　がん進行への対応

表2　心タンポナーデに対する治療法

治　療	推奨クラス	エビデンスレベル
心嚢穿刺は以下の場合に推奨される 心タンポナーデ，症状緩和，悪性心嚢水の診断確定	I	B
心嚢穿刺ができない場合，心膜切開を考慮すべき	II a	B
心タンポナーデに対する外科治療として，左胸郭切開による心膜窓形成が推奨される	II b	B

〔Adler Y, et al；ESC Scientific Document Group：Eur Heart J, 36：2921-2964, 2015より〕

Note　がん性心嚢水の治療にはいくつかのアプローチがあるが，それらの治療法に関するエビデンスは限られている。がん性心嚢水は，一般的にはがんの進行に伴って発生し，予後が悪いことが多いため，治療の目的は主に症状の緩和やQOLの向上に焦点があてられる。

- **心膜穿刺によるドレナージ**：心嚢腔にドレーンを挿入して液体を抽出するプロセスであり，この方法により症状の緩和が期待される。しかし，効果や再発の頻度に関するエビデンスは限られており，高率（38.3％）で再貯留が生じる[3]。

- **心膜ドレナージ留置**：心嚢水のためのドレーンを留置することがあり，これにより症状の継続的な管理が可能になる。長期留置の場合は感染に注意が必要である。このアプローチの有効性に関する確固たるエビデンスは不足しているが，心膜液再貯留率（12.1％）は単回心膜穿刺（38.3％）よりも低下する[3]。

- **心膜開窓術**：心膜に小孔を開け，心嚢水を胸腔側に排出させる手術である。侵襲的であり，リスクの高い手術ではあるが，胸腔鏡下で実施可能で，心タンポナーデの再発を予防し，頻回な心嚢穿刺を回避することができるため，QOL上昇にも寄与する。

- **心膜切開術**：心膜に切開を行い，心嚢水をドレーンで除去する手術である。侵襲的であり，リスクの高い手術であるため，適応は慎重に検討される必要がある。

- **心膜硬化療法**：心膜腔に抗がん薬などを注入し，心膜腔内に癒

5

がん性心嚢水／心膜炎／心タンポナーデ

361

循環器系

着を起こすことで，心嚢水の貯留の再発を防ぐことが試みられる場合がある。このアプローチの有効性に関する確固たるエビデンスは不足しているが，心膜液再貯留率（10.8％）は単回心膜穿刺よりも低下する[3]。

心嚢ドレナージの適応

- 心嚢ドレナージの適応は，通常，以下のような状況で考えられる。
- **がん性心嚢水**：ドレナージが症状緩和やQOL向上を図るために行われることがある。
- **放射線治療や化学療法による心嚢水**：治療による副作用や合併症の予防としてドレナージが検討されることがある。
- **心嚢腔内の血腫や血液の蓄積**：心嚢腔内の血腫や血液蓄積によって心機能が妨げられる場合にドレナージが考慮される。心嚢水は大量に溜まっていても右心系（特に右室）が潰れていなければ慢性経過と考えられるため，緊急的ドレナージの適応は低い。液体が緩徐に貯留する場合は，心拍出量が障害される前に心膜が伸展し，心膜腔容量が最大で1～1.5Lにもなり得る。一方，急性の心嚢水貯留は，右心系が潰れるため治療を急ぐ必要がある。急性の場合，心嚢腔容量は150mL程度でも心タンポナーデを生じ得るとされる。
- **心嚢腔内の空気や気腫**：心嚢腔内に空気や気腫が蓄積する場合，これが正常な心機能を妨げる可能性があり，これに対してもドレナージが行われることがある。
- 心嚢穿刺・ドレナージを要するがん性心膜炎に対して，『肺癌診療ガイドライン』では，十分なエビデンスがないものの，短期の症状緩和に関するリスクとベネフィットのバランスを考慮した場合，心嚢ドレナージ後の心膜癒着術を考慮してよいと提案されている（推奨の強さ：2，エビデンスの強さ：C）[4]。
- 心嚢水は単回穿刺では再貯留率が高いため，長期的な心嚢水制御のためにはドレナージが推奨される。ブレオマイシンによる心膜癒着術についての79例を対象としたランダム化比較試験

第4章　がん進行への対応

（JCOG9811試験）では，主要評価項目であったドレナージ後2カ月時点での心嚢水の増悪を伴わない生存率に有意差はないものの，ブレオマイシン群でよい傾向があり（ドレナージ単独群29％ vs ブレオマイシン群46％，p＝0.086），OS（全生存期間）の延長傾向（中央値79日 vs 119日）もみられた[5]。心膜癒着術の使用薬剤としては，各種薬剤について少数例で検討されており，30日後の心嚢水コントロール率，OS中央値はそれぞれ，ブレオマイシンB 46〜95％（119〜125日）[5), 6]，マイトマイシンC 75％（80日）[7]，カルボプラチン 80％（69日）[8] と報告されている。

Note 血行動態が不安定な場合は心膜開窓術などの手術も治療の選択肢であるが，心嚢水制御について前向きに検討した文献はなく，各施設の医療状況や経験をもとに判断されるべきである。

心嚢穿刺の合併症

- 心嚢穿刺の合併症には，心筋損傷，動脈損傷（内胸動脈，冠動脈），血気胸，肝損傷，消化管損傷がある。
- 合併症回避のためには，エコーガイド下または透視ガイド下での穿刺が望ましい。

専門医へのコンサルトのタイミング

- がん性心嚢水は通常，進行性のがんの一環として発生する。予後は，がんの種類や進行度により異なる。がんの進行を抑える治療が行えれば，心嚢水の症状も緩和することが期待されるが，治癒は難しい場合もある。
- 心タンポナーデは緊急を要する致死性の病態であり，早期診断および早期治療が必要である。心タンポナーデを疑う兆候を認める際には，速やかに循環器医にコンサルトが必要である。
- 心タンポナーデが疑われなくても，**心嚢水貯留によると思われる症状を認める際**，または**心筋障害を示唆する心電図のST変化を認める際**にも循環器医にコンサルトが望ましい。

363

循環器系

患者への説明例

 がん性心嚢水に対する緊急的な心臓ドレナージに関する説明

- 「こんにちは，○○さん。状況が急を要するので，まず冷静にお話ししましょう。がん性心嚢水が急激に悪化して，心嚢（心臓を覆っている袋状の膜）に溜まった水が増えてきています。これが原因で，息苦しさや胸の圧迫感が強まっている状況です。今の段階では緊急的な対応が必要で，それが「緊急の心臓ドレナージ」です。これは溜まった心嚢水を速やかに取り除く処置で，○○さんの症状を和らげることが期待されます。

処置の手順ですが，CT検査などで心臓の周辺臓器（肝臓など）の情報を収集し，心エコーで心嚢穿刺が可能な部位を同定します。次に，痛みを最小限にするために局所麻酔を行います。麻酔が効いていることを確認し，小さな穴を通じて，専用のドレーンを心臓周囲の場所に挿入します。これにより，溜まった水を素早く排除します。

処置後は，○○さんの状態をしばらく入院で見守る必要があります。これにより症状が安定し，改善されることが期待されます。

心嚢穿刺の際に考えられる主な危険性は3つあります。一つ目は，穿刺部位から感染が起こる可能性があります。医療者は感染予防対策を徹底していますが，リスクはゼロではありません。特に，免疫能が低下している場合や全身状態が悪い場合はリスクが高くなります。二つ目は，心嚢穿刺が原因で出血が生じる可能性があります。これはまれなケースではありますが，注意が必要です。特に，血液疾患やがん薬物療法の影響で血小板減少や凝固能低下がある場合はリスクが高いです。三つ目は，穿刺中に心臓に損傷が生じる可能性があります。確率は低いですが，ゼロでは

第4章　がん進行への対応

ありません。ただ，重要なのは，これらのリスクは発生する確率が低いということです。慎重に手技を進めてまいります。

これらの危険性について理解していただき，何か疑問や質問があれば遠慮なくお聞かせください。○○さんの健康と安全を最優先に考えております」

【引用文献】

1) 小室一成・監：腫瘍循環器診療ハンドブック．メジカルビュー社，2020

2) Takayama T, et al：Characteristics of neoplastic cardiac tamponade and prognosis after pericardiocentesis: a single-center study of 113 consecutive cancer patients. Int J Clin Oncol, 20：872-877, 2015 [PMID：25655900]

3) 田村雄一：ベッドサイドで使える腫瘍循環器入門 循環器医と腫瘍専門医が知っておくべき20の基本知識．中外医学社，2019

4) 日本肺癌学会・編：肺癌診療ガイドライン 悪性胸膜中皮腫・胸腺腫瘍含む 2023年版，2022

5) Kunitoh H, et al；JCOG Lung Cancer Study Group, Tokyo, Japan：A randomised trial of intrapericardial bleomycin for malignant pericardial effusion with lung cancer (JCOG9811). Br J Cancer, 100：464-469, 2009 [PMID：19156149]

6) Maruyama R, et al：Catheter drainage followed by the instillation of bleomycin to manage malignant pericardial effusion in non-small cell lung cancer: a multi-institutional phase II trial. J Thorac Oncol, 2：65-68, 2007 [PMID：17410012]

7) Kaira K, et al：Management of malignant pericardial effusion with instillation of mitomycin C in non-small cell lung cancer. Jpn J Clin Oncol, 35：57-60, 2005 [PMID：15709087]

8) Moriya T, et al：Controlling malignant pericardial effusion by intrapericardial carboplatin administration in patients with primary non-small-cell lung cancer. Br J Cancer, 83：858-862, 2000 [PMID：10970685]

【参考文献】

・小室一成・監：実践Onco-Cardiology がん臨床医と循環器医のための新しいテキスト．中外医学社，2018

・堀　正二，他・監：腫瘍循環器ガイド Onco-Cardiology，メディカルレビュー社，2018

・Heart View 2022年10月号（Vol.26 No.10）：特集 Onco-Cardiology Update

・日本腫瘍循環器学会，日本臨床腫瘍学会：Onco-cardiologyガイドライン，南江堂，2023

循環器系

- Virk SA, et al : Systematic review of percutaneous interventions for malignant pericardial effusion. Heart, 101 : 1619-1626, 2015 [PMID : 26180077]
- Jung HO : Pericardial effusion and pericardiocentesis: role of echocardiography. Korean Circ J, 42 : 725-734, 2012 [PMID : 23236323]
- Adler Y, et al ; ESC Scientific Document Group : 2015 ESC Guidelines for the diagnosis and management of pericardial diseases: The Task Force for the Diagnosis and Management of Pericardial Diseases of the European Society of Cardiology (ESC)Endorsed by: The European Association for Cardio-Thoracic Surgery (EACTS). Eur Heart J, 36 : 2921-2964, 2015 [PMID : 26320112]
- Imazio M, et al : Management of pericardial effusion. Eur Heart J, 34 : 1186-1197, 2013 [PMID : 23125278]

第4章　がん進行への対応

頻　度 ★
緊急度 ★★

6 がん性リンパ管症

ファーストタッチ

- がん性リンパ管症とは，肺のリンパ組織に腫瘍細胞が浸潤するがんの転移様式である。
- がん性リンパ管症の画像所見は非特異的であり，臨床経過とあわせて診断を行う。
- 治療の第一選択としてがん薬物療法の適応があるか確認する。
- がん薬物療法の適応がない場合，症状緩和目的でステロイドの全身投与を検討する。
- その他，病態に応じて酸素投与，オピオイド投与，少量ベンゾジアゼピン系薬の投与を検討する。

定義と疫学

- がん性リンパ管症とは，肺のリンパ組織の中で腫瘍細胞が増殖し，浮腫を起こし，リンパ流が閉塞・阻害される状態である。
- 原発巣としては乳がん，肺がん，胃がんが多い[1]。頭頸部がん，膵臓がん，大腸がん，腎細胞がん，子宮頸がん，前立腺がんなどでも報告がある。
- まず血行性肺転移が起こり，間質→リンパ組織への浸潤と続くことが多いが，縦隔・肺門リンパ節からリンパ組織へ直接浸潤することもある。
- 胸腔内転移の6〜8％を占める[2]。

症状

- 急速に悪化する**呼吸困難**が特徴で，重度の**低酸素血症**を伴うことがある。
- **乾性咳嗽，体重減少，胸痛**を認めることもある。
- 画像検査の異常所見より先に臨床症状を認めることもある。

検査

- がん性リンパ管症の画像所見は非特異的であり，臨床経過とあわせて診断を行う。
- **感染性肺炎**や**間質性肺炎**の鑑別が必要となる。

胸部単純X線写真

- 区域に沿った粒状影，網状影，間質影など非特異的な所見を認める。
- 胸水を認めることもある。

胸部高分解能CT（HRCT）（図）

- 所見としてびまん性粒状影，気管支壁肥厚，小葉間隔壁の不整な肥厚，縦隔・肺門リンパ節腫脹，肺野限局性すりガラス陰影，胸水などを認める。

  Note 間質性肺炎と類似しており，時に鑑別は困難である。

FDG-PET/CT

- 病変部位に合致したFDGの集積を認める[3]。

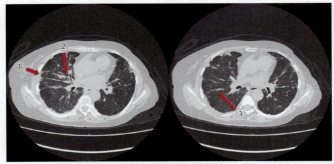

①びまん性粒状影・すりガラス陰影，②気管支壁肥厚，③小葉間隔壁の不整な肥厚などを認める。他に縦隔・肺門リンパ節も腫大している。

図　胸部高分解能CT

第4章　がん進行への対応

Note　実施可能施設が少なく，検査費用が比較的高価であることからも，前述の検査で診断されることが多い。

組織学的検査

- 気管支鏡検査にて採取した肺実質を検鏡する。確定診断が可能である。

Note　実際の臨床では，全身状態が不良であるため気管支鏡検査を施行できず，画像検査と臨床検査から診断に至ることが多い。

- 喀痰細胞診で悪性所見を認めても，がん性リンパ管症の確定診断にはならないことに注意する。

細菌学的検査

- 血液培養や喀痰培養などを行い**感染性肺炎**との鑑別を行う。

診断

- 確定診断には組織学的検査が必要であるが，全身状態から気管支鏡の実施が困難である事例が多く，実際には臨床経過，身体所見，画像検査を複合して推定診断している。

治療

- 効果的な治療方法は確立されていない。
- 第一選択として**殺細胞性抗がん薬，ホルモン療法，分子標的薬**などのがん薬物療法を検討する（**表1**）。
- がん薬物療法の適応がない場合，症状緩和を目的としたステロイド全身投与が推奨される[4)-7)]。
- その他，病態に応じて**酸素療法，オピオイド全身投与，少量ベンゾジアゼピン系薬の投与**を検討する（**表1～3**）。
- 口腔ケアやスキンケアも治療の一環として並行して行う。

呼吸器系

表1 治療法一覧（オピオイド以外）と，その他の治療例

治療法一覧（オピオイド以外）

処方例	効果判定	注意点
がん薬物療法		
各腫瘍のガイドラインに準ずる ・殺細胞性抗がん薬 ・ホルモン療法 ・分子標的薬 ・免疫チェックポイント阻害薬 　など		
ステロイド全身投与		
・デキサート®注3.3〜6.6mg 　＋生理食塩液50mL 　30分かけて投与，1日1回朝 または ・リンデロン®注4〜8mg 　＋生理食塩液50mL 　30分かけて投与，1日1回朝	・2〜3日ごと ・SpO$_2$，呼吸数，呼吸困難・咳嗽などを評価 【効果あり】漸減して再燃しない最少量を継続 【効果なし】漸減中止	・短期的にはせん妄，不眠，高血糖などに注意する ・消化性潰瘍のリスクがある場合はPPI併用も検討する
酸素療法		
SpO$_2$≧90%を目標として ・1〜3L/分 鼻カニューラ ・4〜7L/分 マスク ・8〜10L/分 リザーバーマスク 前述でSpO$_2$＞90%維持できなければDr Call ※呼吸数も観察 ※侵襲的な酸素療法は全身状態や予測される生命予後との兼ね合いで検討する	・酸素開始/増量して数分後から評価	・SpO$_2$の数値と呼吸困難は相関しないことに注意する ・せん妄を発症している場合は患者の苦痛に配慮して酸素療法やモニタリングを行う

その他の治療例

治療例	ポイント
口腔ケア	・酸素療法を行っている場合は口腔内乾燥に注意 ・ステロイド全身投与を行っている場合は口腔カンジダ症に注意
スキンケア	・安楽体位が座位である患者は仙骨部などの褥瘡に注意する ・末梢循環不全の患者に対してSpO$_2$モニターを装着する場合は，装着部位にあった装具を使用し，MDRPU*の予防に努める ・酸素デバイスによるMDRPU*の予防にも努める ・がん薬物療法による皮膚障害への対応は別稿（p.297）参照

PPI：proton pump inhibitor
＊：医療関連機器褥瘡（medical device related pressure ulcer：MDRPU）：手指に巻き付けるSpO$_2$測定用テープを不適切に耳たぶに巻き付けた場合，酸素マスクのサイズがあわない場合，非侵襲的陽圧換気療法（NPPV）のマスクフィッティングが不十分な場合などに生じやすい。

第4章　がん進行への対応

表2　治療法一覧（主な経口オピオイド）

経口オピオイド初回処方例	効果判定	注意点
モルヒネ		
●ベース： MSコンチン®錠 1回10mg　1日2回　12時間ごと ●レスキュー： オプソ®内服液5mg/回 1時間あけて内服可	2～3日ごと	・腎機能障害がある場合は他のオピオイドを推奨 ・2日以上あけて30～50%ずつ増量してもよいが、眠気や呼吸抑制は注意深く観察する
オキシコドン		
●ベース： オキシコンチン®TR錠 1回5mg　1日2回　12時間ごと ●レスキュー： オキノーム®散2.5mg/回 1時間あけて内服可	2～3日ごと	・腎機能障害例で選択 ・2日以上あけて30～50%ずつ増量してもよいが、眠気や呼吸抑制は注意深く観察する
ヒドロモルフォン		
●ベース： ナルサス®錠 1回2～4mg　1日1回　24時間ごと ●レスキュー： ナルラピド®錠1mg/回 1時間あけて内服可	2～3日ごと	・腎機能障害例で選択する ・呼吸困難に対する投与は推奨されていないことを理解して処方する ・2日以上あけて30～50%ずつ増量してもよいが、眠気や呼吸抑制は注意深く観察する

もともと経口オピオイドが処方されていた場合

・まずは、もともと処方されていたオピオイドを増量（30～50%）する
・モルヒネとオキシコドン以外のオピオイドは呼吸困難の緩和に対する投与が推奨されておらず、増量しても期待された効果がみられない場合は、換算比に注意しながらモルヒネやオキシコドンへの変更を検討するか、他の治療を検討する

経口オピオイドでの症状緩和が困難な場合

・高度の呼吸困難がある場合や経口オピオイドの安定した継続が困難である場合は、表3の注射剤への変更を検討する

〔日本緩和医療学会 ガイドライン統括委員会・編：進行性疾患患者の呼吸困難の緩和に関する診療ガイドライン 2023年版．金原出版，2023を参考に作成〕

6

がん性リンパ管症

呼吸器系

表3 治療法一覧（主な非経口オピオイド）

非経口オピオイド初回処方例	効果判定	注意点
モルヒネ		
●持続皮下注射： モルヒネ塩酸塩注50mg 1A ＋生理食塩液5mL （計10mL，5mg/mL） 0.05〜0.1mL/時で持続皮下注射開始 苦痛時：1時間量早送り，15分あけて可	半日〜1日ごと	・腎機能障害がある場合は他のオピオイドを推奨 ・半日以上あけて30〜50%ずつ増量してもよいが，眠気や呼吸抑制は注意深く観察する
●坐剤： アンペック®坐剤10mg 1回0.5個　挿肛 2時間以上あけて苦痛時投与	半日〜1日ごと	・坐剤を挿入する体位がとれなければ他のオピオイドを使用する
オキシコドン		
●持続皮下注射： オキファスト®注50mg 1A ＋生理食塩液5mL （計10mL，5mg/mL） 0.05〜0.1mL/時で持続皮下注射開始 苦痛時：1時間量早送り，15分あけて可	半日〜1日ごと	・腎機能障害例で選択 ・半日以上あけて30〜50%ずつ増量してもよいが，眠気や呼吸抑制は注意深く観察する
ヒドロモルフォン		
●持続皮下注射： ナルベイン®注2mg 2A ＋生理食塩液6mL （計8mL，0.5mg/mL） 0.05〜0.1mL/時で持続皮下注射開始 苦痛時：1時間量早送り，15分あけて可	半日〜1日ごと	・腎機能障害例で選択 ・半日以上あけて30〜50%ずつ増量してもよいが，眠気や呼吸抑制は注意深く観察する ・呼吸困難の緩和に関するエビデンスは不十分であることを理解して処方する

もともと非経口オピオイドが処方されていた場合

・まずは，もともと処方されていたオピオイドを増量（30〜50%）する
・モルヒネとオキシコドン以外のオピオイドは呼吸困難の緩和に対する投与が推奨されておらず，増量しても期待された効果がみられない場合は，換算比に注意しながらモルヒネやオキシコドンへの変更を検討するか，他の治療を検討する

オピオイド持続注射での症状緩和が困難な場合

・別稿（p.435）参照

〔日本緩和医療学会 ガイドライン統括委員会・編：進行性疾患患者の呼吸困難の緩和に関する診療ガイドライン 2023年版．金原出版，2023を参考に作成〕

第4章　がん進行への対応

■　ステロイド全身投与（表1）

- 抗炎症作用が強く，作用時間が長時間であり，電解質への影響が少ない**デキサメタゾン**や**ベタメタゾン**が広く使用されている。
- 臓器機能に応じた投与量調整は不要とされる。
- ステロイド全身投与により呼吸困難が改善する可能性は示唆されているが，エビデンスが不十分である[2), 6), 7)]。一方で，せん妄を合併するリスクを高める可能性も指摘されているため[4)]，適応は画像検査で**炎症性要素を含む肺病変が認められる症例**へ限定される。
- せん妄や不眠などの原因となるため，可能な限り**午前中単回投与**とする。
- ステロイド投与による高血糖，消化性潰瘍，ミオパチー，易感染性，血栓症，骨粗鬆症，抑うつなどの有害事象に関しては生命予後に配慮した対応を行う。

　Note　口腔カンジダ症は味覚障害や食欲不振の原因ともなるため，定期的に口腔内を確認することが望ましい。

- ステロイド全身投与の十分な効果が得られない場合や，せん妄・不眠をはじめとした有害事象の問題が患者の利益を上回る場合は，速やかに投与を漸減/中止する。

■　酸素療法（表1）

- 酸素吸入が空気吸入と比較して呼吸困難を緩和するという明確なエビデンスはない[2)]。
- しかし，低酸素血症に対する治療法として酸素療法は確立しており，酸素療法による重大な有害事象も示されていないため，実際の臨床の場では酸素療法を行うことが推奨されている。

■　オピオイド全身投与（表2，3）

- 呼吸困難の治療に準じて投与量を調節する。
- 投与経路として**経口投与**，**経肛門投与**，**経皮下/静脈投与**がある（呼吸困難に対する経皮吸収型オピオイド製剤の使用は推奨されない）。

6

がん性リンパ管症

373

呼吸器系

- 呼吸困難に対する作用機序は，①中枢神経系の知覚低下，②延髄呼吸中枢のCO_2感受性低下，③過剰な呼吸仕事量軽減，④深呼吸の確保——などが関与しているとされる。
- 副作用としては**眠気，悪心・嘔吐，便秘**がある。
- 効果と眠気をはじめとした副作用を評価しながら投与量調節を行う。

少量ベンゾジアゼピン系薬の全身投与[2]

- オピオイドを開始後，**不安・緊張を伴う呼吸困難**が残存している場合に処方を検討する。

> **処方例**
>
> アルプラゾラム　1回0.2〜0.4mg　1日1〜3回投与
> または ロラゼパム　1回0.5〜1mg　1日1〜3回投与
> または ミダゾラム　10mg/2mL＋生理食塩液8mL　計10mLを0.1mL/時（2.4mg/日）で開始，眠気を観察しながら0.05mL/時ずつ増量し，最大0.4mL/時（9.6mg/日）まで投与

予後

- 予後は診断から平均14〜64日と報告されており，不良である[1]。

専門医へのコンサルトのタイミング

- 鑑別診断に悩む場合や気管支鏡検査が必要な場合は，呼吸器専門医へのコンサルトを行う。
- 症状緩和について相談したいとき，ステロイドやオピオイドを投与し始めても症状が改善しないとき，鎮静の適応について考えるときには，緩和医療専門チームへのコンサルトを行う。

第4章　がん進行への対応

患者への説明例

> 💬 **治療方針の説明**

● 「がん細胞がリンパ管に侵入して肺が炎症を起こしています。症状がなければ経過観察することもありますが，肺からの酸素の取り込みが悪くなった場合は酸素の吸入を開始します。また，息苦しさが増した場合には，肺の炎症を抑える目的でがん薬物療法やステロイドによる治療を開始します」

> 💬 **医療用麻薬を使用する場合の説明**

● 「がん薬物療法やステロイドによる治療を開始しても息苦しさが残る場合には医療用麻薬を使用することがあります。医療用麻薬は痛み止めとして使用されるイメージがあるかもしれませんが，実は一般的に市販されている咳止めにも同様の成分が含まれていて，息切れを整えたり咳を抑えたりする効果が期待できます」

● 「医療用麻薬は少量から始めてみて，眠気などの副作用を確認しながら効果が実感できる量まで増量していきます。薬を調整していくなかで，例えば『このくらいの息切れなら排泄もできる』『このくらいの咳なら食事もできる』など，どう生活していくか目標も相談していきましょう」

【引用文献】

1) Klimek M : Pulmonary lymphangitis carcinomatosis: systematic review and meta-analysis of case reports, 1970-2018. Postgrad Med, 131 : 309-318, 2019 [PMID : 30900501]

2) 日本緩和医療学会 ガイドライン統括委員会・編：進行性疾患患者の呼吸困難の緩和に関する診療ガイドライン 2023年版．金原出版，pp35-36, 2023

3) Prakash P, et al : FDG PET/CT in assessment of pulmonary lymphangitic carcinomatosis. AJR Am J Roentgenol, 194 : 231-236, 2010 [PMID : 20028927]

呼吸器系

4) Mori M, et al : Predictors of response to corticosteroids for dyspnea in advanced cancer patients: a preliminary multicenter prospective observational study. Support Care Cancer, 25 : 1169-1181, 2017 [PMID : 27900548]

5) Maeda T, et al : Dyspnea-alleviating and survival-prolonging effects of corticosteroids in patients with terminal cancer. Prog Palliat Care, 25 : 117-120, 2017

6) Hui D, et al : Management of Dyspnea in Advanced Cancer: ASCO Guideline. J Clin Oncol, 39 : 1389-1411, 2021 [PMID : 33617290]

7) Hui D, et al ; ESMO Guidelines Committee. Electronic address: clinicalguidelines@esmo.org : Management of breathlessness in patients with cancer: ESMO Clinical Practice Guidelines. ESMO Open, 5 : e001038, 2020 [PMID : 33303485]

第4章　がん進行への対応

頻　度	★★
緊急度	★★

7 がん性胸水

ファーストタッチ

- 胸水の種類とその鑑別方法について理解する。
- がんに伴う胸水としてがん性胸水が挙げられるが，胸水は他の要因でも生じる可能性がある。
- 胸水貯留の原因を調べるために試験穿刺は有効であり，また胸水のコントロールを行うことで患者の症状緩和を行い得るため，呼吸器内科へのコンサルトを検討する。

胸水の生理と鑑別

- 臓側胸膜と壁側胸膜によって囲まれた胸腔内には，生理的に約0.26mL/kgの胸水が存在している[1]。
- 生理学的状態における胸水は，タンパク濃度が低いことを除き，血清に類似した組成を基本とする[1]。
- 胸水の産生と吸収のバランスが崩壊すると胸水が貯留するが，その原因は多岐にわたる[1]。
- 胸水の種類は**漏出性胸水**と**滲出性胸水**に大別される。
- 漏出性胸水は静水圧の上昇と膠質浸透圧の低下が組み合わさることで生じ，うっ血性心不全，肝硬変，肺血栓塞栓症，ネフローゼ症候群，低タンパク血症，腹膜透析などでみられる[2,3]。
- 滲出性胸水は局所的な要因により毛細血管透過性が亢進した際に生じ，肺炎随伴性胸水や結核性胸膜炎，膿胸などの感染症に伴うもののほかに，がん，全身性エリテマトーデスや関節リウマチなどの膠原病，肺血栓塞栓症などが原因として挙げられる[2,3]。
- 漏出性胸水と滲出性胸水の鑑別には**Lightの基準**が用いられる（**表1**）[2]。また，補助診断に**表2**が使用されることもある[4]。

> **Note** 利尿薬の使用により，漏出性胸水であってもLightの基準を満たす場合があり，臨床的な情報も考慮して判断する必要がある。

377

呼吸器系

表1 Lightの基準

- ・胸水総タンパク/血清総タンパク＞0.5
- ・胸水LDH/血清LDH＞0.6
- ・胸水LDH＞血清LDHの基準値上限の2/3

上記の1つ以上を満たす場合：滲出性胸水（感度98％，特異度83％）
1つも満たさない場合：漏出性胸水

〔Light RW：N Engl J Med, 346：1971-1977, 2002より〕

表2 胸水鑑別の補助診断

- ・胸水総コレステロール＞55mg/dL
- ・胸水コレステロール/血清総コレステロール＞0.3
- ・血清アルブミン－胸水アルブミン≦1.2g/dL

〔Wilcox ME, et al：JAMA, 311：2422-2431, 2014より〕

- がん患者で胸水貯留が起きている場合，がん性胸水の他に，リンパ節転移などによってリンパ路閉塞や静脈環流障害が生じることで胸水の吸収障害が生じるものや，低タンパク血症，肺炎，治療に伴う心不全，がんの合併症による肺塞栓症など，がんに伴う二次的な要因によって生じる場合があり，注意が必要である。

がん性胸水とは

- がん性胸水の原発部位としては肺がん，乳がん，原発不明がん，造血器腫瘍が多く，75％以上を占める。
- がん性胸水発症患者の平均生存期間は4〜7カ月とされる[5]。
- がん性胸水の場合，肺が圧迫されることによる**咳嗽**や**呼吸困難，運動耐容能の低下**の他に，がんの胸膜への浸潤による**胸痛**を呈する場合がある[5]。大量胸水の場合，縦隔偏位を伴い閉塞性ショックをきたす可能性はあるが，気胸と比べ緩徐な発症であるため，まれである。なお，縦隔は健側に偏位する。
- がん患者において前述のような症状をみた場合は，胸部X線写真や胸部CT検査での精査を行う必要がある。胸部X線写真（立

第4章　がん進行への対応

位）では，通常150〜500mLほどの胸水の存在があれば肋骨横隔膜角（CP angle）の鈍化がみられる。立位での評価が基本だが，側臥位撮影も評価に有用である[6]。

胸水貯留をみつけた際の対応

- 胸水の原因を調べるためには**性状を評価することが有用**であり，胸腔穿刺を用いて胸水の採取を行う。

Note 血液検査やうっ血，低栄養などの他の所見から漏出性胸水の可能性が明らかである両側胸水の場合は穿刺を控えることもあるが，がん患者の場合，多くの要因が複合的に生じていることもあり，50mLほどの胸水を採取する試験穿刺を行うことは考慮してもよいだろう。

- 胸腔穿刺を行う際は超音波検査を使用することで異所性気胸のリスクを下げることができる。
- 胸水を検査する際はLightの基準に含まれる総タンパク，LDHの他に，胸水pH，その他の生化学検査（糖，アルブミン，コレステロール，アミラーゼ，ADA，CEA，ヒアルロン酸など），胸水塗抹・培養（細菌，抗酸菌），胸水細胞診（細胞分画，悪性細胞や真菌の有無など）を提出する必要がある[6]。時間外に提出する場合は，取り置きや提出不可により値が十分評価できないことがあるため注意が必要である。一部の各検査項目の解釈について，**表3**に示す。

Note 呼吸器内科以外が評価を行う際も，生化学検査（総タンパク，LDH，糖，アルブミン，ADA），胸水塗抹・培養（細菌，抗酸菌），胸水細胞診は可能な範囲で提出するのがよいと筆者は考える。

- 胸水所見の一部は血清所見との対比が必要なものがあり，**胸水採取前後のどちらかで血液検査を行っておくことが望ましい**。
- 呼吸困難などの症状を伴う場合は治療的穿刺を行う場合があるが，血圧低下や再膨張性肺水腫のリスクが上がるため，**一度に1.5L以上抜いてはならない**[6]。
- 単回穿刺のみでは再び胸水貯留を生じることが多く，予後が1カ月以上と予想される場合は胸腔ドレナージならびに胸膜癒

呼吸器系

表3　胸水の検査項目

検査項目	検査結果の解釈
胸水pH	胸水アシドーシスは膿胸などの感染症，結核，関節リウマチ，悪性胸水などでみられる
糖	通常は血中濃度と同等である。膿胸や関節リウマチ，結核，悪性胸水で低下する
アミラーゼ	急性膵炎などの他に，S型の上昇はがん性胸膜炎でもみられる
ADA	＞40〜50U/Lで結核性胸膜炎を考えるが，悪性胸水や膠原病でも上昇することがある。結核では培養が陰性になることが多く，ADAは感度の高い検査である
CEA	＞5〜10ng/mLでがん性胸水を疑う
ヒアルロン酸	＞5〜10万ng/mLで悪性胸膜中皮腫を考える
細胞分画	好中球優位：膿胸，肺炎随伴性胸水，急性膵炎 リンパ球優位：結核，悪性胸水，膠原病，長期貯留 好酸球優位：良性石綿胸水，寄生虫，真菌感染症，アレルギー

〔Jany B, et al : Dtsch Arztebl Int, 116 : 377-386, 2019より〕

着術を検討する。

> **Note**　ただし，胸膜癒着術には1〜2週間ほどの治療期間が必要になるため，化学療法などにより胸水の減少が見込める場合はがんに対する治療を優先することもある。

- 胸膜癒着術が困難な場合は単回穿刺を繰り返したり，胸腔ドレーンの長期留置を行ったり，胸腔腹腔シャントを作成することもあるが，いずれも侵襲度の問題や感染などの合併症のリスクから，これらの処置は行わずに医療用麻薬や酸素投与などで呼吸不全に対応することもある[5]。
- 化学療法中に生じた胸水貯留では，膿胸や結核などの感染症や薬剤による有害事象が生じる可能性があり，適切な抗菌薬の投与，薬剤の中止などが求められることがある。
- 心不全や肝不全，ネフローゼ症候群からなる胸水の場合は，**利尿薬**を用いて対応する[5]。

第4章　がん進行への対応

胸膜癒着術

- 胸膜癒着術は，胸腔ドレーン内や胸腔鏡検査から薬剤を注入し，臓側胸膜と壁側胸膜に炎症反応を起こすことで癒着させ，胸水の再貯留を防ぐ手技である。

- 癒着成功の条件としては，胸水が持続ドレナージによって除去され，肺が再拡張可能な状態であること，生存期間がある程度（1〜3カ月程度）期待できることが含まれる[7), 8)]。

- 癒着に使用する薬剤としては**タルクやミノサイクリンなどの抗菌薬，ピシバニール®やブレオマイシンなどの抗がん薬，ポビドンヨード，50%ブドウ糖注射液，自己血**などが含まれるが，タルクの成功率が一般的には高い[7), 8)]。

  Note　わが国においてはタルクとピシバニール®のみ，悪性胸水に対し適応がある。

- 合併症としては**発熱や疼痛**がほぼ必発であり，必要に応じてNSAIDsなどの解熱鎮痛薬を使用する。重篤なものとして急性呼吸窮迫症候群，薬剤性肺障害，拘束性換気障害が挙げられる。

専門医へのコンサルトのタイミング

- 胸水貯留が認められ増加傾向である場合や，原因がはっきりしない場合は，一度専門医へのコンサルトを行うことが望ましい。なお，その際は一般的な血液検査，胸部X線写真は行われていることが望ましい。単純CT検査については行ってもよいが，造影検査はコンサルト時点で必須ではない。

【引用文献】
1) 矢﨑義雄，他・総編集：内科学 第11版．朝倉書店，pp106-107，2022
2) Light RW : Clinical practice. Pleural effusion. N Engl J Med, 346 : 1971-1977, 2002 [PMID : 12075059]
3) Burgess LJ : Biochemical analysis of pleural, peritoneal and pericardial effusions. Clin Chim Acta, 343 : 61-84, 2004 [PMID : 15115678]
4) Wilcox ME, et al : Does this patient have an exudative pleural effusion? The Rational Clinical Examination systematic review. JAMA, 311 : 2422-2431, 2014 [PMID : 24938565]

呼吸器系

5) 日本緩和医療学会 ガイドライン統括委員会・編：進行性疾患患者の呼吸困難の緩和に関する診療ガイドライン 2023年版. 金原出版, pp33-34, 2023

6) Jany B, et al：Pleural Effusion in Adults-Etiology, Diagnosis, and Treatment. Dtsch Arztebl Int, 116：377-386, 2019 [PMID：31315808]

7) Bouros D, et al：Pleurodesis: everything flows. Chest, 118：577-579, 2000 [PMID：10988174]

8) Gayen S：Malignant Pleural Effusion: Presentation, Diagnosis, and Management. Am J Med, 135：1188-1192, 2022 [PMID：35576996]

第4章 がん進行への対応

8 抑うつ

頻度 ★★★
緊急度 ★★

ファーストタッチ

- がん患者の抑うつの併存率は高い。
- 患者に抑うつを認めたら，まずはがん治療医として患者の訴えに真摯に耳を傾ける。
- せん妄や治療に伴う倦怠感など，抑うつに類似する医学的病態を除外する。
- 時間経過とともに改善する心理反応としての抑うつもあるが，遷延する場合は必要に応じて早期に薬物療法の開始や精神科医へのコンサルトを検討する。

概念

- がんの疑い，診断，治療，再発，治療中止などのさまざまな出来事は，がん患者と家族にとって深刻なストレスとなる。これらのストレスの反応として生じる不安や抑うつを含む包括的な概念としてdistress（気持ちのつらさ）が用いられる。
- 気持ちのつらさはそれ自体が苦痛となるだけでなく，QOLの全般的な低下，抗がん治療のアドヒアランスや治療意欲の低下，意思決定能力の低下，入院期間の長期化，身体症状の増強，自殺リスクなどと関連し，臨床上で重要な問題である[1]。
- 悪い知らせを聞いた直後には，通常の心理反応としての抑うつを呈する場合もある。抑うつには，このような自然な心理反応のレベル（通常反応）と，適応障害レベル，うつ病レベルの3段階があると考えられる（図1）。

疫学

- 国内データでは，がん患者のうつ病の有病率は約4〜9％，適応障害の有病率は5〜35％とされ，有症率はがん診断直後，再発・

精神系

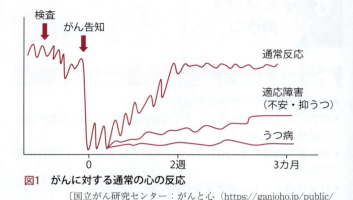

図1 がんに対する通常の心の反応
〔国立がん研究センター:がんと心(https://ganjoho.jp/public/support/mental_care/mc01.html)を参考に作成〕

進行がわかったとき,症状増悪時,終末期などに上がる[2]。

Note がん患者の抑うつの頻度は高い一方で,がん医療の現場では見過ごされやすく,適切なケアや治療を受けられていないことも多い。

- 自殺リスクに関しては,がん患者全体としては一般人口の約2倍であり,リスク因子として,「診断から1年以内」「予後不良のがんへの罹患」「進行した病期」などが示されている[3]。

症状

- 抑うつは,①気持ちの落ち込み,②意欲低下——を中核とする。
- 通常反応,適応障害,うつ病は診断基準によって区別されるが,現象としては明確な境界があるわけではなく,ストレスに対する反応として連続的なものである。

評価・診断

- がんと診断されたすべての患者は気持ちのつらさについてのスクリーニングと,適切な介入および継続的な再評価が必要とされる。気持ちのつらさのスクリーニングツールとして**つらさと支障の寒暖計**が推奨され,わが国でも頻用されている(**図2**)[4]。

①この1週間の気持ちのつらさを平均して，数字に○をつけてください。

②その気持ちのつらさのためにどの程度，日常生活に支障がありましたか？

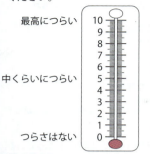 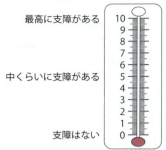

図2　つらさと支障の寒暖計

〔Akizuki N, et al：J Pain Symptom Manage, 29：91-99, 2005より〕

- 抑うつは症状であり，うつ病は疾患名である。うつ病のうち，特に**表**[5]に示す診断基準を満たすものをうつ病とする。臨床場面では1と2のみ尋ねる**2質問法**という簡便なスクリーニングが有用である。1つでも当てはまれば，うつ病の可能性が高いと判断する。
- 低活動型せん妄，がんや治療に関連した倦怠感は抑うつとの鑑別が困難な場合がある。また，痛みや吐き気といった身体症状が抑うつの原因となることも少なくない。
- その他の鑑別が必要な身体疾患としては，甲状腺機能異常，副腎皮質機能低下症，脳転移や髄膜播種などの脳器質病変，ステロイドやベンゾジアゼピン系抗不安薬の使用などが挙げられる[6]。

治療

非薬物療法

- 基本姿勢として，温かい支持的な態度で話を聞き，患者のつらさを理解しようと努めることが重要である。
- 痛みや吐き気などの身体症状や薬剤が原因となっていないかを判断し，原因がある場合には対応する。

精神系

表　うつ病の診断基準

以下の1，2の症状のうち，少なくとも1つ
1. その人自身の言葉か，他者の観察によって示される抑うつ気分
2. 興味または喜びの著しい減退
さらに，以下の症状をあわせて，合計で5つ以上
3. 食欲の減退あるいは増加，体重の減少あるいは増加
4. 不眠あるいは睡眠過多
5. 精神運動性の焦燥または制止
6. 易疲労感または気力の減退
7. 無価値感または過剰であるか不適切な罪責感
8. 思考力や集中力の減退または決断困難
9. 死についての反復思考，自殺念慮，自殺企図，自殺するためのはっきりとした計画

・上記の症状がほとんど1日中，ほとんど毎日あり，2週間にわたっている。
・症状のために著しい苦痛，または社会的，職業的，または他の重要な領域における機能の障害を引き起こしている。
・これらの症状は一般身体疾患や物質依存（薬物またはアルコールなど）では説明できない。
・統合失調症やその他の精神症によっては説明できず，躁エピソードの存在もない。

〔American Psychiatric Association：DSM-5-TR 精神疾患の診断・統計マニュアル（日本精神神経学会・日本語版用語監修，髙橋三郎・大野裕・監訳）．医学書院，pp176-178，2023を参考に作成〕

Note　がん患者には多方面にわたる問題が併存しており，病気の見通しの説明・理解が不十分であることや，治療費・生活費や仕事の悩みなど社会的な問題を抱えている場合もある。前者の場合は，がん治療医として，患者や家族の心情に配慮しながら適切な医療情報を提供する。後者の場合は，必要に応じて多職種連携を行い，包括的な支援を考慮する。

■ 薬物療法[7]

（1）抗不安薬

- 軽症例に対しては，精神・心理の専門家につなぐ前の初期治療として，**ベンゾジアゼピン系抗不安薬**を試してもよい。ただし，ベンゾジアゼピン系抗不安薬の副作用として，**眠気，ふらつき，認知機能低下，せん妄**が挙げられ，特に高齢患者に使用する際には注意を要する。また，依存・耐性の問題もあるため，長期使用にならないようにする。

第4章　がん進行への対応

> **処方例**
>
> クロチアゼパム　1回5mg　不安時頓服　1日3回まで（身体予備能が低い場合）
> または ロラゼパム　1回0.5mg　不安時頓服　1日3回まで
> または アルプラゾラム　1回0.4mg　不安時頓服　1日3回まで

（2）抗うつ薬

- 抗不安薬で効果不十分の場合は，**選択的セロトニン再取り込み阻害薬（SSRI）やセロトニン・ノルアドレナリン再取り込み阻害薬（SNRI），ノルアドレナリン作動性・特異的セロトニン作動性抗うつ薬（NaSSA）** などの抗うつ薬を検討する。

  Note がん患者の身体状態を考慮し，いずれの薬剤も一般的な用量よりも少なめから開始するとよい。

- 抗うつ薬に即効性はなく，効果発現までに1〜2週間かかること，一方でSSRIやSNRIでは投与初期に**悪心**が生じ得ることを事前に説明し，投与初期には**モサプリド**などの消化管蠕動促進薬を併用する。

- がん治療で用いられる薬剤との相互作用に留意する。乳がん治療に用いられるタモキシフェンとCYP2D6阻害作用の強いパロキセチンを併用すると，タモキシフェンの効果が減弱する。また，多くの抗がん薬と分子標的薬がCYP3A4で代謝されるため，CYP3A4阻害作用を有する**パロキセチン，フルボキサミン，セルトラリン**との併用には注意が必要である[8]。

> **処方例**
>
> エスシタロプラム　1回5mgまたは10mg　1日1回　夕食後
> （SSRI。眠気を避けたい事例に適する。副作用は投与初期の悪心など）
> または デュロキセチン　1回20mg　1日1回　朝食後
> （SNRI。神経障害性疼痛への効果も期待でき，鎮痛補助薬としても使用される。副作用は血圧上昇，投与初期の悪心など）
> または ミルタザピン　1回7.5mgまたは15mg　1日1回　就寝前
> （NaSSA。食欲増進効果と眠気があり，不眠，食欲不振を伴う事例に適する。副作用は眠気，倦怠感）

8

抑うつ

387

精神系

家族への対応[9]

- 家族は「第二の患者」と言われることもあるほど,患者本人と同様に気持ちのつらさを感じることがある。患者の病気に気づけなかった自分を責める,患者の分も自分がしっかりしなければ,と無理をしてしまうなどの家族ならではの悩みもあり,家族自身の気持ちのつらさへの対処は後回しにされがちである。
- 家族の抑うつを感じた際の対応は,基本的には患者への対応と同様である。気持ちのつらさについて傾聴し,患者本人を支えるためにも家族自身の心と体を大切にしてよいことを伝える。
- 適切な情報を得ることは不安の軽減と現実的な見通しを立てることに役立つため,家族の理解度にあわせた病状や治療の説明を行うことは,基本的事項ながらも医療者として重要である。

専門医へのコンサルトのタイミング

- 薬物療法として抗うつ薬を1種類試しても抑うつの改善が乏しい場合や,自殺念慮がある場合,焦燥感が強い場合は精神科医にコンサルトする。
- 背景にある痛みや吐き気などの身体症状が強い場合は緩和ケア医にコンサルトする。

患者への説明例

 初期対応

- 「突然に病気や治療などの話があり,気持ちがついていかないこともあると思います。心と体は一体のものですから,つらい状況が続くと心にも体にも負担になり,さまざまな影響が出て,人によっては強い不安や気持ちの落ち込みを感じることもあります。お話を伺っていると,○○さんはいま,気持ちの疲れから毎日の生活や治療にも影響が

第4章 がん進行への対応

出ているように感じます。お気持ちのつらさを和らげる工夫を一緒に考えたいので，少し詳しくお話を伺ってもよろしいですか」

💬 薬物療法を勧める際

● 「気持ちのつらさを和らげるための一つの方法としてお薬が助けになることもあります。今行っている抗がん治療や体調に影響が少ないお薬を，少量から試してみるのはどうでしょうか」

💬 希死念慮の確認（質問すること自体で自殺が助長されることはない）

● 「『こんなにつらいなら死んだほうがましだ』と考える方もなかにはおられますが，○○さんはいかがですか？」
対応1：あると答え，切迫している場合は速やかに精神科にコンサルトする。
対応2：あると答えたが切迫していない場合は支持的に接し対応を考える。「死んでしまいたいと思うほどつらいのですね…」

【引用文献】

1) Watson M, et al：Management of Clinical Depression and Anxiety. Oxford University Press, 2017
2) 内富庸介，他・編：精神腫瘍学．医学書院，2011
3) Heinrich M, et al：Suicide risk and mortality among patients with cancer. Nat Med, 28：852-859, 2022 [PMID：35347279]
4) Akizuki N, et al：Development of an Impact Thermometer for use in combination with the Distress Thermometer as a brief screening tool for adjustment disorders and/or major depression in cancer patients. J Pain Symptom Manage, 29：91-99, 2005 [PMID：15652442]
5) American Psychiatric Association：DSM-5-TR 精神疾患の診断・統計マニュアル（日本精神神経学会・日本語版用語監修，髙橋三郎・大野裕・監訳）．医学書院，pp176-178, 2023
6) Traeger L, et al：Evidence-based treatment of anxiety in patients with cancer. J Clin Oncol, 30：1197-1205, 2012 [PMID：22412135]

精神系

7) 藤澤大介, 他：気持ちのつらさ（不安・抑うつ）. レジデントノート増刊（山内照夫・編）, 羊土社, 22：2120-2127, 2020
8) 明智龍男：がん患者のうつ病・うつ状態. 現代医学, 69：30-35, 2022
9) がん情報サービス：家族ががんになったとき（https://ganjoho.jp/public/support/family/fam/index.html）

第4章　がん進行への対応

9

| 頻　度 | ★★ |
| 緊急度 | ★★ |

転移性脳腫瘍

ファーストタッチ

▪ 超高齢社会の進行とがん治療の進歩により長期生存担がん患者が増加し，それに伴い，転移性脳腫瘍患者も増加している。

▪ 転移性脳腫瘍はQOLを著しく損なう。

▪ 治療の目的はQOLの改善と中枢神経死の回避である。

▪ 多発病変に対しても定位放射線治療での良好なコントロールが報告されている。

転移性脳腫瘍の疫学

▪ 症候性の転移性脳腫瘍はがん患者の8〜10％に発生すると報告される。

▪ 剖検データによる頭蓋内転移の頻度は16〜26％である。

　Note　臨床腫瘍学の目覚ましい進歩により患者の生存期間が延長するにつれ，遅発性合併症としての転移性脳腫瘍の罹患率は増大傾向にある。

▪ 原発巣は，半数は肺がん，次いで乳がん，3〜15％は原発不明である。

▪ 小細胞肺がんの40％以上，非小細胞肺がんの17〜25％，乳がんの1.4〜5.0％，進行性悪性黒色腫の30％以上に転移性脳腫瘍を認める。

▪ 腎細胞がん，肝細胞がん，絨毛がんは非常に出血しやすい。

▪ 死亡原因は原発巣・体幹部病変による臓器障害が70〜80％を占め，中枢神経死は15〜37％に過ぎない。

転移性脳腫瘍の臨床像

▪ 脳実質内転移：高次脳機能障害，精神症状，巣症状がある。巣症状は，転移した部位の脳機能局在に応じた多彩な症状〔片麻

神経系

痺，感覚障害（感覚鈍麻・痺れ・痛み），失語症，同名半盲，失算・失書，小脳失調など〕が出現する。多くの場合，数日〜数週のオーダー（急性〜亜急性）で出現してくる。

- **頭蓋内圧亢進症**：前頭葉・非優位半球に転移した場合には巣症状を欠き，頭蓋内圧亢進症で出現することがある。多くの場合，数日〜数週のオーダー（急性〜亜急性）で出現してくる。**頭痛・悪心・嘔吐**で始まり，意識障害に移行する。意識障害に陥った場合には**脳ヘルニア**をきたしている可能性が高い。

- **てんかん**：けいれんを伴う場合と伴わない場合がある。突然発症ではあるが，多くの場合は薬物によるコントロールが有効である。

- **閉塞性水頭症**：モンロー孔や中脳水道など髄液流出路が閉塞して生じる，**急性の髄液貯留**と**頭蓋内圧亢進**を呈する。数時間〜数日（急性）の発症形式を呈し，脳ヘルニアから突然死することもある危険な状態である。

- **髄膜播種（髄膜がん腫症）**：腫瘍細胞の播種や髄液タンパク濃度上昇によって髄液吸収が障害されることにより**交通性水頭症**が生じる。髄液吸収が完全に損なわれるわけではなく，髄腔の拡大により平衡状態となっているため，正常圧水頭症のパターン（認知症・歩行障害・失禁の三徴）を呈することが多い。

  Note また，播種した脳神経に応じた多彩な脳神経症状〔視力低下（視神経播種），複視（動眼神経・滑車神経・外転神経播種），顔面痛（三叉神経播種），顔面神経麻痺（顔面神経播種），難聴（聴神経播種），回転性めまい（前庭神経播種），嚥下障害・嗄声（舌咽神経・迷走神経播種），舌運動麻痺・構音障害（舌下神経播種）〕が出現する。

転移性脳腫瘍へのアプローチ

- がんの脳への転移は，前述のような多彩な神経症状を惹起し，PS（performance status）を低下させる。時に原発巣に対する治療の中断を余儀なくされる。

- したがって転移性脳腫瘍の診断・治療には「**迅速性・即席性・低侵襲性**」が重要である。早期診断・早期治療によりKarnofsky performance status（KPS，100〜0％まであり100％が最高）が**70以上の期間を延長させる**ことが患者のQOL向上に重要である。

転移性脳腫瘍の治療

局所治療（図）

(1) 放射線治療

- 全脳照射（whole brain radiotherapy：WBRT）：リニアックX線照射装置を用いた分割照射。**小型，多発，播種病変に対し有効**である。
- 定位放射線手術（stereotactic radiosurgery：SRS）：ガンマナイフ（gamma knife：GK）など定位放射線照射装置を用いた単回照射。**小型病変，多発病変に対し有効**である。JLGK0901研究（多発性転移性脳腫瘍に対するGK単独治療成績）により，全生存においてGK単独治療を行った脳転移個数

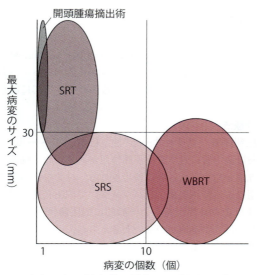

図　病変のサイズと個数に対する局所治療の選択

神経系

5〜10個群の2〜4個群に対する非劣性が証明され，適応が拡大している[1]。

- **定位放射線治療**（stereotactic radiotherapy：SRT）：GKなど定位放射線照射装置を用いた分割照射。**大型病変で個数の少ないものに有効**である。

(2) 手術療法

- **開頭腫瘍摘出術**：non-eloquent area（損傷しても比較的症状を呈さない領域）に**3cm以上の粗大病変**が存在するときに適応となる。
- **開頭生検術**：原発巣が不明な転移性脳腫瘍に対し，**診断目的**で行われる。

(3) 薬物療法

- 古典的な抗がん薬は血液脳関門（blood brain barrier：BBB）を通過できないため，転移性脳腫瘍に対しての効果は乏しい。一方，近年開発が進む分子標的薬はBBBを通過するため，脳転移の予防・治療ともに有効である。

対症療法

(1) 手術療法

- **水頭症手術**：ventricle peritoneal/lumber peritonealシャント手術により，水頭症のコントロールが可能である。一方で医原的に腹膜播種を惹起することにもなるため，適応に関しては十分な病状説明と術前検討が必要である。

(2) 薬物療法

- **浸透圧利尿薬**（グリセオール®注，D-マンニトール）：浸透圧利尿薬は脳実質に対する抗浮腫作用があるため，**脳浮腫・頭蓋内圧亢進**が認められる際に使用される。投薬中止の際に，再分配作用による**反跳現象**（リバウンド）で脳圧亢進が増悪するため，注意する必要がある。一般的に脳圧降下作用はD-マンニトールのほうが迅速かつ強いと考えられている。その分，反跳現象も激しくなる傾向があるため，D-マンニトールは開頭による根本的減圧が見込まれる場合の時間的アドバンテージ確保以外の目的では使用を控えるべきである。

第4章　がん進行への対応

> **処方例**
>
> D-マンニトール 200mL　点滴静脈内注射（救急初療室〜手術室にて使用）
> グリセオール®注 200mL　点滴静脈内注射　6〜12時間間隔
> イソソルビドシロップ 120mL　1回40mL　1日3回　経口投与

- **副腎皮質ステロイド（ベタメタゾン，デキサメタゾンなど）：**副腎皮質ステロイドには脳神経に対しての強力な**抗浮腫作用**があるため，急性の脳浮腫に対する内科的除圧として有効である。

> **処方例**
>
> ベタメタゾン4mg＋生理食塩液50mL　点滴静脈内注射　12時間間隔

- **抗てんかん薬（レベチラセタム，ラコサミドなど）：**転移性脳腫瘍に伴うてんかん発作は原則として**焦点性**であるため，全般発作に対するバルプロ酸などは不適切である。

> **処方例**
>
> レベチラセタム2,000mg　1回1,000mg　1日2回　経口投与

専門医へのコンサルトのタイミング

- 突然発症のてんかん，急性発症の意識障害が生じている場合は，初期対応としての循環呼吸管理とともに「切迫するD」への対応として救急外来で脳神経外科当番医への連絡が必要である。
- 無症候性あるいは急性〜亜急性の巣症状の画像検査で転移性脳腫瘍が疑われた場合は，「転移性脳腫瘍の可能性がある」旨を患者および家族に説明のうえ，1週間以内に脳神経外科外来を受診させ診療方針を相談する。

神経系

患者説明のポイント

- 転移性脳腫瘍のうち「神経因死」は15〜37％に過ぎず，70〜80％は中枢神経以外の臓器不全によるものである。脳転移があるから「一巻の終わり」ではなく，生命予後はあくまで「原疾患次第」である。

- 一方で，がんの脳への転移は多彩な神経症状を惹起し，QOLを低下させる。原疾患によって残された時間はまちまちであるが，この時間を「障害なく，自立し，自分らしく」生きることができる時間にするために転移性脳腫瘍の早期診断・早期治療が重要である。

  Note 脳神経の治療は，介護者たる家族の介護負担の軽減にも非常に重要である。

患者への説明例

●●● 転移性脳腫瘍の病態と治療法の説明

● 「かつて転移性脳腫瘍は，がん末期の手の打ちようがない病態と考えられていました。転移性脳腫瘍では多彩な神経機能障害により患者さんのQOLが損なわれ，『終末期を自分らしく生きる』機会を失ってしまいます。このため，治療継続は『自分らしさが損なわれた時間を延長させるだけの延命行為』として忌避され，治療中断という選択をとられることがほとんどでした。そうしてわずかな残された時間を，思うように動けず，コミュニケーションをとることも難しくなった患者さんをご家族が介護しながら，そのときを待たねばなりませんでした。

　しかしながら，近年のがん治療の目覚ましい進歩により，中枢神経死と中枢神経障害回避が期待できるようになってきました。従来，転移性脳腫瘍の治療は侵襲性の高い開頭手術と全脳放射線照射しか存在しませんでしたが，

第4章 がん進行への対応

1990年にガンマナイフが治療に導入されたことにより，大きなパラダイムシフトが生じました。定位放射線治療の特徴は，①低侵襲，②短い治療時間，③理論的に何度でも，④高い局所制御率——という4つの長所を有していることです。転移性脳腫瘍において『がんを根絶』することは難しいですが，出現する病変を『もぐらたたき』方式で次々と叩き続けていけば，神経障害を出現させることなく，原発巣によって寿命を迎えるまで『自分らしく』生きていくことができます。さらに，最近は分割照射により大型病変も定位放射線治療により制御できるようになってきました。治療は数日の入院で済むので原発巣の治療スケジュールに影響を与えず，同時進行で行うことができます。その後は3カ月に1回の造影MRIと，再発のつど定位放射線手術を繰り返すというメンテナンス的診療を根気よく継続します。条件は『全身状態が保たれていること』です。

　ご家族には○○さんが『自分らしさを保つための治療を受けること』の精神的サポートおよび，その過程で生じる可能性があるADLの低下へのサポートをぜひともお願いしたいと思います」

【引用文献】

1) Yamamoto M, et al：Stereotactic radiosurgery for patients with multiple brain metastases (JLGK0901): a multi-institutional prospective observational study. Lancet Oncol, 15：387-395, 2014 [PMID：24621620]

【参考文献】

・日本脳神経外科学会・監：脳腫瘍診療ガイドライン 2019年版 第2版. 金原出版，pp59-106，2019

第4章　がん進行への対応

10 がん性髄膜炎

頻　度 ★
緊急度 ★★

ファーストタッチ

- がん性髄膜炎は非常に予後不良であり，症状緩和を目的とした治療介入を行うことが多い。
- 診断には髄液検査と造影MRIを用いる。髄液検査は確定診断に有用であるが，感度が低いため2回の採取を検討する必要がある。造影MRIは比較的簡便に検査可能であり，脳溝や脳幹表面，脳神経などの造影効果に注目する。
- 治療には全身化学療法，髄注化学療法，放射線治療などが用いられる。患者のPS（performance status），症状，画像所見，がん種，頭蓋外病変の制御，遺伝子変異などを総合して治療方法が選択される。
- 近年登場している分子標的薬には，頭蓋内病変への有効性が報告されるものがあり，それら薬剤の標的遺伝子変異を有する患者では，より長期の予後が期待される。

がん性髄膜炎とは

- がん性髄膜炎は，腫瘍細胞が脳脊髄液を介して播種性に広がり，軟膜に沿って多発性の病変として認められる病態を指す。
- 悪性黒色腫患者の22〜46％，小細胞肺がん患者の10〜25％，乳がん患者の5％で認められる[1]。
- 病変の部位に応じて多彩な症状を呈する。主な症状は脳脊髄液の循環・吸収障害による頭蓋内圧亢進や水頭症，髄膜刺激による頭痛，悪心・嘔吐，脳神経症状として複視や顔面痛，小脳症状として歩行困難やふらつき，めまい，精神症状として見当識障害や認知機能低下がある。さらに脊髄に病変が存在する場合は神経根症状が生じる。
- 予後は非常に不良で，無治療の全生存率は4〜6週，治療を受けた患者は2〜3カ月とされている。ただし，治療による予後の延

長は明確ではなく，がん性髄膜炎への治療介入は基本的に症状緩和目的として行われる。

がん性髄膜炎の診断

- 診断としては**髄液検査**と**造影MRI**が有用である。

髄液検査

- 特異度は高いが感度は低く，陽性率は1回の穿刺で55％のため**2回の穿刺が推奨**され，一方で3回以上の穿刺については有益でないとされている[2]。

  Note ただし，状態の悪い患者が多く，実臨床上では髄液検査を行えないこともしばしばある。また，頭蓋内圧亢進による脳ヘルニアが危惧される症例については禁忌となる。

- 髄液の所見としては，細胞診での腫瘍細胞の他に髄液圧上昇，タンパク高値，糖低値，リンパ球増加などが認められる。

造影MRI

- 造影T1強調像にて，脳溝や槽に線状の異常増強効果がびまん性に認められる。異常増強効果は特に小脳や脳幹表面，脳神経などで指摘しやすい（図1）。脳表を走行する血管との判別が難しいが，**造影後にFLAIR像を撮像**することで血管が低信号と

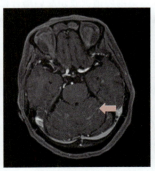 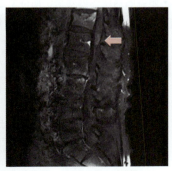

図1　がん性髄膜炎の造影MRI T1強調像（左：小脳，右：脊髄）

神経系

なり，異常増強効果を検出しやすくなる。
- 水頭症を生じている場合は脳室の拡大が認められる。脊椎MRIでも同様の所見が認められ，脊髄や馬尾にて複数の結節状造影効果を認めることがある。

治療

- がん性髄膜炎に対する治療としては全身化学療法，髄注化学療法，放射線治療がある。

  Note 前述のとおり，がん性髄膜炎による予後の延長効果には議論があり，実臨床上では緩和治療の一環として行われることが一般的である。

全身化学療法

- 全身化学療法は，以前は脳脊髄への移行が悪いことから効果に乏しいとされていた。ただし近年では，一部の分子標的薬・抗体薬物複合体が中枢神経病変へ有効であるという報告がなされてきている。乳がんにおいてはトラスツズマブ エムタンシン，非小細胞肺がんではオシメルチニブをはじめとした上皮成長因子受容体チロシンキナーゼ阻害薬（EGFR-TKI）[3]，未分化リンパ腫キナーゼ（ALK）阻害薬などである。これら薬剤の標的遺伝子変異を有する場合には，より長期の予後が期待される。
- 頭蓋内病変への効果が期待できる薬剤の選択肢がない場合には，高用量のメトトレキサート静注やカペシタビンの使用が検討される。

髄注化学療法

- 髄注化学療法は水頭症がなく，腫瘤形成のない全身状態の良好な患者が対象となり得る。
- 投与経路は腰椎穿刺，もしくはOmmayaリザーバー留置がある。腫瘤や結節を形成する病変については薬剤が届きにくいとされているため推奨されない。
- 薬剤はメトトレキサートやシタラビンなどが用いられる。

400

Note メトトレキサートは脳脊髄液より血液に移行し，腎から排泄されるため，低腎機能の場合は骨髄抑制への注意が必要である。

放射線治療

- 放射線治療は，全脳照射や局所の脊髄照射（図2）を30〜36Gy/10〜12分割で行うことが多い。
- 全脳・全脊髄照射は，根治性が期待できる原発性脳腫瘍による播種など限られた症例に対して実施されることがあるが，照射範囲が広範となり有害事象が強くなるため，**症状緩和を目的とする場合には全脳照射や局所の脊髄照射が行われる。**
- 全脳照射の有害事象は，急性期には皮膚炎，脱毛，宿酔，唾液腺炎，ドライアイ，中耳炎，外耳炎などがあり，晩期には認知機能低下が生じる。

Note ただし，認知機能低下が問題となる期間まで生存できることはまれである。

- がん性髄膜炎や髄膜播種がある場合，通常の全脳照射よりも眼球後面や尾側の照射野を広くすることもあるが，一定した見解はなく，症例・担当医ごとに個別に判断される。

Note 出現している神経症状の原因病変を十分に考慮した照射野の設定が必要である。

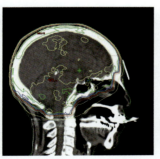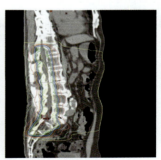

図2 全脳照射（左）と脊髄照射（右）の照射野例

神経系

難治性髄膜炎への対応

- 前述の全身化学療法，放射線治療を行っても治療に難渋することが多く，緩和治療を併用することが必要となる。

- 頭蓋内圧亢進・脳浮腫については**ステロイド**や**抗浮腫薬**が用いられる。一般的にはデキサメタゾン16mg/日の静注や，抗浮腫薬として濃グリセリン200〜400mL/日の静注，イソソルビド70〜140mL/日の内服が行われる。

- 難治性の水頭症の場合には，脳神経外科にて**脳室腹腔シャント術**が考慮され得る。

  Note ただし，侵襲性が高く，留置後に腫瘍細胞などによる閉塞や感染を生じるリスクがある。シャントを介した腹膜播種についてはまれとされている[4]。

【引用文献】

1) Le Rhun E, et al : Carcinomatous meningitis: Leptomeningeal metastases in solid tumors. Surg Neurol Int, 4 (Suppl 4): S265-S288, 2013 [PMID : 23717798]

2) Chamberlain MC : Leptomeningeal metastasis. Curr Opin Oncol, 22 : 627-635, 2010 [PMID : 20689429]

3) Yang JCH, et al : Osimertinib in Patients With Epidermal Growth Factor Receptor Mutation-Positive Non-Small-Cell Lung Cancer and Leptomeningeal Metastases: The BLOOM Study. J Clin Oncol, 38 : 538-547, 2020 [PMID : 31809241]

4) Kim HS, et al : Clinical outcome of cerebrospinal fluid shunts in patients with leptomeningeal carcinomatosis. World J Surg Oncol, 17 : 59, 2019 [PMID : 30917830]

第4章 がん進行への対応

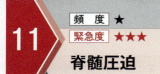

11 脊髄圧迫

頻度 ★
緊急度 ★★★

ファーストタッチ

- がんの脊髄・脊椎転移による脊髄圧迫は，転移性脳腫瘍と同じく患者のQOLを著しく損なう病態である。
- 治療の目的はQOLの改善である。
- 脊髄除圧のための局所治療に際し，全身化学療法の中断・待機・遅延のリスクが生じる。
- 治療は侵襲度，所要期間，メリットを患者ごとに個別に検討する必要がある。

臨床像と治療へのアプローチ

- 脊髄・脊椎転移のパターンには**髄内転移**，**髄膜播種**（髄膜がん腫症），**硬膜外転移**（脊椎転移）があり，ほとんどが硬膜外転移である。
- すべてにおいて脊髄圧迫が生じる可能性がある。
  Note その他，それぞれの局在に応じた病態が生じる。
- 脊髄・脊椎転移を有する進行がんにおいては，診断時にすでに全身多発転移を併発していることが多い。
- 局所療法の適応，選択には①症状改善が得られるか，②performance status（PS），予後予測を加味したうえで侵襲度，合併症のリスクは認容され得るものか，③有効な全身化学療法が存在するか——を考慮して決定する（図1）。
- 予後予測方法には**徳橋スコア**など，いくつかのスコアリングが存在する（表1）[1]。

脊髄圧迫

- 脊髄・神経根への圧迫により脊髄症および神経根症が生じる。
- **圧迫の画像評価**：脊髄治療計画は臨床症状とともに画像評価にて責任部位を特定して策定する。画像評価にはMRI T2強調像

神経系

	手術適応				非手術適応
症　状	麻痺	神経根痛	痺れ	軸性疼痛	膀胱直腸障害
脊髄圧迫程度 （ESCC Scale）	Scale 3	Scale 2		Scale 1	Scale 0
脊椎不安定性 （SINS）	不安定 （13点以上）		切迫不安定 （7〜12点）		安定 （7点未満）
予　後	1年以上		半年〜1年		半年以内
病変主座	硬膜外		硬膜内髄外		髄内
放射線感受性	低				高

図1　脊髄手術の適応

表1　徳橋スコア

特　徴	スコア		特　徴	スコア
全身状態			原発巣	
不良（KPS 10〜40%）	0		肺がん，骨肉腫，胃がん， 膀胱がん，食道がん， 膵臓がん	0
中等症（KPS 50〜70%）	1			
良好（KPS 80〜100%）	2		肝臓がん，胆嚢がん， 原発不明がん	1
脊椎以外の骨転移数				
3カ所以上	0		その他	2
1〜2カ所	1		腎がん，子宮がん	3
0カ所	2		直腸がん	4
椎体転移病変数			乳がん，前立腺がん， 甲状腺がん	5
3カ所以上	0			
2カ所	1		麻　痺	
1カ所	2		完全麻痺（Frankel A, B）	0
主要臓器転移			不完全麻痺（Frankel C, D）	1
切除不可能	0			
切除可能	1		なし（Frankel E）	2
主要臓器転移なし	2			

予後予測基準：合計スコア 0〜8＝6カ月未満，9〜11＝6カ月以上，12〜15＝
1年以上
KPS：Karnofsky performance status，100〜0%，100%が最良
〔Tokuhashi Y, et al：Spine（Phila Pa 1976），30：2186-2191, 2005より〕

Scale 0　骨内限局病変　　Scale 1　硬膜外病変　脊髄圧迫なし　　Scale 2　脊髄圧迫あり　髄液腔描出あり　　Scale 3　脊髄圧迫あり　髄液腔描出なし

図2　epidural spinal cord compression（ESCC）scale
〔Bilsky MH, et al：J Neurosurg Spine, 13：324-328, 2010 より〕

が有用であり，epidural spinal cord compression scale（ESCC scale）を用いて脊髄圧迫の程度を判断する（**図2**）[2]。

(1) 運動障害
- 脊髄前角障害や前根障害による**下位運動ニューロン障害**と，索路障害による**上位運動ニューロン障害**のパターンがある。一般に運動障害は早期であれば症状改善が得やすいため，症状の顕在化が認められた場合には早期に積極的な局所除圧治療を検討する。

(2) 感覚障害
- **後根障害による神経根痛**：「電気が走るような痛み」「身の置き所がないような激烈で耐え難い痛み」などと表現される。運動障害と同じく除圧による改善が期待できるため，症状の顕在化が認められた場合には積極的な局所除圧治療を検討する。
- **後索・脊髄視床路障害による痺れ**：「ジンジンする痺れ」「薄皮が一枚張っているような痺れ」と表現される。除圧による症状改善が期待できるが，除圧から症状改善までに時間経過を要することが多い。

(3) 膀胱直腸障害
- 脊髄円錐障害により生じる。一般的に，いったん出現するといかなる治療をもってしても改善の見込みは乏しい。

脊椎不安定性

- 硬膜外転移（脊椎転移）においては脊椎不安定性を呈すことがある。
- 脊椎不安定性は軸性疼痛の原因となり，痛みによるADL低下

神経系

を引き起こす。

- 脊椎の不安定性評価としてspinal instability neoplastic score（SINS）を用いる（**表2**）[3]。

表2　spinal instability neoplastic score（SINS）

SINS項目	スコア
位　置	
接合部（後頭-C2，C7-T2，T11-L1，L5-S1）	3
可動性脊椎（C3〜C6，L2〜L4）	2
セミリジッド（T3〜T10）	1
リジッド（S2〜S5）	0
横臥位による痛みの軽減，脊椎の動き/負荷による痛みの誘発	
あり	3
時折痛みがあるが動作性でない	1
なし	0
骨病変	
溶骨性	2
混合性（溶骨性/造骨性）	1
造骨性	0
放射線学的脊椎アライメント	
亜脱臼/偏位あり	4
もともとの変形のみ（後弯症/側弯症）	2
正常アライメント	0
椎体圧潰	
50%以上の椎体圧潰	3
50%未満の椎体圧潰	2
圧潰はないが椎体体積50%以上の腫瘍内含	1
上記のどれでもない	0
脊椎後外側構造（椎間関節，椎弓根または頭蓋頸椎移行部関節）への浸潤（骨折または腫瘍による置換）	
両側性	3
片側性	1
上記のどれでもない	0

〔Fisher CG, et al：Spine（Phila Pa 1976），35：E1221-E1229, 2010より〕

第4章　がん進行への対応

- 脊椎の不安定性による疼痛には放射線治療が無効であることが多いため，固定術を積極的に検討する。

脊髄空洞症

- 髄内転移において腫瘍細胞の播種や髄液タンパク濃度上昇によって髄液循環が障害されることにより，脊髄中心管に髄液が貯留して脊髄空洞症を併発し得る。
- **宙吊り型感覚障害**など中心性症候群を主とした障害が生じる。

髄内転移の特殊性[4)]

- 非常に珍しい（担がん患者の0.1〜0.4％）。
- 疼痛が少ないため早期発見が難しい。
- 診断から1カ月以内に完全麻痺に移行する急性増悪のリスクが高い。
- 診断後の平均生存期間は3〜6カ月である。
- 他の髄内腫瘍と同様，手術による機能回復が期待できる一方で，機能回復にはリハビリを含めた時間が必要である。
- 放射線治療は腫瘍の退縮に時間を要し，機能回復にはさらに長い時間を要する。

  Note 以上の要素から，手術・放射線治療の適応になりにくい。

転移性脊髄・脊椎腫瘍の治療選択肢

局所治療

(1) 放射線治療

- 放射線治療の主目的は疼痛緩和である。

①conventional external beam radiotherapy（conventional EBRT）

- 最も標準的な局所治療である。
- 合併症リスクが低い。
- 線量計画が簡便であり，迅速な治療が可能である。
- 単回照射と分割照射の選択肢がある。
- 除痛効果とともに脊髄の除圧効果も期待できる。

神経系

②体幹部定位放射線治療（stereotactic body radiotherapy：SBRT）

- 除痛効果がconventional EBRTに比べて優れている。
- 高線量照射による椎体骨折リスクが高い。

(2) 手術療法——脊髄・脊椎腫瘍摘出術

- 治療効果が最も迅速に得られる。
- 放射線治療に先行して積極的な除圧術を行うと，歩行機能改善がよいとする報告がある一方で，放射線治療単独と手術併用療法に差がないとする報告もある。
- 放射線感受性が低いがん種で圧迫症状が切迫しているものは手術を検討するべきである。

(3) 薬物療法

- 転移性脳腫瘍と同じく，古典的な抗がん薬は血液脳関門（blood brain barrier：BBB）を通過できないため，転移性脊髄腫瘍に対しての効果は乏しい。一方，転移性脊椎腫瘍に対しては他の骨転移と同様，抗がん薬が有効なことがある。

対症療法

(1) 手術療法

- **椎体形成術**：圧潰した椎体をバルーンで膨らまし，経皮経椎弓根的に骨セメントを注入する。除痛効果に優れる。腫瘍が椎体内に限局していない場合は適応外となる。
- **脊椎固定術**：脊椎の不安定性が強い症例，あるいは腫瘍切除や放射線治療により脊椎の不安定性が出現する可能性の高い症例に適応となる。

(2) 薬物療法

- 脊髄圧迫による痺れ・疼痛のメカニズムは複雑であり，その機序は依然として解明されていない。神経障害性疼痛をはじめ複合的要素からなる痛みであることが予想され，それらをターゲットとする薬物療法が行われる。
- **副腎皮質ステロイド（ベタメタゾン，デキサメタゾンなど）**：副腎皮質ステロイドには脳神経に対しての強力な抗浮腫作用があるため，急性の脊髄圧迫障害に対する内科的除圧として有効

第4章　がん進行への対応

である。

> **処方例**
> ベタメタゾン4mg＋生理食塩液50mL　点滴静脈内注射　12時間間隔

- Ca^{2+}チャネル$\alpha_2\delta$サブユニットリガンド（ミロガバリン，プレガバリン，ガバペンチン）：脊髄後根$A\delta$線維およびC線維末端において，Ca^{2+}取り込み阻害によりグルタミン酸をはじめとする神経伝達物質の放出を抑制する。

> **処方例**
> ミロガバリン20mg　1回10mg　1日2回　経口投与

- セロトニン・ノルアドレナリン再取り込み阻害薬（デュロキセチン）／三環系抗うつ薬（アミトリプチリンなど）：下降性疼痛抑制系神経末端におけるセロトニン・ノルアドレナリン再取り込み阻害作用により抑制系を賦活化する。

> **処方例**
> デュロキセチン40mg　1回40mg　1日1回　経口投与

- 附子末：トリカブトの根塊から抽出された附子末には，メサコニチンをはじめとするアルカロイドが含有され，脊髄内抑制系や下降性疼痛抑制系神経の賦活化により鎮痛効果を示すとされる。

> **処方例**
> 桂枝加朮附湯7.5g　1日3回　1回2.5mg　経口投与

専門医へのコンサルトのタイミング

- 急性〜亜急性の脊髄圧迫症状の画像検査で，転移性脊髄・脊椎腫瘍が疑われた場合は，可及的速やかに脊髄・脊椎外科外来を受診させ，診療方針を相談する。
- 無症候性の画像検査で転移性脊髄・脊椎腫瘍が疑われた場合は，

神経系

「転移性脳脊髄・脊椎の可能性がある」旨を患者および家族に説明のうえ，1週間以内に脊髄・脊椎外科外来を受診させ診療方針を相談する。

患者説明のポイント

- がんの脊髄への転移は脊髄圧迫により歩行障害や痺れ，痛み，膀胱直腸障害といった多彩な神経症状を惹起し，QOLを低下させる。原疾患によって残された時間はまちまちであるが，この時間を「障害なく，自立し，自分らしく」生きることができる時間にするために早期診断・早期治療が重要である。

  Note 脳神経の治療は，介護者たる家族の介護負担の軽減にも非常に重要である。

患者への説明例

> **●●●** 治療方針の説明
>
> ● 「転移性脊髄腫瘍では，脊髄圧迫による歩行障害や痺れ，痛み，膀胱直腸障害といった多彩な神経症状のために○○さんのQOLが損なわれ，『終末期を自分らしく生きる』機会を失ってしまいます。腫瘍を根本的に消し去ることは困難ですが，可及的速やかに脊髄への圧迫を取り除くことで症状が改善することが期待できます。薬による除圧は限定的な効果になるので，放射線と手術を併用することが妥当と考えます。原発がんの放射線への感受性と圧迫の緊急性をもとに治療法を選択します」

410

第4章　がん進行への対応

【引用文献】
1) Tokuhashi Y, et al : A revised scoring system for preoperative evaluation of metastatic spine tumor prognosis. Spine (Phila Pa 1976), 30 : 2186-2191, 2005 [PMID : 16205345]
2) Bilsky MH, et al : Reliability analysis of the epidural spinal cord compression scale. J Neurosurg Spine, 13 : 324-328, 2010 [PMID : 20809724]
3) Fisher CG, et al : A novel classification system for spinal instability in neoplastic disease: an evidence-based approach and expert consensus from the Spine Oncology Study Group. Spine (Phila Pa 1976), 35 : E1221-E1229, 2010 [PMID : 20562730]
4) Goyal A, et al : Intramedullary spinal cord metastases: an institutional review of survival and outcomes. J Neurooncol, 142 : 347-354, 2019 [PMID : 30656530]

11

脊髄圧迫

第 5 章

がん終末期

第5章　がん終末期

1 がん進行期の在宅医療

ファーストタッチ

- 終末期を自宅で迎えたい患者・家族は多く，「どうすれば自宅に帰れるか」を多職種で検討する。
- 在宅医療における薬剤投与の原則は"simple is the best"である。
- 終末期の苦痛に対する臨時投与薬（コンフォートセット）を事前に処方する。
- 地域連携において，医療福祉従事者同士の顔の見える関係作りが重要である。

在宅緩和ケア/在宅看取り

- 在宅緩和ケア患者の終末期のQOLは病院やホスピスと比較して有意に高く，身体の苦痛なく過ごせた実感は病院と比較して有意に高いという報告がある[1]。
- 在宅医療の対象者は通院困難な患者である。単に寝たきりの状態ということだけではなくとも，身体機能・認知機能が低下した結果，通院時に家族や介護者などの助けが必要である場合も対象になる。

  Note がん，非がんを問わず，全身状態が低下しており，外来通院中の時期に比べて状態が変化しやすく，迅速な対応が求められる場合も多い。

- 在宅医療を受ける場所は，個人宅（患者・家族宅），有料老人ホーム，グループホーム，サービス付き高齢者向け住宅など，多岐にわたる。
- 主な介護者は，家族，施設の介護・看護職員などさまざまである。また，独居のため介護者不在の場合もある。
- 2014年版厚生労働白書によると，死を迎えたい場所について，「自宅」が49.5％と最も高く，「病院・診療所」が17.9％，「老人ホーム・介護老人保健施設」が3.3％となっている。しかしな

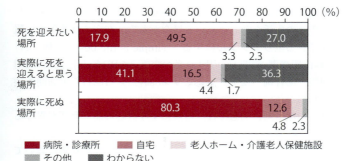

図 最期を迎える場所――希望と現実

〔厚生労働省：平成26年版厚生労働白書 健康・予防元年（https://www.mhlw.go.jp/wp/hakusyo/kousei/14/backdata/1-2-4-03.html）より〕

がら，実際には「病院・診療所」で死亡した人が80％を超え，自宅で死を迎えた人の割合は12.6％にとどまる（図）[2]。

- 終末期を自宅で迎えたいものの，その希望が叶えられない理由として，①在宅医療資源の問題（病院・診療所や訪問看護ステーションの不足），②本人や家族の不安や誤解（「家族に迷惑をかける」「病院にいたほうがよい治療を受けられる」），③病院側の医療スタッフの在宅医療に対する認識不足や誤解（「この状態では自宅に帰れない」）――がある。
- 患者・家族が在宅療養を希望している場合には「どうすれば自宅に帰れるか」を多職種で検討する。

在宅医療における薬剤投与の実際

- 調剤薬局は病院と異なり，採用薬の制限はない。在庫の管理上の問題がなければ，市場に出ている薬剤は自由に選択できる。
- 在宅医療で使用できる注射剤は，高カロリー輸液を含め，厚生労働大臣が定める注射剤に限定されているが，院外処方で処方可能である。

- 病院の医師は投薬や医療処置が多くなる傾向があり，結果として患者の生活を苦しめている場合がある。在宅では**薬剤や処置をできる限りシンプルにする**（"simple is the best"）（例：1日3回内服の薬→1日1回内服の薬へ変更，ARBとCa拮抗薬の2剤内服→配合剤へ変更，インスリン3回打ち→1回打ち＋訪問看護の利用など）。
- 麻薬や注射剤に関しては，施設により対応可能な範囲が異なるため，在宅医療へ移行前に使用可能か確認が必要である。
- 在宅における持続皮下注射は，特に内服困難な重症例において有用である。処置も静脈注射に比べ簡便で，患者の体動によって制限されない。
- モルヒネの持続皮下注射は，在宅緩和ケアの疼痛管理で多く行われている[2]。

  Note 注入用ポンプ（電動・非電動）が必要となるため，実施できない施設もある。

- 緊急時であっても，医師の往診・診察のうえで薬剤を処方するという順序であるため，タイムラグが発生し，症状緩和の遅れにつながる。そのため，がん患者に生じうる苦痛に対するコンフォートセットを事前に処方し，療養場所に配置しておくことはよく実践されている[3]。
- コンフォートセット処方の際は，家族・介護者が使い慣れた薬剤や剤形を選択し，状況により内服困難時の選択肢も念頭に置く（表）。

  Note 実際の運用時には，今後起きうる症状や予測される経過を訪問看護師，薬局薬剤師，介護者の間で共有し，その後のアセスメント・モニタリングを協働して行う。

- 麻薬を含む服薬管理，ポリファーマシー対策，内服困難者への対応（剤形変更，粉砕，簡易懸濁の判断）など，薬剤師との連携は重要である。

緩和ケアとしての呼吸管理のエビデンス

- 酸素療法は，低酸素血症の是正が目的であり，それによって身

第5章　がん終末期

表　コンフォートセット（実際の処方例）

	経　口	非経口
発　熱 疼　痛	ロキソニン®錠60mg　1錠 カロナール®錠500　1錠	アンヒバ®坐剤小児用 200mg 1～2個 ボルタレン®サポ®25mg
嘔　気	ナウゼリン®OD錠10　1錠 ノバミン®錠5mg　1錠	ナウゼリン坐剤30
呼吸困難	コデインリン酸塩錠20mg　1錠 ワイパックス®錠0.5　1錠	ダイアップ®坐剤4 ブロマゼパム坐剤3mg
便　秘	センノシド錠12mg　1錠 ラキソベロン®内用液0.75%	テレミンソフト®坐剤 10mg
不　眠	ワイパックス®錠0.5　1錠 デパス®錠0.5mg　1錠 デジレル®錠25　1錠	ダイアップ®坐剤4mg ブロマゼパム坐剤3mg
不　穏	ワイパックス®錠0.5　1錠 デパス®錠0.5mg　1錠 リスパダール®OD錠0.5mg　1錠 セロクエル®25mg錠　1錠	ダイアップ®坐剤4mg ブロマゼパム坐剤3mg ワコビタール®坐剤100

〔橋本孝太郎：在宅医療で用いることが多い薬剤は？がん治療医が
本当に知りたかった緩和ケアのレシピ（倉田宝保・監），
メジカルビュー社，p303，2020より〕

体機能や生命予後の改善を目指すが，呼吸困難の緩和を目的に
行うものではない。

- **在宅酸素療法（HOT）**の保険適用基準は，①高度慢性呼吸不全
例（安静時PaO_2 55mmHg以下の場合，もしくは55～60mmHg
で睡眠時または労作時に著明な低酸素血症をきたす場合），
②肺高血圧を伴う場合——などとされている。
- SpO_2が90％を維持できるように投与量を調整する。高濃度の
酸素吸入が必要な場合，鼻カニュラではなく，酸素マスクある
いはリザーバー付き鼻カニュラ（オキシマイザー®）を用いる。
- 労作時低酸素血症を伴う慢性閉塞性肺疾患（COPD），間質性
肺疾患に対しては，労作時酸素投与による呼吸困難の改善が示
され，JAMAのガイドラインでも労作時SpO_2＜88％の場合に
ついてHOTが条件付き推奨となっている[4]。
- がん終末期の緩和ケアとしての**非侵襲的陽圧換気療法（NPPV）**

の使用が評価されており，呼吸困難の改善，モルヒネ使用量の減量が示された[5]。ATS/ERSのガイドラインでは，がん終末期で呼吸困難のある場合，マスク不快や皮膚トラブルなどがない範囲で緩和目的のNPPVが条件付き推奨となっている[6]。

Note 在宅NPPVは神経筋疾患，拘束性胸郭疾患，COPD患者の慢性Ⅱ型呼吸不全に有効であるが，がん終末期の緩和ケアにおけるエビデンスは乏しい。

- **高流量鼻カニュラ（HFNC）** は使用が簡便で忍容性が高いため，さまざまな場面で使用されるが，緩和ケアにおいてNPPVやHOTより優れるという明確なエビデンスはまだない。

Note 在宅HFNCの保険適用は，HOT使用中のCOPD患者（日中$PaCO_2$ 45〜55mmHgもしくは55mmHg以上でもNPPV不耐の場合など）に限られる。

在宅医から病院医へのリクエスト

- 胸腔ドレーン管理，麻薬の持続皮下注射，高カロリー輸液などは，在宅でも対応可能である。「在宅では無理だろう」と判断せずに，まずは在宅医に相談してほしい。
- わが国において在宅緩和ケアを受けたがん患者の調査では，在宅医療開始時に半数以上の患者に介入を要する疼痛があった[2]。在宅の現場では医療者が常に患者のそばにいるわけではないため，疼痛コントロールが難しい。在宅移行前に疼痛緩和が得られているとよい。
- がんの詳細な情報（がんの種類・遺伝子変異，転移臓器，胸腹水の有無など）があると，今後起こりうる症状をある程度予測することができ，在宅医は対応しやすい。

地域連携におけるポイント

- 進行がん患者の担当医は，患者が「自宅で過ごしたい」と考えている可能性を念頭に置き，早期から「通院できなくなった際の療養場所」を相談し，医療ソーシャルワーカーと連携して患

第5章　がん終末期

者の療養場所について具体的かつ現実的な方針を立てておく。

- 末期がんは介護保険の特定疾病となっているため，**40歳から介護サービスを利用できる**。介護保険の認定を迅速に行い，在宅ケア移行への律速とならないようにする。
- 介護申請時には，主治医意見書の診断名の欄に末期がんであることを明記し，認定調査や介護保険認定審査会での迅速な対応を要望する。すなわち，意見欄に「末期がんであり，今後急速に状態が悪化する可能性が高い」ことを明記する。
- ケアマネジャー，医療ソーシャルワーカー，訪問看護師らと早めに連絡をとり合い，情報を共有する。
- 退院前カンファレンスを実施する。病院と在宅の医療福祉従事者同士が，顔の見える関係を作っていくことがよい連携につながる。

患者への説明例

💬 自宅療養を提案する際の説明

- 「○○さんは，がんの進行による痛みや呼吸困難などの症状が出てきてしまい，定期的に通院をしていくのが難しくなっているように感じました。以前より，最期は自宅で家族と過ごしたいとおっしゃっていましたので，自宅に先生や看護師さんに定期的に来てもらって，自宅療養ができるように調整しておいたほうがよいかと思います。まずは，いまの状況で自宅に帰れるか，当院のソーシャルワーカーと相談します。訪問診療が始まったからといって今後当院にかかれなくなるわけではなく，訪問診療を受けながら必要があれば入院治療を受けるという方法もありますのでご安心ください」

【引用文献】

1) Kinoshita H, et al : Place of death and the differences in patient quality of death and dying and caregiver burden. J Clin Oncol, 33 : 357-363, 2015 [PMID : 25534381]

2) 橋本孝太郎, 他 : 在宅緩和ケアを受けた終末期独居がん患者の背景や診療実態と自宅死亡の関連要因. Palliative Care Research, 13 : 39-48, 2018

3) 新城拓也 : 在宅コンフォートセット. 在宅医療バイブル 第2版(川越正平・編), 日本医事新報社, pp473-478, 2018

4) Wenger HC, et al : Home Oxygen Therapy for Adults With Chronic Obstructive Pulmonary Disease or Interstitial Lung Disease. JAMA, 326 : 1738-1739, 2021 [PMID : 34726722]

5) Nava S, et al : Palliative use of non-invasive ventilation in end-of-life patients with solid tumours: a randomised feasibility trial. Lancet Oncol, 14 : 219-227, 2013 [PMID : 23406914]

6) Rochwerg B, et al ; Raoof S Members Of The Task Force : Official ERS/ATS clinical practice guidelines: noninvasive ventilation for acute respiratory failure. Eur Respir J, 50 : 1602426, 2017 [PMID : 28860265]

第5章　がん終末期

2 がん患者とDNAR

ファーストタッチ

- DNARはあくまで心肺蘇生に関する指示であることを正しく理解する。
- 患者との間でDNARの合意をとる必要があるのは，本人の意向の重視と医療安全上という2つの理由による。
- DNARの対象となる患者は，心肺蘇生術が成功しない病状であることが前提である。
- がん患者だからという理由で一律にDNARの合意をとるのではなく，がん自体の予後と原疾患の回復可能性を検討したうえで判断する。
- 合意にあたっては本人の意向と医学的適応のバランスを考える。
- DNARはACP（advance care planning）の一環として行う。
- 患者本人の意向を尊重する観点から，家族に対して「DNARを決めてきてください」とは言わないようにする。

DNARを正しく理解する

- 「Do not attempt resuscitation（DNAR）」とは，「心肺蘇生を望まない」という患者の事前意思に従って，医師が他の医療者に対し「心肺蘇生術を行うな」という指示を出すことであり，**「医学的に回復の見込みはないから試みるな」という意味**である[1]。
- DNAR≠終末期医療の治療差し控え。DNARは終末期医療や延命措置を行わないということではなく，あくまで心肺蘇生に関する指示である。「DNARだから輸血しない」「人工透析しない」という考えは誤りである。
  Note　心肺蘇生以外の医療方針については別個に議論する。
- 「胸骨圧迫は行うが気管挿管はしない」といったpartial CPRも行うべきではないと日本集中治療医学会は推奨している[2]。

- 「急変」の語句を使用することは推奨されない。例えば，心肺停止を曖昧な語句にすり替えるべきではない。また，極めて近い将来に死亡することが予想される患者の心肺停止を「急変」と表現するのは相応しくない[2]。
- がんに対する積極的な治療を行わず，症状緩和の治療のみを行う best supportive care（BSC）は自動的にはDNARとはならない。これらは別の内容であるため，別途話し合う。
- 心肺蘇生術は，心肺蘇生を目的に行う医療処置である。

  Note 家族の，患者の最期に立ち会いたいという気持ちに寄り添う必要はあるが，家族の求めがあったとしても，成功しない蘇生術を行うこと以外の方法を模索するべきであろう。

DNARの合意をとる理由

- 患者・家族との間でDNARの合意をとる理由は，①「本人の意向重視」：人生の最終段階において患者本人や家族の意向を反映させた医療を提供するため，②「医療安全上」：蘇生術が必要な患者（例：高齢だが，蘇生術が成功する可能性のある患者）に蘇生術が行われないことを防ぐ，または蘇生術が不要な患者（例：蘇生が成功する可能性がなく，本人も蘇生術を望まない患者）に蘇生術が行われることを防ぐこと——の2点である。
- 本書の読者の多くは病院勤務医と推察するが，医療安全上の理由（さらにいえば病院や医療者側の都合）で患者・家族は慣習的なDNARの合意を求められているという意識が必要である。あくまで，すべての医療は患者の幸せな生活を優先に考えるべきである。
- なお，在宅医療の現場では，蘇生術を行わないことについての話し合いはなされるが，一般的に同意書を作成することはない。

DNARの対象となる患者

- 医学的に心肺停止時に心肺蘇生術を行っても成功の可能性がない患者が対象となる。

第5章　がん終末期

- がん患者には「何があるかわからない」という漠然とした理由でDNAR指示を出してはいけない。「何か」とは何を示すのか，出血なのか，脳梗塞なのか，肺塞栓なのか，敗血症なのか。その患者に起こり得る「急変」のリスクをどのように見積もっているのかを説明できなくてはならない。
- 終末期がん患者においては，**performance status（PS）**，**日常生活動作**（activities of daily living：**ADL**）の低下とともに予後の予測が可能となってくる。
- また一般的に，がん患者が原疾患の進行により衰弱してADLが低下した場合の予後は短めの月単位と考えられる。
- がん患者が入院した場合は，一律にDNARの同意書をとるのではなく，がん自体の予後と入院の理由となった病態からの回復可能性を検討し，DNARの対象となるかを医療チームで判断する。

  Note　もちろん，DNARの方針が定まっていない患者に予想を超えた「急変」が起こる可能性はある。その際はまず救命治療を行い，急変が起きた理由と回復の可能性を検討すべきであろう。

本人の意向と医学的適応のバランスを考える

- すべての医療は本人の意向を尊重したうえで行う。
- 特に人生の最終段階の医療については，厚生労働省の『人生の最終段階における医療・ケアの決定プロセスに関するガイドライン』に沿って意思決定支援を進めなければならない[3), 4)]。

  Note　家族の意向も考慮はするが，あくまでも本人の意向が重要である。病状悪化や意識障害などで本人の意向が確認できなくても，本人の意思を推定し，治療ケアに反映させる必要がある。

- その一方で，ただ本人の指定した医療行為をすればよいわけではない。すべての医療行為は，本人の意向と医学的適応のバランスを中心（医療倫理の原則でいうと「自律尊重」と「善行・無危害」と表現される）に，周囲の状況も踏まえて合意を目指していく。
- 医学的に蘇生術が成功する可能性がほとんどない，または成功したとしても極めて短時間である，または本人が望むような成

功（例えば社会復帰のような）が得られない，といった患者は，蘇生術についての医学的な適応は「ない」といえる。

- このような病状にある患者または家族が蘇生術を行いたいという場合には，その理由を尋ねるべきである。

    Note 理由を尋ねていくことで，蘇生術を行いたいという表面上のニーズに隠れた真のニーズにたどり着くことができるかもしれない。

- 蘇生術についての医学的な適応が「ない」場合，最終的には医学的な推奨として，蘇生術は行わない方向で合意形成ができるように進めていく。近年は，医療における意思決定支援に望ましい選択の方向性が明らかな場合，その選択肢を選びやすくする設計とし，そのうえで，その選択肢を拒否する権限も与えるリバタリアン・パターナリズムという概念や，その方法論であるナッジ（相手の行動や選択をそっと後押ししたり促すこと）が用いられている（図）。ただDNARについては，従来のパターナリズムに近い話し合いの仕方が相応しい場合もある。

DNARはACPの一環として行う

- DNARの話し合いは本人とするのが基本である。
- 「蘇生術をするか？」「しないか？」と選ばせるための話し合

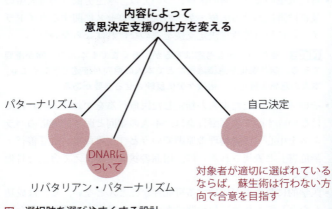

図　選択肢を選びやすくする設計

いではなく，どちらかというと「蘇生術を行わないようにしましょうね」という確認をするような話し合いになる。

Note なぜ「結末がわかっているような，それも本人にとって侵襲的と思われる話し合いを本人とするのか」と感じるかもしれないが，このDNARの話し合いはACPの一環ととらえるのがよい。

- ACPとは，自らが望む人生の最終段階における医療・ケアについて，前もって考え，医療・ケアチームなどと繰り返し話し合い共有する取り組みのことである[5]。
- 自らの人生の最終段階を意識することで，本人は時間を有効に使える可能性がある。

Note 将来的に心停止が起きたときのことを考えることで，医療処置を決めておくことだけではなく，残りの人生の過ごし方を考えることができるかもしれない。大事にしたいもの・人などを考えるきっかけ作りとしてDNARの話し合いは機能する可能性があり，そのような意識をもってDNARの話し合いをすべきである。

患者説明のポイント

- BSCの方針となった際に，同時にDNARの指示を出すのは早急過ぎる。
- ACPの一環として，「例えばこの先，がんで衰弱し，心臓が弱っていって止まったときに心臓マッサージなどを望みますか？」と尋ねるのはよい。患者が心臓マッサージを望むなら，その理由を掘り下げていく。患者が「私は『延命治療』は望みません」と言うならば，「○○さんの考えている『延命治療』とは何でしょうか？」と尋ねることで，本人のニーズがみえてくる。このようなプロセスがACPである。
- 一方で，本人も十分に死期を理解しているような，予後予測が週単位以内の患者本人に心肺蘇生術の意向を尋ねることで，本人の残りの人生におけるメリットがあるだろうかと考える。心肺蘇生術の希望の有無のみを，一律に本人に尋ねるようなことはしてはならない。

DNARを家族に「決めてきてください」と言ってはいけない理由

- 現在も病院では，終末期がん患者の家族にのみ「予後が厳しい」という説明を行い，「蘇生術を行うかどうか，家族で決めてきてください」と伝える事例が散見される。これまでの解説と重複する部分もあるが，もう一度，現在もみられるこのような事例を正さなければいけない理由を示す。
- 人生の最終段階の医療ケアでは，本人の意向を尊重し，意思決定支援を行うのがわが国の方針である。
- 蘇生術についてもACPの一環であり，残りの人生をよりよく過ごしてもらう目的で本人と話し合う。本人と話すには侵襲性が高いと考えるのであれば，家族や親しい人に本人の意向を推定してもらう。

  Note 家族などの意向は別のものとして尊重する。
- DNARの対象となる患者は，蘇生術が成功しない病状であることが前提である。
- 医学的にはDNARが勧められない病状であるため，家族に決めさせるのではなく，本人の意向を中心に（推定意思でもよい），家族と医療・ケアチーム皆で合意したというかたちにすべきである。医療・ケアチームも本人の意思を考慮して，本人の望む過ごし方に近づくような治療ケアを提供するために方針決定に関与しているというかたちが相応しい。
- また，身寄りのない入院患者のDNARの問題も散見される。血眼になって親族を探し，ほとんど絶縁状態だったその人にDNARの同意書をとるといったことも行われてきたが，現在はそのような方法を行うべきではない。
- 本人の意向が不明な場合には，親族・血族ではなくとも本人の意思を推定できるような人から本人の価値観や選好を尋ねる（例えば友人，民生委員，介護施設の職員，地域の医療スタッフなど）。
- 病状として蘇生術の医学的適応がなければ，病院の医療・ケアチームと，必要ならば臨床倫理コンサルテーションチームとともに，できる限り本人の意向を推定したうえで，本人にとって

第5章　がん終末期

最良の過ごし方になるような医療ケアを提供する[3), 4), 6)]。

おわりに

- DNAR指示があれば，「『急変時』に何もしなくてもよい」ということではない。
- 例えば，がん患者でも食物誤嚥による窒息により心肺停止したならば，もしDNAR指示があったとしても，できる限りの初期対応が求められる。
- また，DNAR指示があったとしても，患者の予測し得ない心肺停止時には現場の判断が重要となる。
- DNAR指示が出ていたとしても，心肺停止の現場に立ち会った医療者は，そのDNAR指示に至るプロセスが適切であるかどうかを確認すべきである。

【引用文献】
1) Hadorn DG : DNAR: do not attempt resuscitation. N Engl J Med, 320 : 673, 1989 [PMID : 2918886]
2) 西村匡司, 他 : Do Not Attempt Resuscitation（DNAR）指示のあり方についての勧告. 日本集中治療医学会雑誌, 24：208-209, 2017
3) 厚生労働省：人生の最終段階における医療・ケアの決定プロセスに関するガイドライン（改訂 平成30年3月）. 2018（https://www.mhlw.go.jp/file/04-Houdouhappyou-10802000-Iseikyoku-Shidouka/0000197701.pdf）
4) 厚生労働省：人生の最終段階における医療・ケアの決定プロセスに関するガイドライン解説編（改訂 平成30年3月）. 2018（https://www.mhlw.go.jp/file/04-Houdouhappyou-10802000-Iseikyoku-Shidouka/0000197702.pdf）
5) 厚生労働省：「人生会議」してみませんか（https://www.mhlw.go.jp/stf/newpage_02783.html）
6) 厚生労働省：身寄りがない人の入院及び医療に係る意思決定が困難な人への支援に関するガイドライン. 2019（https://www.mhlw.go.jp/content/000516181.pdf）

【参考文献】
・日本臨床倫理学会：DNAR指示に関するワーキンググループの成果報告（https://c-ethics.jp/deliverables/detail01/）
・日本臨床倫理学会：日本版POLST（DNAR指示を含む）作成指針（https://c-ethics.jp/deliverables/detail02/）
・日本臨床倫理学会・監：臨床倫理入門. へるす出版, 2017
・日本臨床倫理学会・編：臨床倫理入門Ⅱ各科領域の臨床倫理. へるす出版, 2020
・堂囿俊彦, 他・編著：倫理コンサルテーション ケースブック. 医歯薬出版, 2020

第5章 がん終末期

3 抗がん薬のやめどき

ファーストタッチ

- がん患者の病の軌跡を知る。
- 進行がんでは，積極治療には限界があること，緩和ケアも並行して行っていくことを治療開始前に伝えておくことが大切である。
- 抗がん薬のやめどきは，①固形腫瘍で全身状態が悪いとき，②さらなる抗がん薬治療による臨床的意義を支持する強いエビデンスがないとき——である。
- 進行がんでは，**アドバンス・ケア・プランニング**（advance care planning：**ACP**）について，治療医や緩和ケア医だけでなく，総合診療医やプライマリケア医も関わっていくことが大切である。

病の軌跡（illness trajectory）を知る

- がん患者は，亡くなる1カ月くらいまでは元気でいることが多い（図1）。
- がんの標準治療（積極治療）が終了しても，患者は元気なこと

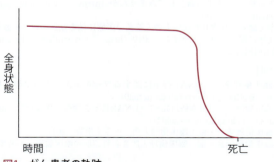

図1　がん患者の軌跡

428

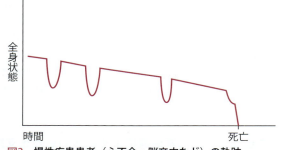
図2 慢性疾患患者（心不全・脳卒中など）の軌跡

が多い。

Note 標準治療終了後〜全身状態悪化までの期間は，がん種，個別の状況によりさまざまである。

- 心不全・脳卒中などの慢性疾患では，年単位で全身状態が次第に悪くなり，悪化・改善を繰り返す（図2）。

抗がん薬をやめる基準

- 米国臨床腫瘍学会（ASCO）の「やってはいけないリスト」[1), 2)]を参考にする。

①固形腫瘍で全身状態が悪いとき，エビデンスに基づいた前治療が無効であり臨床試験の適格基準を満たさないとき

- 全身状態が悪いときはperformance status（PS）3〜4が該当する。
- 臨床試験の適格基準とは，一般的には全身状態・臓器機能の良好な患者のことである。全身状態・臓器機能が不良な場合は予後も不良であり，抗がん薬治療の効果も出にくく，副作用が強く出る可能性が高くなる。

Note 簡単な目安としては，通院できる体力がなくなってきたら，抗がん薬治療を続けるメリットは少ない。

- 全身状態が悪い状況でも，一部の施設では入院のうえ抗がん薬治療を継続しているケースがみられるが，このような場合には第三者からも「抗がん薬をやめてもよいのでは？」とアドバイスしてよいと思われる。
- 例外として，未治療で，副作用が少なく治療効果が非常に高いと予測される分子標的薬（例：非小細胞肺がんに対するオシメルチニブなど）がある。

②さらなる抗がん薬治療による臨床的意義を支持する強いエビデンスがないとき

- 一般的には，診療ガイドラインでも推奨されていない場合である。
- 診療ガイドラインで推奨されていない治療を行うことで患者の生存期間延長やQOL維持に寄与するエビデンスはなく，推奨もされない。
- 診療ガイドラインで推奨されている場合でも，①の全身状態・臓器機能が悪い場合は，積極治療は適応にはならない。
- 全身状態がよくても，有効性を示すエビデンスがない抗がん薬による治療をすることは，延命効果もなく，QOLも悪化するというコホート研究もある[3]。
- 多くのがん種では，診療ガイドラインで推奨かつ標準治療とされているのは二次，三次治療までである。それ以降のラインでの治療に関しては，効果がみられた一次治療にもう一度戻って治療することのエビデンスは乏しい。

③特定の標的分子異常をもつ患者に対するエビデンスが得られていない分子標的治療

- がんゲノム診断（遺伝子パネル検査）は保険適用になったが，実際にゲノム診断でエキスパートパネルから推奨される治療薬がみつかる可能性は約10％程度である。
- ゲノム診断で遺伝子変異がみつかったが，エキスパートパネルから推奨されない（推奨されるエビデンスがない）治療薬は，治験や研究目的以外で行われることは推奨されない。

第5章　がん終末期

抗がん薬のやめどきとACP

ACPとは

- ACPとは，患者・家族・医療従事者の話し合いを通じて，患者の価値観を明らかにし，これからの治療・ケアの目標や選好を明確にするプロセスのことである。

- 身体的なことにとどまらず，心理的，社会的，スピリチュアルな側面も含む治療やケアの選好は定期的に見直されるべきである。

  Note　スピリチュアルペインとは霊的痛みともいわれるが，「なぜ，こんな病気になってしまったのか？」「不治の病になり，生きていく意味があるのか？」「家族や周りの人に迷惑をかけて申し訳ない」というような苦痛ととらえるとわかりやすいと思われる。

- 医療代理人の選定や医療・ケアの選好を文書化してもよい。

- がん専門医だけでなく，総合診療医やプライマリケア医もACPについて関わっていくべきである。

- DNAR（Do not attempt resuscitation）取得などの承諾を得るための事前指示書（アドバンス・ディレクティブ）とは異なることに注意する。

がん患者に対するACP[4]

- 進行がんと診断されたときから標準的抗がん薬治療と同時に緩和ケアを行っていくことは，患者・家族のQOLを向上させ，（無駄な）抗がん薬治療を避け，延命にも寄与する可能性がある。

- 治療医は，患者が化学療法を実施できなくなってきてからではなく，患者が進行がんと診断されたときから，**ホスピスケアについての情報提供，治療の目的（治癒でなく，よりよい共存），（余命告知でなく）予後について話し合う**べきである。

早期緩和ケアを導入するタイミングとポイント[5]

- 進行がん患者に対して，**進行がんと診断された後8週以内**に，積極治療と同時に早期緩和ケアを導入することが推奨される。

- 早期緩和ケアに関するメタアナリシス[6]で，早期緩和ケアを導入することは患者のQOLを向上させることに寄与するとされている。

早期緩和ケアの7つの要素

- 信頼関係の構築（ラポール形成）
- 病状の理解（治癒困難，予後が限られていること）
- 治療の意思決定支援（抗がん薬の限界と緩和ケアの選択肢）
- End of life planning（discussion）
- 症状に対するケア
- コーピング（ストレスや困難な状況への具体的な行動・対処）の仕方
- 家族へのケア

- 上記に加えて，患者本人が大切にしていること，楽しみにしていること，ライフイベントなどを聞くこともよい。

  Note 必要に応じて，他の専門医（精神腫瘍医，緩和ケア医など）とも連携する。

患者へ説明する際の注意点[7]

- 抗がん薬をやめることは，諦めることではないということを強調する。
- 積極治療や抗がん薬治療を続けることで，むしろ命が縮まる可能性があることを伝える。
- 積極治療は難しいが，緩和的治療は最期まで継続できることを伝える。

  Note ACPを進めていくのは，医師（がん治療医，緩和ケア医，プライマリケア医）だけとは限らない。緩和ケアチーム，看護師，薬剤師，ソーシャルワーカー，ケアマネジャーなどが連携して進めていくのがよい。

- 医師と患者，1対1でACPを行うよりも，家族や他の医療従事者（看護師，ソーシャルワーカーなど）もできるだけ同席してもらうのが望ましい。
- いきなり終末期医療の話をすべきではない。まずは病状の理解（治癒困難，予後が限られていること），治療の意思決定の意向（抗がん薬による治療には限界があること，緩和ケアという選択肢について）を十分に話し合うべきである。

- 患者の希望を支えるコミュニケーションが大切である。安易な余命宣告は禁物である。
- ACPは1回きりで終わるものではない。医療従事者は焦らず，患者の状況を把握しながら慎重に進めていく。
- プライマリケア医が，がん患者のACPに関わることにより，過剰な化学療法を減らし，ホスピスケアを促進させる[8]。

患者への説明例[7]

抗がん薬による治療と予後に関する説明

- 「私は，○○さんの治療がうまくいって，治療効果が出ることを期待したいです。ただ，治療が必ずうまくいくとは限りません。効果が出なかった場合のことも話し合っておきたいのです。最善を期待しつつ，最悪にも備えていくことは大切だと思うのです」
- 「治療がなくなることはありません。つらい症状を抑えていく緩和的治療は最期までできますし，しっかりやっていくことが大切です。無理に抗がん薬治療を続けることは，かえって命を縮めることになる可能性もあるのです」

緩和的治療の説明

- 「緩和的治療も大切な治療です。緩和的治療は緩和ケアともよびます。狭い意味ですと，がんに伴う痛みやつらい症状に痛み止めや麻薬を使うなどの対応になりますが，広い意味ですと，QOLを大切にすることです。ご自身の楽しみ，大切にしたいことをやっていくことも緩和的治療の一つともいえます。最近の研究では，緩和的治療を積極治療と並行してやっていくと，QOLがよくなるばかりではなく延命効果もあるという研究結果もあるくらいですから，緩和的治療も治療の一つと考えてよいと思います」

💬 患者に寄り添う声掛け

● 「最期まで見放しません。抗がん薬が使えなくなったとしても，緩和ケアや在宅医療をすることになっても，最期まであなたの主治医です」
● 「今後も最善を尽くしていきます。大丈夫ですよ。一緒に頑張っていきましょう」
● 「最後まで諦めないで，一緒に頑張っていきましょう」
● 「今後も決して見捨てることはしません。最善の方法を一緒に考えていきましょう」
● 「最期まで○○さんの主治医ですから，いつでもご相談ください」

【引用文献】

1) Schnipper LE, et al : American Society of Clinical Oncology 2013 top five list in oncology. J Clin Oncol, 31 : 4362-4370, 2013 [PMID : 24170249]
2) Schnipper LE, et al : American Society of Clinical Oncology identifies five key opportunities to improve care and reduce costs: the top five list for oncology. J Clin Oncol, 30 : 1715-1724, 2012 [PMID : 22493340]
3) Prigerson HG, et al : Chemotherapy Use, Performance Status, and Quality of Life at the End of Life. JAMA Oncol, 1 : 778-784, 2015 [PMID : 26203912]
4) Smith TJ, et al : American Society of Clinical Oncology provisional clinical opinion: the integration of palliative care into standard oncology care. J Clin Oncol, 30 : 880-887, 2012 [PMID : 22312101]
5) Ferrell BR, et al : Integration of Palliative Care Into Standard Oncology Care: American Society of Clinical Oncology Clinical Practice Guideline Update. J Clin Oncol, 35 : 96-112, 2017 [PMID : 28034065]
6) Haun MW, et al : Early palliative care for adults with advanced cancer. Cochrane Database Syst Rev, 6 : CD011129, 2017 [PMID : 28603881]
7) 勝俣範之：ACPの実践はこうやっています．Cancer Board Square，5：20-27，2019
8) Earle CC, et al : Aggressiveness of cancer care near the end of life: is it a quality-of-care issue? J Clin Oncol, 26 : 3860-3866, 2008 [PMID : 18688053]

第5章　がん終末期

4 終末期の対応

ファーストタッチ

- 全人的苦痛について評価する。
- 苦痛に関連する病態を鑑別し，可逆的な要因がないか探索し，治療介入を検討する。
- 生命予後を適切に評価する。
- 患者のQOLを最大限に尊重する。
- 患者に関わる家族・医療者など周囲の関係者の心情にも配慮を怠らないようにする。

終末期の定義

- 終末期とは「病状が不可逆かつ進行性で，その時代に可能な最善の治療により病状の好転や進行の阻止が期待できなくなり，近い将来の死が不可避となった状態」と定義されている[1]。
- 全人的苦痛とは身体的，精神的，社会的，スピリチュアルな要素が互いに影響しあい，全体として苦しみを形成しているという概念である[2]。全人的な視点で患者の全体像を掴む必要がある。

Note　スピリチュアルペインとは，精神症状と異なり，薬剤調整や手技による解決が困難な症状である。周囲との関係性や未来の喪失，自己の無力感などが挙げられ，患者に限らず支援者も経験しうる症状である。まずは患者の感情を受け止め，患者との関係性を構築することが望ましい。

包括的症状評価

患者報告アウトカム

- 全人的苦痛に関して**患者報告アウトカム尺度**（patient reported outcome measures：**PROMs**）を用いて評価を行う。代表的な例として，ESAS-r（edmonton symptom assessment system-revised）[3]やIPOS（integrated palliative care outcome scale）患者用[4]が挙げられる。

(1) ESAS-r

- 身体・精神症状と体調全般に関して11段階のnumerical rating scale（NRS）を用いて評価する。

(2) IPOS患者評価用

- 身体・精神症状，スピリチュアルニードに関して5段階評価を用いて評価する。
- 3日間版と7日間版がある。
- 患者評価用以外に医療従事者評価用（スタッフ用）（後述）もある。
- 非がん性疾患の評価でも使用されている。

代理評価

- 全身状態の悪化や認知機能の低下によりPROMsが困難な場合は代理評価であるSTAS（support team assessment schedule）[5]やIPOS医療従事者評価用[4]を用いる。

治療

- 苦痛の原因となっている可逆的要因に対して治療介入を検討する。

治療介入の例
- 回復が見込まれる感染性肺炎への抗菌薬投与や膿瘍の切開排膿
- 不整脈に対する保存的治療
- 消化管の狭窄や閉塞に対する胃瘻/人工肛門造設やバイパス術，ステント留置

- 各症状に対する症状緩和方法に関しては別稿をそれぞれ参照する。

- 疼痛：第1章2．疼痛薬物治療（p.21）
- 呼吸困難：第4章6．がん性リンパ管症（p.367）
  第4章7．がん性胸水（p.377）

第 5 章　がん終末期

- 画像下治療（interventional radiology：IVR），神経ブロック，放射線治療や手術療法などの適応については専門家と相談する。
- 臓器機能や身体機能に配慮した薬剤を選択する。
- 予測される生命予後が週単位以下の場合，**まもなく経口剤が飲めなくなるという可能性を視野に入れて**，減量・中止が可能な薬剤がないか検討し，内服の優先順位を考える。

▶ 輸液

- 輸液の投与方法として**経静脈投与**（末梢静脈/中心静脈）と**皮下投与**（表1）があり，経口摂取の状況や患者の状態にあわせて選択する。
- 生命予後が週単位以上であれば，患者の状態にあわせて，目安

表1　皮下投与可能な薬剤

鎮痛薬	モルヒネ，オキシコドン，ヒドロモルフォン，フェンタニル，ペンタゾシン，トラマドール
鎮痛補助薬	ケタミン，リドカイン
ステロイド	デキサメタゾン，ベタメタゾン
抗コリン薬	スコポラミン，ブチルスコポラミン
抗菌薬	β-ラクタム系，モノバクタム系，クリンダマイシン，アミノグリコシド系，セフトリアキソン
抗精神病薬	ハロペリドール，レボメプロマジン
ベンゾジアゼピン系薬	ミダゾラム
抗ヒスタミン薬	クロルフェニラミン，ジフェンヒドラミン
等張液	生理食塩液，5％ブドウ糖液，1号液，3号液，各種リンゲル液
その他	フロセミド，インスリン，ヘパリン，オクトレオチド，トラネキサム酸，ビタミン類，フェノバルビタール

- 色文字は添付文書に皮下投与の記載があるもの
- 色文字以外は添付文書に記載がなく安全を保障する文献はない
- 皮下投与する薬剤は基本的に等張/等pHが推奨される

〔日本緩和医療学会 緩和医療ガイドライン委員会・編：終末期がん患者の輸液療法に関するガイドライン 2013年版．金原出版，2013を参考に作成〕

として維持量（500〜1,000mL）＋異常喪失量（mL）の輸液を行ってもよいが，必ず数日ごとの評価と調整を怠らないようにする。

Note 抗菌薬や鎮痛薬の注射剤を定期投与する場合は，メインの輸液量とあわせて維持量に含めて計算する。

- 生命予後が2週間以下で，胸腹水や体幹・四肢の浮腫などの体液貯留，また気道分泌物を認める場合には輸液の減量・中止を検討する。

- がん終末期において，輸液量の違い（100mLと1,000mL）によって倦怠感やせん妄などの身体・精神症状や生命予後に差はないことがわかっている[6]。

- 輸液の減量・中止に関しては，患者・家族へ強い不安を与える可能性があるため，医学的な判断を伝え，患者・家族の意向を踏まえつつも患者の苦痛緩和に焦点をあてた十分な説明をすることが望ましい。

Note どうしても輸液を中止することが難しい場合は，患者の苦痛が出ない範囲での輸液（200〜300mL/日など）を継続する選択肢もある。

予後予測

- 新たな検査や治療など，医療介入を行う際や療養の場を考える際の参考として**PaPスコア**（palliative prognostic score）（**表2**）[7]や**PPI**（palliative prognostic index）（**表3**）[8]がある。

鎮静を検討するタイミング[9]

- 緩和医療医や精神科医，専門看護師などの専門家チームと主治医などの治療チームを交えた多職種診療チームが介入しても「患者が利用できる緩和ケアを十分に行っても患者の満足する程度に緩和することができないと考えられる**治療抵抗性の苦痛**」を感じており，かつ「予測される生命予後の期間内に有効で，かつ合併症の危険性と侵襲を許容できる治療手段がないと

第5章　がん終末期

表2　PaPスコア

		スコア
臨床的な予後予測	1〜2週	8.5
	3〜4週	6
	5〜6週	4.5
	7〜10週	2.5
	11〜12週	2
	>12週	0
食欲不振	あ り	1.5
	な し	0
KPS*	10〜20	2.5
	≧30	0
呼吸困難	あ り	1
	な し	0
白血球数 (/mm³)	>11,000	1.5
	8,501〜11,000	0.5
	≦8,500	0
リンパ球 (%)	0〜11.9	2.5
	12〜19.9	1
	≧20	0

スコア	30日生存確率 (%)	生存期間（日）の95%信頼区間
0〜5.5	>70	67〜87
5.6〜11	30〜70	28〜39
11.1〜17.5	<30	11〜18

＊KPS（Karnofsky performance status）：10（死期が切迫している）〜20（非常に重症，入院が必要で精力的な治療が必要）で，急速に疾患が進行して身の回りのことが自分でできず看護が必要な状態。30では全く動けず入院が必要である。スコアが一番高い100では普通の生活・労働が可能であり，特に看護する必要はない状態

〔Pirovano M, et al : J Pain Symptom Manage, 17 : 231-239, 1999を参考に作成〕

考えられる」ときに鎮静を検討する。

- 「治療抵抗性の苦痛」は「耐えがたい苦痛」と同義ではない。「耐えがたい苦痛」に対しては多職種診療チームで十分に評価したうえで対応を検討する。

  Note　なお，身体的苦痛がなく，精神的苦痛やスピリチュアルペインのみの場合には，原則として**持続的鎮静の適応とはならない**。

▶「治療抵抗性の苦痛」を評価する際のチェックリスト[9]

- **表4**の全項目の対応を十分に行っても緩和が得られない場合に

表3　PPI

		スコア
PPS*	10〜20	4
	30〜50	2.5
	≧60	0
経口摂取量	著明に減少（数口以下）	2.5
	中程度減少（数口より多い）	1
	正常	0
浮腫	あ　り	1
	な　し	0
安静時呼吸困難	あ　り	3.5
	な　し	0
せん妄	あり（薬剤単独は除く）	4
	な　し	0

スコア	予測される予後
6.5以上	21日以下（週単位）の可能性が高い
3.5以下	42日以上（月単位）の可能性が高い

＊PPS（palliative performance status）：10〜20は「常に臥床，いかなる活動もできず全介助，経口摂取は数口以下」，≧60は「ほとんど起居，ADLは時に介助か自立，経口摂取は正常〜減少，意識レベルは清明」

〔Morita T, et al : Support Care Cancer, 7 : 128-133, 1999より〕

は治療抵抗性の苦痛を疑う。

治療抵抗性の苦痛が疑われる際の初期対応

- 表4で示したチェックリストに従って症状マネジメントを見直す。
- 緩和医療医や精神科医，専門看護師などの専門家チームへコンサルトする。
- 患者に関わっている医師，看護師，医療ソーシャルワーカー，リハビリスタッフなどの診療チームと専門家チームの多職種カンファレンスを行い，鎮静の適応について話し合う。
- 患者，家族など（代理意思決定者）に現状と今後の予測を説明し，意向を確認する。

第5章　がん終末期

表4　「治療抵抗性の苦痛」を評価する際のチェックリスト

疼痛	□痛みの原因を同定し，対応可能な原因に対する治療 □オピオイドの痛覚過敏の除外 □非がん性疼痛についての対応 □痛みを悪化させている身体的・心理社会的要因の改善とケア □不安・焦燥感・不眠などの心理社会的要因や倦怠感などの他の身体症状での使用をはじめとするオピオイドの不適切使用についての除外 □有害事象が出ない範囲でのオピオイドの増量 □オピオイドスイッチングを行い，有害事象が出ない範囲での増量 □オピオイドの投与経路の変更（持続注射），有害事象が出ない範囲での増量 □非オピオイド鎮痛薬の使用・増量の検討 □鎮痛補助薬の使用についての検討 □メサドンの使用についての検討 □放射線治療の適応についての検討 □IVRの適応についての検討 □神経ブロックの適応についての検討 □苦痛に対する閾値をあげ人生に意味を見出すための精神的ケア
呼吸困難	□原因を同定し，対応可能な原因に対する治療 □呼吸困難を悪化させている身体的・心理社会的要因の改善とケア □有害事象が出ない範囲でのオピオイドの増量 □モルヒネ以外のオピオイドを投与していた場合はモルヒネに変更，あるいはモルヒネの併用（重度の腎機能障害がない場合など） □オピオイドに加え，少量のベンゾジアゼピン系薬（ミダゾラム10mg/日以下）の併用 □送風，環境整備，低酸素血症に対する酸素投与などの非薬物療法 □苦痛に対する閾値をあげ人生に意味を見出すための精神的ケア
せん妄	□苦痛に対する閾値をあげ人生に意味を見出すための精神的ケア □対応可能な直接因子に対する対応 □促進因子となっている対応可能な身体症状に対する対応 □促進因子となっている環境的・心理社会的要因に対する対応 □過活動型せん妄については，抗精神病薬/ベンゾジアゼピン受容体作動薬併用または抗精神病薬/抗ヒスタミン薬の併用

〔日本緩和医療学会 ガイドライン統括委員会・編：がん患者の治療抵抗性の苦痛と鎮静に関する基本的な考え方の手引き 2023年版. 金原出版, 2023を参考に作成〕

鎮静の倫理的妥当性[9]

- 鎮静の益は「苦痛緩和」である。「患者の死亡（命の短縮）」を益とする安楽死と同義ではない。
- 鎮静の害として「コミュニケーションをはじめとする通常の人間的な生活ができなくなること」「状況によっては生命予後の短縮をもたらす可能性が否定できないこと」が挙げられる。
- 鎮静の倫理的妥当性として以下の4条件を満たすことが必要である[9]。

倫理的妥当性[9]

①相応性：患者の苦痛緩和を目指す諸選択肢のなかで，鎮静が相対的に最善と判断されること。

②医療者の意図：鎮静を行う医療者の意図が苦痛緩和にあり，生命予後の短縮にないことが明示される必要がある。生命予後の短縮を意図して鎮静を行うことは倫理的に許容されない。医療者は鎮静の目的が苦痛緩和にあることを患者・家族および医療チームとの間で明示的に話し合い，目的が関係者間で共有されていることを確認することが望ましい。

③患者・家族の意思：患者の意思決定能力がある場合，鎮静を希望する明確な意思表示があることが必要である。患者に意思決定能力がない場合は，患者の価値観や以前に患者が表明していた意思に照らしあわせて，当該の状況で苦痛緩和に必要な鎮静を希望するであろうことが合理性をもって確定できることが必要である。

④チームによる判断：意思決定は医療チーム内の合意として行い，必要な場合については専門家にコンサルテーションを求めることが必要である。多職種が同席するカンファレンスを行うことが望ましい。特に患者・家族，医療者の間で鎮静の可否について意見の不一致がある場合には，繰り返し患者の最善について話し合う必要がある。もっとも，在宅療養など，担当医療者が限定されている場面における緊急避難的な鎮静の場合，チームでの意思決定が現実的ではないときもある。その場合は，鎮静開始後の可能な限り早期に他のチームメンバーと相談することとする。

第5章　がん終末期

鎮静の定義と方法

- 鎮静の分類として**間欠的鎮静，調節型鎮静，持続的深い鎮静**がある。
- 各鎮静の方法については『がん患者の治療抵抗性の苦痛と鎮静に関する基本的な考え方の手引き』[9]を参照されたい。

専門医へのコンサルトのタイミング

- 全人的苦痛のマネジメントに悩むとき。
- 輸液について悩むとき。
- 生命予後の見立てに悩むとき。
- 症状緩和の際に使い慣れていない薬剤を使用するとき。
- 治療抵抗性の苦痛が疑われるとき。

患者説明のポイント

- 生命予後を説明する際は必ずしも具体的な数字で伝える必要はない。

患者への説明例

●●● 月単位の生命予後

- 「がん治療の効果がなくなると腫瘍の進行に伴い，月ごとに段々と痛みが増強したり，体調の良い日と悪い日が繰り返されたりするようになると考えられますので，その都度生活上のお困りごとを教えてください。介護サービス・訪問医療サービスなどの在宅資源や薬剤を調整して，なるべく穏やかに自宅で過ごせる工夫をしていきましょう」

●●● 週単位の生命予後

● 「段々と週ごとにご自分でできることが少なくなってくると思います。今は車いすでお散歩したり，家のトイレであれば歩いて行けたりしていますが，もしかしたら来週には尿瓶やおむつを使用することになるかもしれません。翌々週には日中も横になっている時間が増えてくるかもしれません。それぞれの時期でつらいと感じる時間が長引かないように緩和ケアは続けていきましょう」

●●● 日単位の生命予後（家族への説明）

● 「今は規則的な呼吸をされていますが，意識がさらに低下すると呼吸をお休みして間があくようになります。息を吐くときに声がもれてしまうこともありますが，意識が低下して表情が変わらない状況であれば苦しさは感じていないといわれています。自分から何かを伝えたり姿勢を変えるということは難しいですが，耳や肌の感覚は最期まで残るとされていますので，表情がつらそうであれば声をかけてみたり，身体を擦っていただくとご本人も心地よく感じられると思います」

【引用文献】
1) 日本老年医学会：「高齢者の終末期の医療およびケア」に関する日本老年医学会の「立場表明」2012. 日本老年医学会雑誌，49：381-386，2012
2) Saunders C：The philosophy of terminal care. The Management of Terminal Malignant Disease 2nd ed, Hodder Arnold, pp232-241, 1984
3) Yokomichi N, et al：Validation of the Japanese Version of the Edmonton Symptom Assessment System-Revised. J Pain Symptom Manage, 50：718-723, 2015 [PMID：26169339]
4) Sakurai H, et al：Validation of the Integrated Palliative care Outcome Scale (IPOS) - Japanese Version. Jpn J Clin Oncol, 49：257-262, 2019 [PMID：30668720]
5) Miyashita M, et al：Reliability and validity of the Japanese version of the Support Team Assessment Schedule (STAS-J). Palliat Support Care, 2：379-385, 2004 [PMID：16594400]

第5章　がん終末期

6) Bruera E, et al : Parenteral hydration in patients with advanced cancer: a multicenter, double-blind, placebo-controlled randomized trial. J Clin Oncol, 31 : 111-118, 2013 [PMID : 23169523]

7) Pirovano M, et al : A new palliative prognostic score: a first step for the staging of terminally ill cancer patients. Italian Multicenter and Study Group on Palliative Care. J Pain Symptom Manage, 17 : 231-239, 1999 [PMID : 10203875]

8) Morita T, et al : The Palliative Prognostic Index: a scoring system for survival prediction of terminally ill cancer patients. Support Care Cancer, 7 : 128-133, 1999 [PMID : 10335930]

9) 日本緩和医療学会 ガイドライン統括委員会・編：がん患者の治療抵抗性の苦痛と鎮静に関する基本的な考え方の手引き 2023年版. 金原出版, 2023

Column

外来化学療法の増加

　近年，外来化学療法の施行数が著明に増加している。横浜市立大学附属病院では，10年間で2倍に増加し続けている（図）。近隣の他院でも同様の傾向があり，外来化学療法センターの院内増築，院内移転の話をよく耳にする。外来化学療法センターの設立以前は，各科の外来で細々と抗がん薬の投与がなされていたと聞くが，今では院内化学療法の約2/3が外来化学療法センターで施行されている。

　外来化学療法の増加の理由としては，①がんは高齢者疾患であり，社会の高齢化に伴いがん患者が増加している，②抗がん薬により生存期間が延長したため，治療期間が延長している，③副作用の少ない抗がん薬の登場・副作用マネジメントの改善により，外来での抗がん薬の投与が容易になった，④患者も可能ならば入院せずに自宅で過ごすことを希望している，⑤入院化学療法は入院設備費・病棟人件費がかかり医療費が増大するため，国が外来化学療法への誘導を行っている――などが挙げられる。この傾向は当面続くと考えられ，外来化学療法の件数も増加すると思われる。

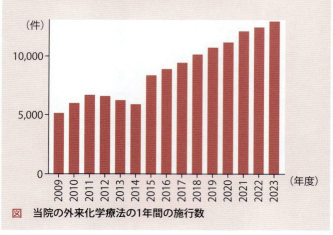

図　当院の外来化学療法の1年間の施行数

第 6 章

チームアプローチ

第6章　チームアプローチ

1 化学療法前の口腔管理

ファーストタッチ

- がん薬物療法に際し，口腔内においても口腔粘膜炎，口腔乾燥症，口腔内出血，味覚障害，末梢神経障害や，骨髄抑制に伴う歯性感染症の拡大，薬剤関連顎骨壊死など，さまざまな合併症をきたし得る。

- さらに，がん薬物療法中の患者の免疫系は障害を受けることが予想され，いかなる歯科治療も免疫抑制状態の患者に影響を引き起こすことがある。そのため，治療に伴う口腔関連合併症の予防ならびに，歯科疾患に関連したがん治療への障害を最小限にするためにも，**がん薬物療法開始前からの口腔管理が必要と考えられている。**

- しかし，がんの診断から治療開始までの間で歯科治療に充てられる時間には限りがあるため，歯科では，がんの病状や治療開始の時期も踏まえつつ，緊急性が高く，短期間に目標を達成し得る内容の歯科処置を優先して計画，実施する必要がある。

- 医科診療科から歯科へ介入を依頼する際には，がんの病状や病期，治療方針や予想される見通しなどの医学的情報を共有したうえで歯科を受診することが望ましい。

- また，患者自身の感情としても，がん治療を急ぐ気持ちから，受診の意義や必要性が理解されないままの歯科受診は受け入れ難く，よい結果をもたらさない可能性がある。治療開始前の歯科受診にあたっては，その必要性について主治医側から患者へと十分に説明する必要がある。

- 本稿では，がん薬物療法時の合併症を想定したうえで必要とされる，がん治療開始前からの口腔管理の概要について述べる。

骨髄抑制期の感染拡大・菌血症のリスクと予防的対応

- 血流感染を生じ得る歯科疾患は、骨髄抑制期の局所感染拡大（図1）や発熱性好中球減少症（FN）における感染源になり得る。
- 齲蝕は、①歯髄より深く進んだまま未処置の状態や歯肉縁下に達したもの（図2）、②歯根破折や根尖性歯周炎（図3）、③6mm

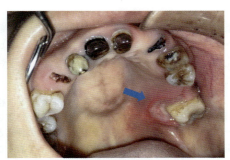

図1 骨髄抑制期に歯周炎の局所増悪を認めた例

象牙質を超えて歯髄に達した齲蝕（第3度）

歯冠の大部分が崩壊し感染歯髄が露出した状態（第4度）

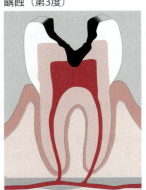
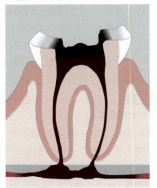

図2 齲蝕の進行度

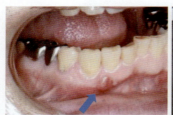
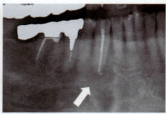

図3　右側下顎3番の根尖性歯周炎による瘻孔形成

　以上の深い歯周ポケットやポケットからの排膿，④歯牙動揺をきたした歯周炎，⑤智歯周囲炎，あるいはこれらによる歯肉膿瘍や瘻孔形成をきたしたもの——である場合，歯髄や歯周組織への血流を介して拡大する恐れがある。

Note　これらの歯科疾患は，X線検査や歯周ポケット検査を含む歯科的な評価に基づき診断されるため，骨髄抑制が想定される薬物の投与を予定している場合は，あらかじめ**感染巣の評価と，可能な範囲で感染巣の除去を目的とした口腔管理を行っておくことが望ましい**[1]。

- 抜歯は感染源を除去するために確実な方法ではあるが，処置そのものの侵襲や，処置後の創部治癒に一定期間を要すること，歯牙の喪失による口腔機能の低下が生じる可能性がある。そのため，**抜歯を行う場合の時期は化学療法開始7日前までを目安**とし，抜歯後10日以内の白血球数が2,000/μL（好中球数1,000/μL）以下まで低下することが予測される場合で，緊急性が高くないケースでは抜歯の延期も考慮する。血小板数50,000/μL以下の場合は血小板輸血も考慮する。

  Note　いずれにおいても最小限の処置侵襲と良好な創傷治癒を心がけた処置を行う[1]。

- がん治療までの時間的猶予を含め，歯周治療や感染根管治療，歯髄処置などで感染の制御が期待される場合は，保存的処置で感染制御を図ることも可能である。

  Note　歯周治療にも通ずるが，患者自身による適切な口腔衛生習慣を獲得するための衛生指導も重要である。

薬剤関連顎骨壊死（MRONJ）のリスク

- **薬剤関連顎骨壊死**（medication-related osteonecrosis of the jaw：**MRONJ**（ムロンジェイ））とは，ビスホスホネート製剤やヒト型モノクローナル抗体製剤といった骨代謝修飾薬や血管新生阻害薬などに関連し，本来は歯肉で覆われているはずの顎骨が歯肉から露出したり，微生物の感染による炎症を起こしたりする病態である（図4）。
- MRONJの口腔局所因子としては歯周病，根尖病変，顎骨骨髄炎，インプラント周囲炎などの顎骨に発症する感染性疾患や侵襲的歯科治療（抜歯など），口腔衛生状態の不良，不適合義歯，過大な咬合力，骨隆起の存在などが指摘されている[2]。
- MRONJの発症リスクがある薬剤投与開始前の歯科治療では，顎骨の感染性疾患は可能な限り取り除いておくことが重要であり，抜歯をはじめとする侵襲的歯科治療は，可能な限り原因薬剤の投与開始前に終えておくことが望ましい。また，投与開始以後も歯性感染を拡大させないために，適切な口腔衛生習慣の獲得や，義歯調整などのメンテナンスの意義についての患者教育も有用とされる。

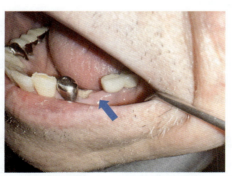

図4　多発性骨髄腫，デノスマブ投与開始後の左側下顎5番の抜歯を契機に発症したMRONJ

口腔粘膜炎の増悪リスク

- 口腔粘膜炎の増悪リスクについては，第3章12．口腔粘膜炎（p.212）を参照されたい。

経口栄養のための口腔機能の維持

- 消化管が機能している限り，栄養経路の第一選択は経口摂取である。
- 経口摂取でバランスよく十分な栄養をとるには，咀嚼などの口腔機能が十分に発揮される口腔環境である必要がある。
- 不適切な義歯や粘膜炎はMRONJのリスクになると同時に，栄養摂取にも支障をきたし得るため，あらかじめ新製，調整を済ませておくことが望ましい。

  Note 感染源制御の観点から，抜歯により歯牙欠損が増加した場合は，創部の治癒状況も鑑みながらではあるが，口腔機能を再獲得するための補綴処置の適応を考慮する。

歯科疾患による急性症状（歯痛など）を想定した応急処置

- 歯痛，特に歯髄炎による苦痛は強く，鎮痛薬が十分に奏効しない場合もある。
- がん治療開始後に歯科への受診が容易ではないと想定される場合は，歯痛を生じ得る状態の歯牙，歯科疾患に対する応急処置的歯科治療を先行しておく必要がある。

がん薬物療法開始後の歯科治療における注意点

- 前述のとおり，がん薬物療法の開始前から口腔管理を積極的に行う意義は高いが，がん薬物療法開始後に一切の歯科治療が行えないという事実はない。全身状態や薬剤による有害事象を想定したうえで歯科治療を継続することも可能である。

第6章　チームアプローチ

- 特に近年では，がん薬物療法の発展により担がん状態でも薬物療法を継続しながら長期生存が可能なことも増えており，時間経過とともに歯科的な問題，歯科疾患が新たに生じることもあり得る。
- がん薬物療法中の歯科治療，特に抜歯などの観血的処置を安全に行うためには，**口腔内軟組織を愛護的に扱うこと，および白血球数，好中球数，血小板数の推移の把握**が求められる。
- がん薬物療法中であることだけを理由に必要な歯科治療を実施しないことは，患者にとって何らメリットがない。歯冠修復処置など侵襲の小さな歯科処置で対応できるうちに適切な歯科治療を行うことで，新たな歯性感染源の発生を防ぎ，口腔機能を維持することにもつながるため，がん治療の主治医と密接な連携を行いつつ，歯科的評価・診断に応じた歯科治療を実施するべきである。

【引用文献】
1) Rankin KV：Oral health in cancer therapy: evaluating and preventing oral complications. Dent Today, 19：60-65, 2000 [PMID：12524728]
2) 顎骨壊死検討委員会：薬剤関連顎骨壊死の病態と管理 顎骨壊死検討委員会ポジションペーパー2023．2023（https://www.jsoms.or.jp/medical/pdf/2023/0217_1.pdf）

第6章　チームアプローチ

2 栄養指導/栄養管理

ファーストタッチ

- がん患者の栄養障害について知る。
- がん治療における栄養管理の必要性について知る。
- がん患者の栄養指導，栄養管理の効果について知る。
- 院内で活動する栄養サポートチーム（NST）の役割について知る。

がんと共生する社会

- 悪性腫瘍はわが国で死亡原因の上位を占める疾患であるが，薬剤や医療技術の進歩もあり，疾患があっても長期生存は可能となってきた。治療継続は患者にとってはつらく苦しいものであるが，がんに罹患しても，治療を続けながら地域社会で自分らしく尊厳をもって生きていくこと，がんと共生しながら暮らすことは大きな課題である。
- わが国のがん対策推進基本計画[1]には，「**がん予防**」「**がん医療の充実**」「**がんとの共生**」の3つの柱がある。

がんと栄養障害

- がん患者の栄養障害は，体力や免疫力の低下や合併症を招きやすく，治療・回復の時間を長引かせることになる。栄養障害のために，自分らしい生き方や社会活動を制限させることなどがあれば，患者のQOLは低下する。
- 手術，化学療法，放射線療法などのがん治療で生じる侵襲，合併症，副作用による有害事象は，栄養障害を進行させる。
- がん告知による心因的ストレスで，長期にわたり食欲が低下する場合も栄養障害となりやすい。

第6章　チームアプローチ

がん患者の栄養代謝と体重減少

栄養代謝

- がん細胞の増殖能力は著しい。その栄養代謝では**嫌気性代謝が亢進**する。酸素が少ない状況下でも新生血管を作り，貪欲に栄養を取り入れて増殖する。がん細胞は大量のグルコースを糖新生によって獲得する。そのために筋肉のアミノ酸，脂肪組織のグリセロールを分解して増殖のためのエネルギーを得る。このエネルギーの獲得は非効率で，多くのエネルギーを要するため，**筋肉や脂肪の減少が進みやすい**。

体重減少

- 術前に骨格筋の減少を認める症例は予後が不良とされるとの報告[2), 3)]や，術後に骨格筋の減少を認める症例では「重篤な合併症の発生が高まる」「その後の化学療法が続けられない」「予後が不良となる」などの報告[4) -6)]がある。
- がん患者の体重減少には，**がん関連性体重減少**（cancer-associated weight loss：**CAWL**）と，**がん誘発性体重減少**（cancer-induced weight loss：**CIWL**）がある。CAWLは，がんに伴う消化管通過障害，消化吸収障害，検査・手術に伴う絶食，治療の副作用による経口摂取量減少，心因的ストレスによる食欲不振などが原因とされる。CIWLは，活発化した腫瘍－宿主相互反応によるエネルギー代謝異常が起因とされる[7)]。これらが重複すると栄養障害はさらに進行する。

  Note　この状態で，さらに高度な侵襲が加われば，かなりのダメージを受けることとなる。回復には相当の栄養量と時間を要する。

がん患者の代謝異常

- がん患者の代謝異常には，①**前悪液質**（precachexia），②**悪液質**（cachexia），③**不可逆的悪液質**（refractory cachexia）──の3つのステージがある[8)]。体重減少率，骨格筋減少率，食事摂取量の減少，performance status（PS）の低下などで評価される。

- **前悪液質**：体重減少が5％以下で，食欲不振と代謝変化が起きる段階であり，**この時点で何らかの栄養介入を開始すべきといわれている**。
- **悪液質**：①6カ月間の体重減少が5％を超える，もしくは②BMIが20未満で体重減少が2％以上である，もしくは③サルコペニアが認められ体重減少が2％以上あり，食事摂取量が減り，全身の炎症反応がある──場合とされる。この段階では，栄養障害の進行を抑制するための**栄養介入**と，**有害事象への対応**を行う。具体的には，食事内容，食事摂取方法の検討，経口摂取が難しい場合は栄養補助食品の利用，経口以外の栄養療法（経腸栄養，静脈栄養）の取り入れを検討する。
- **不可逆的悪液質**：悪液質による体重減少と栄養状態が悪化し，日常の活動性も低下，3カ月以下の余命とされ，あらゆるがん治療，栄養療法にも反応しにくくなる。そのため，**積極的な栄養介入は前悪液質，悪液質の段階と考えられている**[9), 10)]。
- がん患者の栄養状態の低下は生命予後を悪化させる。進行がん患者の体重減少の原因が栄養摂取障害であるならば，栄養治療による改善が期待できる。しかし，がんの代謝異常に伴う栄養障害であるならば改善が難しいとされる。

  Note この場合の栄養療法は，できるだけ栄養状態の低下を食い止めること，終末期では病状緩和にあわせたものとすべきである。

栄養介入のタイミング

- 栄養介入のタイミングは外来の時点から存在する。診療の際，医療者の問診は**体重変化**や**食事量の変化**を意識する必要がある。

  Note がんと診断された時点で体重の減少や食事量の低下が認められれば，すでに栄養障害が始まっているとも考えられる。
- 診断当初は栄養状態が問題なかった患者でも，治療が進むに従い，副作用などで栄養状態が低下することもあるため，栄養状態の悪化を防ぐためにも定期的に栄養状態を評価する必要がある。
- 特に，①栄養障害を認める場合，②1週間程度，経口摂取が不可能と予想される場合，あるいは，③1週間以上，経口摂取が

第6章　チームアプローチ

不十分（目安として必要エネルギー量の60%以下）と予想される場合——は，積極的に早期に栄養療法を実施することが推奨されている[11]。

- 入院治療予定の患者については，入院前に栄養状態の評価を行い，低栄養の状態があれば事前に改善しておくほうがその後の経過がよいことが知られており，術前であれば2週間程度を目安に栄養療法を行う[12]ことが推奨されている。この場合，経口摂取が可能なのであれば**経口補助栄養**（oral nutritional supplements：**ONS**）などで対処し，不十分な場合は経管栄養の施行も推奨されている。

  Note　栄養摂取不足の増大を抑えるために，1日でも早くに栄養介入を始めることが重要とされている。

- 大きな侵襲を伴う臓器切除などの手術では，手術後の異化が亢進しやすい。**体重減少，骨格筋の減少は予後に影響を与えるため，それらを認めたら直ちに栄養介入を検討する。**

- ESPEN（欧州臨床栄養代謝学会），ASPEN（米国静脈経腸栄養学会）はもとよりJSPEN（日本栄養治療学会）のガイドラインにおいても，がん患者の栄養療法の必要性が明記されている[11]。ESPENを中心にして，栄養評価の基準とされる**GLIM基準**（GLIM criteria）[13]では，体重や食事摂取量とともに**骨格筋量の評価**が重要視されている。

- 長期の栄養摂取不足による栄養障害の改善には，かなりの時間と治療コストがかかるため，日々の栄養状態に気をとめておく必要がある。

  Note　特に入院患者で栄養管理の難しい症例は，栄養サポートチーム（NST）への介入依頼を検討する。

栄養障害に対する栄養療法

- 栄養療法には，**経口摂取**，**経腸栄養**，**静脈栄養**があり，病態・病状にあわせた適切な方法を検討する。第一選択としては，消化管が使用できれば経口もしくは経腸栄養を選択する。必要に応じて併用も検討し，十分な栄養量が確保されるようにする。

457

- 栄養計画を実施し，定期的に栄養摂取（栄養投与）内容，栄養状態の評価を行う。
- 栄養状態の評価は，**主観的評価，身体計測，血液検査結果**を参考にする。
- 必要栄養量は個々によって異なるが，健常人と同様に，**エネルギーは25〜35kcal/kg程度**に設定し，他の疾患や経過によってその内容を調整する[14]。
- がん治療における合併症や副作用に対して経口摂取が困難になる場合は，管理栄養士に食事内容の工夫について相談する。入院中，また外来通院中の患者の栄養管理は「口から食べること」を支援する。

  Note 海外では，管理栄養士が行う栄養カウンセリングは患者の食事量を増加させ，体重減少の抑制，栄養状態やQOLを改善するなど多く報告[15)-18)]されている。

医療チームとしての栄養サポートチーム（NST）の役割

- 厚生労働省は2010年より，医療スタッフの協働・連携によるチーム医療の推進を進めている。基本的な考えのなかでチーム医療の目的は，「多種多様な医療スタッフが，各々の専門性を共有し，業務を分担するとともにお互いに尊重し，連携・補完しあい，患者の状況に的確に対応した医療を提供することであり，医療の質を高めるとともに，医療高度化・複雑化に対応することでもある」とされる[19)]。
- 院内の栄養療法については，**栄養サポートチーム（NST）**が主体となる。
- NSTのメンバーは医師，看護師，薬剤師，管理栄養士，理学療法士，作業療法士，臨床検査技師，歯科衛生士などで構成される。各専門家の立場より，栄養状態を改善するためのさまざまな検討や提案を行う。
- NSTの活動は，病院機能と整備された栄養管理体制，多職種連携のうえに成り立っている。

第6章　チームアプローチ

- NSTの役割には，①適切な栄養評価の実施，②適切な栄養管理がなされているかの確認，③適切な栄養管理の指導・提言，④栄養管理に伴う合併症の予防・早期発見・治療，⑤栄養上の疑問（コンサルテーション）への返答，⑥資材・素材の無駄を省く，⑦入院患者の早期退院や社会復帰を助ける，⑧医療スタッフの新しい知識の習得・志気の向上——などがある。
- 入院患者の栄養障害の一因に，医療者の認識不足による**医原性の低栄養**があり，不適切な栄養管理も含まれている。そのため，医療者の栄養療法への意識づけは非常に重要である。
- 栄養管理による栄養状態の改善は，治療効果の改善と促進，感染リスクの低下，死亡率の低下など患者のQOLを向上させるとともに，その経済的効果は極めて大きいことが知られている。

栄養管理に期待される効果

- 栄養状態の改善は，がん治療継続のうえで非常に有益である。
- がん患者がどのStageであっても，そのときに必要な栄養管理がある。治療とともに栄養管理を意識することができれば，余命によい影響を与えることができる。
- 医療スタッフが栄養管理の重要性を知ることは，医療の質の向上に役立つ。
- チーム医療における情報共有や良好なコミュニケーションは，スタッフの満足度や知識の増大をもたらす。
- 病と向き合い，闘うがん患者は，かけがえのない日々を1日でも長く過ごしたいと思っている。栄養管理は，すべての治療の下支えとなることを知っておいてほしい。

【引用文献】
1) 厚生労働省：第4期がん対策推進基本計画（令和5年3月28日閣議決定）概要. 2023（https://www.mhlw.go.jp/content/10901000/001077912.pdf）
2) Zhuang CL, et al：Sarcopenia is an Independent Predictor of Severe Postoperative Complications and Long-Term Survival After Radical Gastrectomy for Gastric Cancer：Analysis from a Large-Scale Cohort. Medicine (Baltimore), 95：e3164, 2016 [PMID：27043677]

3) Okumura S, et al : Impact of preoperative quality as well as quantity of skeletal muscle on survival after resection of pancreatic cancer. Surgery, 157 : 1088-1098, 2015 [PMID : 25799468]

4) Aoyama T, et al : Body weight loss after surgery is an independent risk factor for continuation of S-1 adjuvant chemotherapy for gastric cancer. Ann Surg Oncol, 20 : 2000-2006, 2013 [PMID : 23242818]

5) Aoyama T, et al : Loss of Lean Body Mass as an Independent Risk Factor for Continuation of S-1 Adjuvant Chemotherapy for Gastric Cancer. Ann Surg Oncol, 22 : 2560-2566, 2015 [PMID : 25515199]

6) Aoyama T, et al : Postoperative weight loss leads to poor survival through poor S-1 efficacy in patients with stage Ⅱ/Ⅲ gastric cancer. Int J Clin Oncol, 22 : 476-483, 2017 [PMID : 28176023]

7) 日本病態栄養学会・編：がん病態栄養専門管理栄養士のためのがん栄養療法ガイドブック2019 改訂第2版．南江堂，pp198-206，2019

8) Fearon K, et al : Definition and classification of cancer cachexia: an international consensus. Lancet Oncol, 12 : 489-495, 2011 [PMID : 21296615]

9) 日本病態栄養学会・編：がん病態栄養専門管理栄養士のためのがん栄養療法ガイドブック2019 改訂第2版．南江堂，p202，2019

10) 東口高志，他：全身症状に対する緩和ケア．外科治療，96：934-941，2007

11) 日本静脈経腸栄養学会・編：がん患者に対する栄養療法の適応は？ 静脈経腸栄養ガイドライン 第3版，照林社，pp333-334，2013

12) 日本静脈経腸栄養学会・編：手術前に栄養療法を行うべきか？ 静脈経腸栄養ガイドライン 第3版，照林社，p335，2013

13) Cederholm T, et al ; GLIM Core Leadership Committee; et al : GLIM criteria for the diagnosis of malnutrition - A consensus report from the global clinical nutrition community. Clin Nutr, 38 : 1-9, 2019 [PMID : 30181091]

14) 日本静脈経腸栄養学会・編：必要エネルギー量をどのように決定するか？ 静脈経腸栄養ガイドライン 第3版，照林社，p336，2013

15) van den Berg MG, et al : Comparison of the effect of individual dietary counselling and of standard nutritional care on weight loss in patients with head and neck cancer undergoing radiotherapy. Br J Nutr, 104 : 872-877, 2010 [PMID : 20441684]

16) Langius JA, et al : Effect of nutritional interventions on nutritional status, quality of life and mortality in patients with head and neck cancer receiving (chemo)radiotherapy: a systematic review. Clin Nutr, 32 : 671-678, 2013 [PMID : 23845384]

17) Ravasco P, et al : Dietary counseling improves patient outcomes: a prospective, randomized, controlled trial in colorectal cancer patients undergoing radiotherapy. J Clin Oncol, 23 : 1431-1438, 2005 [PMID : 15684319]

18) Ravasco P, et al : Individualized nutrition intervention is of major benefit to colorectal cancer patients: long-term follow-up of a randomized controlled trial of nutritional therapy. Am J Clin Nutr, 96 : 1346-1353, 2012 [PMID : 23134880]

19) 厚生労働省：チーム医療の推進について（チーム医療の推進に関する検討会報告書）．2010（https://www.mhlw.go.jp/shingi/2010/03/dl/s0319-9a.pdf）

第6章　チームアプローチ

3 薬剤師からみたがん治療

ファーストタッチ

- がん薬物療法では，患者に適切なレジメンが選択されること，レジメンが安全・確実に実施される体制を整備することが必須である。
- 抗がん薬は，院内で承認・登録されたレジメンオーダーからのみ処方可能である。
- 薬剤師は薬に関するジェネラリストであるため，抗がん薬に限らず薬物療法全般における他職種からの相談相手である。

レジメン管理の目的

- 抗がん薬は，投与量・投与スケジュールの勘違いによる誤投与によって，患者に重大な健康被害をもたらす可能性がある薬である。

  Note 米国のがん専門病院でシクロホスファミド$1g/m^2$/日を4日間投与すべきところ，医師・薬剤師ともに実施計画書の確認が不十分であったため$4g/m^2$を1日で投与し，患者が心不全で死亡した事例を契機に，抗がん薬のレジメン管理が行われるようになった。

- レジメンは「抗がん薬の投与量，投与スケジュール，治療期間を示した治療計画」と定義される[1]。
- レジメン管理とは，レジメンを審査する委員会を院内に設け，有効性・安全性・臨床における必要性・妥当性を審査し，**承認されたレジメンのみを院内で施行可能とすること**である[2]。

  Note わが国でも2000年代初頭に抗がん薬の誤投与が関係する医療事故が多発したことが契機となり，レジメン管理が導入されるようになった（**表1**）[3]。

- レジメン管理の目的の一つは，レジメンの内容を多職種で共有して誤投与を防ぐことである。

表1　2000年代初頭にわが国で起きた抗がん薬に関わる医療事故

事　例	患者の転帰
ビンブラスチン5mg投与するところ，処方箋に誤って50mgと記載し投与された	多臓器不全で死亡
ビンクリスチンを週1回投与する治療を，連日7日間投与と勘違いして投与した	多臓器不全で死亡
シクロホスファミド2.9gを2日間投与するところ，誤って5.8gを2日間とスケジュール表に記載し投与された	心不全で死亡
タキソール®（パクリタキセル）280mg投与するところ，名称が類似したタキソテール®（ドセタキセル）を280mg投与した	多臓器不全で死亡
S-1服用中の患者に併用禁忌薬のフルツロン®を3日間投与した	11日後に死亡

〔山本弘史，他：抗がん剤レジメン管理ガイド（国立がんセンター中央病院薬剤部・編）．じほう，2008より〕

抗がん薬の処方＝レジメンオーダー

- 審査で承認されたレジメンは「レジメンオーダー」としてカルテに登録される。
- レジメンオーダーとは，**時系列的な抗がん薬治療の実施計画書**であり，抗がん薬・支持療法薬（制吐薬など）・輸液など抗がん薬治療に必要な薬の処方を投与順に記したものである[3]。
- 抗がん薬はレジメンオーダーからのみ処方可能である。
- 通常の注射剤オーダーでは医薬品を1処方ずつオーダーしていくのに対し，レジメンオーダーでは身長・体重などのパラメータを入力するだけで抗がん薬・支持療法薬・補液処方がオーダーされる。
- 通常の注射オーダーは1日ごとに処方されるのに対して，レジメンオーダーでは1コース期間（複数日）の注射剤が一度に処方される。例えば，膵がんのゲムシタビン療法レジメンをオーダーした場合，ゲムシタビン1,000mg/m^{2}と制吐薬が1週間間隔で3日分（day1，8，15に該当する日付に）処方される。

第6章　チームアプローチ

> **Note**　レジメンオーダーでは，抗がん薬の投与日数，抗がん薬・支持療法薬・輸液の投与順序を医師の裁量で変更することはできない。

薬剤師による抗がん薬の監査

- 監査は，「オーダーされたレジメンが治療方針と合致しているか」という確認から始める。カルテに記載された治療方針や患者説明の内容を参照し，オーダーされたレジメンがカルテの内容と一致していることを確認する。
- レジメン監査は，初回治療時と治療継続時で確認ポイントに違いがある。
- 初回治療時は，患者の状態（胸水・腹水などの病態から遺伝子変異・タンパク発現の有無なども含めて）・既往歴・治療歴から，レジメンの禁忌や慎重投与に該当する項目がないか，適応外使用ではないかを確認することが重要である（**表2**）。

> **Note**　例えばベバシズマブを含むレジメンの監査において，患者が手術から4週間が経過していない場合，ベバシズマブの投与は避けることを医師に疑義照会する。また，患者に高血圧の既往があり降圧薬を服用している場合，血圧がコントロール良好であることを確認する。

- 同一レジメンを継続する場合は，副作用の発現状況など，治療開始後の患者の状態を監査に反映させる（**表3**）。

表2　初回治療時の監査

手　順	確認ポイント
1	禁忌・適応外使用はないか
2	HBV抗原・抗体検査が行われているか
3	投与量は適切か ・最新の身長・体重を反映した投与量か ・カルテに減量投与などの指示があるか ・減量を考慮すべき臓器障害はあるか
4	抗がん薬の希釈液・点滴時間は適切か
5	必要な支持療法が抜けていないか

3

薬剤師からみたがん治療

表3　治療継続時の監査

手　順	確認ポイント
1	前回の治療からの休薬期間は適切か
2	前回の治療で治療中止・休薬を要する副作用症状があったか
3	投与量は適切か • カルテに理由などの記載がなく投与量が前回から増減していないか • 前回治療時の副作用症状から投与量変更の必要はないか
4	支持療法は適切か • 前回投与された支持療法薬が理由なく中止されていないか • 前回治療時の副作用症状から支持療法変更・追加の必要はないか
5	投与回数・累積投与量が規定を超えていないか
6	副作用のモニタリングに必要な検査が行われているか

医師が確認すべき医薬品情報

- 初めて患者に処方する薬は，処方前に必ず添付文書を確認する。最新の添付文書はPMDAのホームページで閲覧可能である。
- 添付文書では用法・用量を確認する前に，警告欄・禁忌項目を確認して，投与が適切であるか検討する。
- 抗がん薬は保険適用が厳密に定められている。術後補助療法に適応がない，一次治療として適応がない治療を施行すると査定の対象となるため十分注意する。

  Note　また，製薬企業が作成している各薬剤の適正使用ガイドは，抗がん薬の投与開始前の確認事項，投与中に注意すべき副作用，副作用が発現した場合の減量・中止規定がわかりやすくまとめられているため有用性が高い。

薬剤師からみたがん薬物療法における医師の役割

- がん薬物療法は，患者を中心として医師・看護師・薬剤師・事務職員など多くの職種が関わるチーム医療だが，医師は治療を進めるリーダーの役割を担っている。

第6章　チームアプローチ

- 医師がカルテに治療方針を明記し，施設で定められた期限までにレジメンをオーダーすることで，薬剤師だけでなく看護師も業務が円滑に進行し，患者にとっても有益となる。
- 治療施行・中止の判断は，がん薬物療法で最も重要な任務であり，医師が担う最大の役割である。医師は当日の患者の状態を確認し，中止や変更がある場合は速やかに，かつ明確に看護師・薬剤師などに指示を出すことが重要である。

病棟薬剤師は最も身近にいる薬物療法の相談相手

- 病棟薬剤師の役割は入院患者の薬剤管理である。管理する薬の範囲は入院中の処方だけでなく，他の医療機関からの処方薬や薬局で購入している医薬品・サプリメントにも及ぶ。
- 病院の採用医薬品数には限りがあるため，入院患者の常用薬を継続処方できない場合が多い。病棟薬剤師は代替薬の選択時に相談相手として最適である。
- 新たな薬を処方する場合，臓器障害による減量の必要性や薬物相互作用の有無について病棟薬剤師に確認を依頼できる。
- バンコマイシンなど血中薬物濃度に基づいた投与量調整が必要な抗菌薬処方時は，投与量・投与間隔・血中薬物濃度測定のタイミングについて病棟薬剤師に相談するとよい。
- 病棟薬剤師は，患者への面談などを通じて既往歴・薬歴・アレルギー歴・現在の服薬状況を把握しているため，多職種カンファレンスなどでは薬剤師からも有用な情報が得られる。
- 薬剤師から医師への疑義照会・処方提案は医師の処方に対する批評ではなく，患者によりよい薬物療法を行うために医師と協議することが目的であることを理解する。

今後の抗がん薬のトレンド予想

- 1980年代まで，抗がん薬の創薬は殺細胞効果を示す化合物のスクリーニングから始まることが主であった。
- 1990年代末からは，がん細胞の生物学的特性を解明し，細胞の

がん化や増殖に重要なタンパク・遺伝子の働きを抑える化合物（＝分子標的薬）を開発することが創薬の中心となった。

Note 近年，登場する抗がん薬のほとんどが分子標的薬である。今後はAIが創薬に導入され，がんの抑制にさらに特化した作用機序を有する抗がん薬の登場が期待される。

- ニボルマブ，イピリムマブの登場で始まった免疫チェックポイント阻害薬による免疫療法は新薬の開発が続いており，今後も抗がん薬治療の重要な柱の一つとなる。

レジメン審査とレジメン審査委員会

- レジメン審査は，医師・看護師・薬剤師・事務職員などから構成される委員会で行う。
- レジメン審査では，申請されたレジメンの有効性・安全性などのエビデンスを確認する。
- エビデンスレベルの確認には国内・欧米の診療ガイドラインが活用される。

Note 希少がんや治療抵抗性進行がんでは，レジメンがエビデンスに乏しいことがある。その場合は治療の必要性・妥当性を含めて審議する。

- エビデンスレベルが乏しいレジメンの場合でも，審査は客観的に行う必要がある。
- 抗がん薬は高額医薬品であるため，病院経営の観点から意見を聴取することも大切である。
- 希少がんでは保険承認された抗がん薬がない場合もあるため，審査に際して院内の適応外医薬品審査部門と連携することが求められる。

レジメン管理における薬剤師の役割

- レジメン管理（レジメン審査，レジメンオーダーのカルテへの登録）には薬剤師の働きが重要である。
- レジメン審査では薬剤師がレジメンのエビデンスレベルを確認

第6章　チームアプローチ

する。

Note　客観的審査を行うためには，レジメンの根拠となる文献の確認・検索を行うことが欠かせない。

- レジメンオーダーの登録では，抗がん薬の投与量・投与スケジュールの他，支持療法・輸液・投与順序が適切であることの確認が必須である。
- 投与に携わる看護師からの意見をレジメンオーダーに反映させるなど，他部門と協議してがん薬物療法の安全な実施に努めることが重要である。

【引用文献】
1) National Cancer Institute : NCI Dictionary of Cancer Terms ; regimen (https://www.cancer.gov/publications/dictionaries/cancer-terms/def/regimen)
2) 加藤裕久：がん薬物療法におけるレジメン管理. 医薬品情報学，11：217-222，2010
3) 山本弘史，他：抗がん剤レジメン管理ガイド（国立がんセンター中央病院薬剤部・編）. じほう，2008

第6章　チームアプローチ

4 看護師からみたがん治療

ファーストタッチ

- がんの診断，再発，進行は患者に大きな心理的衝撃を与える。私たち医療従事者は，患者の心理反応に配慮しながら思いやりのある診療を心がける。
- がん医療は多職種チーム医療が不可欠である。患者・家族のQOL向上を目指し，質の高い医療の実現を目指し協働する。
- がん患者が経験する身体的・精神的・社会的・スピリチュアルな側面を含む全人的苦痛に対して，多角的かつ総合的なアプローチを提供する。

看護とがん看護

- 当院の看護部は，"その人らしさ"を支援するプロセスを重要としている。心を込めて寄り添い，不安や苦痛，つらさを理解できるように努め，患者との関係性を大切にし，常に最善を考え，安全に，的確に看護を提供することを理念としている。
- がん看護は，主に症状緩和，精神的サポート，意思決定支援，セルフケア支援，治療および治療に伴う副作用ケア，終末期ケア，家族支援などを行う分野である。

医師－看護師の協働の課題

- 医師，看護師ともに，がん患者へ必要なケアに対する共通認識をもち，お互いの役割を補完することが重要である。その基盤となるのは**専門職としての対等性**である。
- しかし，わが国の医師および看護師の協働的な実践の程度は米国と比較して低く，医師は専門領域，看護師は免許・資格・職位と関連があった[1]といわれている。
- 協働を困難にしている要因として，看護師に従来から存在する

第6章　チームアプローチ

医師へ対する主従関係の認識の高さ，従来から存在する医師優位の階層性，看護師を尊重しない医師の態度，看護師の自立的態度の希薄さなど，関係形成に課題があることも報告されている[2]。

- 医師，看護師の信頼関係構築の主軸となる要素は「**職場風土**」「**喜びと感情表現**」「**看護師の能力と向上心**」「**コミュニケーション**」「**職種を超えた医療人としての尊重する意識**」[3] といわれている。

　Note　これらの要素をがん医療の臨床においても念頭に置き，実践する必要があるだろう。

がん医療の現状と患者の支援

- 近年の技術進歩により，2009〜2011年にがんと診断された人の5年相対生存率は64.1％[4] に達し，「がんは慢性疾患である」というイメージももたれるようになった。
- しかし，がんは依然としてわが国における主要な死因であり，「がん＝死」という強いイメージがまだ残っている。
- がん患者は，治療による外見の変化，機能喪失および治療による苦痛，治療中の社会参加の機会の減少，経済的な問題などの苦悩を抱えることが多く，がん患者の自殺率は一般人口に比べて高い。特に告知後1週間，診断後1年以内は注意が必要といわれている[5]。
- 2018年に策定された第3期がん対策推進基本計画（以下，基本計画）[6] では，「**がん予防**」「**がん医療の充実**」および「**がんとの共生**」の3本の柱に沿った総合的ながん対策が推進されたことに加え，新たな課題としてAYA世代のがん，高齢者のがんといった**ライフステージに応じたがん対策やがんゲノム医療の推進**などが盛り込まれた。
- AYA世代に発生するがんについての診療体制の整備が定まっていないことも指摘されている[6]。学業の継続，就職，結婚，出産，子育てなどのライフイベントが多く，多忙な時期であるため，支援体制の整備を行う必要がある。

469

- 基本計画では「がん患者がいつでもどこでも，安心して生活し，尊厳をもって自分らしく生きることのできる地域社会の実現」を目指しているが，高齢化が進み，現実には独居の人が増え，老々介護も多くなっている。これらの多様な環境でのケア能力が求められている。
- がんゲノム医療が発展し，患者や家族の期待が高まっている。しかし，実際に治療に結び付く可能性は約10％程度[7]とされており，看護師は適切な治療がみつからなかった後の支援も重要な役割と感じている。
- 2024年策定の第4期基本計画では，これらの現状・課題に取り組むことが求められており，がん治療の選択肢が増えるなかで患者が自身の価値観に基づいた意思決定を行えるように，看護師には意思決定支援の役割が求められている。

看護師が考えるインフォームドコンセントと意思決定支援

- **インフォームドコンセント（IC）**とは，患者・家族が病状や治療について十分に理解し，また，医療従事者も患者・家族の意向やさまざまな状況，説明内容をどのように受け止めたか，どのような医療を選択するか，患者・家族，医療職，ソーシャルワーカーやケアマネジャーなどの関係者と互いに情報共有し，皆で合意するプロセスである[8]。
- しかし，がん治療は手術療法，薬物療法，放射線療法など複数の選択肢があり，患者が自分の病態，標準治療，治療方針などのすべてを理解するのは非常に困難である。

  Note 手術療法にしても，従来の手術以外に腹腔鏡を用いた手術やロボット手術もある。また，乳がんでは「乳房全摘術を選択するか」「乳房部分切除と放射線療法にするか」の選択を迷う患者も多い。

- 特に，複数の治療選択肢から一つを選ぶ際には困難を伴う。生命予後や生活，QOLに与える影響が異なる場合，最善の選択を決めることは容易ではない。このような状況において，患者にとって最善の医療上の決定を下すためのプロセスとして重視

第6章　チームアプローチ

されているのが**共同意思決定**（シェアード・ディシジョンメイキング，shared decision making：**SDM**）[9]であり，患者参加型医療の根幹として注目されている。
- 当院では，基本的には『医療行為における説明と同意に関するガイドライン』[10]に沿ってICを行っている。

4

看護師からみたがん治療

ICにおける説明の内容

- 説明の内容は，①症状とその原因，②治療の目的と内容，③医療行為を行った場合の改善の見込み，④医療行為に伴う危険性，⑤医療行為を行わない場合の予後，⑥代替可能な医療行為の内容・効果・危険性および予後，⑦医療行為を拒否した場合にも可能な範囲で最善の医療に努めること，⑧セカンドオピニオンを得る権利があること，⑨同意しない権利があること，⑩クリニカルパスによる入院診療計画──としている。これらが記載された文書を**事前に医師が準備をして看護師と共有する**。

説明時の同席者

- 病院側の同席者としては，説明を行う医師に加え，看護師やその他の医療スタッフが同席することが多い。医療側の同席者がいることで，説明の透明性が確保され，患者の意思が十分に尊重されていることが確認できる。患者側も信頼できる同席者がいることが望ましいため，その旨を事前に説明し，同席を依頼することが推奨される。

  Note 患者側の同席者としては，患者が信頼する配偶者，保護者，父母，兄弟姉妹など，同居の親族やそれに準ずる近親者のうち，満18歳以上の者が主に選ばれる。患者の意向によっては，友人やパートナーなど，親族以外の人物が同席することも可能である。

看護師などの同席基準

- 看護師などが同席する基準として，①侵襲性または危険性の高い医療行為を行う場合，終了後の結果および今後の治療計画の説明時，②がん告知，DNAR（蘇生拒否）の方針決定，③退院後の療養の場や治療継続に関する説明時，④意思を表明できな

471

い，または意識障害などで判断不可能な場合——となっている。がん患者はこれらの基準にかなり当てはまる。

(1) IC前

- 未成年者や意識障害などにより意思疎通が困難な患者，認知機能に問題がある高齢者，精神障害者など，判断能力があるかないかを慎重に評価する。

  Note　一般的には判断能力について明確な基準はなく，当院では医療行為の侵襲の意味が理解でき，侵襲によってどのような結果が生じるかを判断できる能力があればよいとしている。

- 問題がありそうなケースでは，事前に看護師に同席を依頼し，日中の人数が多い時間帯でICを行うようにする。

(2) IC時

- 医療行為につき，十分な説明を尽くしたうえで，患者に自己決定の機会を与え，医療行為を受けるか否かについて患者の意思に委ねることが重要である。

  Note　状況に応じて患者が考える時間を配慮する。

- 説明にあたり，患者の精神的側面を十分に配慮し，説明内容が患者の理解度に応じた適切でわかりやすい内容になるよう工夫する。専門用語や外国語の使用は極力避け，説明資料（模型，図）などを用いて説明する。

- 可能な限り患者が選択肢のメリット・デメリットを理解でき，負担なく選択・表明できるように促す。

- いつでも治療を中止したり，とりやめたり，一部を拒否する権利があることを伝える。たとえ治療を中止しても，継続的な支援とケアが提供されることを保証する。

- 1回の情報量を制限して，繰り返し説明することで記憶に残りやすい。医師，看護師，薬剤師，栄養士など，多職種で行うのもよい。

(3) IC後

- 医療情報に関する理解度を確認するためには，**ティーチバック**（teach back）**を活用する**。「わかりましたか？」と質問せず，患者に話したことを説明してもらって確認し，できなければもう一度説明するテクニックである（例：「帰ったら，奥さんに

第6章　チームアプローチ

病院で何と言われたと話しますか？」)。

- 患者の感情，意見，懸念などを引き出すためには，**オープンクエスチョンを活用する**（例：「この治療についてどう思いますか？」「あなたの日常生活にどのように影響しますか？」）
- 患者が誰からも強制されることなく，自分の意思で決定していたかを評価し，同席した看護師に客観的な評価を確認する。
- IC・意思決定のプロセスは複雑な経過をたどる。患者は選択を任されたことのつらさや意思決定に迷いを抱えるであろうことを考慮したうえで関わり，看護師にともに支援してもらうよう依頼する。
- 一度決定したことがすべてではなく，患者や家族の決定が揺らぎ，変更することも往々にある。**意思決定の基本はコミュニケーションを積み重ねること**と認識して関わる。
- 看護師は患者が意思決定できるように**アドボケーター**（権利擁護者，代弁者）の役割があると認識する。中立的な立場で介入してもらうように依頼する。
- 初期研修を終えた医師は，他の医師のICに立ち会う機会がほとんどないが，看護師は多くの医師のICに立ち会い，ICの良し悪しを判断している。IC後，患者が退室した後に看護師からフィードバックを受けると，IC技術が上達しやすい。

  Note　IC技術は患者満足度やパラメディカルとの信頼関係の醸成に決定的な影響を与える。

がん看護外来・がん看護相談の活用

- 「看護専門外来」「がん看護相談」「がん相談支援センター」など，施設によっては看護師が対応する部門が設置されている。施設ごとに名称や運用が異なるため，連携にあたっては事前に窓口に確認する。
- 看護外来や看護相談は，専門的な知識をもつ看護師が，通院治療中の患者や家族からの療養生活上の相談に応じたり，必要な指導やケアを直接提供したりする外来や相談窓口のことである。

4

看護師からみたがん治療

> **Note** 専門的な知識や技術をもつ看護師とは，専門看護師，認定看護師，関連の学会などによる資格保有の看護師のことである。

- がん領域では，主に**専門看護師**（がん看護，精神看護，小児看護，家族支援，地域看護）と**認定看護師**（がん性疼痛看護，緩和ケア，がん化学療法看護，放射線療法看護，乳がん看護，皮膚・排泄ケア，摂食嚥下障害看護）が活動している。

がん看護専門・認定看護師へのコンサルトのタイミング

がん告知後，治療の補足説明が必要なとき

- 治療の意思決定には，正確な情報が不可欠である。しかし，がんと診断された患者は少なからずショックを受けており，「頭の中が真っ白になった」と表現するケースに多く遭遇する。がん治療の複雑化に伴い，一度の説明では理解できない患者もいる。

> **Note** 医師が説明した内容を看護師が理解し，感情表出を促しながら患者・家族に必要な情報を伝えていくことで，納得して治療に向き合えるようになることもある。

悪い知らせを伝えるとき

- 悪い知らせの前後を通じて，看護師が患者や家族に対して継続的なサポートを行うと，不安の軽減のみならず，その後の円滑なコミュニケーションにつながるケースも多い。

がん終末期における療養の場の選択に迷うとき

- 退院支援部門とも連携し，選択に迷う場合の意思決定支援，在宅での疼痛緩和ケア，デバイスの選択など，不明な点があれば相談する。

第6章 チームアプローチ

患者への説明例

💬 告知後，がん看護専門看護師を紹介する場合

● 「○○さんだけでなく，告知された方は皆，ご家族も衝撃を受けられて，とてもつらい気持ちをもたれることが多いです。当院では患者さんやご家族の治療中の不安や悩み，生活の困りごとについてサポートできるようにしています。もしよろしければ，がんの専門の看護師と面談してみませんか？　治療に関する質問や不安はもちろん私（医師）も対応しますが，○○さんが最善の選択ができるよう看護師の立場から支援してくれます。ぜひ相談してみてはいかがでしょうか？」

【引用文献】
1) 小味慶子，他：医師と看護師の協働に対する態度：Jefferson Scale of Attitudes toward Physician–Nurse Collaboration 日本語版の開発と測定. 医学教育，42：9-17，2011
2) 宇城　令：病院看護師の医師との協働に対する認識に関連する要因. 日本看護管理学会誌，9：22-30，2006
3) 上田邦枝，他：助産師と産科医師間における信頼関係構築に関する助産師の思い. 神奈川母性衛生学会誌，22：8-24，2019
4) がん情報サービス：最新がん統計（https://ganjoho.jp/reg_stat/statistics/stat/summary.html）
5) Yamauchi T, et al；JPHC Study Group：Death by suicide and other externally caused injuries following a cancer diagnosis: the Japan Public Health Center-based Prospective Study. Psychooncology, 23：1034-1041, 2014 [PMID：2471116]
6) 厚生労働省：がん対策推進基本計画（https://www.mhlw.go.jp/stf/seisakunitsuite/bunya/0000183313.html）
7) がんゲノム医療中核拠点病院等連絡会議 診療ワーキンググループ・監：がんゲノム医療に携わる病院職員のためのテキスト. 2022
8) 日本看護協会：インフォームドコンセントと倫理（https://www.nurse.or.jp/nursing/rinri/text/basic/problem/informed.html）
9) 中山和弘・著：これからのヘルスリテラシー：患者・市民中心の意思決定支援. 講談社，pp97-105，2022
10) 横浜市立大学附属病院：医療安全マニュアル；医療行為における説明と同意に関するガイドライン及び考え方. 2021年改訂

475

Column

がん治療中に有用な漢方薬
──パクリタキセルの末梢神経障害に対する牛車腎気丸

　上皮性卵巣がんの標準化学療法は，パクリタキセル（PTX）とカルボプラチン併用のTC療法である。PTXによる「痺れ」（末梢神経障害）の副作用は未解決の大きな問題であり，QOLと治療完遂率に影響している。

　抗がん薬の神経毒性は，TRP（transient receptor potential）チャネルを介して誘発されている可能性が推測されていた。TRPチャネルとは膜貫通型の刺激受容体であり，温度，機械刺激，浸透圧，刺激性化学物質などによって活性化され，細胞内外の環境変化を感知して細胞内シグナルに変換する"センサー"として働いている。筆者らは，ラットを使った実験でPTXによる神経毒性はTRPV4を介して誘発していることを証明した[1]。

　牛車腎気丸は，糖尿病や化学療法による痺れに効果があるといわれていたが，牛車腎気丸とTRPチャネルの関与も指摘されていた。そこで私たちは，PTX誘発性の末梢神経障害ラットにPTX投与開始1週間前から牛車腎気丸を胃ゾンデで連日投与した（以下，PTXのみを投与した集団をPTX群，PTX投与開始1週間前から牛車腎気丸を胃ゾンデで連日投与した集団を「PTX＋牛車腎気丸群」とよぶ）。

　PTX群ではPTX投与1週間後から週を追うごとに逃避反応閾値が低下したが，PTX＋牛車腎気丸群ではPTX投与1週間後に逃避反応閾値がいったん低下したものの，その後は週を追うごとに上昇し，5週目にはPTXを投与していないコントロール群と同等の高い逃避反応閾値を示した（つまりラットはあまり刺激を感じなくなった）。

　ラットの脊髄後根神経節で，PTXは*TRPV4*遺伝子発現を増加させることが判明した。一方で，牛車腎気丸の予防投与はPTX誘発性の*TRPV4*遺伝子発現を抑制することが明らかとなった。PTX投与による逃避反応閾値の低下は，PTX投与中止によって回復すると推測されたが，ラットの実験ではPTX投与中止後も逃避反応閾値は低下し続けた。PTX投与後の脊髄後根神経節の電子顕微鏡所見では，コントロール群と比較して核の変性やミトコンドリアの膨化が認め

第6章　チームアプローチ

られ，神経変性所見が現れていた（不可逆的変化）。しかしPTX＋
牛車腎気丸群では，おおむね正常細胞であることが確認できた。こ
れらの所見から，牛車腎気丸による神経変性の防止効果も推測され
た。

　これらの動物実験から，PTXの末梢神経障害を緩和するための牛
車腎気丸の服用方法は「PTXの初回投与前から服用し，PTX投与終
了後も継続して服用すること」である。

　牛車腎気丸の臨床的効果について，初回治療としてTC療法を施
行した婦人科がん患者60名を対象にレトロスペクティブな検討を
行った。A群（TC療法施行の前に牛車腎気丸を服用。32名）とB群
（Grade 2の痺れが発現後に牛車腎気丸を服用。28名）に分け，評
価項目は，①全コース中の痺れGradeの最高値，②化学療法の完遂
率（レジメン変更率）──とした。検討の結果，A群ではPTXによ
るGrade 3以上の痺れは18.8％，B群では50％となり，A群はB群
と比較して有意に抑制され，牛車腎気丸が痺れの予防に効果的であ
ることが示された。さらに，痺れによるレジメンの変更も有意に少
ないことが明らかとなった。

　牛車腎気丸は証の判断が不要であり，前向き研究では牛車腎気丸
の副作用による投与中止例はなかった。もともと体力が低下してい
る人や頻尿，乏尿など排尿障害がある人へ長期投与される漢方薬で
あり，がん化学療法中や終了後でも患者が希望する限り投与を継続
してよい薬である。

【引用文献】
1）　Matsumura Y, et al : The prophylactic effects of a traditional
　　Japanese medicine, goshajinkigan, on paclitaxel-induced peripheral
　　neuropathy and its mechanism of action. Mol Pain, 10 : 61, 2014 [PMID :
　　25240613]

第 7 章

知っておきたい
検査/制度/研究

第7章　知っておきたい検査/制度/研究

1 遺伝子検査

ファーストタッチ

- 遺伝子検査には，**コンパニオン検査**と**がん遺伝子パネル検査**がある。
- コンパニオン検査は，特定の薬剤への感受性を評価するものである。
- がん遺伝子パネル検査は，現状存在するすべての薬剤・治療法のなかから，新たな治療の選択肢を探すものである。
- がん遺伝子パネル検査では，最終的なレポートを得るためにエキスパートパネルという会議が必要である。
- がん遺伝子パネル検査は，1患者1回のみ受けることができる。
- すべての進行がん患者に保険でがん遺伝子パネル検査を受ける権利があり，適切なタイミングでの情報提供が重要である。

がん化学療法と遺伝子検査の概要

- がんは細胞の遺伝子変化によって生じる疾患である。
- 遺伝子解析技術の進歩により，100を超える遺伝子の変化を一度に解析することが可能となった。
- それに伴い，がん細胞の遺伝子変化をバイオマーカーとして用いる分子標的薬が次々に開発されている。
- がん領域の遺伝子検査では，検査の目的，解析対象，検査に用いる検体を理解することが重要である。

生殖細胞系列変異と体細胞変異

- 遺伝子検査を理解する際，**生殖細胞系列変異**と**体細胞変異**を分けて考える必要がある。
- 生殖細胞系列変異（germline mutations）とは，その個体が生まれたときからもっている遺伝子変異のことである。体のほぼすべての細胞にこの遺伝子変異が存在することになる。

480

第7章　知っておきたい検査/制度/研究

- 生殖細胞系列変異を解析することで，遺伝の情報が判明することがある。**検査を受けた本人だけでなく，その家族にも関係する情報となる可能性がある**ため，遺伝診療の部署との連携が必須となる。
- 体細胞変異（somatic mutations）とは，その個体が出生後に後天的に獲得した変異を指す。がん領域では，がん細胞における変異を指すこととなる。この変異は，生殖細胞系列のようにその家族にまで関係のある情報ではない。

  Note　ただし，検査の種類によっては，体細胞変異なのか，生殖細胞系列変異なのか断定できない場合があり，注意が必要である。

■ 解析対象の種類

- 生殖細胞系列の遺伝子変化を解析する検査では，白血球のゲノムDNAが用いられることが多い。
- がん細胞の遺伝子変化を解析する場合は，がん細胞のゲノムDNAを用いる場合と，血液中の**セルフリーDNA**（cell-free DNA：**cfDNA**）を用いる場合がある。
- 血液中のcfDNAとは，細胞死の過程で血流へ放出されたDNAである。
- がん患者において，cfDNAは正常細胞由来のものがほとんどであるが，一部，がん細胞由来のものが含まれていることがある。これを**circulating tumor DNA（ctDNA）**とよぶ。
- 手技は通常の採血と同様であるが，cfDNAの解析を行う場合は**リキッドバイオプシー**とよぶことがある。
- 融合遺伝子の解析では，mRNAが解析に用いられることがある。

■ 検体の種類

- 遺伝子解析には，がん組織または血液を検体として用いる検査が多い。
- がん組織による検査は通常の病理検体を用いて行う。通常のホルマリン固定，パラフィン包埋された検体である。
- がん組織を用いる場合は，**病理検体のどの部分を用いて検査を行うか（枝番の選定）が重要**であり，病理医との連携が必須である。

- 血液で検査を行う場合には，検査によっては専用の採血管があるため注意が必要である。

  Note 特にcfDNAを解析対象とする場合，特殊な採血管を必要とすることが多い。

遺伝子解析に必要な検体の量と質

- 遺伝子検査の進歩に伴い，組織生検のもつ意味は大きく変わった。
- 病理診断で「悪性腫瘍と断定できる」だけではなく，その後の分子生物学的解析まで可能な検体を採取しておくことが重要である。

  Note 特に，がん遺伝子パネル検査まで含めると，組織採取から数年後に遺伝子解析を行うこともある。

- 内視鏡医など，日常的に組織採取を行う診療科の医師は，遺伝子解析に必要な検体の量と質について十分な知識を有することが望ましい。
- 一般化はできないが，割面で10mm×10mmの量があれば遺伝子解析可能なことが多い。

  Note 量に関しては，検体の腫瘍含有量にもよるため一般化はできない。自施設での症例を丁寧に振り返り，感覚をつかむことが重要である。

- 質に関しては，**ホルマリン固定**が重要なステップである。
- ホルマリン固定には10％中性緩衝ホルマリン液を用いる。
- 過固定とならないように，**ホルマリン固定は48時間以内が望ましい**[1]。
- 固定不足も解析不良の原因となる可能性があり，**特に大きな検体では割を入れてから固定を行うことが重要である**。

コンパニオン検査

- コンパニオン検査とは，特定の薬剤の**効果予測を目的として行う検査**である。
- コンパニオン検査を行うことを**コンパニオン診断**とよび，英語ではcompanion diagnosticsと表記する。CoDxまたはCDx

と略されることが多い。

- コンパニオン検査は，その他の臨床検査と同じく，検査を申し込むと「陽性」や「陰性」といった検査結果が返ってくる。その結果の解釈は臨床医が行う。

コンパニオン検査の公開情報

- 各薬剤に対応するコンパニオン検査は，医薬品医療機器総合機構（PMDA）のWebサイトにまとめられている。「コンパニオン検査　PMDA」でWeb検索すると，最新の情報が公開されている。
- まずは，自分の専門領域のコンパニオン検査を確認するとよい。
  Note　なお，選択肢が複数あるものは，すべての検査は採用されていないことが多い。勤務先の施設で採用されている検査の確認が必要である。

コンパニオン検査を出すタイミング

- コンパニオン検査に関しては，各がん種の診療ガイドラインに記載されていることが多い。ほとんどの検査は化学療法施行前に行う。すなわち，組織生検や手術を受けた後に，「病理診断に追加する情報を得るために行う検査」という理解でおおむね問題ない。

臓器横断的に検査可能なコンパニオン検査の登場

- コンパニオン検査は，ほとんどの検査が臓器別がん種限定である。
- 一方，2024年9月の時点で2種の検査が原発臓器に関係なく検査可能であり，マイクロサテライト不安定性検査（該当薬：キイトルーダ®）と，*BRAF* V600E変異検査（該当薬：タフィンラー®＋メキニスト®）がある。
  Note　がんゲノム医療の進歩に伴い，今後このような検査も増えていくものと考えられる。

がん遺伝子パネル検査

- がん遺伝子パネル検査は，100を超える遺伝子を一度に解析するものである。

- 「陽性」や「陰性」といった検査結果ではなく，遺伝子の変化そのものがデータとして返却される。
- この結果から，その時点で開発されている薬剤すべて（臨床試験薬を含む）と照らし合わせ，新たな治療法の選択肢を模索する。
- データ量が膨大なため，結果の解釈が困難である。このため，**エキスパートパネル**とよばれる専門家会議の後に，最終レポートを決定することが義務づけられている。

> **Note** コンパニオン検査は検査結果のみ返却される通常の臨床検査であり，がん遺伝子パネル検査は最終レポートの決定に専門家会議が必要であるという違いがある。

がん遺伝子医療の施設認定制度

- わが国において，がん遺伝子パネル検査は2019年6月に保険収載された。
- 施設認定制度として，**がんゲノム医療中核拠点病院**，**がんゲノム医療拠点病院**，**がんゲノム医療連携病院**の3種が設定されている。
- このうち，がんゲノム医療中核拠点病院と，がんゲノム医療拠点病院でエキスパートパネルを開催することができる。
- がんゲノム医療連携病院は，自施設でのエキスパートパネルは開催できないが，検査を提出できる施設である。エキスパートパネルは，連携するがんゲノム医療中核拠点病院や，がんゲノム医療拠点病院に依頼する。
- これら3種の認定施設以外では，**検査自体が提出できない**ため，近隣の検査可能な施設に紹介する必要がある。

がん遺伝子パネル検査の保険適用

- 2024年9月時点では，がん遺伝子パネル検査の保険適用は，「標準治療がない固形がん患者又は局所進行若しくは転移が認められ標準治療が終了となった固形がん患者（終了が見込まれる者を含む）」となっている。
- 標準治療がない希少がんの場合は，**時期を問わず**検査提出が可能である。

第7章　知っておきたい検査/制度/研究

- 標準治療があるがん種の場合は，「標準治療が終了となった」あるいは「標準治療の終了が見込まれる」という条件を満たしたときに保険適用となる。

  Note　この「標準治療の終了が見込まれる」という条件の解釈が難しい。

- がん種により判断が異なるが，少なくとも標準治療前では検査提出不可である。

がん遺伝子パネル検査の費用と検査に要する時間

- 一般的ながんゲノム医療の流れを図1に示す。

  Note　なお，自費治療に関しては原則非推奨である。抗がん薬を自費で使用するには非現実的な費用を要するため，原則推奨はしない。

- がん遺伝子パネル検査は，検査実施時に44,000点（44万円），エキスパートパネル結果の患者提供時に12,000点（12万円）が算定される。10割負担の場合は計56万円，3割負担の場合は約17万円の負担となる。

- 保険診療の場合は高額療養費制度の対象となるので，実際の負担額は3割負担でも17万円以下となる患者が多い。

- 検査に要する時間は，検査提出から約2カ月である。

- なお，がん遺伝子パネル検査は患者1人につき，1回しか算定できない。この点は極めて重要である。

がん遺伝子パネル検査を患者に説明するタイミング

- がん種により異なるが，共通していえるのは説明するタイミングが遅すぎないよう注意が必要ということである。

  Note　自分の専門領域で，がん遺伝子パネル検査の説明を行うタイミングを上級医に確認しておくとよい。

- 現状の保険適用では，進行がん患者の全員にがん遺伝子パネル検査を受ける権利がある。このため，実際に検査を行うかどうかは別として，情報は提供しておくことが望ましい。

がん遺伝子パネル検査を見据えた確認事項

- がん遺伝子パネル検査に用いる検体は，原則として組織検体を

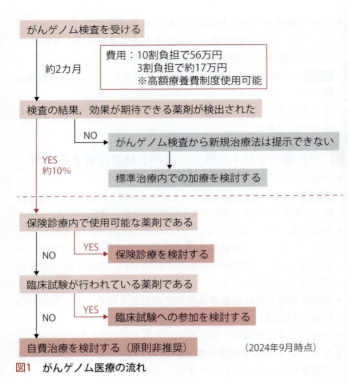

図1　がんゲノム医療の流れ

用いる。
- 使用可能な組織検体がない場合には，血液を用いた検査を行う。

  Note このため，担当している患者が，がん遺伝子パネル検査を希望した際，検査可能な組織検体があるのかを早い段階で確認しておくことが望ましい。

- 患者の希望にもよるが，組織検体がない場合は，転移巣からの生検が考慮されることもある。

専門医へのコンサルトのタイミング

- がん遺伝子パネル検査は，主治医が検査を出せる施設と，中心

第7章　知っておきたい検査/制度/研究

となる部署が検査を中央管理している施設に大別される。
- 主治医が検査を出せる施設では，主治医の判断で検査を提出するため，専門医へのコンサルトは必要ないことになる。診療グループ単位での方針を確認しておくとよい。
- 中央管理型施設では，検査提出のタイミング，あるいは患者が説明を希望した際にコンサルトとなる。

専門外来での説明事項

- 主治医が検査を出せる施設では，保険適用を主治医が確認する必要がある。中央管理型施設の専門外来では，まず保険適用を確認している。
- 次に，検査の概要では費用と期間，薬剤到達率を中心に説明する。高額療養費制度の対象となることも説明する。
- 検査結果が得られるまでの期間は約2カ月と説明する。実際には1.5～2カ月であることが多い。
- 薬剤到達率に関しては，約10％と説明する。がん種によって多い場合も少ない場合もあるため，確定的なことはいえないが，約10％と説明すれば大きな問題はないと考える。
- 以上に加えて，遺伝性腫瘍の所見が得られる可能性について説明し，家族歴を聴取する。

患者説明のポイント

- 中央管理型施設において，専門医へのコンサルトの前に患者へがん遺伝子パネル検査の説明をする場合は，まずどのような検査なのかを説明するとよい。
- 検査の内容は難しいので，「検査を受けると治療法が増えることがある」という点が伝われば，まずは問題ないと考える。

Note 特に，「検査を受けても，治療法が減ることはない」という一言を加えると，安心する患者が多い（図2）。

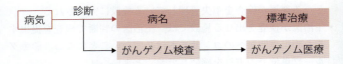

がんゲノム検査を受けても、治療法が減ることはない。
病名から使用できる薬剤（標準治療法）以外に、使用可能な薬剤を検索することが、この検査の目的である。

図2　検査を説明する際のポイント

患者への説明例

💬 手術直後や化学療法施行前など、明らかに早いタイミングで患者からの説明希望があった場合

- 「○○さんの場合、標準治療があるがん種です。このため、がん遺伝子パネル検査（がんゲノム検査）は、標準治療を受けていないと保険で受けることができません。○○さんの場合は、XXの治療がもし効かなかった場合、そのときにがんゲノム検査を考えています。もちろん、先に専門医からお話を聞いておきたいというご希望がある場合は、紹介させていただきます」

💬 通常のタイミングでこちらから検査を勧める場合

- 「これから別の治療に移りますが、それと並行して追加の検査を行いたいと思います。以前に受けた手術の検体を使った検査です。確率は低いですが、この検査を受けると、○○さんに使える薬が増えるかもしれません。検査には2カ月くらいかかるので、次の治療を行いながら、この検査を受けておきましょう」

【引用文献】
1) 日本病理学会：ゲノム診療用病理組織検体取扱い規程（https://pathology.or.jp/genome_med/pdf/textbook.pdf）

第7章 知っておきたい検査/制度/研究

2 標準医療と臨床研究

ファーストタッチ

- 臨床研究のデータの解釈については自身で行えるよう準備すべきである。
- 薬剤ごとに適切な患者を選択すると生存期間が延びる傾向にあり、臨床試験への参加には患者のメリットも大きい。
- 臨床試験に参加するか否かを選択するのは患者自身であり、医師側からその道を途絶させてしまうことは避けたい。

標準医療とエビデンス

- われわれが実臨床で実践する標準治療は、エビデンスに基づいて行われる。そのエビデンスを構築するために臨床試験が行われ、結果に応じて各国での承認が得られる。
- 臨床試験は医学系研究倫理指針の準拠が求められ、さらに治験となるとGood Clinical Practice（GCP）準拠が求められるなど、厳格なルールのもとで実施される（図1）。
- 臨床研究の種類は図2に示したとおりであるが、基本的には臨床試験または治験が最もエビデンスレベルが高く、新薬、新治

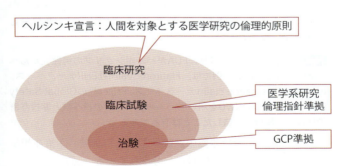

図1 臨床研究・臨床試験・治験の関係

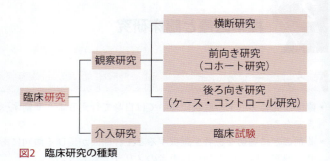

図2 臨床研究の種類

療の優越性を科学的に証明するにあたり求められる臨床試験である。特に**ランダム化比較試験**（randomized control trial：**RCT**）は最もエビデンスレベルの高いデータの一つである。

Note 肺がん領域では遺伝子変異ごとでの治療戦略が確立しており、これらの臨床試験では時に症例数が確保できない場合もある。前向き介入試験のなかでも、比較ではなく単群のみでの臨床試験が実施されることもある。各症例群に細分化される現代では、これらも貴重なエビデンスとなり、比較せずとも承認されるケースも散見される。

- **後ろ向き研究**は基本的にバイアスが大きく関わるため、エビデンスレベルとしてはやや低くなる。しかし、臨床試験に参加できないような高齢者や比較的重度の基礎疾患をもつ患者、人数が少ない希少症例などについては、実臨床のデータのみでしか参考にできず、**リアルワールドデータ（RWD）/リアルワールドエビデンス（RWE）**として注目されている。

Note 実際、2019年4月にFDAがパルボシクリブの男性乳がんへの適応拡大を承認した例では、Flatiron Health社EHRデータベース、IQVIA社のInsurance claimデータベース、Pfizer社のGlobal Safety Databaseの3つのRWDを用いてパルボシクリブの投与群と非投与群で比較した解析で申請したことは有名である[1]。

- 主にがん領域における臨床試験は①第Ⅰ相試験、②第Ⅱ相試験、③第Ⅲ相試験——の3段階に分かれている（図3）。
- 特に、安全性を確認する第I相試験は実施できる施設ががんセ

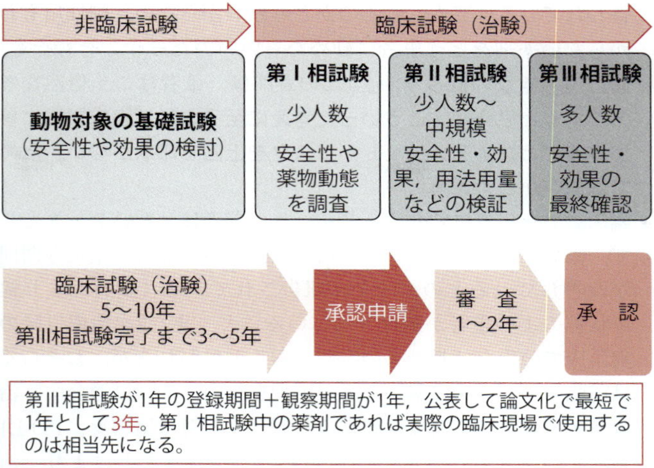

第7章　知っておきたい検査/制度/研究

図3　臨床試験の段階と期間の一例

ンターや大学病院などに限られる一方で，第Ⅲ相試験は多数の試験の登録が必要であるため市中病院も参加している。第Ⅲ相試験では，第Ⅰ相，第Ⅱ相で安全性と一定の効果も確認されているため，比較的抵抗が少なく参加しやすいと思われる。

- 以上の厳格な臨床試験のもとでエビデンスとなるデータが構築されるが，同時に大切なことはデータの解釈であろうと考える。臨床医によるエビデンスの収集，解析がまとめられたものがガイドラインであるが，これは利益相反（COI）について開示されたガイドライン委員にて作成されている。しかしながら，ガイドラインを確認すると委員のなかでも意見が異なることもあり，**データの解釈は自身で行えるよう準備することが大切である**と考える。

臨床試験参加によるメリット・デメリット

- 若い先生で，こう思われる方はいないだろうか。「うちの病院は臨床試験に参加している。『治験に参加しなさい』と上司に

言われている．でも，効くのかどうかわからない，副作用もわからない薬剤をどう患者に勧めたらいいのだろう．そもそも，勧めるべきなのだろうか」．この疑問は，筆者はごく自然な考えであると思うが，**こういった考えに至るのは「臨床試験に参加することによるメリットがリスクを上回る印象がない」ためではないかと考える．**

- 臨床試験を患者に紹介するにあたり，参考にしたいデータとして，国立がん研究センターの第Ⅰ相試験の参加者の全生存期間が改善しているとのデータが報告されている（図4）．より健康状態のよい患者が選択されていること，また2次治療以降の実臨床での生存延長効果の影響もあると思われるが，おそらくは前臨床のデータに基づき患者選択を行い，それに適合する治療選択（例：EGFR陽性肺がんに対するEGFR阻害薬，PD-L1高発現症例に対する抗PD-1抗体など）を行うことにより，治験の成績が向上しているものではないかと感じている．すなわち，まだ承認されていないが，その患者のもつ遺伝子変異に対する分子標的薬の臨床試験などは，その結果の向上がある程度期待できるものと想像する．したがって，臨床試験への参加に

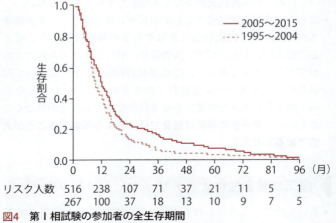

図4 第Ⅰ相試験の参加者の全生存期間

〔Ebata T, et al：Cancer Chemother Pharmacol, 85：449-459, 2020より〕

第7章　知っておきたい検査/制度/研究

ついては以前に比べると勧めやすい現状であろうと思う。

- 近年，治験に誘われる薬剤は，筆者自身からみても，家族にも勧めたいと感じる薬剤も多い印象がある。このような「特別な薬剤・先進的な治療」を届けられることに誇りをもち，何よりもそれに参加するか否かを選択するのは患者自身であり，医師側からその道を途絶させてしまうことは避けたいと考えている。

  Note 少なくとも，どのような治験に参加する権利があるのかを患者本人に示してあげてほしいと思う。

- しかしながら，実際の治療は非常に有効性が高いとしても，有効性と有害事象のバランスで成立するものである。第Ⅱ相試験の結果が判明していたとしても，数十例のデータでは**頻度の低い致命的な有害事象が潜んでいる可能性があることには注意しなければならない**。実際に臨床試験に参加するなかで，新たな有害事象に対する注意喚起，対応策に関する周知などがあることも少なくない。

臨床試験に関する情報の患者説明のポイント

- 実際の臨床試験への参加についてエビデンスとなるものはないため，筆者の経験をお話させていただきたい。現在，筆者が所属する病院は市中病院であるが，2023年の1年間では，呼吸器内科として約20件の企業治験・医師主導治験を実施した。肺がんを対象としたものが6〜7割ほど，他にCOPD，喘息，間質性肺炎，非結核性抗酸菌症など多岐にわたるが，第Ⅰ相試験は実施していない。

- どの疾患であっても，患者側からは新薬や治験について，人体実験のようなネガティブな印象があることは否めない。筆者は患者に対し**「人体実験に近い印象はあるかと思いますし，その感覚は否定しません」**と，あえてそのフレーズを使用して説明している。それでも「治験薬による治療に期待できると考え，参加希望を募っている」とお話している。また，参加できる可能性がある患者については，全員に試験の説明・紹介をすると決めている。そのようにすることで，**筆者自身で選択バイアス**

標準医療と臨床研究

493

をかけないよう心がけている。

Note 何よりも先に述べたとおり，患者が臨床試験に参加する権利，治験薬による治療を受ける機会を奪うことだけは避けたいと考えており，可能性のあるものは説明したいと考えている。

- 一方で，臨床試験を紹介する際に，間質性肺炎や非結核性抗酸菌症など標準的治療に対して筆者自身が満足していない疾患群や，肺がんでも既報から期待感を感じてしまう治療については，臨床試験の説明の際に多少力が入ってしまうこともあるのが現状である。

- がんセンターなどでは，臨床試験に参加しないと他院へ紹介されてしまうなどの話も耳にするが，がんセンターや一部の大学病院などは，その役割から市中病院へ転院を勧めざるを得ない背景も理解できることから，**臨床試験を中心に実施する施設と市中病院との連携が重要になるものと考える**。

Note 当院は市中病院ということもあり，また近隣在住の患者も多いため，治験に参加しないケースでもそのまま標準治療を行っているが，遠方から治験への参加を求めて紹介される患者の場合には，近隣病院へ戻ることを余儀なくされることもある。

- 市中病院の医師は**臨床研究等提出・公開システム（jRCT）**による検索や，近隣の大学病院，がんセンターと連携して参加可能な治験がないか意識し，新規治験薬を望む患者へ届けられることを期待したい。

【引用文献】
1) Bartlett CH, et al : Real-world evidence of male breast cancer (BC) patients treated with palbociclib (PAL) in combination with endocrine therapy (ET). J Clin Oncol, 37（Suppl.）: 1055-1055, 2019

第7章　知っておきたい検査/制度/研究

3 陽子線治療/重粒子線治療

ファーストタッチ

- 放射線治療は外科療法，薬物療法とともにがん治療の3本柱の一つである。
- がん治療に広く用いられる放射線は高エネルギーX線であるが，陽子線・重粒子線などの粒子を用いた粒子線治療に注目が集まっている。
- 粒子線はX線に比べ「線量集中性」が高く，腫瘍周囲の正常組織への影響（副作用）を減らした治療が可能である。
- 特に重粒子線治療は「抗腫瘍効果」が高く，放射線抵抗性の難治がんにも有効とされる。
- 「より優しい」，「より強い」治療として粒子線治療の普及が期待されている。

粒子線治療の目的

- 放射線治療は全身の多くの種類のがんに対し，治癒を目標とした**根治治療**から，症状を和らげるための**緩和治療**まで幅広い役割を果たしている。
- **粒子線治療は根治を目的とした治療**で，**体の一部に限局した腫瘍が対象**となる。現状では多発病変がある症例や症状緩和のための治療には用いることができない。

粒子線治療の種類

- がん治療に最も広く用いられるのは**高エネルギーX線**であるが，粒子線治療は**陽子線・炭素イオン線**などの**粒子線を用いた治療**である。
- 陽子（水素原子から電子を1つ取り去ったもの）を加速したものが**陽子線**であり，原子番号が2より大きな原子核（重イオン）

495

を加速したものを**重粒子線**とよぶ。

Note 臨床で用いられている重イオンのほとんどが炭素イオン線であるため，**重粒子線治療と炭素イオン線治療は同じ意味として扱われることが多い。**

特徴

- 粒子線治療の特徴の一つとして**線量集中性**が挙げられる。従来の放射線治療では，病巣周囲の正常組織にも放射線が照射されることによる放射線障害（副作用）のリスクがあり，根治を得るのに必要な線量を照射できないという問題がある。
- しかしながら，粒子線はエネルギーを調整することで，体の中の任意の深さで止めることができ，**周囲の正常組織への線量を低く抑えつつ，標的となる腫瘍へ高い線量を集中することが可能である**。X線治療に比べ線量集中性が高く，周囲の正常組織への影響を減らした「より優しい」治療が達成できる（図1）。

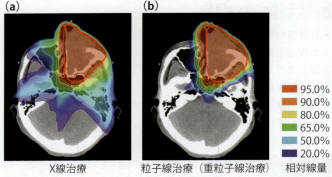

左上顎洞がんに対する放射線治療の線量分布図（照射された線量により色を変えた，いわゆる等高線のようなもの）。赤色の実線で囲まれた範囲は腫瘍が進展した領域である。
(a) X線治療では腫瘍周囲の正常組織に対し，低〜中程度の線量が広がる。
(b) 粒子線治療では腫瘍周辺への広がりが少なく，副作用の低減が期待される。

図1 線量集中性の比較（当院症例）

第7章　知っておきたい検査/制度/研究

- 粒子線治療のなかで，特に重粒子線治療にはX線・陽子線治療にはない，もう一つの特徴がある。それは**抗腫瘍効果（生物学的効果）の高さ**である。放射線治療によるターゲットは主にがん細胞のDNAであるが，**X線や陽子線による損傷はDNA二重鎖のうちの1本鎖切断**となることが多い。この1本鎖切断は，がん細胞内の遺伝子修復機能により回復され，細胞死から免れる機会が増える。一方，**重粒子線によるDNA損傷は2本鎖切断が主体であるため回復が起こりにくく，放射線に抵抗性の難治がんにも有効**とされている[1), 2)]。

  Note　なお，X線による細胞致死効果を1とすると，陽子線治療は1.1倍，重粒子線（炭素イオン線）は約3倍程度とされる。したがって，重粒子線治療は高い抗腫瘍効果により「より強い」治療が可能となる。

- 陽子線治療は決して重粒子線治療に劣るものではなく，その使い分けが重要である。陽子線治療は細胞致死効果がX線治療とおおむね同等であることから，X線治療で得られた数多くの知見を活用することで新たな研究開発が可能である。実際，食道がんに対する陽子線治療と化学療法の併用では，治療効果を損ねることなく心肺毒性の低減が示されている[3)]。

  Note　陽子線治療と重粒子線治療の使い分けについては，今後もさらなる議論が必要である。

適応疾患と病態

- 粒子線を用いた治療は1930年代に始まり，わが国では1979年から陽子線治療が開始され，1994年には世界で初めて医療専用の重粒子線形加速器が設置されて炭素イオン線による臨床応用が開始された。
- 治療が開始された当初は主に臨床研究として，その後は高度先進医療，先進医療と名を変えて実施されてきた。治療施設の増加に伴い症例数も増加し，各疾患に対する治療成績の報告やシステマティックレビューの実施により安全性と有効性が期待できると判断され，2016年に小児腫瘍，骨軟部腫瘍に対する粒子線治療が初めて保険収載された。

- その後，4回の診療報酬改定を経て保険適用となる疾患が拡大している〔**表（a）**〕。今後の保険収載を目指し，先進医療として治療を行っている疾患を**表（b）**に示す。

表　粒子線治療の適応疾患
（a）保険適用

	陽子線	重粒子線
頭頸部悪性腫瘍（口腔・咽喉頭の扁平上皮がんを除く）	○	○
早期肺がん*	○	○
肝細胞がん（≧4cm）*	○	○
肝内胆管がん*	○	○
局所進行性膵がん*	○	○
大腸がんの術後局所再発*	○	○
限局性前立腺がん	○	○
局所進行性子宮頸部腺がん*	—	○
局所進行性子宮頸部扁平上皮がん（≧6cm）*	—	○
婦人科領域の悪性黒色腫*	—	○
限局性骨軟部腫瘍*	○	○
小児腫瘍（限局性の固形悪性腫瘍）	○	—

*：手術による根治治療が困難な限局性腫瘍

（b）先進医療

	陽子線	重粒子線
脳脊髄腫瘍	○	—
頭頸部扁平上皮がん	○	—
局所進行非小細胞肺がん	○	○
縦隔腫瘍	○	—
食道がん	○	○
肝細胞がん（保険適用外のもの）	○	○
胆道がん	○	○
膀胱がん	○	—
腎がん	○	○
転移性腫瘍（肺，肝，リンパ節）	○	○

〔日本放射線腫瘍学会：粒子線治療について（https://www.jastro.or.jp/medicalpersonnel/particle_beam/）を参考に作成〕

第7章　知っておきたい検査/制度/研究

費用

- 一般的な放射線治療の費用は放射線の種類や照射方法，回数で決まるが，粒子線治療の場合は照射回数にかかわらず一連（1回）で算定され，「保険診療」と「先進医療」に分けられる。
- 2024年10月現在，前立腺・骨軟部など表（a）に示す疾患では保険適用が認められている。前立腺の場合160万円，前立腺以外の疾患については237.5万円となり，これに入院費などを含めた金額から年齢・所得に応じて1～3割の負担額となる。また，**高額療養費制度**も利用可能である。
- 先進医療〔表（b）〕の場合，一般保険診療と共通する部分（診察・検査・入院など）の費用は年齢・所得に応じて1～3割の負担額となるが，重粒子線治療の技術料300万円前後（施設により異なる）については全額自己負担となる（高額療養費制度は利用不可）。

実施可能な施設

- わが国の粒子線治療施設は26カ所（陽子線：19，重粒子線：6，陽子線/重粒子線両方：1）で，特に重粒子線治療においては世界の施設の半分がわが国に存在する（図2）。
- 重粒子線治療施設は複数の国々で建設や装置導入の計画が進んでいるが，いずれもわが国の技術に依存している。これまで重粒子線治療を受けた患者は全世界で57,000例を超えているが，その7割以上がわが国での症例であり，臨床経験においてもわが国は高い優位性を保っている[4), 5)]。

粒子線治療が勧められる疾患と病態

- 粒子線治療が勧められる疾患・病態は，**根治が可能な限局した腫瘍であることが大前提**で，①放射線治療抵抗性腫瘍（骨軟部腫瘍，悪性黒色腫，大腸がん術後再発など），②サイズが大きい腫瘍（大型の肝細胞がんなど），③併存疾患により副作用の

3

陽子線治療／重粒子線治療

499

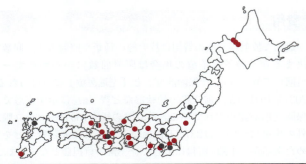

陽子線施設 ●

北海道大学病院（北海道）	社会医療法人明陽会 成田記念陽子線センター（愛知）
札幌禎心会病院（北海道）	名古屋陽子線治療センター（愛知）
札幌孝仁会記念病院（北海道）	京都府立医科大学附属病院（京都）
南東北がん陽子線治療センター（福島）	大阪陽子線クリニック（大阪）
筑波大学附属病院（茨城）	社会医療法人高清会 高井病院（奈良）
国立がん研究センター東病院（千葉）	兵庫県立粒子線医療センター附属神戸陽子線センター（兵庫）
湘南鎌倉総合病院（神奈川）	岡山大学・津山中央病院共同運用がん陽子線治療センター（岡山）
静岡県立静岡がんセンター（静岡）	メディポリス国際陽子線治療センター（鹿児島）
相澤病院（長野）	
中部国際医療センター陽子線がん治療センター（岐阜）	
福井県立病院（福井）	

重粒子線施設 ●

山形大学医学部東日本重粒子センター（山形）	神奈川県立がんセンター（神奈川）
群馬大学医学部附属病院重粒子線医学研究センター（群馬）	大阪重粒子線センター（大阪）
量子科学技術研究開発機構QST病院（千葉）	兵庫県立粒子線医療センター（兵庫）*
	九州国際重粒子線がん治療センター（佐賀）

*：陽子線・重粒子線併設

図2　国内の陽子線・重粒子線治療施設

〔日本放射線腫瘍学会：粒子線治療施設（https://www.jastro.or.jp/medicalpersonnel/particle_beam/facility.html）を参考に作成〕

低減が求められる病態（間質性肺炎や重篤な心疾患の合併など），④成長や将来の発がんリスクを最小限にしたい場合（小児や若年世代の悪性腫瘍）――などが考えられる。

Note　特に①，②に関しては抗腫瘍効果（生物学的効果）が高い重粒子線治療が勧められる疾患・病態であろう。

第7章　知っておきたい検査/制度/研究

- なお，粒子線治療はわが国のいずれの施設においても日本放射線腫瘍学会主導で作成された統一治療方針に基づいて行われている。

おわりに

- 施設数の増加に伴い，粒子線治療は比較的受けやすい治療となってきた。難治がんの克服のためだけでなく，高齢化による臓器機能や全身状態の低下した症例，併存疾患により外科切除が困難な症例などに対する「より優しく」，「より強い」治療法として，さらなる粒子線治療の普及が期待されている。
- 初学者のための参考資料を以下に示す。
  - 日本放射線腫瘍学会 広報委員会，他・編著：粒子線治療がしっかりわかる本．法研，2023
  - 日本放射線腫瘍学会・監：やさしくわかる放射線治療学 改訂第2版．Gakken，2024
  - 池田　恢・監：イラストでよくわかる 放射線治療・放射線化学療法とサポーティブケア．じほう，2015
  - 日本放射線腫瘍学会：放射線治療従事者を目指す方へ（https://www.jastro.or.jp/medicalpersonnel/juniordoctor/）

【引用文献】
1) Kamada T, et al : Efficacy and safety of carbon ion radiotherapy in bone and soft tissue sarcomas. J Clin Oncol, 20 : 4466-4471, 2002 [PMID: 12431970]
2) Yanagi T, et al : Mucosal malignant melanoma of the head and neck treated by carbon ion radiotherapy. Int J Radiat Oncol Biol Phys, 74 : 15-20, 2009 [PMID: 19046826]
3) Ono T, et al : Clinical Results of Proton Beam Therapy for Esophageal Cancer: Multicenter Retrospective Study in Japan. Cancers (Basel), 11 : 993, 2019 [PMID : 31315281]
4) 日本放射線腫瘍学会：粒子線治療施設（https://www.jastro.or.jp/medicalpersonnel/particle_beam/facility.html）
5) PTCOG（Particle Therapy Co-Operative Group）：Patient Statistics（https://www.ptcog.site/index.php/patient-statistics-2）

第7章 知っておきたい検査/制度/研究

4 光免疫療法

ファーストタッチ

- 本稿における光免疫療法は，頭頸部アルミノックス治療（以下，本治療）を指す。
- 本治療は，アキャルックス®点滴静注（以下，本剤）とレーザ光（BioBlade®レーザシステム）を組み合わせた治療である。
- 本治療は，①がん細胞表面に発現した上皮成長因子受容体（EGFR）に本剤が結合する，②レーザ光の照射で本剤に含まれる色素が反応する，③がん細胞の細胞膜が破壊され，がん細胞が壊死する——という仕組みである（図1）。
- 局所の根治治療を目指した治療方法である。

アキャルックス®のイメージ図

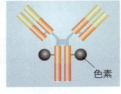

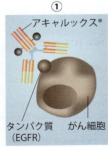
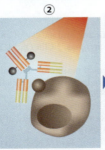
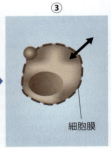

図1 頭頸部アルミノックス治療の仕組み

〔楽天メディカル株式会社：アキャルックス®点滴静注とレーザ光照射による治療を受ける患者さんへ．2021（https://hcp.rakuten-med.jp/wp-content/uploads/2022/02/患者向け小冊子-.pdf）より〕

502

第7章　知っておきたい検査/制度/研究

適応

- 適応は，切除不能な局所進行または局所再発の**頭頸部がん**である。
- 化学放射線療法などの標準的な治療が可能な場合には，それらの治療を優先する。
- 本剤は，キメラ型抗ヒトEGFRモノクローナル抗体製剤の**セツキシマブ**と，光感受性物質である色素IR700を結合させた抗体−光感受性物質複合体の**セツキシマブ サロタロカンナトリウム**が有効成分である。

  Note 非扁平上皮がんに対して本治療を考慮する場合，EGFRの発現を確認のうえ有効性を予測することが望ましい。

禁忌

- 本剤の成分に対して過敏症の既往歴がある患者。
- 頸動脈への腫瘍浸潤が認められる患者（腫瘍縮小・壊死に伴う頸動脈出血，腫瘍出血が生じる可能性がある）。

避けるべき症例

- 咽頭・口腔皮膚瘻を生じる可能性が高い患者（術後，QOLが著しく低下する可能性がある）。
- 皮膚・粘膜潰瘍または壊死を生じる可能性が高い患者（術後，QOLが著しく低下する可能性がある）。
- 対象病変の骨髄浸潤がある患者（術後，難治性骨髄炎を併発する可能性がある）。

施設基準・施術資格など

- 本治療の施術には施設要件，医師要件，運用指針，施術の実施手順が設けられている。

治療に向けての事前準備

- 入院中の患者動線に基づき，病室，廊下，トイレ，集中治療室など施設内が**120lx（ルクス）以下の環境**に保持されていることを，光度計を用いて確認する。

  Note　120lxは薬剤安定性のための薬剤投与中の照度管理基準である。

- 光線過敏症対策における明確な照度基準はないが，患者動線を基準値以下の照度に均一化することは入院管理の負担軽減につながると考える。なお，手術室内は施術の安全性・確実性を担保するため無影灯の使用が禁じられるのみで，室内光度の規定は設けられていない。

- 病室から手術室まで，手術室から病棟・集中治療室までの患者移動は，毛布などで全身を被覆し光曝露を避ける。

- 関連する病院スタッフへ本治療の説明を行い，対応を十分に協議しておく。説明の対象となるスタッフと説明例を以下に示す。

頭頸部アルミノックス治療の施術における説明対象者と説明例

- **入院説明担当者**：患者説明用資材の準備，それに基づく長袖・長ズボン・帽子など衣類の準備説明など
- **病棟看護師**：入院日の調整，病棟・病室の光度管理，薬剤の遮光，薬剤投与時間の調整，インフュージョンリアクション発生時の対応準備，手術室への移動時間の調整，病棟・手術室間の移動時の遮光，パルスオキシメータ測定部位の交換など
- **薬剤師**：調剤時間の調整，薬剤の遮光など
- **麻酔科医師**：手術日の確認，手術開始時間の確認，手術手順の確認，レーザ光管理，疼痛管理など
- **手術室看護師**：手術日の調整，手術開始時間の調整，手術手順の確認，可能な範囲内での手術室内の光度管理，レーザ光管理，パルスオキシメータ測定部位の交換など
- **集中治療室医師**：気道管理，出血管理，疼痛管理など
- **集中治療室看護師**：病室の光度管理，パルスオキシメータ測定部位の交換など
- **皮膚科医師**：光線過敏症・重度の皮膚障害出現時のコンサルトなど

- 本剤投与終了20〜28時間後にレーザ光照射を行うため,入院日,薬剤投与日と投与時間,手術日と手術開始時間の調整が必要である。
- 本治療では波長690nmのレーザ光を用いており,パルスオキシメータの赤色光と波長が同じか,または近似する。そのため,機器装着部位に水疱形成などの皮膚障害を生じる可能性があり2時間ごとに測定部位を変更する必要がある。
- 必要に応じ,病院規定に準じた新規医療導入のための手続きを行う。

治療の実際

- 当院の治療経過のイメージを図2に示す。当院では,入院時間と手術開始時間の関係から治療開始前日を入院日としている。

治療1日目

- 入院2日目(治療1日目)にアレルギー反応などを予防するための前投薬として副腎皮質ステロイドホルモン,抗ヒスタミン薬の点滴静注を行い,その後,本剤を2時間以上かけて点滴静注する。
- 本剤の点滴バッグはアルミホイルなどで遮光し,投与開始後から患者自身の光曝露の予防を開始する。本剤投与中は点滴バッグ以外のフィルター,チューブなどの遮光は不要だが,投与を中断する場合はこれらの遮光が必要となる。

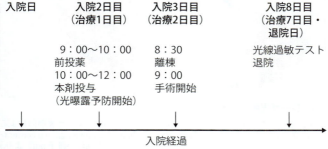

図2 治療経過のイメージ

Note また，当院では，本剤投与開始から少なくとも15分間はベッドサイドに医師が付き添い，その間5分ごとにバイタルサインを確認し，薬剤アレルギーやインフュージョンリアクションなどの有害事象に備えるようにしている。

治療2日目

- 入院3日目（治療2日目）に手術室でレーザ光照射を行う。**レーザ光照射は本剤投与終了の20～28時間後に行えるように時間調節が必要である。**
- 本治療後に気道狭窄が予測される，または出現した場合，気管切開などの気道確保処置をあわせて行う（気管切開術の施行はレーザ光照射の前後いずれでも構わない）。
- 病変の大きさ・局在により**フロンタルディフューザー**（**図3①**）および，または**シリンドリカルディフューザー**（**図3②**）を用いる。シリンドリカルディフューザーは病変の大きさにより穿刺針の長さ，刺入本数を選択する。レーザ光は同時に1～4本の

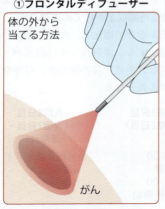

図3　レーザ光照射のイメージ

〔楽天メディカル株式会社：アキャルックス®点滴静注とレーザ光照射による治療を受ける患者さんへ．2021（https://hcp.rakuten-med.jp/wp-content/uploads/2022/02/患者向け小冊子.pdf）より〕

第7章　知っておきたい検査/制度/研究

照射が可能で，1回あたり約5分間の照射となる。5本以上の刺入を行った場合はディフューザーを入れ替えて照射を繰り返す。

- レーザ光照射中に血圧の上昇や心拍数の増加を認める場合，疼痛を自覚していると判断して鎮痛薬の投与を行い，また，術後の疼痛管理の必要性を予測する。術後管理は必要に応じて集中治療室で行う。
- 手術室より帰室後から注意を要する有害事象（次ページ）と光曝露への配慮〔室内照明（蛍光灯）は薄暗く感じる程度の明るさにする，カーテンを閉めて直射日光や屋外・廊下側の窓から入る自然光（昼光）を遮断する，照度の高い読書灯の使用はしない〕を行いながら入院中の術後管理を継続する。急変が生じ，明るい環境下での診察・処置などが必要になった場合は患者利益を最優先する。

治療7日目

- 入院8日目（治療7日目）に光線過敏テストを行う。腕などの身体の一部を直射日光に曝露させ，発赤などの出現の有無を確認する。曇天・雨天の場合は室内灯などで代用せざるを得ないが，正確な評価は難しいため，退院後に皮膚反応が生じないことを自身で確認できるまで，厳重な光曝露対策を継続するよう指導する。
- 退院時に直射日光下の光線過敏テストが陰性であっても，術後4週間もしくは皮膚反応の消失が確認されるまで光曝露対策は必要である（表）。冬季は電気ストーブ，電気こたつなどの赤色光を発生する暖房器具の使用は控えるよう指導する。
- 退院後も遅発性の有害事象に注意が必要である。致死的となり得る有害事象として出血，気道狭窄が挙げられる。

Note　腫瘍出血および動脈性出血以外の出血関連有害事象を含め，海外第Ⅰ/Ⅱa相試験および国内第Ⅰ相試験の安全性解析対象群41例において，出血の初回発現中央値は17.0日（範囲1〜34日）であった[1]。また，気道狭窄に関し，同対象群において舌腫脹および喉頭浮腫の初回発現中央値は3.0日（範囲2〜55日）であった[1]。

表　光曝露対策における衣類の着用例

- 頭，首，鼻，耳を覆うことのできる広いつばの帽子
- 頭や首を覆うスカーフ
- 目と目の周囲の皮膚を隠すサングラス
- 上半身と腕を覆う長袖の衣類
- 下半身と脚を覆う長ズボン（スカートとタイツ）
- 手袋
- 靴下
- 足の甲を覆う靴

※衣類はごく薄手の生地や目の粗い生地では強い光からの保護にならないため，暗い色で目の詰まった素材が望ましい

〔楽天メディカル株式会社：アキャルックス®点滴静注とレーザ光照射による治療を受ける患者さんへ．2021（https://hcp.rakuten-med.jp/wp-content/uploads/2022/02/患者向け小冊子.pdf）より〕

- 本治療は同一病変に対し**4週間以上の間隔をあけて4回まで繰り返し施行することが可能**である。追加施行の適応については局所所見，画像評価などを用いて総合的に判断する。

注意を要する有害事象

- **頸動脈出血および腫瘍出血**：腫瘍縮小・壊死に伴う頸動脈出血，腫瘍出血が生じる可能性がある。国内外で実施した臨床試験〔RM-1929-101試験（以下，101試験）およびRM-1929-102試験（以下102試験）〕において，頸動脈出血（動脈出血）および腫瘍出血は5/41例（12.2％）に認められた。そのうちGrade 3以上は4/41例（9.8％）であり，本治療と因果関係ありと評価された重篤な事象は1/41例（2.4％）であった[2]。

- **舌腫脹および喉頭浮腫**：舌腫脹および喉頭浮腫により嚥下障害や呼吸困難などを伴う可能性がある。101試験および102試験において，舌腫脹（舌腫脹，舌浮腫）および喉頭浮腫が7/41例（17.1％）に認められた。Grade 3以上の事象および本治療との因果関係が否定できない重篤な事象は認められなかった。101試験において，本治療による浮腫が原因として考えられる閉塞性気道狭窄が1例認められた[2]。

第7章 知っておきたい検査/制度/研究

- **インフュージョンリアクション**：本剤の主要な構成成分である
  セツキシマブの添付文書にて重度のインフュージョンリアク
  ションに関する注意喚起がなされている。101試験および102試
  験において，インフュージョンリアクションが1/41例（2.4%）
  に認められた。Grade 3以上の事象および本治療との因果関係
  が否定できない重篤な事象は認められなかった[2]。
- **瘻孔，皮膚・粘膜の潰瘍または壊死**：レーザ光照射部位におい
  て瘻孔，皮膚・粘膜の潰瘍または壊死が現れることがある。本治
  療前に皮膚・粘膜への浸潤の有無を十分確認し，治療中は患者
  の状態の観察や，瘻孔，潰瘍，壊死の有無の確認を十分に行う。
  101試験および102試験において，瘻孔，皮膚潰瘍が3/41例
  （7.3%）に認められた。Grade 3以上の事象および本治療との
  因果関係が否定できない重篤な事象は認められなかった。ま
  た，国内製造販売後調査において，本治療と因果関係が否定で
  きない瘻孔，皮膚・粘膜の潰瘍または壊死に関連する症例が
  4例（2022年3月16日時点）報告されており，重篤2例，非重篤
  2例であった[2]。
- **光線過敏症**：本剤は光感受性物質を含有しているため，光線過
  敏症が発現する可能性がある。本剤投与後一定期間は適切な光
  曝露対策を行う必要がある。101試験および102試験において，
  光線過敏症（光線過敏反応）が2/41例（4.9%）に認められた。
  Grade 3以上の事象および本治療との因果関係が否定できない
  重篤な事象は認められなかった[2]。
- **重度の皮膚障害**：皮膚炎，ざ瘡様皮膚炎，アレルギー性皮膚炎
  などの皮膚障害が出現する可能性がある。また，本剤の主要な
  構成成分であるセツキシマブの添付文書にて重度の皮膚障害に
  関する注意喚起がなされている。101試験および102試験におい
  て，皮膚障害（皮膚炎，ざ瘡様皮膚炎，アレルギー性皮膚炎，
  皮膚乾燥，紅斑，発疹，全身性皮疹，斑状丘疹状皮疹，そう痒
  性皮疹，膿疱性皮疹，皮膚剥離，皮膚臭異常）が20/41例
  （48.8%）に認められた。Grade 3以上の事象および本治療との
  因果関係が否定できない重篤な事象は認められなかった[2]。
- **低マグネシウム血症**：セツキシマブを含む他の抗EGFR抗体の

4

光免疫療法

509

添付文書にて低マグネシウム血症に関する注意喚起がなされている。101試験および102試験において，非重篤の低マグネシウム血症が4/41例（9.8％）に認められた。また現時点（2024年9月）では，国内の使用実態下において低マグネシウム血症の発現は報告されていない[2]。

今後の見通し

- 局所再発頭頸部扁平上皮がん患者を対象とした第Ⅲ相ランダム化2群非盲検比較試験（ASP-1929-301試験）が進行中である[3]（2024年9月現在）。

専門医へのコンサルトのタイミング

施術前

- 頭頸部がんに対する標準治療後に局所遺残・再発を認め，局所進行により切除不能と判断した場合，本治療の適応につき施行可能施設への紹介，または頭頸部アルミノックス治療医へのコンサルトを行う。

施術後

- 動脈性出血（頸動脈に限らない），圧迫で止血を得られない腫瘍出血を認めた場合は，出血部位に応じて外科的止血術や塞栓術などの止血処置を行う。
- 気道確保がされていない状態での顔面浮腫・舌腫脹，呼吸困難感の訴え，上気道狭窄音の聴取を認めた場合は，上気道狭窄の有無・程度などを確認し，気管内挿管や気管切開術などによる気道確保を行う。
- 疼痛が制御不良である場合は，疼痛の程度により麻酔科や緩和治療科医に使用すべき鎮痛薬のコンサルトを行う。
- Grade 3以上の光線過敏症・皮膚症状を認めた場合は，症状の程度により皮膚科医にコンサルトを行う。
- その他，Grade 3以上の有害事象を認めた場合は，出現した有

害事象に応じて当該科医にコンサルトを行う。

患者への説明例

 頭頸部アルミノックス治療と副作用の説明

- 「本治療は，手術と同様に局所の病変の根治を目指す治療方法です。承認に用いられた臨床試験では病変が消失する割合は13.3％と報告されており，8人に1人程度と考えられます[4]。また，病変が消失した部位は元の状態に戻るわけではなく，欠損した状態となります。欠損部位は徐々に瘢痕・上皮化しますが，過去の治療歴により上皮化までに長い時間がかかる場合や，欠損部位を被覆する手術が必要になる場合があります。治療は効果を評価しながら4週間以上の間隔をあけて最大4回まで繰り返すことが可能です。針の刺入やレーザ照射中から疼痛が生じるため，全身麻酔下で治療を行います。また，光感受性物質を含む薬剤を使用するため，薬剤投与後7日間は直射日光を避ける必要があり，入院管理となります。入院中は薄暗い環境でお過ごしいただき，退院後も4週間を目安に直射日光を避けて生活してください。本治療に伴うその他の有害事象に出血，浮腫，インフュージョンリアクション，皮膚や粘膜の潰瘍，疼痛などがあります。出血は程度により止血術が，浮腫により呼吸困難が生じた場合は気管切開術が必要となる場合があります。浮腫や疼痛は治療後1週間程度で軽減・消退する場合が多いとされます」

【引用文献】
1) 楽天メディカル株式会社：アキャルックス点滴静注250mg，適正使用ガイド 切除不能な局所進行または局所再発の頭頸部癌（2023年11月改訂）
2) 楽天メディカル株式会社：アキャルックス点滴静注250mgに係る医薬品リスク管理計画書
3) ClinicalTrials.gov：ASP-1929 Photoimmunotherapy（PIT）Study in Recurrent Head/Neck Cancer for Patients Who Have Failed at Least Two Lines of Therapy.（Last updated：2023-09-08）.（https://clinicaltrials.gov/study/NCT03769506）
4) Cognetti DM, et al：Phase 1/2a, open-label, multicenter study of RM-1929 photoimmunotherapy in patients with locoregional, recurrent head and neck squamous cell carcinoma. Head Neck, 43：3875-3887, 2021［PMID：34626024］

第7章　知っておきたい検査/制度/研究

5 CAR-T細胞療法

ファーストタッチ

- 免疫細胞療法であるCAR-T細胞療法は，製剤ごとに適応症，病期など詳細な適格基準が決まっている。

- CAR-T細胞の製造には**5〜8週間程度の期間が必要**であり，その間の病勢コントロールが可能であることが投与のための条件となる。

- CAR-T細胞投与後には**サイトカイン放出症候群**（cytokine release syndrome：**CRS**）や**免疫エフェクター細胞関連神経毒性症候群**（immune effector cell-associated neurotoxicity syndrome：**ICANS**）などの特徴的な副作用があり，重症例では集中治療管理を要する。

- CAR-T細胞療法には患者1人あたり3,000万円以上の医療費がかかるが，実際には公的医療保険が適用されるため高額療養費制度の対象となり，所得に応じた上限額の支払いで治療を受けることが可能である。

CAR-T細胞療法の概略

- CAR-T細胞療法は**キメラ抗原受容体**（chimeric antigen receptor：**CAR**）を遺伝子導入したT細胞による免疫細胞療法である。がん特異的抗体の抗原認識部位とCD28などの共刺激分子およびCD3ζとの融合体であるCARを発現するCAR-T細胞は，がん特異的抗原を認識して活性化し，がん細胞を障害する（**図1**）[1]。

  Note 2024年9月現在，わが国で保険承認されているCAR-T細胞は，CD19を標的としたB細胞性腫瘍に対するCAR-T細胞製剤が3種類，BCMA（B-cell maturation antigen）を標的とした多発性骨髄腫に対するCAR-T細胞製剤が2種類ある。

- CAR-T細胞の製造枠の制限から実施可能な件数が限られてし

513

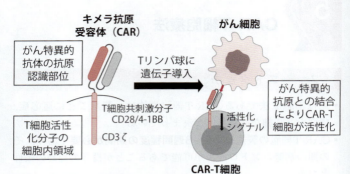

図1　CAR-T細胞療法のメカニズム
〔保仙直毅：CAR-T細胞の構築．別冊 医学のあゆみ；
CAR-T細胞療法の現在と将来展望，pp9-13，2022を参考に作成〕

まうことや，投与後に特徴的な合併症の管理が必要となることもあり，認定を受けた施設でのみ実施が可能となっている。
- 製剤ごとに適応となる疾患の病型や病期の状態などに違いがあり，適応の検討の際にはCAR-T細胞療法の実施施設と連携をとりつつ，詳細な確認が必要である。

CAR-T細胞療法の流れ（図2）

- 原疾患の治療を継続中の施設（以下，紹介元施設）とCAR-T細胞療法実施施設（以下，実施施設）の間で連携をとりながら治療を進めていく。

適応判定からリンパ球採取まで

- 各CAR-T細胞製剤により，適応となる病型や病期が異なるため，紹介元施設は実施施設と連携をとり適格性を検討する。
- 適格と判断されたら，**アフェレーシス**（リンパ球採取）の予定にあわせて救援化学療法のスケジュールを調整する。
- 実施施設では，アフェレーシス枠およびCAR-T細胞の製造スロット枠を確保する。
- 患者はアフェレーシスの前日までに実施施設に入院し，アフェ

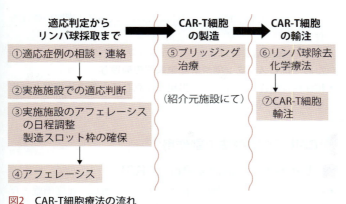

図2 CAR-T細胞療法の流れ

レーシスを実施する。
- アフェレーシスは血球分離装置を用いて行い、4〜5時間かけて既定の量の血液を処理し、必要量の細胞を採取する。

CAR-T細胞製造からCAR-T細胞受領まで

- 患者から採取された細胞は、CAR-T細胞製造工場へ発送されるが、実施施設にて凍結処理が必要な製剤と、凍結せずにそのまま発送される製剤がある。
- 製造までには5〜8週間程度を要し、その間、多くの場合は紹介元施設において化学療法や放射線治療(ブリッジング治療)を行いながらCAR-T細胞製剤の到着を待つことになる。

リンパ球除去化学療法からCAR-T細胞輸注まで

- CAR-T細胞の製造が成功したら、製造工場から凍結状態でCAR-T細胞製剤が実施施設へ搬入される。
- 製剤の受領が確認できたら、患者は輸注のため実施施設に入院し、リンパ球除去化学療法を実施する。
- リンパ球除去化学療法でCAR-T細胞輸注の前に既存のT細胞を減少させることによって、CAR-T細胞の生着と体内での増殖が促進されると考えられている。

- リンパ球除去化学療法後，2日以上あけてCAR-T細胞の輸注を行う。
- CAR-T細胞輸注時はインフュージョンリアクションの予防のため，**抗ヒスタミン薬や解熱鎮痛薬の前投与**を行う。
- 輸注後は副作用（後述）の出現に注意して，集中治療室と連携をとりながら経過観察を行う。

CAR-T細胞療法の副作用[2]

サイトカイン放出症候群（CRS）

- 輸注されたCAR-T細胞は体内で急速に増加し，腫瘍細胞と反応して抗腫瘍効果を発揮する。CAR-T細胞は標的抗原からの刺激を受けると，CAR-T細胞自身ならびにリンパ球，好中球，単球を巻き込みながら強い免疫反応を起こし，さまざまなサイトカインが放出される。血中サイトカイン濃度の上昇に伴い，**発熱，血圧低下，呼吸不全**などの症状が起こり，この一連の有害事象をまとめて**CRS**とよぶ。通常，CAR-T細胞輸注後1〜数日以内に発症する。
- CRSに対しては，対症療法から抗IL-6抗体薬の**トシリズマブ投与，デキサメタゾン投与**など，重症度に応じた治療アルゴリズムに則り対応が行われる。多くは適切に管理することで一過性の経過をたどるが，重症化すると集中治療室での管理を要することがある。

免疫エフェクター細胞関連神経毒性症候群（ICANS）

- **ICANS**はCRSとほぼ同時期または少し遅れて出現する中枢神経合併症で，CAR-T細胞療法の二大合併症の一つである。**錯乱，けいれん，せん妄，失語症，運動機能障害，傾眠，意識障害**などのさまざまな神経症状を呈する。
- CRS発症後にICANSを併発しやすいとされているが，CRSの発症なしにICANSのみを発症する場合もまれにみられる。発症した場合には，けいれんを予防するために**レベチラセタム**などの抗てんかん薬の投与を開始し，**ステロイド**による治療を開始

第7章　知っておきたい検査/制度/研究

する。

- 神経症状の多くは可逆性で，CAR-T細胞輸注後14〜21日目までに症状の改善を認めることが多い。急激な症状の悪化は**脳浮腫への進行**が示唆され，その場合は集中治療室での管理が望ましい。

汎血球減少

- CAR-T細胞輸注前に行うリンパ球除去化学療法の骨髄抑制により汎血球減少がみられるが，一部の症例では血球減少が月の単位で遷延することがある。
- 貧血や血小板減少に対しては，適宜**輸血**による補充療法を行う。
- 好中球減少に対しては，適宜**顆粒球コロニー形成刺激因子**（granulocyte colony-stimulating factor：**G-CSF）製剤の投与**を行うが，G-CSF製剤はCRS/ICANSを悪化させるリスクが懸念されるため，CAR-T細胞輸注後14日を過ぎてからの投与が推奨されている。

低ガンマグロブリン血症

- CD19を標的としたCAR-T細胞の場合は正常B細胞もCAR-T細胞の標的となり，BCMAを標的としたCAR-T細胞の場合は正常形質細胞もCAR-T細胞の標的となるため，低ガンマグロブリン血症が遷延する。このため，**定期的に血清IgGを測定**し，IgG＞400mg/dLを目標に**ガンマグロブリン補充療法**を行うことが推奨される。

感染症

- CAR-T細胞療法後は，好中球減少，低ガンマグロブリン血症の合併により易感染状態となる。CRSの時期であっても常に感染症の出現を念頭に置いて，発熱時は培養検査や抗菌薬投与などの適切な対応が必要である。
- 感染症予防として造血幹細胞移植と同様に，アシクロビルなどの抗ウイルス薬やニューモシスチス肺炎（PCP）予防薬，深在

性真菌症の予防薬の投与が推奨されている。

その他

- リンパ球除去化学療法に伴う副作用やCAR-T細胞輸注時に出現するインフュージョンリアクションなどもCAR-T細胞療法の副作用に含まれる。

CAR-T細胞療法の効果

- 最も多く行われている再発・難治びまん性大細胞型B細胞リンパ腫に対するCAR-T細胞療法では，各CAR-T細胞療法が承認された臨床試験の結果，全奏効率は50〜80％，完全奏効率は40〜60％とされている[3]。

Note 実臨床でのリアルワールドデータも同等な治療成績が報告されつつある。

【引用文献】
1) 保仙直毅：CAR-T細胞の構築．別冊 医学のあゆみ；CAR-T細胞療法の現在と将来展望，pp9-13，2022
2) 新井康之：CAR-T療法における副作用マネージメント．臨床血液，64：1465-1469，2023
3) Kesireddy M, et al：Relapsed or Refractory Diffuse Large B-Cell Lymphoma: "Dazed and Confused". Oncology (Williston Park), 36：366-375, 2022 [PMID：35723942]

第7章　知っておきたい検査/制度/研究

6 がん相談支援センター

ファーストタッチ

- がん相談支援センターとは，全国の地域がん診療連携拠点病院などに設置されている，**がん治療や療養生活の全般にわたる相談窓口**であり，地域の医療機関などに関する相談にも応じている。
- がん診断後などで，誰に何を相談してよいかわからないときに活用できるリソースとして，がん相談支援センターが存在している。
- 患者にとって「相談する」という行動は，場合によっては大変難しいものである。実際に診療やケアに携わっている医療スタッフが後押しすることで，患者や家族はがん相談支援センターを利用しやすくなる。

がん相談支援センターの現状と課題

- 2018年に策定された第3期がん推進対策基本計画では，がん相談支援センターに関する要件として，「外来初診時から治療開始までを目処に，がん患者及びその家族が必ず一度はがん相談支援センターを訪問（必ずしも具体的な相談を伴わない，場所等の確認も含む）することができる体制を整備すること」と記載されている[1]。この要件に基づき，各施設での取り組みが始まっている。
- 患者体験調査[2]によると，がん相談支援センターを知っている人は66.4％，実際に利用したことがある人は14.4％（全体で9.5％）にとどまっている。利用しなかった理由の多くは，「相談したいことがなかった」，次いで「必要なときに知らなかった」「何を相談する場なのかわからなかった」という回答であり，既存のリソースが十分に活用されていないことが示唆されている。

- 院内の医師や医療スタッフが，がん相談支援センターの機能を十分に認識できていない場合も多い。外来初診時などに，主治医らからがん患者およびその家族に対して相談支援センターについて説明することが指定要件とされているものの，その認知度が十分ではない。カンファレンスなどを通して，**がん相談支援センターの周知を積極的に進めること**が求められている。

  Note 病院によっては院内広報に加え，入院時や告知後にスクリーニングを行い，がん相談支援センターへ相談希望の有無を確認するシステムを導入している。

がん相談支援センターの機能

- がん相談支援センターは，患者からのがんに関する各種相談に対し，個別に対応する場として機能し，**がん診療連携拠点病院などにおけるソーシャルサポートを提供する重要な役割**を果たしている。体制は施設によってさまざまである。
- 基本方針として，がんと向き合うすべての段階において信頼できる情報を提供し，相談者に寄り添い，困りごとの本質をともに考える。これにより，相談者が十分な情報に基づいた自己決定を行い，納得して治療を受けることが可能となり，望む社会生活が送れるよう支援している。
- 相談員はがん看護の専門・認定看護師の資格をもった看護師やソーシャルワーカーが担当していることが多い。

  Note 院内外の患者，家族は問わず，無料で対面または電話相談を行っている病院もある。

- 医師・看護師などからの依頼，患者・家族からの自発的相談の両方に対応しており，患者の希望によっては他の医療者に言えない相談も受けることがある。

  Note 担当医に代わって「治療について判断するところ」と勘違いする方もいる。

- 相談内容や相談者の状況によっては，セカンドオピニオンやがん看護相談を勧めたり，薬剤師，栄養士，緩和ケアチームなどの医療チームやリハビリテーション部門と連携を行ったりする

第7章　知っておきたい検査/制度/研究

こともある。

Note　専門分野に応じた相談・指導・ケアを行う場合は，診療報酬の算定が行われることもある。

がん相談支援センターの対応内容

病気や治療に関する情報提供

▪ 各種がん治療のガイドラインや国立がん研究センターがん情報サービス[3] が提供している冊子を用いて，病気や治療に関する理解を深める支援を行う。これは患者が意思決定を行う際のサポートにつながる。

Note　患者は医師からの説明を誤解したり，忘れたりすることもあり，また，医師の忙しさを考慮して質問を控えることもある。

告知前後の精神的サポート

▪ がん診断のショックや身体的苦痛，外見の変化による否認や無力感，自己イメージの変容，治癒や再発への不安，医療者とのコミュニケーション，性生活や就労に関する孤独感や抑うつ感などをサポートする。

治療の有害事象に関するアドバイス

▪ 手術，薬物療法，放射線治療に伴う副作用や合併症の影響を緩和するための日常生活上のアドバイス，また，状況によっては主治医や部署の看護師，薬剤師などに連携を促す。

アピアランスケア（脱毛・医療用ウィッグ・外見ケア）と情報提供

▪ 患者のライフスタイルや希望に応じた脱毛ケア，医療用ウィッグなどの購入方法，皮膚のケア，爪のケア，メイクアップなどのアドバイスを行う。
▪ アピアランスケア相談会やウィッグ購入費用助成金制度に関する情報提供を行う。

がんゲノム医療に関する相談

- がんゲノム検査に関する診療やセカンドオピニオンは，がんゲノム診断科などが行っている。

  Note 当院では，がん相談支援センターに問い合わせがあった際，進行がん患者の心理面に配慮しながら，がんに関する一般的な相談か，がん遺伝子パネル検査の申し込み希望かの確認を行う。

就労支援——社会保険労務士，産業保健総合支援センターとの連携

- 「就労」とは，収入を確保するための手段である他に，生きがいや社会とのつながり，自身の存在意義を見出す意味でも非常に重要な要素である。
- がんに罹患しても就労継続できるように，がんの種類，進行度，治療内容，治療計画，副作用への対応策の理解，仕事に対する考え方，具体的内容，通勤手段や時間など，バイオ・サイコ・ソーシャル面の環境を確認し，支援方針を検討する。
- 主治医，患者，会社間での共通認識を醸成するために，必要に応じて勤務情報提供書や就労に係る意見書の活用を検討する。

がん治療に伴う生殖機能の影響，生殖機能の温存に関する相談

- 患者の希望を確認し，がん治療を行う診療科が中心となって，院内または地域の生殖医療に関する診療科と連携する。相談員も妊孕性温存療法およびがん治療後の生殖補助医療に関する情報提供と意思決定支援を行う。

  Note 当院は，横浜市立大学附属市民総合医療センター，聖マリアンナ医科大学病院の生殖医療センターと連携している。受診を希望する場合はKanaOF-Net（神奈川県がん・生殖医療ネットワーク）の診療情報提供書を作成し，地域連携担当を通して予約を行う。

患者サポートセンターや地域連携部門と連携した活動

- 前述した活動以外に，患者サポートセンターや地域連携部門と連携し，以下の業務も行っている。

第7章　知っておきたい検査/制度/研究

- がんの予防やがん検診などに関する情報の提供
- 診療機能と地域の医療機関に関する情報の提供
  - セカンドオピニオンの紹介
  - 地域医療機関とのがん医療における連携事例の情報収集・提供
  - がん患者の療養生活に関する相談
  - 経済的な悩みに関する相談
  - 在宅医療や介護福祉サービスに関する相談

AYA世代にあるがん患者支援

AYA世代特有の課題支援

- AYA（adolescent and young adult）世代は一般的に**15～39歳**と定義され，この時期は進学，就職，結婚，子育てなど，重要なライフイベントが多い。家族や社会での役割・経済状況によって患者が直面する問題は異なる。この移行期において，がん罹患の衝撃は精神的・社会的不安定さを増大させる。

両親・パートナーとの関係性に関する支援

- AYA世代でのがんの罹患は，両親やパートナーなど患者周囲の関係に影響を及ぼす。A（adolescent：思春期）世代・YA（young adult：若年成人）世代ともに，**両親がキーパーソンとなることが多い**。A世代であれば患者とともに治療を選択し遂行していく責務を負うであろうし，YA世代であれば患者の治療選択や治療の遂行を影で支える立場になる。

- YA世代の場合は，「両親に心配をかけたくない」という思いから，患者が両親に必要以上に情報を伝えない場合もある。

  Note どちらの世代であっても，両親は衝撃を受け，不安や心配を抱き，時として罪悪感をもつことがある。

- さらに，AYA世代でパートナーがいる場合には，パートナーとの関係性が変化し，ともにAYA世代特有の問題を乗り越える必要が出てくる。相談員は患者の気持ちの揺れや伝える相手との関係性に配慮しながら，患者が安心してパートナーに病気

を伝えられるように，伝え方やタイミングの支援を行う。

恋愛・セクシュアリティ（性）・結婚・出産に関する支援

- AYA世代は恋愛・結婚・出産を考える時期であり，AYA世代でのがんの罹患は，恋人との関係性作りや結婚・出産を臆病にさせることがある。
- さらに，治療によっては妊孕能が失われる可能性があり，治療後の人生に影響を及ぼす場合がある。相談員は，治療による妊孕性の喪失や治療後の人生への影響について，主治医や生殖医療医との連携を行う。
- また，セクシュアリティ（性）に関する内容は個別性が高く，電話やインターネットを利用した匿名の相談が有効である。相談員は，正しい情報を扱うサイトやSNSなどの情報を提供する。

社会資源の提供，制度の活用支援

- AYA世代はがんの罹患が少なく，利用可能な制度が限られている。18歳未満は小児慢性特定疾病医療費助成を受けることができるが，18歳以上は介護保険制度との狭間で支援を受けられない。よって，AYA世代は経済的にも親から自立し始める時期であるが，がんの罹患により親への依存を余儀なくされることが多い。

  Note 相談員は患者と家族の全体像を確認し，活用可能な社会資源を柔軟に検討する。

【引用文献】
1) 厚生労働省「がん診療連携拠点病院等の整備について」（令和4年8月1日健発0801第16号）
2) 厚生労働科学研究費補助金（がん対策推進総合研究事業）「次期がん対策推進基本計画に向けた新たな指標及び評価方法の開発のための研究」：平成30年度 患者体験調査に基づく提言書．2020（https://www.ncc.go.jp/jp/cis/divisions/health_s/teigen.pdf）
3) がん情報サービス（https://ganjoho.jp/public/index.html）

第7章 知っておきたい検査/制度/研究

医療費に関わる制度/仕組み

ファーストタッチ

- 年齢などによって加入する医療保険が異なる。
- 医療費の窓口負担割合は、年齢や所得によって異なる。
- 抗がん薬治療は高額だが、**高額療養費制度**や**医療費助成制度**を使えば自己負担額は抑えられる。
- 患者が医療費に対する不安をもっていたら、医療ソーシャルワーカーや医事会計部門へ相談する。
- 保険適用外の抗がん薬治療は、公的医療保険が使えないため高額になる。

公的医療保険の種類と対象者

- **後期高齢者医療制度**は、75歳以上の人や、65〜74歳までで一定の障害があり認定を受けた人が加入する。
- **被用者保険**(職域保険)は、会社員、公務員、船員と、その扶養家族が加入する。
- 大企業などは**組合健康保険**、組合健康保険をもたない中小企業は**全国健康保険協会**(協会けんぽ)、公務員は**共済保険**、船員は**船員保険**に加入する。なお、船員保険の加入者は少ない。
- **国民健康保険**は、自営業者とその家族、年金生活者などが加入する。

窓口負担割合

- **75歳以上**:原則1割負担(所得に応じて2割負担、3割負担になる)
- **70〜74歳まで**:原則2割負担
- **7〜69歳まで**:3割負担
- **6歳まで**:2割負担
- 総医療費が10,000円である場合の例を**表1**に示す。

525

表1　医療費総額が10,000円の場合

年　齢	窓口負担割合	窓口支払額
75歳以上	1割	1,000円
70〜74歳まで	2割	2,000円
7〜69歳まで	3割	3,000円
6歳まで	2割	2,000円

高額療養費制度とは

- 1カ月（1日から月末まで）に支払う医療費の自己負担額の上限を超えた額が払い戻される制度（払い戻し）と，最初から窓口支払いが自己負担上限額までになる**限度額適用認定証**＊の2パターンがある。
- 特に限度額適用認定証の利用は，患者・患者家族のため，また医療機関側の未収金対策としても有効であり，多くの患者が利用している。
- 限度額適用認定証は入院と外来のどちらの場合も利用可能である。

  Note　抗がん薬治療は窓口負担金額が高額になりやすいため，ぜひ利用したい制度である。

- 分子標的薬などの高額な薬剤でも，保険診療（保険収載されている薬剤）であれば制度の対象になる。
- 過去12カ月以内に3回（3カ月）以上，上限額に達した場合は4回目（4カ月目）から多数該当となり，上限額が下がる。
- 加入している保険者への申請が必要（患者本人・家族が申請する）である。

「払い戻し」と「限度額適用認定証」の具体例

（1）事後に払い戻されるパターン

- 窓口負担割合に応じた医療費を支払い，上限額を超えた額が後日払い戻される。この場合，一時的に高額な出費となる。例え

＊：オンライン資格確認を導入している医療機関においては，マイナ保険証の提示の際に「限度額情報の表示」に患者が同意すれば，限度額適用認定証の申請が不要となる。

第7章　知っておきたい検査/制度/研究

ば，総医療費が1,000,000円で窓口負担割合が3割の場合，
300,000円を支払うことになる。

(2) 限度額適用認定証を使用するパターン

- 加入している保険者〔組合健康保険や全国健康保険協会（協会けんぽ）など〕に事前申請して限度額適用認定証が発行された場合や，マイナ保険証で「限度額情報の表示」に患者が同意した場合は，最初から医療機関窓口での支払いが自己負担上限額までになる。例えば，総医療費が1,000,000円で自己負担上限額が70歳未満「区分エ」の場合，窓口での支払額は57,600円となる（表2）。
- 今後，限度額適用認定証については，マイナ保険証で「限度額情報の表示」に同意する方法が一般的になっていく予定である（オンライン資格確認の導入医療機関が対象）。
- 保険料を滞納している場合は，限度額適用認定証は発行されない。マイナ保険証を利用の場合も，限度額情報を確認できない。
- 所得の申告がない場合は，「区分ア」とみなされる。

各種医療費助成制度（医療証/医療券）

- 成人が利用できる助成制度（がん診療対象）はほとんどなく，利用できる制度の例としては高額療養費制度がある。
- 助成制度ではないが，がん患者にも障害年金が出る場合がある。人工肛門などだけでなく，治療の副作用による倦怠感，悪心・嘔吐，下痢，貧血，体重減少などの全身衰弱があり，その原因ががん治療によるもので，日常生活に支障をきたすことが認められた場合に支給される可能性がある。
- 小児では利用できる助成制度が複数ある。

小児医療証（小児医療費助成制度）

- 医療証は，「㋽（マル乳）」とよばれることが多いが，市町村によって名称が異なる場合がある。東京都にはマル乳・マル子がある。
- 市町村への申請が必要である。
- 市町村によって対象年齢や給付内容が異なる。
- がん診療に限らず使用可能な医療証である。

7

医療費に関わる制度／仕組み

小児慢性特定疾病医療受給者証（小児慢性特定疾病対策における医療費助成制度）

- 医療証は，「小特」とよばれることが多い。
- がん診療では，白血病，リンパ腫，固形腫瘍，中枢神経系腫瘍などの悪性新生物が対象となる。
- 指定医療機関での診療が対象となる。
- 市町村への申請が必要（指定医による医療意見書が必要）である。
- 対象年齢や給付内容は全国同一である。

表2　自己負担上限額の計算方法
70歳未満の区分

所得区分	自己負担限度額	多数該当[*2]
①区分ア （標準報酬月額83万円以上の方）（報酬月額81万円以上の方）	252,600円＋ （総医療費[*1]－842,000円） ×1%	140,100円
②区分イ （標準報酬月額53万～79万円の方）（報酬月額51万5千円以上～81万円未満の方）	167,400円＋ （総医療費[*1]－558,000円） ×1%	93,000円
③区分ウ （標準報酬月額28万～50万円の方）（報酬月額27万円以上～51万5千円未満の方）	80,100円＋ （総医療費[*1]－267,000円） ×1%	44,400円
④区分エ （標準報酬月額26万円以下の方）（報酬月額27万円未満の方）	57,600円	44,400円
⑤区分オ（低所得者） （被保険者が市区町村民税の非課税者等）	35,400円	24,600円

*1：総医療費とは保険適用される診察費用の総額（10割）である。
*2：療養を受けた月以前の1年間に，3カ月以上の高額療養費の支給を受けた（限度額適用認定証を使用し，自己負担限度額を負担した場合も含む）場合には，4カ月目から「多数該当」となり，自己負担限度額がさらに軽減される。
注）「区分ア」または「区分イ」に該当する場合，市区町村民税が非課税であっても，標準報酬月額での「区分ア」または「区分イ」の該当となる。

（次ページにつづく）

第7章　知っておきたい検査/制度/研究

(表のつづき)

70歳以上75歳未満

被保険者の所得区分		自己負担限度額	
		外来（個人ごと）	外来・入院（世帯）
①現役並み所得者	現役並みⅢ（標準報酬月額83万円以上で高齢受給者証の負担割合が3割の方）	252,600円＋ （総医療費－842,000円）×1% ［多数該当：140,100円］	
	現役並みⅡ（標準報酬月額53万～79万円で高齢受給者証の負担割合が3割の方）	167,400円＋ （総医療費－558,000円）×1% ［多数該当：93,000円］	
	現役並みⅠ（標準報酬月額28万～50万円で高齢受給者証の負担割合が3割の方）	80,100円＋ （総医療費－267,000円）×1% ［多数該当：44,400円］	
②一般所得者 （①および③以外の方）		18,000円 （年間上限14.4万円）	57,600円 ［多数該当：44,400円］
③低所得者	Ⅱ *3	8,000円	24,600円
	Ⅰ *4		15,000円

＊3：被保険者が市区町村民税の非課税者等である場合。
＊4：被保険者とその扶養家族全ての方の収入から必要経費・控除額を除いた後の所得がない場合。
注）現役並み所得者に該当する場合は，市区町村民税が非課税等であっても現役並み所得者となる。

〔全国健康保険協会（https://www.kyoukaikenpo.or.jp）より〕

自己負担限度額の計算例

総医療費：1,000,000円，70歳未満「区分ウ」の場合
自己負担限度額：
80,100円＋（1,000,000円－267,000円）×1%＝87,430円

- がん診療以外に，難病などでも使用可能な医療証である。

  Note 詳細は小児慢性特定疾病情報センターのホームページ[1]を参照されたい。

小児慢性特定疾病対策における医療費助成制度の概要

- **対象年齢**：18歳未満の児童など（ただし，引き続き治療が必要と認められる場合は20歳未満の者も対象）
- **助成対象**：入院・外来
- **対象となる費用**：保険診療の自己負担額，入院中の食事代（ミルク代）
- **助成内容**：所得に応じて自己負担上限額あり（0〜15,000円），入院中の食事代は1/2自己負担
- ＊おむつ代などは自己負担
- ＊医療証が発行されている都道府県外の使用可
- ＊一部の児童などは，対象年齢を過ぎると特定疾患医療給付制度を利用できる場合がある。ただし，多くの悪性新生物が対象外となる。

■ 養育医療券（未熟児養育医療給付制度）

- 医療券は，「養育」とよばれることが多い。
- 市町村への申請が必要（医師による養育医療意見書が必要。転院の場合，医療機関ごとに申請が必要）である。
- 対象年齢や給付内容は全国同一である。
- 出生時から一度も退院していない未熟児（**表3**）が対象となる。
- がん診療に限らず使用可能な医療券である。

未熟児養育医療給付制度の概要

- **対象年齢**：満1歳の誕生日の前々日まで（退院したら退院日まで）
- **助成対象**：入院
- **対象となる費用**：保険診療の自己負担額，食事代（ミルク代）
- **助成内容**：全額助成
- ＊おむつ代などは自己負担
- ＊医療券が発行されている都道府県外の使用可

第7章　知っておきたい検査/制度/研究

表3　対象となる未熟児

- ・出生体重が2,000g以下
- ・運動不安・けいれんの症状がみられる
- ・運動が異常に少ない
- ・体温が34℃以下
- ・強度のチアノーゼが持続する，チアノーゼ発作を
　繰り返す　など

公的医療保険の医療費に関する注意点

- ▪ 保険診療は**1カ月単位**である。
- ▪ 入院の場合も「1入院」という単位ではない。例えば11月28日〜12月3日まで入院した場合は，11月分と12月分の入院費が発生する。
- ▪ 同じ入院日数でも，同月内に収まる場合と月をまたぐ場合では，患者が支払う額は大きく異なる。

公的医療保険の医療費の計算例

急性白血病に対し，アザシチジン投与中。
年齢：40歳，自己負担上限額：所得「区分ウ」，
入院日数：6日間の場合

＊診療報酬点数（DPC 1日あたり点数のみで計算）
＊DPC入院期間Ⅰ（1〜5日目）　7,368点，
　DPC期間Ⅱ（6日目）　　　　 5,227点

(1) 11月25日〜11月30日（入院日数6日間）の場合
診療報酬点数　11月分：42,067点（420,670円）
　11月分　自己負担限度額：80,100円＋（420,670円−
　　　　　267,000円）×1％＝**81,637円**
(2) 11月28日〜12月3日（入院日数6日間）の場合
診療報酬点数　11月分：22,104点（221,040円），
　　　　　　　12月分：19,963点（199,630円）
　11月分　自己負担限度額：80,100円に到達しないため
　　　　　3割負担＝66,310円
　12月分　自己負担限度額：80,100円に到達しないため
　　　　　3割負担＝59,890円
合計　**126,200円**
→月をまたぐと，44,563円の差が出る。

医療費に関する相談

- 医療費の支払いに不安がある場合は，医療ソーシャルワーカーや医事会計部門へ連絡し，各種医療証/医療券の案内や，患者と医療費支払いの相談をしてもらうよう依頼する。場合によっては生活保護申請となるため，早めに連絡する。

Note レジメンごとに入院や外来の概算額を知っておくと便利である。概算額の計算は医事会計部門へ依頼するとよい。

保険適用外の治療

- 保険で認められていない治療は，薬剤費・診療費・検査料などの費用が**全額患者自己負担**（負担割合10割）となるため高額になる。
- 未承認薬を使用して副作用が出た場合，国の**医薬品副作用被害救済制度は適用されない**。

診療報酬改定

- 診療報酬改定は**2年に1度実施**され，新たな評価（診療報酬の新設）や点数の変更などが行われる。

Note 外来化学療法は2022年度改定で，**外来化学療法加算**と**外来腫瘍化学療法診療料**という評価に変更となっている。

- DPC制度では，診療報酬改定後に新規薬価収載や適応が追加になった高額薬剤について，特別なルールがある。一般的に「高額薬剤通知」とよばれる通知が厚生労働省から発出され，対象薬剤を使用した場合はDPC対象外となり，出来高算定となる。高額薬剤通知が出る前に使用するとDPCに包括される。
- 診療報酬改定のタイミング以外にも，患者の自己負担限度額が変更になることがある。

【引用文献】
1) 小児慢性特定疾病情報センター（https://www.shouman.jp/disease/search/disease_list）

第7章　知っておきたい検査/制度/研究

Column

COVID-19パンデミック後の継続可能な社会・医療

　2020年2月からわが国でも流行しはじめた新型コロナウイルス感染症（COVID-19）は，医療現場を一変させた。極めて高い感染力とたぐいまれな免疫逃避のため，クラスター（集団発生）を繰り返し起こし，2回，3回と感染する。当初，COVID-19は肺炎のウイルスと思われてきたが，現在では全身の強い炎症と血管内皮障害により，神経症状や多発血栓症など多彩な全身症状を起こす感染症と認識されている。免疫不全者においては，全身の衰弱により原疾患の治療継続や社会復帰が困難になり，また体内からウイルスの排除ができずに再燃や二次感染を起こす。免疫不全者にとっては厄介極まりないウイルスである。

　発生早期は，厚生労働省の「新型インフルエンザ対策行動計画」に基づき，徹底的な全数把握と積極的疫学調査によって感染者を封じ込める戦略がとられた。緊急事態宣言による県をまたいでの移動制限や飲食店での酒類の提供禁止など，過剰ともいえる対策がとられた。病院勤務というだけで，保育園の受け入れ拒否やお店の入店拒否を受けた医療職もいるだろう。それが2023年3月13日の内閣官房通知「マスク着用の考え方の見直し等について」（マスク着用任意），同年5月8日の感染症法上の位置づけ変更により「COVID-19に感染することを前提とした社会」に舵が切られた。その途端，一般人は大宴会，屋内でもマスクなしで談笑。われわれの苦労はいったい何だったのか。COVID-19は，がん患者を含め一部のポピュレーションには依然として感染を避けるべき感染症に変わりない。感染症診療が政治，政策，マスメディアに振り回された3年間だった。社会のリテラシーのなさにはほとほと愛想が尽きた。

　それでも，私たちは医学的に正しいことをすべきだ。マスメディアが「コロナは風邪」と吹聴している横で，新型コロナウイルス（SARS-CoV-2）に感染して入院する患者はあとを絶たない。COVID-19診療は高度医療施設での重症COVID-19肺炎の治療ではなくなり，学童の罹患後長期欠席，若年者の罹患後症状，高齢者の衰弱など，市中病院・一般開業医レベルに降りてきた。多様化

した診療に組み込まれ，本当のCOVID-19診療はこれから始まる。COVID-19においても原則は，定期的なワクチン接種，咳エチケットとユニバーサルマスキング，早期診断と抗ウイルス薬である。これらはインフルエンザでも行っていたことだが，COVID-19ではいずれの治療介入も未整備で低調であり，この点ではインフルエンザと同等にもなっていない。

　私は，いくつかの業界別COVID-19ガイドラインの作成に関わってきた。ガイドラインはすべて廃止されたが，気道感染症ウイルスが消滅するわけではない。例えば全日本合唱連盟は，ガイドラインに代わる「感染症に配慮した合唱活動の手引き」を独自に作成し，配布している。COVID-19とは長い付き合いになるだろう。社会全体としてCOVID-19をなかったことにするのではなく，社会全体が守られるようなコンセンサスを作っていくべきである。

索　引

特に詳しく記載しているページは**太字**で示す

【薬剤索引】

英数字

50%ブドウ糖注射液　381
S-1（テガフール・ギメラシル・オテラ
　シル）　**35**, 201
ST合剤　165

ア行

アキャルックス　502
アザチオプリン　154
アジスロマイシン　329
アセトアミノフェン　**24**, 338
アテゾリズマブ　160, 241
アドレナリン　136
アトロピン　200
アファチニブ　302
アプレピタント　193
アベルマブ　160, 241
アヘンチンキ　203
アミトリプチリン　409
アモキシシリン・クラブラン酸　125
アルギン酸ナトリウム　75
アルファカルシドール　144
アルプラゾラム　**193**, 374, 387
アロプリノール　154
アンピシリン・スルバクタム　328
イキサゾミブ　317
イピリムマブ　160, 241
イホスファミド　190, **266**, 294
イマチニブ　191, 243
イメグリミン　52
イリノテカン　38, 190, **200**
インスリン　437
茵蔯蒿湯　219
インフリキシマブ　**165**, 204
エスシタロプラム　387
エトポシド　187, 190, **284**, 299
エピシル　218
エビプロスタット　75
エピルビシン　190, 241, 282
エリブリン　187

エルカトニン　145
エルロチニブ　302
エロビキシバット　209
黄連解毒湯　182
黄連湯　219
オキサリプラチン　**34**, 132, 316
オキシコドン　**25**, 371, 437
オクトレオチド　437
オシメルチニブ　241
オニバイド　83
オビヌツズマブ　223
オランザピン　190, 192, **194**

カ行

カバジタキセル　187, 317
ガバペンチン　409
カペシタビン　**35**, 191, 201, 301, 400
加味逍遙散　182
カルボプラチン　**34**, 132, 190, 316
ギメラシル　36
グラニセトロン　75, **207**
グリセオール　394
グルコン酸カルシウム　155
クロチアゼパム　387
クロルフェニラミン　437
桂枝加朮附湯　409
桂枝茯苓丸　182
ゲフィチニブ　302
ゲムシタビン　75, 190, 268
牛車腎気丸　476

サ行

酸化マグネシウム　208
ジーラスタ　84
シクロホスファミド
　94, 179, 190, 248, 283, 294, 297, 300
シスプラチン
　94, 132, 190, 264, 294, 300, 316
シタラビン　300, **400**
ジフェンヒドラミン　186, 437

シプロフロキサシン　125
重炭酸ナトリウム　155
水酸化アルミニウム　155
スコポラミン　437
スニチニブ　241, 294
スピロノラクトン　345
スボレキサント　312
生理食塩液　143, 437
セツキシマブ　503
　　――サロタロカンナトリウム　503
セフェピム　125, 329, 331
セフトリアキソン　329
セフメタゾール　330
センノシド　208
ゾメタ　145
ソラフェニブ　76
ゾレドロン酸　334

タ行
ダカルバジン　298
ダサチニブ　250
タゾバクタム・ピペラシリン
　125, 328, 330
ダブラフェニブ　241
タペンタドール　25
タモキシフェン　387
タルク　381
炭酸カルシウム　155
炭酸リチウム　144
チオテパ　294
テオフィリン　144
テガフール　191, 297, 298, 299, 301
　　――・ギメラシル・オテラシル（S-1）
　35, 201
デキサメタゾン
　75, **194**, **373**, 395, 408, 516
デクスラゾキサン　285
デノスマブ　145, **334**
デノタス　337
テムシロリムス　187
デュルバルマブ　160, 241
デュロキセチン　**318**, 387, 409
ドキソルビシン
　180, 190, 241, **282**, 297, 299, 300
トシリズマブ　516
ドセタキセル　132, **185**, 187, 293, **317**
トラスツズマブ　190, 241
トラマドール　208, **437**

トラメチニブ　241
トルバプタン　143

ナ行
ナブパクリタキセル　293
ナルデメジン　208
ナロキソン　27
ニボルマブ　**160**, 190, 241, 294, 303
ネツピタント　193

ハ行
パクリタキセル
　132, **185**, 187, 190, 282, 293, 317, 476
パゾパニブ　241, 294
パミドロン酸　334
パロノセトロン　**194**, 207
半夏瀉心湯　75, **219**
バンコマイシン　**127**, 330
ビシバニール　381
ビダラビン　154
ヒドロキシカルバミド　300
ヒドロモルフォン　**25**, **371**, 437
ビマトプロスト　293
ビンクリスチン　**283**, 288, 300, **316**
ビンブラスチン　316
フィネレノン　273
フィルグラスチム　173
フェブキソスタット　154
フェンタニル　25
附子末　409
ブスルファン　94
ブチルスコポラミン　437
フルオロウラシル
　83, 190, **201**, 297, 299, 301
フルタミド　298
フルダラビン　223
ブレオマイシン
　283, 288, 294, 297, 362, 381
プレガバリン　409
プレドニゾロン　267
プロカルバジン　191
フロセミド　**154**, 345
ペグフィルグラスチム　84, 173
ベタメタゾン　**373**, 395, 408
ベネトクラクス　151
ベバシズマブ　76
ヘパリン　354, 437
ペムブロリズマブ　**160**, 241, 303

ペメトレキセド 265
ベンダムスチン 187
ポビドンヨード 381
ポリスチレンスルホン酸ナトリウム 155
ボルテゾミブ 317

マ行

マイトマイシンC 268
マンニトール 141, 154, 242
ミカファンギン 331
ミダゾラム 374
ミノサイクリン 381
ミルタザピン 387
ミロガバリン 409
メサドン 26
メトクロプラミド 193
メトトレキサート 38, 265, 299, 400
メトホルミン 50
メルカプトプリン 154
メルファラン 187
メロペネム 125, 128
モビコール 210

モルヒネ 25, 371, 437

ラ行

ラキソベロン 208
ラクツロース 208
ラコサミド 395
ラスブリカーゼ 151, 155
ラパチニブ 241
リツキシマブ 151, 190, 223
リナグリプチン 51
リナクロチド 209
リネゾリド 330
硫酸マグネシウム 270
レノグラスチム 173
レベチラセタム 395, 516
レボフロキサシン 125, 128, 330
レボホリナート 83
レンバチニブ 241
レンボレキサント 312
ロペラミド 203
ロミデプシン 187
ロラゼパム 193, 374, 387

薬剤索引

【用語索引】

英数字

1型糖尿病　**53**, 166
2質問法　385
3次元原体照射　63
5-FU脳症　35
5-HT₃受容体拮抗薬　192, **194**, 207
ABCDEsステップ　44
absolute neutrophil count（ANC）　120
ACE阻害薬　243, 252, 272
acute interstitial pneumonia（AIP）　255
advance care planning（ACP）
　13, 421, **431**
AKI　263
ALL　152
AML　152
AMR　128
antidiuretic hormone（ADH）　141
ARB　243, 252, 272
AYA世代　**92**, 102, 523
BCL-2阻害薬　151
Bcr-Abl阻害薬　236
Beckの3徴　359
Bergonie-Tribondeauの法則　67
best supportive care（BSC）　6, 422
BNP　44, 258
breakthrough infection　129
B型肝炎ウイルス　221
Calvert式　35
cancer-associated weight loss（CAWL）
　455
cancer therapeutics-related cardiac
　dysfunction（CTRCD）　41, **235**
cancer therapy-related cardiovascular
　toxicity（CTR-CVT）　41
cancer-associated thrombosis（CAT）
　41, **225**
cancer-associated venous
　thromboembolism（CAVT）　226
cancer-induced weight loss（CIWL）
　455
cardiotoxicity risk score（CRS）　242
CAR-T細胞療法　513
cell-free and concentrated ascites
　reinfusion therapy（CART）　346
cell-free DNA（cfDNA）　481

chemotherapy-induced peripheral
　neuropathy（CIPN）　314
Child-Pugh分類　37
chimeric antigen receptor（CAR）　513
CHOP療法　236
circulating tumor DNA（ctDNA）　481
CISNEスコア　123
clinical target volume（CTV）　66
Clinical TLS　148
CLL　151
closed system drug-transfer devices
　（CSTD）　89
CML　151
common terminology criteria for adverse
　events（CTCAE）　8
complete response（CR）　2
comprehensive geriatric assessment
　（CGA）　112
confusion assessment method（CAM）
　309
COVID-19（新型コロナウイルス感染症）
　130, 533
Cr（クレアチニン）　33, 263, 274, 276
CRE（カルバペネム耐性腸内細菌目細菌）
　128
CRP　124, 257
cryptogenic organizing pneumonia
　（COP）　255
CTLA-4　157
CVポート　**79**, 280
de novo B型肝炎　221
de-escalation　127, **326**
definitive therapy　326
diabetic ketoacidosis（DKA）　48
diffuse alveolar damage（DAD）　255
disease control rate（DCR）　4
DLBCL　153
DNAR　**421**, 431
DNAミスマッチ修復機能欠損　158
DPP-4阻害薬　51
D-ダイマー検査　228
edmonton symptom assessment
　system-revised（ESAS-r）　435
empiric therapy　129, **326**
ESBL産生菌　128

estimated glomerular filtration rate (eGFR) 33
Faces Pain Scale (FPS) 22
FDG-PET検査 50
FLAIR像 399
FOLFIRINOX療法 83
FOLFIRI療法 83
G-CSF製剤 84, 127, **173**, 517
geriatric assessment (GA) 112
Giusti-Hayton法 34
GI療法 155
GLIM基準 457
global longitudinal strain (GLS) 44, **239**
GLP-1受容体作動薬 52, 273
Good Clinical Practice (GCP) 489
gross tumor volume (GTV) 66
HAS-BLEDスコア 230
HbA1c 49
HBc抗体 221
HBs抗原 221
HBs抗体 221
HBV-DNA定量検査 222
Helical Tomotherapy 61
HER2阻害薬 236
hormone replacement therapy (HRT) 180
hyperglycemic hyperosmolar syndrome (HHS) 48
hypersensitivity pneumonia (HP) 255
IC 470
ICANS 516
IgG 517
immune-related adverse events (irAE) 53, **157**, 202
integrated palliative care outcome scale (IPOS) 436
intensity modulated radiation therapy (IMRT) 61
interventional radiology (IVR) **29**, 81, 352
Karnofsky performance status (KPS) 6, 392
KDIGO基準 263
Khorana riskスコア 225
KL-6 39, **256**
Laboratory TLS 148
LDH 152, 257, 341, 378

Lightの基準 377
LVEF 238
MASCCスコア 123
McBurney点 344
mFOLFOX6療法 83
MRSA 125, **328**
MSSA 328
mTOR阻害薬 55, **219**
Mタンパク血症 268
nadir 121, **171**
NaSSA 387
NK₁受容体拮抗薬 193
non-specific interstitial pneumonia (NSIP) 255
NSAIDs 25
NST 458
numerical rating scale (NRS) 22, 315
objective response rate (ORR) 4
opioid induced constipation (OIC) 208
oral nutritional supplements (ONS) 457
organ at risk (OAR) 66
organizing pneumonia (OP) 255
palliative prognostic index (PPI) 438
PaPスコア 438
partial response (PR) 2
patient reported outcome measures (PROMs) 435
PCAポンプ 26
PD-1 157, 202, 237
PD-L1 157, 202, 237
performance status (PS) **5**, 429
peritoneovenous shunt (PVS) 346
PICC 280
planning organ at risk volume (PRV) 66
planning target volume (PTV) 66
post traumatic stress symptoms (PTSS) 104
pre-emptive therapy 129
progression-free survival (PFS) 4
progressive disease (PD) 2
QT延長 26, 236, 239, 249
RAF/MEK阻害薬 236
randomized control trial (RCT) 490
RECIST 2
RSウイルス感染症 130
Selectivity index 273

用語索引

539

SERM 180
serum-ascites albumin gradient (SAAG) 342
SGLT2阻害薬 52, 273
SHARE 13
shared decision making (SDM) 12, **471**
SIADH **142**, 269
SJS 162
SN-38 200
SNRI 387
SP-A 256
SP-D 39, **256**
SPIKES 13
SpO₂ 256, 259, 370, 417
Spontaneous TLS 150
SSRI 387
stable disease (SD) 2
Stenotrophomonas maltophilia 129
stereotactic radiosurgery (SRS) 393
stereotactic radiotherapy (SRT) 394
surgical site infection (SSI) 326
SU薬 52
TEN 162
total body irradiation (TBI) 95
UDP-グルクロン酸抱合酵素 (UGT) 201
VEGF阻害薬 40, 227, 236, 248, **275**
Virchowの3徴 227
visual analogue scale (VAS) 315
volumetric modulated arc therapy (VMAT) 61
VTE-BLEEDスコア 230
whole brain radiotherapy (WBRT) 393
X線 62
α-グルコシダーゼ阻害薬 52
β-D-グルカン 125, 324
β-ラクタム系薬 170

ア

悪液質 456
悪性リンパ腫 153
アシネトバクター属菌 329, 330
アスペルギルス感染症 258
アドボケーター 473
アナフィラキシー **132**, 173, 249
アピアランスケア **287**, 521
アフェレーシス 514
アミノグリコシド系薬 125

アルキル化薬 **266**, 269
アルコール含有製剤 187
アルコール不耐症 184
アルミノックス治療 502
安静時痛 22
安定 2
アントラサイクリン系薬剤 **236**, 243, 282

イ

易感染 48, 172
移行 105
意識障害 71, 123, **132**, 143, **307**, 516
意思決定支援 99, 423, **470**
異所性バソプレシン産生腫瘍 142
遺伝子検査 480
医療関連感染症 324
医療券 527
医療証 527
医療費助成制度 527
インスリン 51
　――分泌評価 56
インフォームドコンセント 470
インフルエンザ 130
　――菌 329

ウ

ウィッグ 295
齲歯 170
齲蝕 449
後ろ向き研究 490
うつ病 386
運動 85
　――機能障害 516

エ

栄養管理 50
栄養サポートチーム 458
　――加算 114
栄養指導 454
栄養代謝 455
エクオールサプリメント 182
壊死起因性抗がん薬 283
エタノール 184
エネルギー 458
炎症性抗がん薬 283
塩類喪失性腎症 141

オ

黄色ブドウ球菌　121, 329, 331
黄体　95
オープンクエスチョン　473
悪心・嘔吐　144, **188**, 374, 398
オピオイド　**23**, 207, 373
　　　──スイッチ　28
　　　──誘発性便秘症　208
オンコロジーエマージェンシー　348

カ

外照射　**61**, 73
咳嗽　71, 256, 367, 378
改訂ジュネーブ・スコア　228
ガウン　90
化学放射線療法　60
核医学治療　61
核酸　148
下肢静脈超音波検査　228
下垂体機能障害　166
下垂体機能低下症　54
画像誘導放射線治療　66
顎骨壊死　146, **337**, **451**
カテーテル関連血流感染症　125, **331**
カテーテルのキンク　82
カテーテルピンチオフ　82
過敏性肺炎　255
カリウム　148, 155
顆粒球コロニー形成刺激因子製剤
　　　173, 517
カルシウム　143, 149, 155
　　　──拮抗薬　252
カルバペネム系薬　128
カルバペネム耐性菌　129
カルバペネム耐性腸内細菌目細菌　128
がん遺伝子パネル検査　483
感覚・運動神経障害　316
がん関連血栓症　41, **225**
がん関連静脈血栓塞栓症　226
がん関連性体重減少　455
肝機能障害（または肝障害）　24, 35, 165
がんゲノム医療　522
がんゲノム診断　430
肝硬変　141
がんサバイバー　43, **102**
カンジダ属真菌　121, 331
間質性腎炎　266
間質性肺炎　38, 173, **255**, 368

患者報告アウトカム尺度　435
緩徐進行型リンパ腫　153
肺生検　259
がん性心嚢水　357
がん性リンパ管症　367
関節痛　317
完全奏効　2
含嗽　216
がん相談支援センター　519
肝代謝型薬剤　35
がん治療関連心機能障害　41
がん治療関連心血管毒性　41
ガンマグロブリン補充療法　517
顔面痛　398
がん誘発性体重減少　455
緩和ケア　416, **432**
緩和照射　70

キ

気管支肺胞洗浄　258
キサンチン系薬　154
キサンチン腎症　154
義歯　216
器質化肺炎　255
偽進行　3
偽性低ナトリウム血症　141
気道狭窄　507
キノロン系薬　121, 125, 128
奇脈　359
キメラ抗原受容体　513
客観的奏効率　4
逆血反応　283
キャップ　90
急性期有害事象　74
急性骨髄性白血病　152
急性腎障害　252, **263**
急性尿細管壊死　145
急性リンパ性白血病　152
胸水　37, **377**
胸痛　358, 367, 378
共同意思決定　12, **471**
強度変調放射線治療　61
胸部高分解能CT　256, **368**
虚脱性糸球体症　276
キロサイド疹　300
緊急照射　72
筋肉痛　317

用語索引

541

ク

クライオセラピー　218
グラム陰性桿菌　331
グリーフ　31
クリオグロブリン血症　276
グリニド薬　51
クリプトコッカス感染症　258
クレアチニンクリアランス　33
クレブシエラ属菌　330

ケ

経管投与　27
経験的治療　129, **326**
経口摂取　457
経口補助栄養　457
頸髄症　22
経腸栄養　457
頸動脈出血　508
傾眠　140, 516
けいれん　140, 516
下剤　208
血圧管理　**247**, 272
血圧低下　358, 516
血液製剤　175
血液培養　125
結核　258
血管外漏出　279
血管新生阻害薬　227, **249**, 276
血管病変　268
血漿浸透圧　141
血漿分画製剤　175
血栓性微小血管症　266, **268**
血栓塞栓症　225
血糖管理　49
血尿　267, **272**, 277
ケトアシドーシス　52, 56, **166**
下痢　141, 165, **199**
倦怠感　57, 358, 385, 438
見当識障害　398
原発性副腎不全　142

コ

コアグラーゼ陰性ブドウ球菌　331
抗CD20抗体　151
抗CTLA-4抗体　157
抗MRSA薬　125, 170
抗PD-1抗体　158
抗PD-L1抗体　158

抗うつ薬　387
高額療養費制度　485, 499, **526**
口渇　48, 53, 144
高カリウム血症　149
高カルシウム血症　**143**, **269**, 310
抗がん薬のやめどき　428
抗凝固療法　229, **353**
口腔管理　448
口腔粘膜炎　212
高血圧　40, 180, 236, **247**, 263
高血糖　**53**, 141
高血糖高浸透圧症候群　48
抗コリン薬　437
甲状腺機能　54, 166
高精度放射線治療　63
光線過敏症　**298**, 509
光線過敏テスト　507
好中球　171
　　──減少　323
　　──絶対数　120
喉頭浮腫　508
口内炎　214, **299**
高尿酸血症　149
更年期症状　179
紅斑　281
抗ヒスタミン薬　**137**, 437
抗不安薬　386
高プロラクチン血症　180
抗利尿ホルモン不適合分泌症候群
　　142, 269
高流量鼻カニュラ　418
抗緑膿菌薬　127
高リン血症　149
高齢者　110
　　──機能評価　112
　　──総合的機能評価　112
ゴーグル　90
呼吸管理　416
呼吸機能　38
呼吸困難　25, 72, 256, 367, 378
呼吸数　256, 370
呼吸不全　516
呼吸抑制　27
告知　12
個人防護具　89
骨髄抑制　**169**, 285, 401, 409
骨粗鬆症　92, 144, 373
骨転移　143, **333**

昏睡　140
コンパニオン検査　482
コンフォートセット　417

サ

細菌性肺炎　127
在宅医療　414
在宅酸素療法　417
サイトカイン放出症候群　516
催吐性リスク　189
サイトメガロウイルス　129, 258, 324
錯乱　140, 516
サルコペニア　114
酸素飽和度　132
酸素療法　373, **416**

シ

痔　170
歯科　**219**, 337, 448
色素沈着　294, 297
糸球体腎炎　276
糸球体病変　268
自己調節鎮痛ポンプ　26
自己負担限度額　529
自殺念慮　104
歯周炎　449
持続注入ポンプ　83
持続痛　22
市中感染症　324
歯痛　452
失禁　132
シックデイ　52, 55
失語症　516
自動車の運転　85, 186, 194
シトロバクター属菌　330
紫斑　281
ジヒドロピリミジンデヒドロゲナーゼ　36
シューズカバー　90
終末期　49, 414, 421, 435, 474
重粒子線　**62**, 496
　　——治療　495
就労支援　522
手術部位感染症　326
腫脹　83, 281
出血　169, 507
　　——性膀胱炎　266
腫瘍循環器学　40
腫瘍糖尿病学　48

腫瘍熱　322
腫瘍崩壊症候群　148
小線源治療　61
上大静脈症候群　72, **348**
小児医療費助成制度　527
小児がん　102
静脈栄養　457
静脈炎　281
静脈血栓塞栓症　225
ショートハイドレーション法　265
食事　51, 170, 193, 217, 456
食欲不振　144, 299, 341, 373, 439
シリンドリカルディフューザー　506
腎盂腎炎　330
心エコー　38, 44, 238
侵害受容性疼痛　21
心機能　38
腎機能代替療法　156
心筋逸脱酵素　258
心筋炎　**166**, 236
心筋障害　38, **40**, 235
神経障害性疼痛　**21**, 26
神経ブロック　29, 441
心原性肺水腫　258
侵襲性肺アスペルギルス症　129
腎障害（または腎機能障害）
　　25, **34**, 165, **263**, 335, 338
腎生検　266, **274**
腎性高血圧　272
心タンポナーデ　357
心電図　38, **238**, 258
浸透圧性脱髄症候群　143
心毒性　38, **40**, 236
心内膜炎　225
心囊液貯留　236
腎排泄型薬剤　33
心不全　38, 141, **235**
腎不全　143
心膜炎　357
蕁麻疹　169, 176
診療報酬改定　532

ス

髄液検査　399
髄液貯留　392
推算糸球体濾過量　33
髄注化学療法　400
水痘・帯状疱疹ウイルス　129

水頭症　**394**, 398
水疱　214, 281, 299, 505
髄膜炎　398
髄膜播種　392
頭蓋内圧亢進　**392**, 398
頭痛　71, 140, 349, 392, 398
スティーヴンス・ジョンソン症候群　162
ステロイド　55, **137**, **373**
　——外用剤　**219**, 285
　——スペアリング　194
　——パルス療法　166
ステント　352
ストレイン指標　239
スピリチュアルペイン　115, **431**, **435**

セ

精原細胞　93
精子凍結　100
生殖細胞系列変異　480
性腺毒性　96
成分輸血　175
脊髄圧迫　72, **403**
脊髄空洞症　407
脊柱管狭窄症　22
脊椎腫瘍　74
脊椎不安定性　405
赤血球沈降速度　257
舌腫脹　508
切迫するD　395
セプタム　79
セラチア属菌　330
セルブロック　342
全血輸血　175
先進医療　498
先制攻撃的治療　129
選択的エストロゲン受容体モジュレーター
　180
全脳照射　393
喘鳴　132
せん妄　27, **307**, 386, 516
専門看護師　474
線量集中性　496

ソ

造影剤　141
造血幹細胞移植　**95**, 97, 212, 323
爪甲下血腫　293
早産　93

巣状系球体硬化症　266, 268
巣症状　391
早発性下痢　200
早発卵巣不全　93

タ

体細胞変異　480
体重減少　367, **455**
体性痛　22
大腸菌　330
多飲・多尿　53, 144
タキサン系薬剤　317
脱色　294
脱水　48
脱毛　287, 291, 292
脱力感　144
多尿　141
多発性骨髄腫　**151**, 172, 269, 335, 338
弾性ストッキング　229
タンパク　148
　——尿　252, 267, **272**

チ

チアジド系利尿薬　144
治験　489
遅発性下痢　200
チミジンホスホリラーゼ　36
中心静脈ポート　79
宙吊り型感覚障害　407
中毒性表皮壊死融解症　162
腸炎　**165**, 202
腸球菌属　330
腸内細菌　329
　——目細菌　121
重複がん　87
聴力障害　316
治療計画CT　64
治療抵抗性の苦痛　441
鎮静　438
鎮痛薬　21

ツ

爪障害　287
爪の変化　305
つらさと支障の寒暖計　384

テ

手足症候群　301

定位照射　63
ティーチバック　472
定位放射線手術　393
定位放射線治療　74, **394**
低栄養　122, 459
低カルシウム血症　**149**, 336
低ガンマグロブリン血症　517
低血糖　52
低酸素血症　367
低体温　123
低ナトリウム血症　**140**, 269
低分子量ヘパリン　230
低マグネシウム血症　265, **269**, 509
適応障害　384
手袋　90
転移性骨腫瘍　74
転科　105
電解質異常　48, **140**, **269**
てんかん　392
電子線　62
デンバーシャント　346

ト

頭頸部腫瘍　74
同時化学放射線療法　60
同種造血幹細胞移植　**172**, 325
等張液　437
疼痛　83
導入化学療法　60
糖尿病　43
　──性ケトアシドーシス　48
頭皮冷却　292
動脈血酸素飽和度検査　39
徳橋スコア　404
特発性器質化肺炎　255
突出痛　22
ドレナージ　360
トロポニン　38, 44

ナ

内照射　61
内臓痛　22
ナトリウム　**141**, 265
難治性疼痛　26

ニ

乳酸アシドーシス　52
ニューモシスチス肺炎　258, 324

尿検査　273
尿細管アシドーシス　266
尿細管障害　264
尿タンパク/クレアチニン比　273
尿量　263
認知機能低下　104, 386, 398
認知症　71
妊孕性　92

ネ

ネイル　293
熱感　83, 281
ネフローゼ症候群　141, 276
眠気　**27**, 374, 386

ノ

脳実質内転移　391
脳腫瘍　74, **391**
脳転移　310
脳膿瘍　127
脳ヘルニア　392

ハ

バーキット白血病　152
バーキットリンパ腫　153
肺炎　328
　──球菌　329
　──マイコプラズマ　329
バイオマーカー検査　238
肺高血圧症　231, **250**
肺障害　164
ハイドレア皮膚炎　300
排卵　95
白斑　303
曝露対策　89
白血球　171
抜菌　450
発熱　120, 169, 176, 256, **322**, 516
　──性好中球減少症　84, **120**, 169
払い戻し　526
バルキー病変　153
晩期合併症　102
晩期有害事象　74
汎血球減少　517
バンコマイシン耐性腸球菌　129
反射亢進　140
反跳現象　394

用語索引

545

ヒ

非壊死起因性抗がん薬　283
皮下投与　437
光アレルギー反応　298
光毒性反応　298
光曝露対策　508
光パッチテスト　298
ビグアナイド薬　52
微小変化型ネフローゼ症候群　266, 268
皮疹　164, 302
非侵襲的陽圧換気療法　417
ビスホスホネート製剤　145, **334**, 338
ビタミンA　144
ビタミンD　337
　――製剤　144
非特異性間質性肺炎　255
皮膚炎　509
皮膚軟部組織感染症　125
非ベンゾジアゼピン系　311
びまん性大細胞型B細胞リンパ腫　153
びまん性肺胞傷害　255
びまん性リンパ腫　153
ヒューバー針　81
病勢制御率　4
標的治療　326
疲労感　144
ビンカアルカロイド系薬剤　**282**, 284, **316**
貧血　169
頻呼吸　123, 358
頻脈　358

フ

ファンコニー症候群　266
フィブリンシース　82
フェイスシールド　90
腹腔静脈シャント　346
腹腔穿刺　343
副甲状腺機能低下症　54
副甲状腺ホルモン関連タンパク　143
複視　398
副腎皮質機能低下症　54
副腎皮質ステロイド　164, 354, 408
副腎不全　54, **166**
腹水　37, **341**, 346
副鼻腔炎　170
腹部膨満感　52
浮腫　25, 281, 358
婦人科がん　134

フッ化ピリミジン系薬剤　201, 294
フトラフール皮膚炎　299
不妊症　93
部分奏効　2
不眠　312
プラチナ製剤　34, **264**, 269, **316**
ふらつき　386, 398
ブラッシング　216
フルオロウラシル系薬剤　**35**, 302
ブルトンチロシンキナーゼ阻害薬　151
フレア現象　71
フレア反応　281
フレイル　114
プロカルシトニン　124
プロテアソーム阻害薬　237, **317**
プロテウス属菌　330
プロトンポンプ阻害薬　75, 165
フロンタルディフューザー　506

ヘ

平均血糖値　55
閉鎖式薬物移送システム　89
便意　136
変形性膝関節症　22
ベンゾジアゼピン系　**311**, 369, 374
便秘　27, 144, **206**, 317, 374

ホ

膀胱直腸障害　72, **405**
放射線感受性　67
放射線照射　29
放射線治療　75, 351, 401, 407
乏精子症　94
墨汁染色　324
歩行困難　398
保湿　304
補助化学療法　60
発赤　83, 281
ホットフラッシュ　179
ポリエチレングリコール製剤　210
ホルマリン固定　482
ホルモン補充療法　180
ホルモン療法　249

マ

マイクロサテライト不安定性　158
前向き研究　490
膜性腎症　268

マスク　90
末梢神経障害　**314**, 476
窓口負担割合　525
マニキュア　293
マルチキナーゼ阻害薬　249, **275**, 294, 305
慢性骨髄性白血病　151
慢性リンパ性白血病　151

ム

無菌室　171
無月経　93
無精子症　94
無増悪生存期間　4

メ

メチシリン感受性黄色ブドウ球菌　328
メチシリン耐性黄色ブドウ球菌　328
めまい　349, 398
メラノーマ　303
免疫関連有害事象　53, **157**, 202
免疫チェックポイント阻害薬
　　157, 202, 237, 249, 266
免疫不全　323
免疫療法　502

モ

網膜症　56
モラキセラ・カタラーリス　329

ヤ

薬剤性肺障害　38, **255**
薬剤性皮膚障害　297
薬剤耐性　128
――アシネトバクター　128
薬剤熱　322
病の軌跡　428

ユ

有害事象共通用語規準　8
輸液　437
輸血療法　175

ヨ

葉酸代謝拮抗薬　265
陽子線　**62**, 495
――治療　495
抑うつ　104, **383**

ラ

ライディッヒ細胞　93
卵子　95
――凍結　100
ランダム化比較試験　490

リ

リアルワールドデータ　490
リコール反応　281
利尿薬　141, 154, 265, 345
流産　93
緑膿菌　121, 128, 329, 330
リン　148
輪郭描出　64
臨床研究　489
リンパ芽球性リンパ腫　153
倫理的妥当性　442

ル

ループ利尿薬　154

レ

冷感誘発性神経障害　316
冷却療法　318
レジオネラ属菌　329
レジメン　461
――オーダー　462
――管理　466
レスキュー薬　23
レンサ球菌　121

ロ

瘻孔　509

用語索引

547

読者アンケートのご案内

本書に関するご意見・ご感想をお聞かせください。

下記二次元バーコードもしくはURLから
アンケートページにアクセスしてご回答ください
https://form.jiho.jp/questionnaire/book.html

※本アンケートの回答はパソコン・スマートフォン等からとなります。
　まれに機種によってはご利用いただけない場合がございます。
※インターネット接続料、および通信料はお客様のご負担となります。

研修医・総合診療医のための
がん化学療法ファーストタッチ

定価　本体4,500円（税別）

2024年12月20日　発　行

監　修	宮城　悦子　堀田　信之
編　集	堀田　信之　太田　一郎　畑　千秋
発行人	武田　信
発行所	株式会社　じほう

101-8421　東京都千代田区神田猿楽町1-5-15（猿楽町SSビル）
振替　00190-0-900481
＜大阪支局＞
541-0044　大阪市中央区伏見町2-1-1（三井住友銀行高麗橋ビル）

お問い合わせ　https://www.jiho.co.jp/contact/

©2024　　　　　　装丁　田渕正敏　　組版　UNISON　　印刷　シナノ印刷(株)
Printed in Japan

本書の複写にかかる複製，上映，譲渡，公衆送信（送信可能化を含む）の各権利は
株式会社じほうが管理の委託を受けています。

JCOPY ＜出版者著作権管理機構　委託出版物＞
本書の無断複製は著作権法上での例外を除き禁じられています。
複製される場合は，そのつど事前に，出版者著作権管理機構（電話 03-5244-5088，FA
03-5244-5089，e-mail：info@jcopy.or.jp）の許諾を得てください。

万一落丁，乱丁の場合は，お取替えいたします。

ISBN 978-4-8407-5621-1